westermann

Dr. Andrea Jessen

Prüfungswissen

Medizinische Fachangestellte
Zwischen- und Abschlussprüfung

10. Auflage

Bestellnummer 01400

Die in diesem Produkt gemachten Angaben zu Unternehmen (Namen, Internet- und E-Mail-Adressen, Handelsregistereintragungen, Bankverbindungen, Steuer-, Telefon- und Faxnummern und alle weiteren Angaben) sind i. d. R. fiktiv, d. h., sie stehen in keinem Zusammenhang mit einem real existierenden Unternehmen in der dargestellten oder einer ähnlichen Form. Dies gilt auch für alle Kunden, Lieferanten und sonstigen Geschäftspartner der Unternehmen wie z. B. Kreditinstitute, Versicherungsunternehmen und andere Dienstleistungsunternehmen. Ausschließlich zum Zwecke der Authentizität werden die Namen real existierender Unternehmen und z. B. im Fall von Kreditinstituten auch deren IBANs und BICs verwendet.

Buch +Web (mit Webcode im Buch)

Zu diesem Produkt sind digitale Zusatzmaterialien kostenlos online für Sie erhältlich. Sie können diese ganz einfach über die Eingabe des nachfolgenden Codes im Suchfeld unter www.westermann.de abrufen.

BVE-01400-10

Die Seiten dieses Arbeitshefts bestehen zu 100 % aus Altpapier.

Damit tragen wir dazu bei, dass Wald geschützt wird, Ressourcen geschont werden und der Einsatz von Chemikalien reduziert wird. Die Produktion eines Klassensatzes unserer Arbeitshefte aus reinem Altpapier spart durchschnittlich 12 Kilogramm Holz und 178 Liter Wasser, sie vermeidet 7 Kilogramm Abfall und reduziert den Ausstoß von Kohlendioxid im Vergleich zu einem Klassensatz aus Frischfaserpapier. Unser Recyclingpapier ist nach den Richtlinien des Blauen Engels zertifiziert.

Druck und Bindung: Westermann Druck GmbH, Georg-Westermann-Allee 66, 38104 Braunschweig

ISBN 978-3-427-**01400**-3

Warum noch ein Buch?

Dieses Buch richtet sich an angehende Medizinische Fachangestellte. Wenn Sie dieses Buch lesen, haben Sie schon einen großen Teil Ihrer Ausbildung hinter sich und bereiten sich gerade auf die Zwischen- oder Abschlussprüfung vor. Sicher haben Sie genügend Schulbücher, eventuell noch zusätzliche eigene oder entliehene Bücher und Ihre Schulunterlagen. Warum also noch ein Buch mehr? Dieses Buch stellt Ihnen in kurzer, prägnanter und übersichtlicher Form die wichtigsten Lerninhalte zusammen. Es ist als Wiederholung gedacht, denn Vorkenntnisse haben Sie bereits und vieles auch schon mal gehört oder gelesen. Außerdem bietet es Ihnen in direktem Zusammenhang Lernstoff und Fragen zur Wissensüberprüfung. Sie können also mit einem Buch lernen und üben.

Was kann dieses Buch?

Dieses Buch soll Ihnen helfen, Ihre Zwischen- und/oder Abschlussprüfung zu bestehen. Die Inhalte decken die Fächer Medizin, Wirtschafts- und Betriebskunde, Gemeinschaftskunde, Labor und Deutsch ab.
Die Inhalte dieses Buches geben die wichtigsten Inhalte des Lernstoffes wieder. Es ist kein Lehrbuch, sondern wiederholt medizinisches Grundwissen und die notwendigsten Inhalte der Ausbildung in einfacher Darstellung, um die Prüfung zu bestehen. Wenn Sie speziellere Informationen suchen, sollten Sie Ihre Schulbücher und -unterlagen zu Hilfe nehmen. Die Inhalte sind nicht nach Schulfächern, sondern nach inhaltlichen Zusammenhängen gestaltet. So finden Sie z. B. das Thema „EKG" im Anschluss an den Themenbereich „Herz-Kreislauf", da es inhaltlich zum „Herzen" und „Erkrankungen des Herzens" gehört.

Wie ist das Buch aufgebaut?

Dieses Buch ist in einem Doppelseiten-System aufgebaut. Sie finden auf den linken Seiten jeweils den Lernstoff, der in Tabellenform zusammengefasst und stark komprimiert worden ist. Die Tabellenüberschriften sind vorwiegend als „offene Fragen" konzipiert, Sie könnten solche Fragen in Ihrer Prüfung finden. Sie können also die linken Seiten abdecken und anhand der Tabellenüberschriften die offenen Fragen stellen. Die Lernstoffüberprüfung können Sie auf den rechten Seiten durchführen. Dort finden Sie sogenannte „geschlossene" Fragen. Sie finden dabei vorgegebene Antworten, es können eine oder mehrere Antworten richtig sein. Im Auflösungsteil am Ende des Buches können Sie die richtigen Lösungen nachschlagen. Sie finden aber auch auf der passenden linken Seite im Lernstoff die entsprechenden Inhalte. Dies hat den Vorteil, dass Sie nicht nur die richtige Lösung finden, sondern auch noch einmal den Zusammenhang wiederholen können. Denn oft ist es nicht besonders hilfreich zu wissen, dass „Antwort b" die richtige gewesen wäre, sondern vielmehr, warum. Soweit nicht ausdrücklich vermerkt, beziehen sich die geschlossenen Fragen immer auf den Lernstoff der gegenüberliegenden Seite.

... und noch eine Bitte:

Sie arbeiten in einem Beruf, der sehr viel Flexibilität, Wissen, Umsicht und Belastbarkeit erfordert. Trotzdem werden Sie oft das Gefühl haben, dass Ihre Tätigkeit nicht gewürdigt wird. Es wird Tage geben, an denen Sie nicht wissen, wo Sie mit Ihrer Arbeit beginnen sollen, und an denen alles schiefzugehen scheint, an denen Sie sich ausgelaugt und unverstanden fühlen. Trotzdem behalten Sie bitte immer im (Unter-)Bewusstsein, dass Sie die erste Ansprechpartnerin für die Patienten, die Angehörigen und auch für Ihren Arzt sind. Die Patienten sehen zuerst ihre Schmerzen, ihre Probleme und suchen möglichst schnell Hilfe; da ist es oft schwer zu verstehen, warum es „wieder mal so lange dauert". Auch wenn es schwerfällt, versuchen Sie, den Menschen hinter dem „grippalen Infekt" oder den „Bauchschmerzen" zu sehen, und nehmen Sie jeden als Menschen mit all seinen Eigenarten an. Denken Sie daran, Sie sind die Organisatorin und halten die Fäden in der Hand, also dürfen Sie sich ruhig einmal selbst auf die Schulter klopfen.

Was bleibt jetzt noch zu tun?

Nun, Sie haben noch einiges zu lernen und mir bleibt, Ihnen viel Glück und Erfolg für Ihre Prüfungen und Ihren weiteren Berufsweg zu wünschen.
Toi, toi, toi!
Andrea Jessen

Zusatzmaterial mit Webcode

Der „Web-Button" verweist auf Zusatzmaterial für einzelne Themenbereiche, zu dem Sie über die ISBN in Ihrem Buch auf www.westermann.de kostenlos Zugang erhalten. Diese Inhalte werden regelmäßig aktualisiert.

Web

PS

In diesem Buch sind jeweils nur männliche oder weibliche Bezeichnungen angegeben. Dies dient der besseren Lesbarkeit und soll niemanden diskriminieren.

Häufig verwendete Abkürzungen	
Kürzel	**Bedeutung**
↓	Erniedrigung
↑	Erhöhung
µm	Mikrometer
µl	Mikroliter
A.	Arteria
Abb.	Abbildung
BAG	Berufsausübungsgemeinschaft
BB, Diff-BB	Blutbild, Differenzial-Blutbild
BE	Broteinheiten
BG	Berufsgenossenschaften (auch synonym für Unfallversicherungsträger)
BGB	Bürgerliches Gesetzbuch
Bsp.	Beispiel
BWK	Brustwirbelkörper
BZ	Blutzucker
bzw.	beziehungsweise
ca.	circa
CO_2	Kohlendioxid
d.h.	das heißt
dB	Dezibel (Lautstärke)
EBM	Einheitlicher Bewertungsmaßstab
EKG	Elektrokardiogramm
E'lyte	Elektrolyte
Ery, Erys	Erythrozyte(n)
evtl.	eventuell
EW	Eiweiß
Ez.	Einzahl
ggf.	gegebenenfalls
GKV	Gesetzliche Krankenversicherung
GOÄ	Gebührenordnung für Ärzte
GOP	Gebührenordnungsposition
HF	Herzfrequenz
HHL	Hypophysenhinterlappen
HVL	Hypophysenvorderlappen
Hz	Hertz (Tonhöhe)
i.d.R.	in der Regel
JArbSchG	Jugendarbeitsschutzgesetz
K(B)V	Kassenärztliche (Bundes-) Vereinigung(en)

Häufig verwendete Abkürzungen	
Kürzel	**Bedeutung**
KH	Kohlenhydrate
Leukos	Leukozyten
li.	links
Lj.	Lebensjahr
LWK	Lendenwirbelkörper
M.	Musculus
Mb.	Morbus (Krankheit)
MHz	Mega-Hertz
Min.	Minute
ml	Milliliter
mmol/l	Millimol pro Liter
MVZ	medizinisches Versorgungszentrum
Mz.	Mehrzahl
N.	Nervus
nm	Nanometer
NNH	Nasennebenhöhlen
O_2	Sauerstoff
o.g.	oben genannte
osmot.	osmotisch
PKV	Private Krankenversicherung
re.	rechts
rpm	Umdrehungen (rounds) pro Minute
RR	Riva-Rocci (verwendet für Blutdruck)
Sek.	Sekunde
SSW	Schwangerschaftswoche
Std.	Stunde
Thrombo's	Thrombozyten
u.a.	unter anderem
U/l	Einheiten (units) pro Liter
UV	Unfallversicherung
V.	Vena
v.a.	vor allem
VL	Vermögenswirksame Leistungen
z.B.	zum Beispiel
ZNS	Zentrales Nervensystem
z.T.	zum Teil
zz.	zurzeit

Teil 1 – Behandlungsassistenz

Begleitung von Patienten bei Diagnostik und Therapie (Anatomie, Physiologie, Krankheitslehre und Untersuchungen) 6

Zelle und Zellstoffwechsel und -teilung ... 6
Gewebelehre ... 10
Allgemeine Krankheitslehre ... 14
Bewegungsapparat ... 20
Wundversorgung und chirurgische Instrumente ... 26
Nervensystem ... 34
Sinnesorgane ... 40
Hormone ... 50
Blut ... 52
Herz-Kreislauf-System ... 58
Herz-Kreislauf-Erkrankungen ... 64
EKG ... 68
Atmung ... 72
Magen-Darm-Trakt ... 78
Leber und Bauchspeicheldrüse ... 86
Niere und ableitende Harnwege und Urin ... 92
Geschlechtsorgane bei Mann und Frau ... 102
Von der Eizelle zum Menschen ... 110
Schwangerschaft und Geburt ... 112
Handeln bei Notfällen und Erste Hilfe ... 118

Laborarbeiten und Geräte 124

Laboreinrichtung ... 124
Qualitätsanforderungen ... 128
Hämatologie ... 130
Serumchemie ... 138

Prävention und gesunde Lebensweise 140

Grundnährstoffe und Vitamine ... 140
Gesunde Ernährung ... 142
Gesund älter werden ... 144
Schutzimpfungen ... 146

Schutz vor Infektionskrankheiten 148

Hygiene in der Praxis ... 148
Desinfektion und Sterilisation ... 150
Arbeitsschutz ... 154
Grundlagen der Mikrobiologie ... 156
Immunabwehr ... 160
Wichtige bakterielle und virale Infektionskrankheiten ... 162

Arzneimittel, Impfstoffe, Heil- und Hilfsmittel 168

Medikamentenlehre ... 168
Injektionen ... 170
Arzneimittelgruppen ... 172
Medikamente und Rezepte ... 174
Heil- und Hilfsmittel ... 176

Teil 2 – Betriebsorganisation und Verwaltung

Leistungsabrechnung 178
Leistungsabrechnung – Grundlagen 178
Leistungsabrechnung – Formularwesen 180
Leistungsabrechnung – Innere Medizin und Chirurgie 182
Leistungsabrechnung – Prävention und Labor 184
Leistungsabrechnung – Versicherungsträger 186
Öffentliches Gesundheitswesen 188
Berufe im Gesundheitswesen 190
Praxisorganisation 192
Kommunikation 202

Teil 3 – Wirtschafts- und Sozialkunde

Geld und Wirtschaft 208
Arbeit und Entlohnung 224
Deutsche Politik 237
Deutschland und die EU 246
Internationale Politik 248

Anhang

Wiederholungsfragen zu den offenen Aufgaben 256
Grundlagen der Physik und Chemie und ihre Anwendungen in der Medizin 264
Tipps zum Verfassen von Aufsätzen und Briefen 290
Lernen und Prüfungsvorbereitung 298

Lösungen 301
Sachwortverzeichnis 313
Bildquellenverzeichnis 320

Was sind Merkmale des Lebens?

Lebende Organismen sind gekennzeichnet durch:
- Stoffwechsel
- Interaktion mit Umwelt (Wahrnehmen von Umweltreizen und Reaktion darauf)
- Wachstum
- Fortpflanzung
- Spezialisierung
- Tod

Wie ist der Organismus aufgebaut?

Zellen	sind die kleinste Funktionseinheit des Körpers (z. B. befruchtete Eizelle, Darmzelle), Zellen können sich verschieden differenzieren
Gewebe	Verbände aus gleichartig differenzierten Zellen bilden Gewebe (Muskelgewebe, Nervengewebe, Epithelien)
Organe	setzen sich aus verschiedenen Geweben zusammen (z. B. Gehirn aus Nervenzellen und Stützzellen)

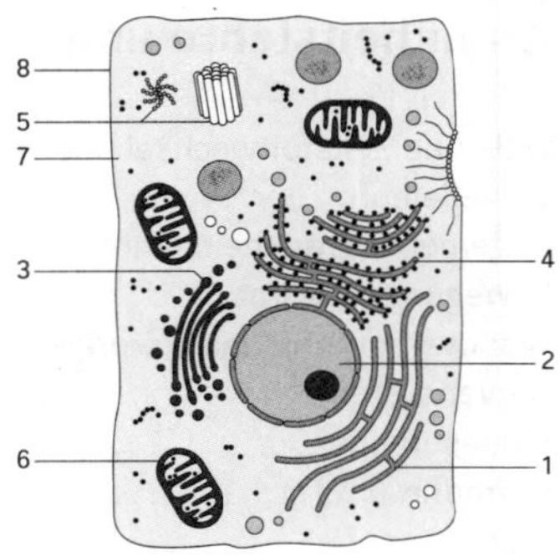

Aufbau einer Zelle

Beschriften Sie die oben stehende Abbildung. Benennen Sie die Strukturen der Zelle und deren Funktionen zu den Nummern.

Eine Zelle hat verschiedene Bestandteile, die notwendig sind, um die Lebensfunktionen auszuführen. Man spricht auch von Zellorganellen (analog zu den Organen des Körpers).

	Struktur	Funktion
1	glattes Endoplasmatisches Retikulum (glattes ER)	Lipidsynthese, Transportsystem, „U-Bahn“
2	Zellkern (Nukleus) mit Kernkörperchen (Nukleolus)	Ort der Erbanlagen (Chromosomen)
3	Golgi-Apparat mit Golgi-Vesikeln	Sekretproduktion, Ausscheidung von Sekreten
4	raues Endoplasmatisches Retikulum (ER mit Ribosomen)	Eiweißaufbau (Ribosomen) und Transport
5	Zentralkörperchen (Zentriolen)	Ausbildung des Spindelapparates bei der Zellteilung (Mitose)
6	Mitochondrien	Energiegewinnung, „Zellöfchen“
7	Zytosol	gallertige Einbettung („Glibber“) der Organellen, Stoffwechselabläufe der Zelle
8	Zellmembran	eine Lipid-Doppelschicht; die Hülle der Zelle
	Mikrotubuli (nicht im Bild)	Zellskelett

Was ist der Golgi-Apparat?

Im Golgi-Apparat werden Stoffe produziert, die aus der Zelle herausgeschleust werden sollen. Von den Scheiben schnüren sich kleine Bläschen ab (Vesikel), die das Sekret enthalten und zur Zellmembran wandern. Dort entleeren sie ihr Sekret. Besonders viele Golgi-Apparate gibt es in Drüsenzellen, z. B. in den Speicheldrüsenzellen.

Was ist der Unterschied zwischen rauem und glattem ER?

raues ER	glattes ER
ist mit Ribosomen besetzt, die Eiweiße produzieren; über das Kanalsystem des ER können die Eiweiße dann an den Wirkungsort in der Zelle transportiert werden	ist nicht mit Ribosomen besetzt; hier findet vor allem Lipidsynthese statt; über die Kanäle können die Fette dann zum Zielort transportiert werden; alle Membranen (z. B. Kernmembran, Zellmembran) sind Lipide, daher hat die Zelle einen hohen Bedarf an Lipiden

Was sind die Mitochondrien?

Mitochondrien sind kleine Organellen mit eigenem Erbmaterial. Sie produzieren die Energie (aus der Verbrennung von Zucker zu CO_2 und H_2O), die die Zelle für ihre Lebensfunktionen benötigt. Daher gelten sie auch als „Zellofen“ oder „Chemiefabrik“ der Zelle.

Wie werden Merkmale bzw. Eigenschaften vererbt?

Alle Merkmale und Eigenschaften eines Organismus sind im Zellkern jeder Zelle codiert. Jedes Tier und jeder Mensch hat zwei Gene für jedes Merkmal: eines vom Vater und eines von der Mutter. In jedem somatischen Zellkern des menschlichen Organismus befinden sich 46 Chromosomen (= 23 Chromosomen-Paare), die aus DNA bestehen. In der Abfolge der Moleküle auf einem DNA-Strang ist die Information für den Bau des Körpers verschlüsselt. Daher kann aus einer einzigen befruchteten Eizelle ein kompletter Mensch werden.

1 *Was ist die kleinste Funktionseinheit des Organismus?*

a. Organelle

b. Zellkern

c. Zelle

d. Organ

e. Gewebe

2 *Was versteht man unter einem Gewebe?*

a. ausdifferenzierte Zellen, die sich nicht mehr teilen können

b. einen Verband aus verschiedenen Zellen

c. eine spezialisierte Funktionseinheit

d. einen Verband gleichartiger Zellen

3 *Welche Bestandteile gehören zu einer Zelle?*

a. Zellkern

b. Organellen

c. Organe

d. Sekrete

e. Zellmembran

4 *Was sind Zellorganellen?*

a. Man versteht darunter die „Organe" einer Zelle.

b. Ein Zellorganell sagt aus, in welchem Organ die Zelle zu finden ist.

c. Es handelt sich um den Bauplan der Zelle.

d. Es sind eigenständige kleine Funktionseinheiten des Organismus.

5 *Beschriften Sie die Abbildung.*

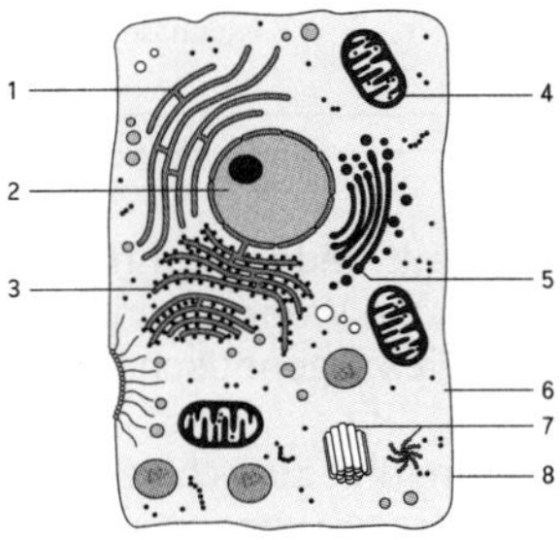

1	
2	
3	
4	
5	
6	
7	
8	

6 *Ordnen Sie den Zellorganellen die passenden Funktionen zu.*

Tragen Sie dazu die entsprechenden Ziffern aus der Abbildung in Aufgabe 5 in die Kästchen ein.

a. Lokalisation der Erbanlagen

b. Sekretbildung

c. Transport von Zellprodukten

d. Ausbildung des Spindelapparates

e. Energiegewinnung

f. Eiweißsynthese

7 *Welche Organellen haben eigenes Erbmaterial?*

a. Golgi-Apparat

b. glattes ER

c. Ribosomen

d. Mitochondrien

e. Zentriolen

8 *Wie viele Chromosomen hat der Mensch?*

a. 23

b. 26

c. 43

d. 46

9 *Wie viele Gene hat ein Mensch für ein Merkmal in jeder somatischen Zelle?*

a. eines

b. zwei, jeweils eins vom Vater und eins von der Mutter

c. Zwei, bei Frauen sind beide von der Mutter, bei Männern beide vom Vater.

d. Die Anzahl hängt vom Zelltyp ab.

10 *Welche Zellen haben besonders viele Golgi-Apparate?*

a. Muskelzellen

b. Nervenzellen

c. Endothelzellen

d. Drüsenzellen

11 *Wie ist der Bauplan des Organismus im genetischen Code verschlüsselt?*

a. in der Länge der DNA-Stücke

b. in der Auswahl der DNA-Bausteine

c. in der Abfolge der DNA-Bausteine

d. in der Anzahl der Chromosomen

Was bedeuten folgende Begriffe?	
DNA (= DNS)	Eine Nukleinsäure. DNA ist ein langes, kettenförmiges Molekül, das aus zwei Einzelsträngen mit Querverbindungen besteht (ähnlich wie eine um sich selbst gewundene Strickleiter mit Sprossen). Die DNA besteht aus vier Baustoffen (Basen), in deren Abfolge die Codierung der Merkmale enthalten ist.
RNA (= RNS)	Ebenfalls eine Nukleinsäure, aber nur ein Einzelstrang („halbe Leiter"). Sie ist ein Spiegelbild bestimmter DNA-Abschnitte und transportiert den Code zu den Ribosomen, wo aus der Information ein Eiweiß gebaut wird.
Gen	Eine Erbanlage, d. h., ein Gen ist der DNA-Abschnitt, der für ein Eiweiß codiert.
Chromosom	Ist ein durchgehender DNA-Strang, auf dem viele hundert oder tausend Gene liegen können; der Mensch hat 46 Chromosomen (je 23 Chromosomen vom Vater und 23 von der Mutter). Kurz vor der Mitose verdoppeln sich die Chromosomen, sie bestehen dann aus zwei identischen DNA-Strängen (Chromatiden) und haben die bekannte X-Form.
Genom	Ist die Gesamtheit aller DNA im Zellkern.

Wie ist der Weg vom Gen zum Protein?

Die DNA im Zellkern enthält den „Grundbauplan", die Information zum Bau des Körpers. Die RNA transportiert ein Spiegelbild der Information ins Zellplasma, wo sich die Ribosomen befinden. An den Ribosomen werden aufgrund der Information Eiweißmoleküle gebaut (z. B. Enzyme).

Was ist der Unterschied zwischen Mitose und Meiose?

Damit aus einer befruchteten Eizelle ein neuer Organismus entstehen kann, müssen viele Zellteilungen erfolgen. Jede der neuen Zellen trägt das komplette Erbmaterial in sich. Jedoch braucht eine ausgereifte (= differenzierte) Zelle nur einen Teil der Informationen, der Rest ruht im Zellkern. Auch für Wachstum, bei Verletzungen oder Gewebsschädigungen oder einfach nur zur Zellerneuerung müssen sich Zellen teilen. Man unterscheidet:

Mitose = Zellteilung	Meiose = Reduktionsteilung
Bei der Zellteilung verdoppeln sich die Chromosomen, dann werden sie gleichmäßig auf die Tochterzellen verteilt, damit jede Zelle wieder 46 Chromosomen hat. Sie dient dem Wachstum und der Reparatur des Körpers. Die Mitose kommt in Körperzellen und bei der Embryonalentwicklung vor. Die Mitose wird streng kontrolliert und geregelt. Wenn jedoch der Regelmechanismus ausfällt, kommt es zu ungehinderter Zellteilung (Krebs).	Bei der Reduktionsteilung verdoppeln sich die Chromomen nicht, somit hat jede Tochterzelle nur den halben Chromosomensatz (23 statt 46). Die Reduktionsteilung kommt nur bei Eizellen und Spermien vor (Keimzellen), da diese bei der Befruchtung miteinander verschmelzen und eine befruchtete Eizelle dann wieder 46 Chromosomen hat.

Erläutern Sie den Ablauf der Mitose.

Interphase	„Funktionsphase", Chromosomen sind dekomprimiert, die DNA und die Zentriolen verdoppeln sich; Zelle arbeitet auf vollen Touren.
Prophase	„Vorphase", die Chromosomen werden komprimiert und nehmen die typische „X"-Form an.
Metaphase	„Mittelphase", die verdoppelten Chromosomen lagern sich paarig in der Äquatorebene der Zelle aneinander, die Zentriolen sind bereits zu den Zellpolen gewandert.
Anaphase	„Endphase", die Chromosomen wandern zu den jeweiligen Zellpolen, sodass jede künftige Tochterzelle über alle 46 Chromosomen verfügt.
Telophase	„Schlussphase", die getrennten Chromosomensätze werden von einer neuen Kernmembran umgeben und die Zellmembran schnürt sich ein, zwei neue Tochterzellen sind entstanden.

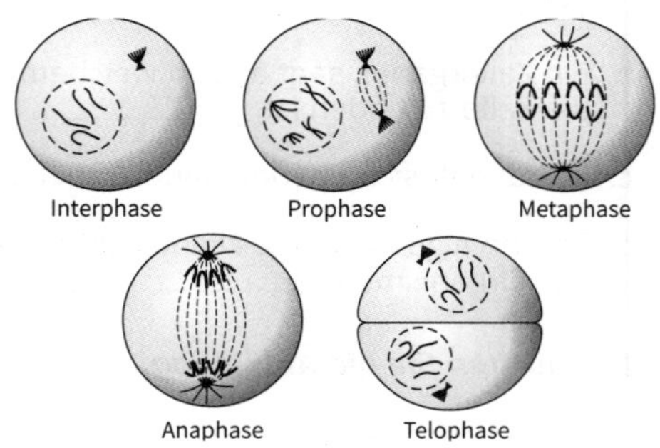

Was ist eine Mutation?

Bei jeder Mitose muss zunächst die DNA verdoppelt werden, d. h., es wird eine identische Kopie erstellt. Jedoch kann es (wie beim Kopierer) zu Fehlkopien kommen. Je häufiger Kopien gemacht werden müssen, desto größer ist die Wahrscheinlichkeit, dass fehlerhafte Kopien darunter sind. Allerdings kann es auch bei der Meiose zu Fehlern kommen, die zu genetisch bedingten Behinderungen beim Kind führen können. Zu den Mutationen zählen:

- Änderungen in der Reihenfolge der Bausteine, sog. Punktmutation (z. B. Codeänderung im Hämoglobin führt zu Sichelzellanämie)
- Chromosomenveränderungen, d. h., ein Stück kann abbrechen oder auf ein anderes Chromosom übertragen werden (z. B. Philadelphia-Chromosom bei Leukämie)
- Veränderungen in der Anzahl der Chromosomen (z. B. „Down-Syndrom": das Chromosom 21 liegt dreimal statt nur zweimal vor = Trisomie 21)

Beschreiben Sie den Vorgang der Befruchtung.

Sowohl Spermien als auch Eizellen verfügen nur über den halben Chromosomensatz, d. h. 23 einzelne Chromosomen. Bei der Befruchtung verschmelzen die Kerne von Spermium und Eizelle miteinander, sodass wieder 46 Chromosomen im Kern sind. Die Anzahl muss vorher halbiert werden, da sonst der Embryo schon 2 x 46 Chromosomen hätte, dessen Kinder wiederum 4 x 46 usw. Nach der Befruchtung beginnt die Eizelle mit vielfachen Mitosen und die entstehenden Zellen differenzieren sich zu Geweben und Organen.

1 *Bringen Sie die Stadien (1 bis 5) der Mitose in die richtige Reihenfolge.*

a. Prophase
b. Anaphase
c. Telophase
d. Metaphase
e. Interphase

2 *Um welches Stadium handelt es sich bei der folgenden Abbildung?*

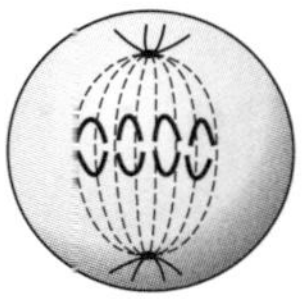

a. Prophase
b. Anaphase
c. Telophase
d. Metaphase
e. Interphase

3 *Ordnen Sie die Stadien den Zuständen zu.*

Tragen Sie die entsprechenden Nummern in die Kästchen ein.

Prophase (1), Anaphase (2), Telophase (3), Metaphase (4), Interphase (5)

a. Zelle arbeitet auf „vollen Touren", verdoppelte Chromosomen sind dekomprimiert.
b. Chromosomen werden komprimiert, Zentriolen beginnen mit der Ausbildung des Spindelapparates.
c. Chromosomen lagern sich in der Äquatorialebene an.
d. Ausbildung eines neuen Kerns und Abschnürung der Zellmembran
e. Chromosomen werden am Spindelapparat zu den Polen gezogen.

4 *Wie wird aus der genetischen Information ein Eiweißmolekül?*

a. Das entsprechende DNA-Stück wandert ins Zytosol zu den Ribosomen.
b. Es wird eine Kopie des DNA-Stücks in Form von RNA ins Zytosol transportiert.
c. An den Ribosomen werden die Informationen in Eiweißmoleküle übertragen.
d. Die Eiweißsynthese findet im glatten ER statt.

5 *Was ist das Genom?*

a. ein DNA-Abschnitt, der für ein Gen codiert
b. ein DNA-Abschnitt, der einem Merkmal entspricht
c. die Gesamtheit aller Erbinformationen im Zellkern
d. die Gesamtheit aller Nukleinsäuren in der Zelle

6 *Was ist eine Mutation?*

a. eine Veränderung in der Erbsubstanz
b. eine chemische Reaktion auf Schadstoffe
c. eine angeborene Behinderung bei Kindern
d. eine Kopie des Genoms

7 *Welche der folgenden Krankheiten beruhen auf einem Gendefekt?*

a. perniziöse Anämie
b. Sichelzellanämie
c. Down-Syndrom
d. Hypertonie
e. Epilepsie

8 *Das Down-Syndrom wurde früher auch oft „Mongolismus" genannt und geht mit typischen Merkmalen einher (Lidfalte, Herzfehler, Muskelschwäche). Welcher Fehler ist für das Down-Syndrom verantwortlich?*

a. eine Änderung in der Abfolge der DNA-Bausteine auf Chromosom 21
b. Durchbruch des Chromosoms 21
c. Fehlen des Chromosoms 21
d. Verdopplung des Chromosoms 21
e. dreifaches Vorhandensein des Chromosoms 21

9 *Was geschieht bei der Befruchtung?*

a. Die Kerne der Keimzellen verschmelzen miteinander.
b. Die Eizelle beginnt, sich zu teilen.
c. Die Eizelle nistet sich in die Gebärmutter ein.
d. Die Chromosomensätze werden halbiert.

10 *Was versteht man unter Meiose?*

a. Zellteilung
b. Befruchtung
c. Funktionsphase der Zelle
d. Reduktionsteilung

11 *Welche Zellen durchlaufen eine Meiose?*

a. Drüsenzellen
b. Embryonalzellen
c. Krebszellen
d. Keimzellen

Welche Gewebearten kennen Sie?

Gewebe sind Verbände gleichartig differenzierter Zellen. Man unterscheidet vier Grundgewebearten nach ihren Eigenschaften:

- Epithelgewebe (Auskleidung von Oberflächen, Drüsenfunktion, Sinneszellen wie z. B. die Netzhaut)
- Binde- und Stützgewebe (geben dem Körper seine Form, z. B. Fettgewebe, Knochen, Knorpel)
- Muskelgewebe (Bewegung)
- Nervengewebe (Informationsverarbeitung)

Die Lehre von den Geweben heißt Histologie.

Was ist ein Oberflächenepithel?

Epithelien kleiden innere und äußere Oberflächen aus. So sind z. B. die Haut, die Schleimhäute, aber auch die innerste Schicht von Blutgefäßen Epithelgewebe. Je nach Anforderungen sind die Epithelien unterschiedlich aufgebaut:

	Bau der Epithelien	Vorkommen
1	einschichtiges Plattenepithel	Brust- und Bauchfell, Endothel der Blutgefäße, Alveolen
2	mehrschichtiges, unverhorntes Plattenepithel	Schleimhäute (Mund, Speiseröhre, Scheide)
3	mehrschichtiges, verhorntes Plattenepithel	Haut
4	einschichtiges kubisches Epithel	Drüsenausführungsgänge
5	einschichtiges Zylinderepithel ohne Mikrovilli	Gallenblase
6	einschichtiges Zylinderepithel mit Mikrovilli	Darm
7	Zylinderepithel mit Flimmerhärchen und schleimbildenden Becherzellen	Atemwege
8	Übergangsepithel (Zellen können bei Dehnung von Zylinderform in flache Form übergehen)	Harnblase, Harnleiter

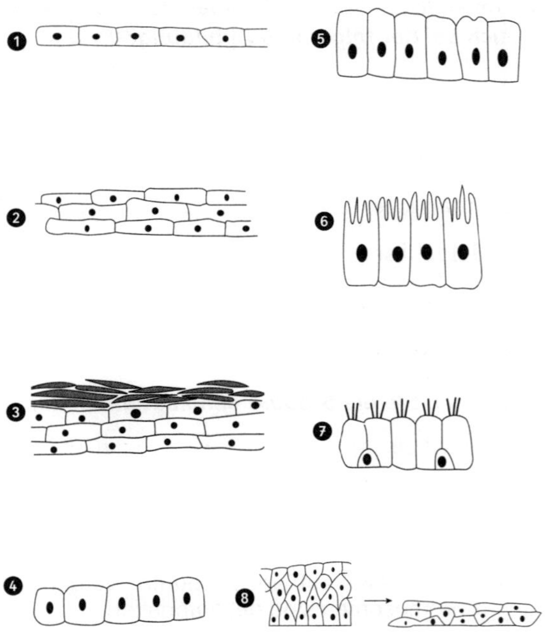

Was versteht man unter Drüsenepithelien?

Drüsenepithelien sind hochspezialisierte Zellen, die Sekrete produzieren. Man unterscheidet:

Drüsen mit Ausführungsgängen (= exokrine Drüsen, Drüsen mit äußerer Sekretion) geben ihr Sekret in einen Hohlraum (z. B. Darm) oder eine Oberfläche ab (z. B. Schweißdrüsen)	Speicheldrüsen, Schweißdrüsen, Talgdrüsen, aber auch die Leber ist eine Drüse (Galle) und das Pankreas hat ebenfalls einen exokrinen Anteil (Bauchspeichel)
Drüsen ohne Ausführungsgänge (= endokrine Drüsen, Drüsen mit innerer Sekretion) geben ihr Sekret direkt ins Blut ab	Hormondrüsen, z. B. Schilddrüse, Nebennieren, aber auch die Inselzellen des Pankreas (Insulin und Glukagon)

Wie werden Binde- und Stützgewebe eingeteilt?

Die Binde- und Stützgewebe geben dem Körper seine Form. Die Zellen des Bindegewebes sind in Interzellularsubstanz eingebettet, deren Zusammensetzung über die Festigkeit des Gewebes entscheidet:

	Bau/Funktion	Vorkommen	
Bindegewebe	lockerer Gewebsverband mit eingelagerten Fasern, kann je nach Anzahl der Fasern weiter unterteilt werden	Bänder, Organkapseln, Füllsubstanz, unspezifische Immunabwehr (Phagozytose)	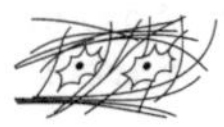
Fettgewebe	runde Zellen mit großem Fetttröpfchen, man unterscheidet: Energiespeicherung (Speicherfett) und Stoßdämpfung/Polsterung (Baufett)	▸ Speicherfett: „Problemzonen“ Bauch, Hüfte, Po, Oberschenkel ▸ Baufett: Niere, Augapfel	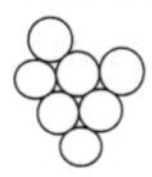
Knorpel	Knorpel ist elastisch und druckfest, je nach Grundsubstanz können mehrere Knorpelarten unterschieden werden, Knorpel enthält keine Blutgefäße.	Nase, Ohrmuschel, Bandscheiben, Knorpelspangen der Luftröhre	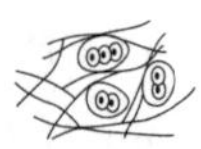
Knochen	Durch Einlagerung von Kalk (Calcium und Phosphat) ist der Knochen sehr formstabil, in der Grundsubstanz sind knochenaufbauende (Osteoblasten) und -abbauende Zellen eingelagert (Osteoklasten).	Skelett	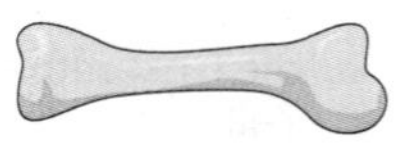

1 Welche Aussagen zum Gewebe sind richtig?

a. Gewebe bestehen aus mehreren Zelltypen. ____

b. Gewebe bestehen aus vielen, verschieden ausdifferenzierten Zellen, die alle der gleichen Funktion dienen. ____

c. Man unterscheidet vier Grundgewebetypen. ____

d. Gewebe bestehen aus Zellen mit der gleichen Differenzierung. ____

2 Wo kommen einschichtige Plattenepithelien vor?

a. Bauchfell ____

b. Brustfell ____

c. Haut ____

d. Schleimhaut ____

3 Welches Epithelgewebe kleidet den Darm aus?

a. einreihiges kubisches Epithel ____

b. mehrreihiges Plattenepithel ____

c. einreihiges Zylinderepithel mit Mikrovilli ____

d. mehrreihiges Zylinderepithel mit Flimmerhärchen ____

4 Wie nennt sich das Epithel, das die Harnblase auskleidet?

a. mehrschichtiges Übergangsepithel ____

b. mehrreihiges Speicherepithel ____

c. einschichtiges Dehnungsepithel ____

d. flexibles Muskelepithel ____

5 Warum ist dieses Epithel dort zu finden?

a. Die Blase muss sich willkürlich kontrahieren können. ____

b. Die Harnwege müssen viele Stoffe in den Urin abgeben. ____

c. Die Blase muss sich bei zunehmender Füllung dehnen können. ____

d. Die Blase muss sich aktiv kontrahieren können, um sich restlos zu entleeren. ____

6 Wie heißen die Zellen, die in den Atemwegen Schleim produzieren?

a. Mikrovilli ____

b. Flimmerzellen ____

c. Becherzellen ____

d. Schleimzellen ____

7 Welche Funktion hat das Bindegewebe?

a. Es verleiht dem Körper Bewegung. ____

b. Es gibt dem Körper Form und Gestalt. ____

c. Es verbindet die einzelnen Organe miteinander. ____

d. Es dient der Verbindung von ZNS und Muskeln. ____

8 Welche Aussagen zum Bindegewebe sind korrekt?

a. Man unterscheidet mehrere Formen von Bindegewebe. ____

b. In die Grundsubstanz des Bindegewebes sind Fasern eingelagert. ____

c. Fettgewebe besteht aus sternförmigen Zellen. ____

d. Einige Bindegewebszellen können Bakterien verschlingen. ____

e. Knochen ist eine besonders feste Form von Stützgewebe. ____

f. Knorpel ist nicht durchblutet. ____

9 Welches Epithel bildet die Haut?

a. unverhorntes, mehrschichtiges Plattenepithel ____

b. mehrschichtiges, unverhorntes kubisches Epithel ____

c. einschichtiges, verhorntes Plattenepithel ____

d. mehrschichtiges, verhorntes Plattenepithel ____

e. mehrschichtiges, verhorntes Zylinderepithel ____

10 Ordnen Sie den Epithelien die richtigen Lokalisationen zu: einschichtiges Plattenepithel (1), kubisches Epithel (2), Zylinderepithel (3), mehrschichtiges Plattenepithel (4)

a. Auskleidung der Blutgefäße ____

b. Auskleidung der Vagina ____

c. Auskleidung von Drüsenausgängen ____

d. Auskleidung der Speiseröhre ____

e. Auskleidung des Darmlumens ____

11 Nennen Sie Drüsen mit äußerer Sekretion.

a. Schilddrüse ____

b. Schweißdrüse ____

c. Leber ____

d. Keimdrüsen ____

12 Wie sind endokrine Drüsen gekennzeichnet?

a. Sie haben einen Ausführungsgang ins Blut. ____

b. Sie haben einen Ausführungsgang in den Darm. ____

c. Sie haben gar keinen Ausführungsgang. ____

d. Sie geben ihre Sekrete direkt ins Blut ab. ____

13 Ordnen Sie den abgebildeten Geweben die richtigen Namen und ihre Lokalisation zu.

Tragen Sie eine 9 ein, wenn eine Zuordnung nicht möglich ist.

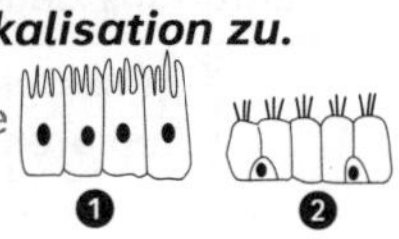

a. Zylinderepithel mit Mikrovilli ____

b. Zylinderepithel mit Flimmerhärchen ____

c. Darm ____

d. Gallenblase ____

e. Lungenbläschen ____

f. Atemwege ____

Welche Muskelarten kennen Sie?

Muskeln zeichnen sich durch ihre Kontraktilität (Fähigkeit zum Zusammenziehen) aus. Dadurch können wir uns bewegen, der Darm kann arbeiten und das Herz schlagen. Sie erhalten ihre Befehle (= werden innerviert) von efferenten Nervenzellen. Man unterscheidet drei Arten von Muskeln:

	quergestreifte Muskulatur	**glatte Muskulatur**	**Herzmuskulatur**
Lokalisation	Skelettmuskulatur	Magen-Darm-Trakt, Arterienwände, ableitende Harnwege	Myokard
Merkmale	quergestreift willkürlich, schnelle Kontraktion	glatt, unwillkürlich, langsame Kontraktion, gleichmäßig, z. B. Peristaltik	quergestreift unwillkürlich, schnelle Kontraktion
Innervation	willkürliches Nervensystem	vegetatives Nervensystem	eigene Reizbildung (Sinusknoten), Einfluss durch vegetatives Nervensystem
Aufbau	Zellen liegen am Rand, Aufbau aus Faser	längliche Zellen, Zellkerne liegen mittig	unregelmäßiger angeordnet als quergestreifte Muskulatur, Kerne liegen mittig

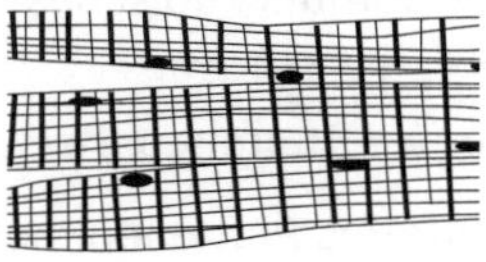
quer gestreifter Muskel

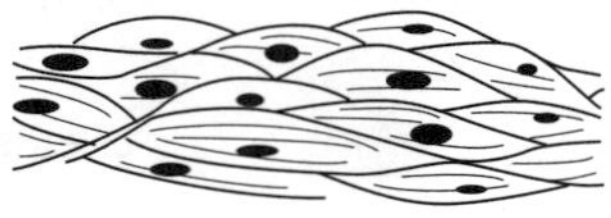
glatter Muskel

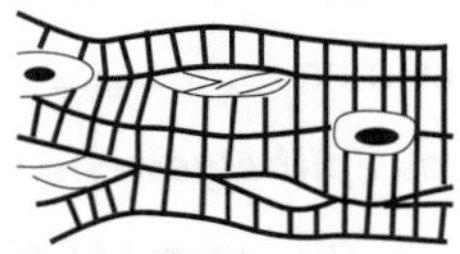
Herzmuskel

Erläutern Sie Bau und Funktion von Nervenzellen.

Bau	Nervenzellen bestehen aus einem sternförmigen Zellkörper (Soma) und einem langen Zellfortsatz, dem Axon. Die Reizleitung läuft vom Zellkörper über das Axon zur nächsten Zelle. Am Ende zweigt sich das Axon auf und nimmt über Synapsen Kontakt zu anderen Nervenzellen auf. Die Reizübertragung an der Synapse geschieht über chemische Botenstoffe (Neurotransmitter), die den Reiz durch den Synapsenspalt zur nächsten Zelle weiterleiten. Bei Menschen und Wirbeltieren ist das Axon von der Myelinscheide umhüllt.
Funktion	Nervenzellen haben die Eigenschaft, Reize in Form von Strömen weiterzuleiten und zu verarbeiten. Sie können Informationen binnen Millisekunden zum Muskel leiten und ermöglichen so eine schnelle Reaktion. Sie sind hochspezialisiert und verlieren die Eigenschaft, sich zu teilen.
Vorkommen	Gehirn, Rückenmark, periphere Nerven, z. B. Ischiasnerv

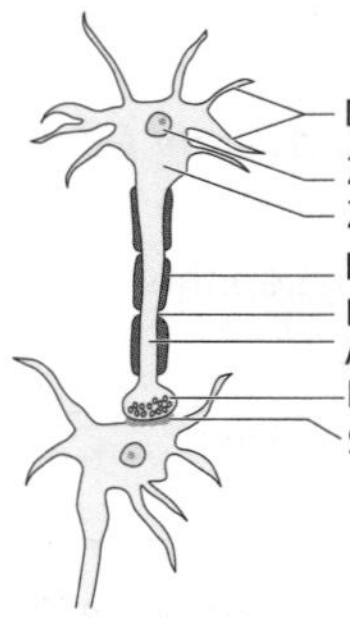

Aufbau einer Nervenzelle

Wie werden aus Geweben Organe?

Verschiedene räumlich benachbarte Gewebe lagern sich zu Organen zusammen. Die Organe bestehen aus unterschiedlichen Geweben, die jedoch alle einer gemeinsamen Funktion dienen. Beispiele: Das zentrale Nervensystem besteht aus Nervenzellen und Stützzellen. Die Arterienwände bestehen nicht nur aus Plattenepithelien (Endothel), sondern tragen auch Muskelfasern und Bindegewebe.

Was sind „entartete" Zellen?

Wenn Zellen „entarten", heißt das, dass sie nicht mehr den für sie üblichen Aufbau haben, sondern unregelmäßiger geformt oder anfärbbar sind. Dies ist bei Tumoren meist der Fall. Je bösartiger, d. h. aggressiver, ein Tumor ist, desto weniger ähneln seine Zellen dem Ursprungsgewebe.

Wie lassen sich Tumoren unterscheiden?

Die Prognose (Aussicht, Verlauf) einer Tumorerkrankung hängt entscheidend vom Grad der Entartung der Zellen ab. Daher unterscheidet man:

	gutartige (benigne) Tumoren	**bösartige (= maligne) Tumoren bzw. Malignome**
Zellen	gut differenzierbar, sehen dem Ursprungsgewebe sehr ähnlich	stark entartet, sehen dem Ursprungsgewebe wenig ähnlich
Wachstum	langsames Wachstum	sehr schnelles Wachstum
Ausdehnung	wachsen verdrängend, Tumor abgegrenzt vom Umgebungsgewebe	wachsen infiltrierend, d. h., das Tumorgewebe wächst in das gesunde Gewebe hinein
Metastasenbildung (= Tochtergeschwülste)	nein	ja, in die nächstgelegenen Lymphknoten und je nach Tumor auch Fernmetastasen, z. B. Brustkrebs metastasiert oft in Lunge, Knochen und Gehirn

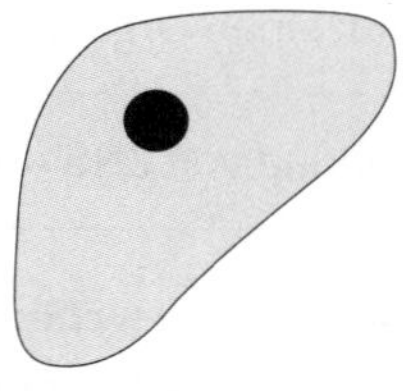
benigner Tumor mit verdrängendem Wachstum, keine Metastasierung

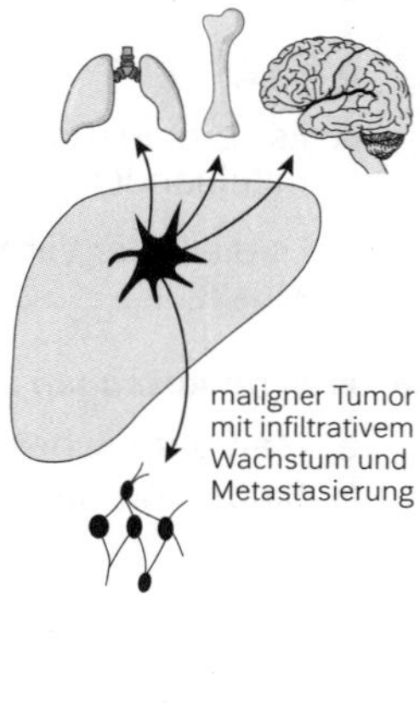
maligner Tumor mit infiltrativem Wachstum und Metastasierung

1 Welche Arten von Muskeln werden unterschieden?

a. glatte Muskulatur

b. raue Muskulatur

c. quergestreifte Muskulatur

d. längsgestreifte Muskulatur

2 Welche Aussagen zur glatten Muskulatur sind richtig?

a. Die Kontraktionen verlaufen willkürlich und schnell.

b. Die Muskeltätigkeit ist dem vegetativen Nervensystem unterworfen.

c. Die Muskelfasern haben randständige Kerne.

d. Die Zellen sind länglich mit mittig gelegenen Kernen.

3 Ordnen Sie den Abbildungen die entsprechende Bezeichnung und richtigen Eigenschaften zu, indem Sie die entsprechenden Ziffern eintragen.

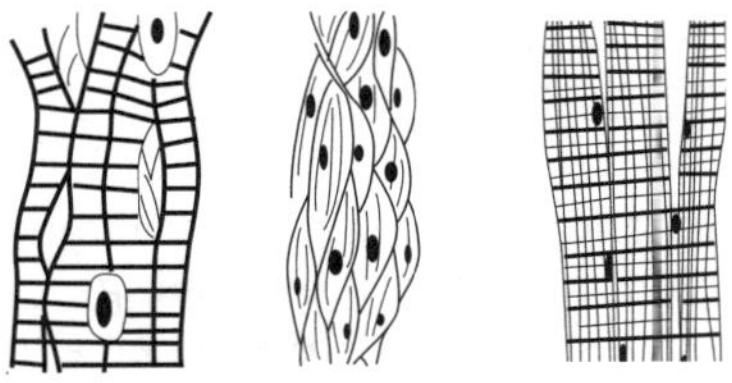

a. glatte Muskulatur

b. quergestreifte Muskulatur

c. Herzmuskulatur

d. Skelettmuskeln

e. Arterienwände

f. Darmmuskulatur

g. schnell, unwillkürlich

h. langsam, unwillkürlich

i. schnell, willkürlich

4 Was ist Histologie?

a. die Lehre von den Zellen

b. die Lehre von den Organen

c. die Lehre von den Geweben

d. die Lehre von den Tumoren

5 Was versteht man unter „entarteten Zellen"?

a. Tumorzellen

b. Entzündungszellen

c. Keimzellen

d. unterschiedliche Gewebezellen

6 Wie unterscheiden sich Tumoren in ihrem Verhalten?

Tragen Sie die Ziffern in die entsprechenden Kästchen ein: benigne Tumoren (1), maligne Tumoren (2)

a. Metastasenbildung

b. infiltrierendes Wachstum

c. verdrängendes Wachstum

d. Abgrenzung vom Umgebungsgewebe

e. Ähnlichkeit mit dem Ursprungsgewebe

f. schnelles Wachstum

g. mäßiges Wachstum

h. wenig differenzierte Zellen

7 Wo finden sich Myelinscheiden?

a. in den Muskelfasern

b. in den Nervenfortsätzen

c. im Bindegewebe

d. im Stützgewebe

8 Brustkrebs gehört zu den Krebsarten, die sehr früh metastasieren. Welche Organe sind vorwiegend von Fernmetastasen betroffen?

a. Herz

b. Lunge

c. Magen

d. Leber

e. Darm

f. Wirbelknochen

g. Bandscheiben

h. Gehirn

9 Neben Fernmetastasen unterscheidet man auch noch regionale Metastasen, wo findet man diese?

a. in den nächstgelegenen Lymphbahnen

b. in den nächstgelegenen Lymphknoten

c. in der Lunge

d. in der Leber

10 Wie nimmt die Nervenzelle Kontakt mit Nachbarzellen auf?

a. über Membranverbindungen

b. über das Axon

c. über die Synapsen

d. über die Myofibrillen

Was sind die Säulen der Tumortherapie?

Eine Tumortherapie zielt auf die Entfernung aller malignen Zellen ab und besteht meist aus drei Bestandteilen:

- Operation
- Bestrahlung (erfolgt oft auch vor der OP)
- Chemotherapie mit Zytostatika (Vernichtung aller sich schnell teilenden Zellen, daher oft Nebenwirkung wie Haarausfall und Erbrechen)

Zusätzlich können je nach Tumorart Hormone oder spezielle Immuntherapien eingesetzt werden. Viele Menschen vertrauen auch auf alternative Heilmethoden, wie z. B. eine Misteltherapie, um das Immunsystem zu stärken.

Wie erfolgt die Namensgebung von Tumoren?

Bei Tumoren hängt die Namensgebung maßgeblich vom Ursprungsgewebe ab, von dem sie ausgehen, außerdem wird die Endsilbe **-om** angehängt. Generell gilt, dass Malignome des Deckgewebes als Karzinome bezeichnet werden, solche des Binde- oder Stützgewebes und der Muskulatur als **Sarkome**.

Ursprungsgewebe	gutartiger Tumor	bösartiger Tumor (Malignom, Krebs)
Epithelgewebe – Haut, Schleimhaut	Papillom	Karzinom, z. B. Magenkarzinom
Epithelgewebe – Drüsengewebe	Adenom	Adeno-Karzinom
Bindegewebe	Fibrom	Fibrosarkom
Fettgewebe	Lipom	Liposarkom
Knorpelgewebe	Chondrom	Chondrosarkom
Knochen	Osteom	Osteosarkom
Muskeln	Myom (z. B. Gebärmuttermyome)	Myosarkom
Nerven	Neurinom	Neuroblastom

Was bedeutet Pathologie?

Pathologie heißt übersetzt „die Lehre von den Krankheiten". Abläufe oder Zustände im Körper, die nicht gesund sind, nennt man pathologisch. Ärzte, die sich mit dem Ursprung und dem Wesen von Krankheiten beschäftigen, nennt man Pathologen. Zu ihrer Arbeit gehört die Untersuchung von Gewebeproben (Biopsien) auf entartete Zellen genauso wie die Eröffnung (Obduktion, Sektion, Autopsie) von Leichen zur Krankheitsfindung.

Was versteht man unter folgenden Begriffen?

Diagnose	Bevor eine Krankheit behandelt werden kann, muss sie festgestellt werden **(Krankheitsfeststellung)**. Zur Diagnosestellung werden Untersuchungen gemacht (körperliche Untersuchung, Labortests oder mit Geräten, z. B. Röntgen, Ultraschall, Endoskopie) und es wird eine Anamnese (Krankheitsgeschichte) erhoben.
Symptome	Jede Krankheit geht mit bestimmten **Krankheitszeichen** einher, z. B. Schmerzen. Symptome können ▸ spezifisch (nur für diese Krankheit typisch, z. B. Temperaturdifferenz bei Appendizitis) oder ▸ unspezifisch (treten bei vielen Krankheiten auf, z. B. Fieber, Gewichtsverlust) sein. Die ganz typischen Hauptsymptome einer Krankheit werden oft auch **Kardinalzeichen** oder **-symptome** genannt.
Therapie	Die **Behandlung** der Krankheit zielt auf Heilung oder zumindest Linderung ab. Man kann nach verschiedenen Ursachen unterscheiden: ▸ **kausale Therapie** (Behandlung der Ursache, z. B. Antibiotika bei bakteriellen Infektionen) ▸ **symptomatische Therapie** (Behandlung der Symptome, z. B. fiebersenkende Mittel bei Infekten) Je nach Einsatz der Behandlungsmethoden unterscheidet man: ▸ **operative Therapie** (z. B. Operation eines Bandscheibenvorfalls) ▸ **konservative Therapie** (z. B. spezielle Lagerung und Krankengymnastik bei Bandscheibenvorfall) Abhängig von der Zielsetzung der Therapie wird unterschieden in: ▸ **kurative Therapie** (Ziel ist die Heilung von der Krankheit) ▸ **palliative Therapie** (Ziel ist eine Linderung oder Lebensverlängerung) Beispiel: Eine Appendektomie ist kausal und operativ.
Prognose	Der Krankheitsverlauf und die **Heilungsaussichten** hängen von vielen Faktoren ab, z. B. Art der Krankheit, Allgemeinzustand des Patienten. Eine „gute Prognose" heißt, dass gute Heilungschancen bestehen. Wenn dagegen die Prognose „infaust" ist, dann bestehen (fast) keine Heilungschancen.

Was ist ein Rezidiv?

Von einem Rezidiv spricht man, wenn eine Krankheit nach der Genesung wieder auftritt. Sehr oft wird bei Krebserkrankungen von „Rezidiven" gesprochen, wenn der Tumor nach der Behandlung wieder auftritt.

Was sind chronische Krankheiten?

Nicht alle Krankheiten heilen aus. Wenn eine Krankheit nicht geheilt werden kann, spricht man von einer chronischen Krankheit (Krankheit mit langem Verlauf). Dabei kann die Symptomatik kontinuierlich sein oder in Schüben verlaufen. Multiple Sklerose gehört zu den chronischen Krankheiten und kann beide Verlaufsformen zeigen.

Fragen zu den Seiten 14 und 16

1 *Welche Zuordnungen sind richtig?*

a. Therapie = Behandlung

b. Prognose = Krankheitsfeststellung

c. Rezidiv = Heilungsprozess

d. Symptom = gutartiger Tumor

2 *Wie nennt man die Lehre von den Krankheiten?*

a. Physiologie

b. Pathologie

c. Kardiologie

d. Podologie

e. Radiologie

3 *Was versteht man unter einer Behandlung der Ursache?*

a. palliative Therapie

b. kausale Therapie

c. symptomatische Therapie

d. kurative Therapie

4 *Wie wird eine Appendizitis (Entzündung des Wurmfortsatzes) meist behandelt?*

a. symptomatisch

b. konservativ

c. operativ

d. kausal

5 *Was bedeutet eine „infauste" Prognose?*

a. sehr gute Heilungschancen

b. gute Heilungschancen

c. gute Heilungschancen, aber mit Defekten

d. mäßige Heilungschancen

e. keine Heilungschancen

6 *Welche Kriterien des Wohlbefindens müssen erfüllt sein, um die WHO-Definition für Gesundheit zu erfüllen?*

a. soziales Wohlbefinden

b. materielles Wohlbefinden

c. körperliches Wohlbefinden

d. seelisches Wohlbefinden

e. emotionales Wohlbefinden

f. geistiges Wohlbefinden

7 *Welche der folgenden Faktoren gehören zu den inneren Faktoren (1) und welche zu den äußeren (2) Faktoren, die auf eine Erkrankung Einfluss nehmen?*

a. Diabetes mellitus im Familienkreis

b. Wohnung nahe des Flughafens

c. Belastung durch Röntgen-Strahlung

d. Alter des Patienten

e. Geschlecht

f. Ernährungsgewohnheiten

8 *Bei welchen der folgenden Krankheiten können Sie sich eine palliative Therapie vorstellen?*

a. schwere Grippe

b. grippaler Infekt

c. Krebserkrankung

d. Appendizitis

9 *Welche Aufgaben gehören zum Arbeitsfeld eines Pathologen?*

a. Durchführung einer Sectio caesarea (Kaiserschnitt)

b. Durchführung von Autopsien

c. Untersuchung von Tumorgewebe auf den Grad der Bösartigkeit

d. Untersuchung von Sputum auf Krankheitserreger

10 *Wie heißt ein gutartiger Tumor des Drüsengewebes?*

a. Adenom

b. Karzinom

c. Sarkom

d. Papillom

e. Basaliom

11 *Was ist ein Myosarkom?*

a. ein gutartiger Gebärmuttertumor

b. ein gutartiger Knochentumor

c. ein bösartiger Knochentumor

d. ein bösartiger Muskeltumor

12 *Welche Therapien werden häufig in der Behandlung von Tumoren eingesetzt?*

a. Antibiotika

b. Antimykotika

c. Zytostatika

d. Virostatika

Welche Faktoren führen zu Krankheiten? Die WHO definiert Gesundheit als Wohlbefinden an Körper, Geist, Seele und sozialem Umfeld.	
innere Faktoren	**äußere Faktoren**
▸ Erbkrankheiten (z. B. Chromosomenanomalien) ▸ familiäre Belastung (viele Fälle von Diabetes mellitus in der engen Verwandtschaft) ▸ Geschlecht (z. B. Gallensteine häufiger bei Frauen) ▸ Alter (z. B. Gürtelrose bricht oft in höherem Alter bei nachlassendem Immunsystem aus, Herz-Kreislauf-Erkrankungen treten meist erst in höherem Alter auf) ▸ Vorerkrankungen (z. B. Diabetiker haben durch ihre Erkrankung ein höheres Risiko für Infektionen oder Arteriosklerose als Nicht-Diabetiker)	▸ falsche Ernährung (zu wenig Vitamine, zu süß, zu fett) ▸ Lebensgewohnheiten (zu wenig Bewegung, zu wenig Schlaf) ▸ physikalische Einwirkungen (Verbrennungen, Erfrierungen) ▸ Strahlung (Schäden an den Geweben durch Röntgen-, UV- oder Gammastrahlung) ▸ Chemikalien (Verätzungen, aber auch innerlich durch Medikamente, Drogen, Umweltverschmutzung) ▸ hygienische Lebensumstände (Parasiten, Slums) ▸ Lärm (chronische oder akute Lärmbelästigung kann zu Hörschäden führen)

Wie kann eine Krankheit verlaufen? Je nach körperlicher Konstitution und Wesen der Krankheit kann der Verlauf unterschiedlich sein:	
akut	Krankheiten mit kurzem, heftigem Verlauf nennt man akut, wie Scharlach, Herzinfarkt, Lungenembolie
chronisch	Krankheiten mit chronischem Verlauf verursachen oft weniger Symptome, sind aber sehr langwierig, sie gleichen einem Schwelbrand. Die Symptomatik kann kontinuierlich oder in Schüben verlaufen. Beispiel: Hepatitis C verläuft meist chronisch, d. h., sie verursacht erst wenig Symptome, zerstört auf lange Sicht aber die Leber und heilt nie aus; chronisch sind aber auch die rheumatische Polyarthritis und Multiple Sklerose.

Welche Arten von Heilung gibt es?

Nicht alle Krankheiten sind heilbar, man unterscheidet:

- vollkommene Heilung (z. B. Schnupfen),
- Defektheilung (z. B. Schlaganfall, meist bleiben eine Halbseitenlähmung oder andere Defekte zurück).

Die Phase der Genesung nach einer Krankheit nennt man auch **Rekonvaleszenz**.

Wie wird der Tod definiert? Der Tod bedeutet das endgültige Erlöschen der Lebensfunktionen, besonders der Gehirnfunktionen. Man unterscheidet:	
klinischer Tod	Herz-Kreislauf-Stillstand; unmittelbar nach Eintreten des Herz-Kreislauf-Stillstands kann eine Reanimation (Wiederbelebung) begonnen werden. Somit ist der klinische Tod evtl. umkehrbar. Manchmal tritt trotz wiederkehrender Kreislauffunktion eine irreversible Schädigung des Großhirns ein, sodass nur noch die Körperfunktionen aufrechterhalten bleiben (Atmung, Herz-Kreislauf-Regulation), aber keine koordinierte Reaktion oder Gefühlsäußerung möglich ist. Man spricht dann oft vom „Wachkoma“ oder apallischen Syndrom.
Hirntod	Endgültiges Erlöschen aller Gehirnfunktionen (Organtod des Gehirns). Der Hirntod ist nicht umkehrbar und tritt bereits nach wenigen Minuten ein. Tod des Individuums.
Biologischer Tod	Alle Organ- und Zellfunktionen sind irreversibel erloschen. Todeszeichen treten ein.
Niedergelassene Ärzte und Notärzte sind zur Leichenschau und Ausstellen eines Totenscheins verpflichtet, sobald sie um die Leichenschau gebeten werden. Die Leichenschau ist „unverzüglich“ durchzuführen. Die Abrechnung erfolgt über die GOÄ. „Unzeitenzuschläge“ (F-H) sind berechnungsfähig. Bei Sars-CoV-2-Infizierten gelten ggf. abweichende Regelungen.	

Was sind unsichere und sichere Todeszeichen?	
unsichere Todeszeichen	**sichere Todeszeichen**
▸ Blässe ▸ Auskühlung des Körpers ▸ Bewusstlosigkeit ohne tastbaren Puls und Atmung ▸ weitgestellte Pupillen, keine Pupillenreaktion auf Licht	▸ Totenflecke (rötliche bis violette Flecken an den Stellen, wo das Blut „versackt“ ist), sind etwa eine Stunde nach Todeseintritt sichtbar ▸ Totenstarre (Muskelstarre, zuerst Gesichts- und Kieferpartie, dann am ganzen Körper), tritt nach etwa vier bis zwölf Stunden ein, dabei verharrt der Körper in der Stellung, die zuletzt eingenommen wurde, z. B. sitzende Stellung

Welche Grundprinzipien von Krankheiten können unterschieden werden?		
angeborene Störungen oder Behinderungen	Dazu zählen erblich bedingte Krankheiten, aber auch während der Embryonal- und Fetalzeit erworbene Schädigungen	
	erblich bedingt	**vor der Geburt erworben**
	Down-Syndrom (Trisomie 21), Bluterkrankheit (angeborener Mangel an einem Gerinnungsfaktor)	Schwerhörigkeit durch Rötelninfektion während der Schwangerschaft, Alkoholembryopathie (geistige und körperliche Schäden des Kindes durch Alkohol während der Schwangerschaft)
Entzündungen	Entzündungen sind sichtbare Zeichen einer Immunreaktion des Körpers auf schädliche Einflüsse, wie z. B.: ▸ Mikroorganismen (z. B. Wundinfektion) ▸ chemische Schädigung (z. B. Ekzeme) ▸ physikalische Schädigung (z. B. Sonnenbrand) ▸ Antigene (z. B. Allergien, Autoimmunerkrankungen) ▸ innere Schadstoffe (z. B. Entzündungszeichen nach Gewebszerfall durch Herzinfarkt)	

Fragen zu den Seiten 14 und 16

1 *Welche der folgenden Krankheiten sind chronisch?*

a. Scharlach ______

b. Hepatitis A ______

c. Hepatitis C ______

d. Lungenembolie ______

2 *Viele Krankheiten hinterlassen Einschränkungen. Wenn beispielsweise ein Patient nach einem schweren Schädel-Hirn-Trauma durch einen Unfall noch neurologische Störungen zurückbehält, spricht man von einer ...*

a. Totalheilung. ______

b. partiellen Heilung. ______

c. palliativen Heilung. ______

d. Defektheilung. ______

3 *Wie nennt man die Wiederkehr einer Tumorkrankheit?*

a. Rekonvaleszenz ______

b. Revision ______

c. Rezension ______

d. Rezidiv ______

4 *Wie nennt man die Genesungsphase nach einer Krankheit?*

a. Prognose ______

b. Rezidiv ______

c. Rekonvaleszenz ______

d. Kondolenz ______

5 *Wann gilt ein Mensch als tot?*

a. wenn die Atmung aussetzt ______

b. wenn der Puls nicht mehr tastbar ist ______

c. wenn er klinisch tot ist (Nulllinie im EKG) ______

d. wenn er hirntot ist (Nulllinie im EEG) ______

6 *Was sind unsichere (1) und sichere (2) Todeszeichen?*

Ordnen Sie die entsprechenden Zahlen zu.

a. Blässe ______

b. Totenflecken ______

c. Totenstarre ______

d. Pulslosigkeit ______

e. niedrige Körpertemperatur ______

f. Lichtstarre (weite) Pupillen ______

7 *Sie schauen einen Krimi und sehen, wie eine Leiche am Tatort untersucht wird. Die Totenstarre ist bereits eingetreten. Können Sie dem Fernseh-Pathologen beim Einschätzen des Todeszeitpunktes weiterhelfen? Die Leiche muss seit mindestens ... tot sein.*

a. 2 Stunden ______

b. 4 Stunden ______

c. 24 Stunden ______

d. 4 Tagen ______

8 *Nennen Sie Beispiele für eine chronische Krankheit.*

a. Grippe ______

b. grippaler Infekt ______

c. Multiple Sklerose ______

d. Appendizitis ______

e. Herzinsuffizienz ______

9 *Welche Gefahr besteht bei einer Reanimation, wenn der Patient bereits einige Minuten ohne Puls und Atmung gelegen hat?*

a. Gefahr einer bleibenden Herzwandschädigung durch Sauerstoffmangel ______

b. Gefahr von Rippenbrüchen durch die Herzdruckmassage ______

c. Gefahr eines Sauerstoffmangels im Gehirn und eines apallischen Syndroms ______

d. Gefahr einer Lungenembolie ______

10 *Welche der folgenden Aussagen sind richtig?*

a. Der klinische Tod gilt als Tod des Individuums. ______

b. Für die Abrechnung der Leichenschau wird die GOÄ zugrunde gelegt. ______

c. Die Leichenschau kann zeitlich flexibel vorgenommen werden. ______

11 *Nennen Sie ein Beispiel für eine angeborene Störung oder Behinderung.*

a. Down-Syndrom ______

b. Bluterkrankheit ______

c. Diabetes mellitus ______

d. Alkoholembryopathie ______

Welche Grundprinzipien von Krankheiten können unterschieden werden? (Forts.)	
Tumoren	Wörtlich übersetzt bedeutet Tumor nur „Schwellung". Bei Krankheitsbezeichnungen werden unter Tumoren jedoch Neubildungen von Zellen durch unkontrolliertes Wachstum verstanden. Man unterscheidet: ▸ gutartige Tumoren ▸ bösartige Tumoren
Verschleißreaktion, Degeneration	Erkrankungen durch Rückbildung, Abnutzung, Überlastung oder Fehlbelastung, z. B. Arthrose
Unfälle/ Verletzungen	Krankheiten, die auf schädliche Einwirkungen von außen zurückzuführen sind (z. B. Knochenbrüche, Schnittverletzungen)

Was versteht man unter ...	
Insuffizienz	Von einer Insuffizienz spricht man, wenn ein Organ seine Aufgabe nicht mehr erfüllen kann (Leistungsschwäche), z. B. Herzinsuffizienz (Herzschwäche).
Nekrose	Bei einer Nekrose stirbt Gewebe ab (Gewebstod), meist durch Sauerstoff- oder Nährstoffmangel. Besonders deutlich sichtbar sind Nekrosen, wenn Hautareale absterben, z. B. bei einem chronischen Ulcus cruris („offenes Bein") oder bei AVK (arterielle Verschlusskrankheit). Die abgestorbenen Bereiche sind dann schwarz verfärbt.
Atrophie	Unter Atrophie versteht man eine Rückbildung von funktionellem Gewebe, z. B. Hirnatrophie, dabei nehmen die funktionsfähigen Hirnzellen ab.

Was ist der Unterschied zwischen Hypertrophie und Hyperplasie?

Hypertrophie	Hyperplasie
Unter Hypertrophie versteht man die **Vergrößerung von Zellen** durch übermäßige Beanspruchung; bei einer Herzinsuffizienz kommt es oft zu einer Linksherzhypertrophie (Verdickung der Muskelschicht).	Bei einer **Vermehrung von Zellen** spricht man von Hyperplasie, z. B. Prostatahyperplasie (Neubildung von Zellen).

Was ist eine Entzündung?

Bei einer Entzündung handelt es sich um eine Abwehrreaktion des Körpers auf schädliche Einflüsse (Noxen). Durch die Schädigung der Zellen werden Stoffe freigesetzt, die die „Kardinalzeichen" einer Entzündung auslösen. Es kommt zum Einstrom von weißen Blutzellen und Gewebsflüssigkeit in das entzündete Areal. Zu den weißen Blutzellen gehören Makrophagen, die die Schadstoffe „fressen" und dabei oft selbst zugrunde gehen. Die abgestorbenen Gewebe- und Blutzellen bilden dann Eiter (Pus). Eine Entzündung kann eng umschrieben sein (lokal) oder sich auf den ganzen Körper ausdehnen (systemisch).

Was sind die Kardinalzeichen einer Entzündung?

Jede Entzündung ist von typischen Symptomen begleitet. Die Ausprägung der einzelnen Symptome kann unterschiedlich sein und ist abhängig von der Art und dem Ausmaß der Entzündung. Die meisten medizinischen **Entzündungsnamen enden auf -itis**, z. B. Appendizitis (Blinddarmentzündung), Rhinitis (Schnupfen), Cholecystitis (Gallenblasenentzündung).

Rubor (= Rötung)	Durch eine Weitstellung der Blutgefäße kommt es zur Hyperämie (starke Durchblutung), was sich bei oberflächlichen Entzündungen als Rötung zeigt, z. B. Pickel oder aber auch Gesichtsrötung bei Fieber.
Calor (= Hitze, Überwärmung)	Kann sich auf eine lokale Überwärmung beziehen, z. B. Kniegelenk oder auch generalisiert als Fieber.
Tumor (= Schwellung)	Die betroffenen Areale sind geschwollen, z. B. der Wurmfortsatz bei Appendizitis oder die Nasenschleimhaut bei Schnupfen.
Dolor (= Schmerz)	Der Entzündungsherd schmerzt, z. B. Appendizitis oder das Schlucken bei einer Rachenentzündung, das Atmen bei einer Lungenentzündung (Pneumonie).
Functio laesa (= eingeschränkte Funktion)	Die betroffenen Körperteile sind in ihrer Funktion eingeschränkt, dies betrifft innere Entzündungen genauso wie Entzündungen an den Extremitäten, z. B. wenn der Gasaustausch bei einer Pneumonie eingeschränkt ist oder eine Extremität wegen einer Gelenksentzündung nicht richtig benutzt werden kann.

Welche lokalen eitrigen Entzündungen kennen Sie?

Meist durch bakterielle Infekte kommt es zur Eiterbildung (Eiter = Pus). Eiter besteht aus abgestorbenen weißen Blutkörperchen, die als Fresszellen die Erreger vertilgen.

Abszess	abgekapselte Eiteransammlung im Gewebe, z. B. **Leberabszess** Komplikation: kann Fistelgänge zu inneren oder äußeren Oberflächen bilden
Phlegmone	flächig im Gewebe verteilte Eiteransammlung, z. B. Kopfhautphlegmone
Empyem	Eiter, der sich in einer Körperhöhle ansammelt, z. B. Pleurampyem (Eiter im Pleuraspalt)
Furunkel	Haarbalgentzündung
Karbunkel	mehrere, miteinander verschmelzende Furunkel bilden ein Karbunkel

Fragen zu den Seiten 16 und 18

1 *Was sind die Kardinalzeichen einer Entzündung?*

a. Rötung, Überwärmung und eingeschränkte Funktion ____ ☐
b. Schmerz und Schwellung ____ ☐
c. Fieber und Schmerzen ____ ☐
d. Es sind a) und c) richtig. ____ ☐
e. Es sind a) und b) richtig. ____ ☐
f. Nur a) ist richtig. ____ ☐

2 *Was ist ein Abszess?*

a. flächige Eiteransammlung im Gewebe ____ ☐
b. Eiter in einer vorbestehenden Höhle ____ ☐
c. durch Bakterien hervorgerufene Eiteransammlung ____ ☐
d. Zusammenschluss mehrerer kleiner Haarbalgentzündungen ____ ☐

3 *Zu welchen Komplikationen kann ein Abszess führen?*

a. zu Phlegmonen ____ ☐
b. zu Karbunkeln ____ ☐
c. zu Empyemen ____ ☐
d. zu Fisteln ____ ☐

4 *Bei welchen der folgenden Erkrankungen handelt es sich um Entzündungen?*

a. Appendizitis ____ ☐
b. Cholezystitis ____ ☐
c. Rhinitis ____ ☐

5 *Um was handelt es sich bei der Bluterkrankheit?*

a. um eine Krankheit durch chemische Schädigungen des Blutes ____ ☐
b. um eine seltene Form von Blutkrebs ____ ☐
c. um eine Entzündungsreaktion des Blutes ____ ☐
d. um einen angeborenen Mangel an Gerinnungsfaktoren im Blut ____ ☐

6 *Wie nennt man das Auftreten mehrerer miteinander verschmelzender Haarbalgentzündungen?*

a. Furunkel ____ ☐
b. Karbunkel ____ ☐
c. Karfunkel ____ ☐
d. Phlegmone ____ ☐

7 *Welche zwei Bedeutungen hat das lateinische Wort „Tumor"?*

a. Überwärmung ____ ☐
b. Schmerz ____ ☐
c. Geschwulst ____ ☐
d. Schwellung ____ ☐
e. Rötung ____ ☐

8 *Auf welchem Weg können malignome Tochtergeschwülste absiedeln?*

a. lymphogen ____ ☐
b. hämatogen ____ ☐
c. endogen ____ ☐
d. Iatrogen ____ ☐

9 *Ein Panaritium ist eine eitrige Entzündung des Fingers. Welche Ursachen oder Erreger kommen für diese Erkrankung mit Eiterbildung infrage?*

a. Viren ____ ☐
b. Staphylokokken (Bakterien) ____ ☐
c. Candida (Pilze) ____ ☐
d. allergische Reaktion ____ ☐
e. chemische Schädigung des Fingers ____ ☐

10 *Was versteht man unter einer „Functio laesa"?*

a. eingeschränkte Bewegungsfähigkeit bei einer Arthritis ____ ☐
b. Schwellung des Hautareals um ein Furunkel ____ ☐
c. Brennen und Rötung der Haut bei Sonnenbrand ____ ☐
d. Fieber im Rahmen eines grippalen Infektes ____ ☐
e. erschwerte Nasenatmung bei Schnupfen ____ ☐

Beschriften Sie die Abbildung eines Röhrenknochens.

	deutsche Bezeichnung	Fachbegriff	Funktion
1	Knochenmarkshöhle		Blutbildung im „roten“ Knochenmark
2	dichte Knochenschicht	Kompakta	im äußeren Knochenbereich, Stabilität
3	Knochenhaut	Periost	enthält Nerven und Gefäße, die den Knochen versorgen, sehr schmerzempfindlich
4	Wachstumsfuge (bei Erwachsenen verschlossen)	Epiphysenfuge	Längenwachstumszone des Knochens
5	Schwammknochen	Spongiosa	im inneren Knochenbereich, Leichtbauweise, Gewichtsverminderung

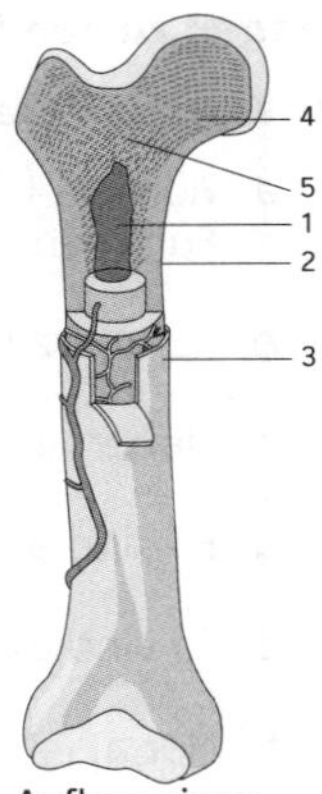

Aufbau eines Röhrenknochens

Welche Knochen werden unterschieden?

Röhrenknochen (wie Abb.), z. B. Oberarm, Elle, Speiche	platte Knochen, z. B. Brustbein, Becken, Schulterblatt

Wie ist ein Gelenk aufgebaut?

Gelenke sind Verbindungsstellen zwischen zwei oder mehr Knochen, die das Skelett beweglich machen. Jedes Gelenk besteht aus bestimmten Anteilen:
Gelenkkopf 1, Gelenkspalt 2 (mit Gelenksflüssigkeit gefüllt, „Gelenkschmiere“ für reibungslose Bewegung), Gelenkskapsel 3 (bildet eine feste Hülle um das Gelenk), Knorpel 4 (überzieht die Knochenflächen, macht die Bewegung geschmeidiger), Gelenkpfanne 5

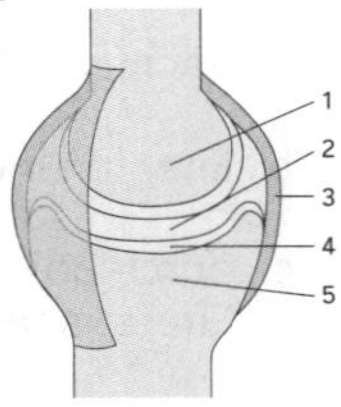

Aufbau eines Kugelgelenks

Welche Gelenkarten kennen Sie?

Je nach Aufbau und Art der Freiheitsgrade (in wie viele Richtungen das Gelenk beweglich ist) unterscheidet man verschiedene Gelenkarten:

Gelenk	Funktion	Vorkommen/Beispiele
Scharniergelenk	Bewegung um eine Achse (vorwärts/rückwärts)	Ellenbogen, Fingerendgelenke
Rad- oder Zapfgelenk	Bewegung in eine Achse (Drehbewegung um den Zapfen bzw. das Rad)	zwischen Elle und Speiche, zwischen erstem und zweiten Wirbelkörper (Atlas und Axis)
Eigelenk	Bewegung um zwei Achsen, aber keine Drehbewegung	Handgelenk
Sattelgelenk	Bewegung um zwei Achsen, aber keine Drehbewegung	Daumenwurzelgelenk
Kugelgelenk	Bewegung um drei Achsen, Drehbewegung	Schulter, Hüftgelenk

Was ist der Unterschied zwischen Arthrose und Arthritis?

	Arthrose	Arthritis
pathologische Veränderung	Abnutzung des Gelenkknorpels, später Knochenspornbildung	Entzündung der Gelenke
Symptome	anfangs Belastungsschmerzen, später Dauerschmerzen, im Akutstadium auch Entzündungszeichen, Muskelrückbildung	häufig morgendliche Gelenksteife der Finger, Gelenksschwellungen, tritt an vielen Gelenken auf
Formen	besonders häufig: Coxarthrose = Hüftgelenksarthrose Gonarthrose = Kniegelenksarthrose	verschiedene Formen, besonders häufig ist die rheumatische Arthritis mit Entzündung der inneren Gelenkskapsel
Ursachen	Verschleißerscheinungen durch Alter oder Fehlbelastung	familiär gehäuft, Autoimmunprozess

Wie ist das menschliche Skelett aufgebaut?

Das menschliche Skelett besteht aus über 200 Knochen und kann in mehrere Bereiche eingeteilt werden:

Schädel	wird unterteilt in Gesichts- und Gehirnschädel, die aus mehreren miteinander verwachsenen Knochen bestehen
Wirbelsäule	besteht aus fünf Abschnitten mit zum Teil verwachsenen Wirbelkörpern
Brustkorb	besteht aus zwölf Rippenpaaren, die hinten mit der Brustwirbelsäule verbunden sind und vorne mit dem Brustbein (Sternum)
Schultergürtel	verbindet Brustkorb mit Armen, dazu gehören Schlüsselbein (Clavicula) und Schulterblatt (Scapula)
Beckengürtel	verbindet den Rumpf mit den Beinen, besteht aus den beiden Hüftbeinen (Ossa coxae) und dem Kreuzbein (Os sacrum)

Arme	Oberarm (Humerus) >	Unterarm aus	Elle (Ulna) Speiche (Radius) – Daumenseite	Handknochen
Beine	Oberschenkel (Femur) >	Unterschenkel aus	Wadenbein (Fibula) – dünner als Tibia Schienbein (Tibia)	Fußknochen

1 Welche Funktion hat das Knochenmark?

a. Stützfunktion
b. Reizweiterleitung
c. Bildung von Blutzellen
d. Bildung von Knochenzellen

2 Welche Aussagen zur Arthrose sind korrekt?

a. Es handelt sich bei der Arthrose um eine chronische Gelenksentzündung.
b. Bei der Arthrose handelt es sich um eine Verschleißerscheinung der Gelenke.
c. Die Arthrose betrifft vor allem kleine Gelenke, wie die Fingergelenke und das Großzehengrundgelenk.
d. Bei der Arthrose kommt es zur Abnutzung des Gelenkknorpels.
e. Die Arthrose betrifft häufig das Knie-, Hüft- oder Schultergelenk.

3 Welche häufigen Formen von Arthrose kennen Sie?

a. Monarthrose
b. Polyarthrose
c. Paxarthrose
d. Coxarthrose

4 Ordnen Sie die Ziffern der Abbildung Fachbegriffen zu.

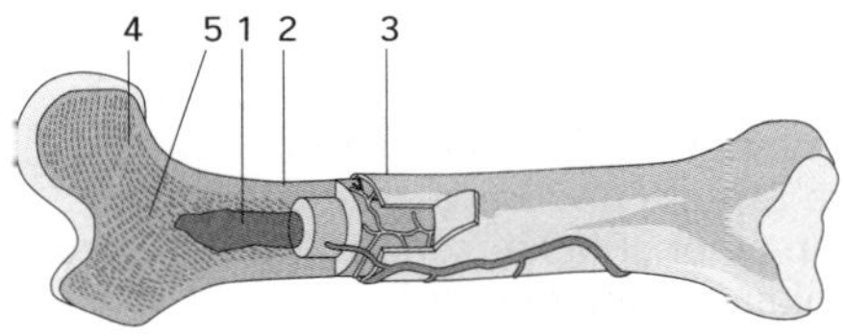

a. Kompakta
b. Knochenhaut
c. Knochenmarkshöhle
d. Epiphysenfuge
e. Spongiosa

5 Was wird als Ursache für eine Arthritis gesehen?

a. Alkoholismus
b. Rauchen
c. Östrogenmangel
d. Autoimmunprozess

6 Welche Gelenke kennen Sie?

a. Radgelenk
b. Fassgelenk
c. Kugelgelenk
d. Trichtergelenk

7 Ordnen Sie den folgenden Gelenkarten passende Beispiele zu. Für nicht zutreffende Antworten bitte eine (0) eintragen. Scharniergelenk (1), Eigelenk (2), Kugelgelenk (3)

a. Schulter
b. Handgelenke
c. Hüfte
d. Ellen-/Speichengelenk
e. Daumenwurzelgelenk
f. Ellenbogen

8 Um wie viele Achsen ist ein Kugelgelenk drehbar?

a. um eine
b. um zwei
c. um drei
d. um vier

9 Was versteht man unter einer Gonarthrose?

a. eine Abnutzung des Hüftgelenks
b. eine Abnutzung der Gonaden
c. einen Verschleiß des Kniegelenks
d. eine Gelenksentzündung durch Gonokokken

10 Welche Knochen gehören zu den Röhrenknochen?

a. Brustbein
b. Scapula
c. Humerus
d. Schienbein

11 Welche Knochen gehören zum Beckengürtel?

a. Humerus
b. Ossa coxae
c. Steißbein
d. Kreuzbein

12 Welche Knochen gehören nicht zum Brustkorb?

a. Scapula
b. Rippen
c. Sternum
d. Os sacrum

13 Zu welchem Skelettanteil gehören Femur, Fibula und Tibia?

a. obere Extremität
b. Schultergürtel
c. Beckengürtel
d. untere Extremität

Wie ist die Wirbelsäule aufgebaut?

Die Wirbelsäule bildet das „Rückgrat" unseres Körpers. Die einzelnen Elemente sind die Wirbel(knochen), die miteinander gelenkig verbunden sind. Die Wirbel umschließen das Rückenmark, seitlich zwischen den Wirbeln ziehen jeweils die Spinalnerven in die Peripherie. Zwischen den einzelnen Wirbeln liegen die Bandscheiben, die die Wirbel gegeneinander abfedern. Da die Wirbelsäule sehr hohen Belastungen ausgesetzt ist, hat sie eine Doppel-S-Form, die die Stabilität und Stoßfederung der Wirbelsäule erhöht. Die Wirbelsäule wird in fünf Abschnitte unterteilt:

Halswirbelsäule	7 Wirbel (C1 bis C7)	Kreuzbein	5 Wirbel, die zu einem Knochen fest verwachsen sind
Brustwirbelsäule	12 Wirbel (Th1 bis Th12)		
Lendenwirbelsäule	5 Wirbel (L1 bis L5)	Steißbein	4 verkümmerte und verwachsene Wirbel

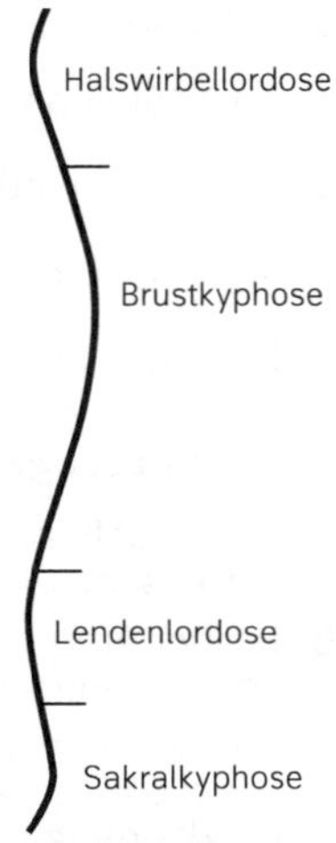

Seitenansicht der Wirbelsäule

Was ist eine …	
Lordose	Biegung nach vorn, im Halswirbel- und Lendenbereich
Kyphose	Biegung nach hinten, im Brust- und Kreuzbeinbereich
Skoliose	seitliche Biegung der Wirbelsäule, diese Krümmung ist immer pathologisch, denn von vorne betrachtet sollte die Wirbelsäule gerade verlaufen

Beschreiben Sie das Krankheitsbild des Bandscheibenvorfalls.	
Beschreibung	Der gelartige Bandscheibenkern drückt sich aus dem umgebenden Faserknorpelring und drückt auf einen oder mehrere Nerven oder das Rückenmark.
Ursachen	Fehlbelastungen der Wirbelsäule, Alterung, Verschleiß
Symptome	Schmerzen, evtl. Gefühlsstörungen, Lähmungserscheinungen, je nach Höhe Blasenentleerungsstörungen mit Restharn, Reflexveränderungen
Prophylaxe	rückenschonendes Arbeiten, Stärkung der Rückenmuskulatur

Was ist „rückenschonendes Arbeiten"?

Die Wirbelsäule ist täglich vielen Belastungen ausgesetzt. Fehlbelastungen führen oft zu chronischen Rückenschmerzen oder Bandscheibenvorfällen. Jedoch gibt es gewisse Grundregeln, wie die Wirbelsäule auch bei körperlich belastender Arbeit geschont werden kann:

- Festigung der Rückenmuskulatur durch Gymnastik oder Sport (z. B. Schwimmen)
- beim Aufheben eines Gegenstandes in die Hocke gehen, anstatt sich zu bücken
- Lasten möglichst körpernah tragen
- bei schweren Lasten möglichst zu zweit arbeiten
- Arbeitsflächen auf richtiger Höhe, mit geradem Rücken arbeiten, nicht gebückt
- durch spezielle Stühle oder Sitzkissen auch am Schreibtisch möglichst gerade sitzen
- regelmäßige Streck- und Bewegungsübungen
- Teilnahme an einer „Rückenschule" (Kurse werden oft von Krankenkassen angeboten)

Erläutern Sie das Krankheitsbild der Osteoporose.	
Definition	Verminderung der Knochenmasse und der Knochendichte, wobei Frauen ca. zehnmal öfter betroffen sind als Männer
Pathologie	vermehrter Knochenabbau, vor allem von Spongiosa, wenig Einlagerung von Kalksalzen, dadurch wird der Knochen brüchig
Diagnose	im Röntgenbild erscheinen die Knochen durchsichtig (durch Mangel an Kalksalzen)
Symptome	Schmerzen, Rundrücken („Buckel"), Knochenbrüchigkeit (erhöhtes Risiko von Frakturen)
Verlauf	unterschiedlich, bei schwerer Osteoporose kann es zu Spontanfrakturen kommen
Risikofaktoren	familiäre Veranlagung, Rauchen, Alkoholismus, Bewegungsmangel, Kortisonüberschuss (z. B. Kortisontherapie), Östrogenmangel (z. B. Frauen in der Menopause), Diabetes mellitus, Hyperthyreose, Mangelernährung, Calciummangel, hohes Alter
Prophylaxe	kein Nikotin, wenig oder kein Alkohol, regelmäßige Bewegung, gesunde, calciumreiche Ernährung (z. B. Milchprodukte), ausreichend Sonnen- bzw. Tageslicht, ggf. Östrogeneinnahme

Wie können Knochenbrüche (Frakturen) unterteilt werden?	
nach äußeren Anzeichen	
geschlossene Frakturen (A)	Der Knochen ist an- oder durchgebrochen, ohne dass eine äußere Verletzung sichtbar ist (keine von außen sichtbare Haut- oder Weichteilverletzung); eine geschlossene Fraktur äußert sich durch Schmerz und Schwellung.
offene Frakturen (B)	Bei offenen Frakturen liegt auch eine Weichteilverletzung vor. Man erkennt eine äußere Wunde, die blutet, evtl. ist auch ein Knochenfragment sichtbar; Gefahr der Infektion (Osteomyelitis) und von Wundheilungsstörungen.
nach Anzahl der Knochenbruchstücke (unabhängig von äußeren Verletzungen)	
einfache Fraktur (A, B)	Durch einen Bruch entstehen zwei Fragmente.
Trümmerfraktur (C)	Durch die Gewalteinwirkung sind viele kleine Knochenfragmente entstanden.

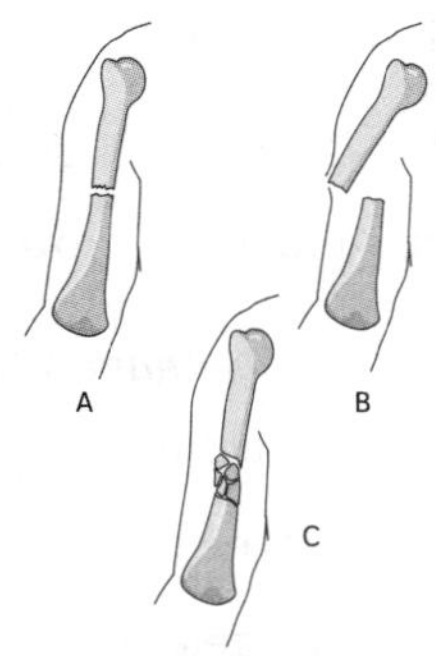

Beispiele für verschiedene Arten von Knochenbrüchen

1 ***Um welche Art von Frakturen handelt es sich in der Abbildung? Tragen Sie die Ziffern in das entsprechende Kästchen ein.***

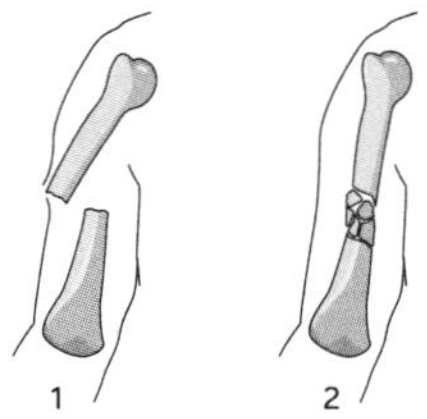

a. geschlossene Fraktur ______ ☐

b. Trümmerfraktur ______ ☐

c. offene Fraktur ______ ☐

d. Fragmentfraktur ______ ☐

e. Blutungsfraktur ______ ☐

2 ***Stufen Sie das Risiko, an Osteoporose zu erkranken, für folgende Patienten ein.***

Vergeben Sie eine (1) für hohes Risiko, eine (2) für ein mittleres Risiko und eine (3) für eine niedrige Wahrscheinlichkeit der Erkrankung.

a. Anna B., 25 Jahre, 78 kg bei 1,65 m, Lehrerin; Lebensgewohnheiten: Lesen, Rauchen ______ ☐

b. Wilhelm M., 70 Jahre, 80 kg bei 1,80 m, Rentner; Hobbys: Schwimmen, Fahrrad fahren, Walking ______ ☐

c. Renate R., 58 Jahre, alkoholkrank, arbeitslos; Lebensgewohnheiten: Fernsehen, Rauchen; Mutter bereits an Osteoporose erkrankt ______ ☐

3 ***Was sind Risikofaktoren für eine Osteoporose?***

a. Diabetes mellitus ______ ☐

b. Alkoholismus ______ ☐

c. Kortisonüberschuss ______ ☐

d. Kortisonmangel ______ ☐

e. Hypothyreose ______ ☐

4 ***Was gehört zu den Symptomen einer Osteoporose?***

a. Knochen erscheinen weiß im Röntgenbild. ______ ☐

b. erhöhtes Frakturrisiko ______ ☐

c. Knochenschmerzen ______ ☐

d. Gelenkschmerzen ______ ☐

5 ***Wie heißt die krankhafte seitliche Verkrümmung der Wirbelsäule?***

a. Kyphose ______ ☐

b. Lordose ______ ☐

c. Skoliose ______ ☐

d. Arthrose ______ ☐

6 ***Einer Ihrer Patienten leidet unter häufigen Rückenschmerzen. Welche Tipps für rückenschonendes Arbeiten können Sie ihm geben?***

a. sich beim Aufheben von Dingen möglichst bücken ______ ☐

b. auf ausreichend hohe Arbeitsflächen achten ______ ☐

c. Lasten körpernah tragen ______ ☐

d. nicht zu gerade sitzen ______ ☐

7 ***Was versteht man unter einer Lordose?***

a. die Krümmung der Wirbelsäule nach vorn ______ ☐

b. die Krümmung der Wirbelsäule nach hinten ______ ☐

c. die Krümmung der Wirbelsäule zur Seite ______ ☐

d. die natürliche Krümmung der Hals- und Lendenwirbelsäule ______ ☐

e. eine pathologische Krümmung der Wirbelsäule ______ ☐

8 ***Was geschieht bei einem Bandscheibenvorfall?***

a. Die Bandscheibe wölbt sich zwischen zwei Wirbel. ______ ☐

b. Die Bandscheibe „rutscht“ aus der Wirbelsäule. ______ ☐

c. Der Bandscheibenkern drückt auf abgehende Nerven. ______ ☐

d. Der Bandscheibenkern ist entzündet und geschwollen, daher drückt er auf das Rückenmark. ______ ☐

9 ***Welche Symptome treten bei einem Bandscheibenvorfall auf?***

a. Gelenkschmerzen ______ ☐

b. Gefühlsstörungen ______ ☐

c. Lähmungen ______ ☐

d. Fieber und Nachtschweiß ______ ☐

10 ***Wie lässt sich einer Osteoporose vorbeugen?***

a. für genügend Schlaf und Ruhe sorgen ______ ☐

b. gesunde Kost mit ausreichend Vitamin A, C und E ______ ☐

c. Konsum von Milchprodukten ______ ☐

d. rückenschonendes Arbeiten ______ ☐

e. Bewegung an der frischen Luft ______ ☐

11 ***Was ist das Kreuzbein?***

a. der unterste Abschnitt der Wirbelsäule ______ ☐

b. ein Abschnitt aus fünf miteinander verwachsenen Wirbeln ______ ☐

c. ein nach vorn gebogener Abschnitt der Wirbelsäule ______ ☐

d. ein Teil des Beckengürtels ______ ☐

e. Es handelt sich um die Ossa coxae. ______ ☐

Wie können Frakturen versorgt werden?	
konservativ	Ruhigstellung durch einen Gipsverband, Hochlagerung
operativ	Versorgung durch Osteosynthesen (Schrauben, Platten, Nägel)

Welche weiteren Bestandteile gehören zum Bewegungsapparat?	
Bänder	feste Fasern, die Knochen miteinander verbinden, z. B. der Zahn des Axis (2. Halswirbel) wird durch straffe Bänder in seiner Position gehalten
Sehnen	sind Verbindungen zwischen Muskel und Knochen
Muskeln	bewegen die Knochen um die Gelenke und halten die Knochen (z. B. Rückenmuskulatur, Gesäßmuskel)

Welche weiteren Verletzungen des Bewegungsapparates kennen Sie?	
Luxation	Verrenkung, Auskugelung eines Gelenks; durch falsche Beanspruchung rutscht der Gelenkskopf aus der Gelenkspfanne, oft ist auch die Gelenkskapsel mit verletzt, tritt häufig am Schultergelenk auf
Distorsion	Bänder werden überdehnt, aber kein Bänderriss; synonym gebrauchte Bezeichnungen sind: Zerrung, Dehnung und Verstauchung; Linderung durch Kühlung und Hochlagern
Kontusion	Prellung, durch Schlag oder Stoß bedingtes Trauma, meist mit Bluterguss (Hämatom) durch Gefäßverletzung einhergehend
Bandruptur	Bänderriss, durch Überdehnung kann es zum kompletten Durchriss eines oder mehrerer Bänder kommen, sehr oft beim Sprunggelenk (Knöchel)
Kontraktur	Gelenkversteifung, durch Ruhigstellung oder Funktionslosigkeit (z. B. Lähmung) eines Gelenks verkürzen sich die Sehnen, Bänder und Muskeln
Ganglion	„Überbein", abgekapselte Zyste in der Nähe eines Gelenks, oft am Handgelenk, Knie oder Fußrücken
Tendovaginitis	Sehnenscheidenentzündung, häufig durch Überlastung oder Fehlbelastung, z. B. „Tennisarm"

Beschreiben Sie das Schultergelenk.

Gelenktyp: Kugelgelenk

Der Kopf des Oberarmknochens (Humerus, 1) liegt in der Gelenkpfanne des Schulterblatts (Scapula, 2). Das Schlüsselbein (Clavicula, 3) ist gelenkig mit dem Schulterblatt verbunden und stellt die Verbindung zum Brustkorb dar.

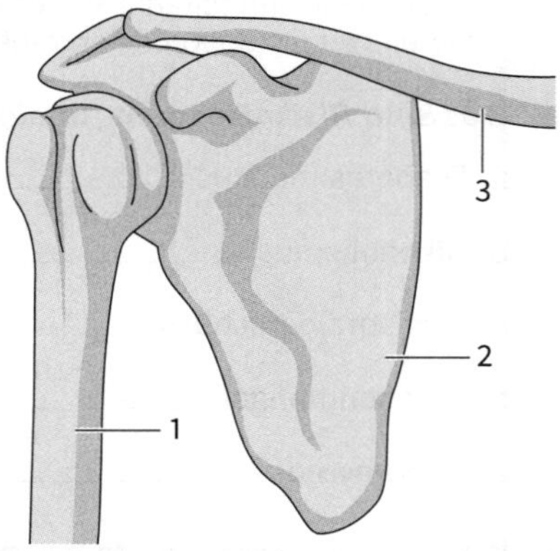

Aufbau des Schultergelenks

Wie ist das Knie aufgebaut?

Eigentlich handelt es sich beim Knie um zwei Gelenke. Beteiligte Knochen sind Oberschenkel (Femur, 1), Schienbein (Tibia, 4) und die Kniescheibe (Patella, 5). Unterstützt wird das Gelenk von einem Faserknorpel, dem Meniskus (2). Durch Bänder bekommt es Halt. Über die Patella zieht die Sehne des Oberschenkelmuskels (6) zum Schienbein hin. Die Patella ist ein verknöcherter Teil dieser Sehne.
In einem zweiten Gelenk sind die Unterschenkelknochen Tibia und Fibula (Wadenbein, 3) miteinander verbunden.

Was ist ein Diskus bzw. ein Meniskus?

Es handelt sich um eine Knorpelscheibe in einem Gelenk, die zur Entlastung des Gelenkknorpels dient. Die Knorpelscheibe im Knie heißt Meniskus.

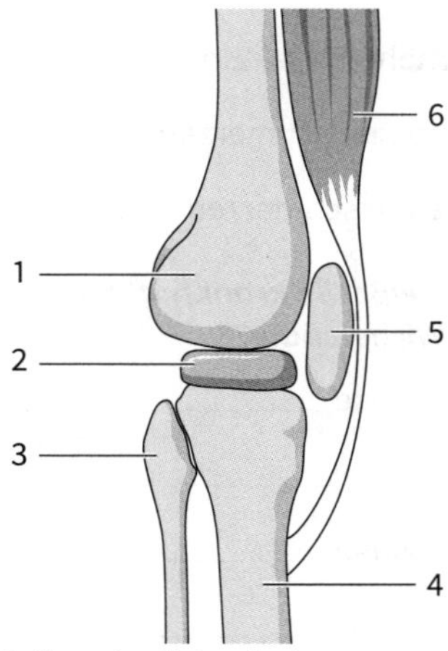

Aufbau des Kniegelenks

Was sind geeignete Untersuchungsmethoden für den Bewegungsapparat?	
Untersuchung	**Anwendungsbeispiele**
körperliche Untersuchung	Beweglichkeit der Gelenke, äußere Anzeichen einer Entzündung
Röntgen, CT	Diagnose von Frakturen oder Osteoporose
Arthroskopie	Kniegelenksuntersuchung, Biopsien, Abtragen von Knorpel

1 ***Ihre Freundin knickt an einem Schlagloch beim Wandern um. Der Knöchel schmerzt und wird dick. Um welche Verletzung kann es sich handeln?***

a. Distorsion

b. offene Fraktur

c. Luxation

d. Bänderriss

e. Zerrung

2 ***Welche Erstmaßnahmen kann man ergreifen?***

a. wärmende Umschläge

b. Kühlen

c. Bein hochlagern

d. Schocklagerung anwenden

3 ***Welche Verletzung ist auf dem Bild zu sehen?***

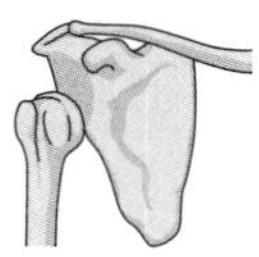

a. Bandscheibenvorfall

b. Gelenksauskugelung

c. Bänderriss

d. Knochenbruch

4 ***Wie lautet der Fachbegriff dafür?***

a. Distorsion

b. Meniskus

c. Luxation

d. Fraktur

5 ***Beschriften Sie die folgende Abbildung, indem Sie die Ziffern in die Kästchen eintragen.***

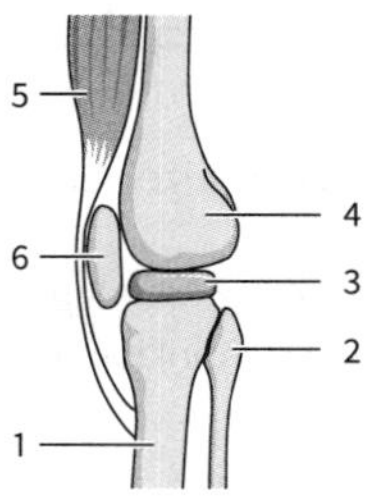

a. Tibia

b. Femur

c. Fibula

d. Patella

e. Meniskus

f. Oberschenkelmuskel

6 ***Welche Knochen sind am Schultergelenk beteiligt?***

a. Humerus

b. Clavicula

c. Radius

d. Scapula

7 ***Welches Gerät lässt sich diagnostisch und therapeutisch bei Kniegelenksbeschwerden einsetzen?***

a. Kolposkop

b. Uroskop

c. Arthroskop

d. Arteriografie

e. Doppler-Sono

8 ***Welche Knochen bilden den Unterschenkel?***

a. Femur

b. Humerus

c. Tibia

d. Fibula

e. Ulna

f. Clavicula

9 ***Um welche Erkrankung handelt es sich bei einer Tendovaginitis?***

a. um eine Entzündung der Vagina

b. um eine Sehnenscheidenentzündung

c. um eine Muskelzerrung

d. um eine Infektion nach einer offenen Fraktur

10 ***Welche Knochen haben Kontakt mit der Scapula?***

a. Humerus

b. Femur

c. Radius

d. Sternum

e. Clavicula

11 ***Menschen, deren Bewegungsfähigkeit durch Lähmung oder Bettlägerigkeit eingeschränkt ist, leiden oft an Kontrakturen, was ist damit gemeint?***

a. Die Gelenke werden weniger durchblutet und sind daher gefühllos.

b. Die Gelenke entzünden sich.

c. Die Gelenke versteifen durch die Verkürzung von Sehnen.

d. Die Gelenke versteifen durch das Fehlen von Gelenkschmiere.

Welche Haut- und Weichteilverletzungen kennen Sie?	
Verletzungen der Haut und ggf. des darunterliegenden Gewebes durch verschiedene mechanische Einwirkungen:	
Schürfwunden	meist oberflächliche Abschürfungen
Schnittwunden	glatte Wundränder
Stichwunden	gefährlich, da der Stichkanal sehr tief gehen kann, Infektionsgefahr
Platzwunden	Aufplatzen der Haut durch Aufprall, sehr häufig
Quetschwunden	oft Weichteilverletzungen mit Bildung von Wundtaschen, Infektionsgefahr
Kratz- und Bisswunden	oft durch Tiere, Infektionsgefahr

Welche Verbandarten kennen Sie?

Kategorie	Ziel	Beispiel
Schutzverband	Wundschutz vor Infektion, Verschmutzung, Aufsaugen von Wundsekreten	Wundverband
Stützverband	Ruhigstellung	Knochenbrüche (Gipsverband), Zerrungen (Tapeverband), Sonderform: Rucksackverband bei Schlüsselbeinfraktur, Schildkrötenverband bei Ellenbogenverletzungen
Kompressions-verband	Verbesserung der Durchblutung oder je nach Festigkeit auch Blutungsstillung (abbindende Verbände bei arteriellen Blutungen, stauende bei venösen Blutungen), Vermeidung von Ödemen	Kompressionsverband bei Krampfadern, Blutungen, Kompressionsverband des Arms nach Brustkrebs-operationen

Welche stützenden Verbandmaterialien kennen Sie?

- Gipsverband
- Zinkleimverband
- Tapeverband
- Kurzzugbinden

Was müssen Sie beim Anlegen eines Gipsverbandes beachten?

Ein korrekt angelegter Gips weist folgende Merkmale auf:

- Gelenk in Funktionsstellung (Mittelstellung)
- Gips nicht zu eng anlegen
- Gips gleichmäßig modellieren
- gute Polsterung gegen Druckstellen
- bei Schwellung → ggf. Spalten des Gipses
- bei offenen Wunden/Frakturen → nicht eingipsen bzw. Gips fenstern oder schalen, steril abdecken, Wundversorgung
- Finger/Zehen dürfen nicht mit eingegipst werden (zur Beurteilung der Durchblutung)

Woran erkennen Sie, wenn ein Gipsverband zu eng ist?

Wenn ein Gipsverband zu eng angelegt ist, kommt es zur Minderdurchblutung mit Anzeichen wie:

- Schmerzen, Kribbeln, Taubheitsgefühl in Zehen bzw. Fingern
- Kälte der Zehen bzw. Finger
- Blauverfärbung
- eingeschränkte Beweglichkeit in Zehen bzw. Fingern

Welche Verbandarten kennen Sie?

Kompressionsverband bei Varikosis der Beine (Krampfadern), Thromboseprophylaxe	Früher oft als Kornährenverband angelegt, heute schraubenförmig, sodass die einzelnen Bindengänge den vorherigen um etwa die Hälfte überlappen. Die Binde wird vom Vorderfuß beginnend in gleichmäßigen Bahnen bis zur Hüfte angelegt; am Fuß kleinere Binden, nach oben hin größere verwenden. Geeignet sind Kurzzugbinden, auch Zinkleimbinden werden verwendet. **Achtung:** Der Fuß darf nicht kalt oder bläulich werden, sonst ist der Druck zu stark. **Ziel:** Kompression der Venen, sodass „ausgeleierte" Venenklappen wieder schließen können und der venöse Rückfluss verbessert wird
Schildkrötenverband zum Verband von Gelenken (Ellenbeuge, Knie)	‣ einwärts gerichtet: Bindengänge beginnen ober- und unterhalb des Gelenks, mit dem Kreuzungspunkt im Gelenk, dem sie sich mit jedem Kreisgang nähern, letzter Bindengang liegt in der Gelenkmitte ‣ auswärts gerichtet: erster Bindengang liegt im Gelenk, die Gänge gehen nach ober- und unterhalb
Rucksackverband zur Ruhigstellung bei Clavicula-Fraktur (Schlüsselbeinbruch)	Spezielle Binden werden wie die Träger eines Rucksacks um das Schlüsselbein geschlungen und auf dem Rücken befestigt. Dadurch erhält das Schlüsselbein Halt und wird nach hinten gezogen.

1. Welche Verletzungen sind besonders infektionsgefährdet?

a. Stichwunden

b. Quetschwunden

c. Schnittwunden

d. Bisswunden

2 Warum sind Quetschwunden oft mit Komplikationen verbunden?

a. Es handelt sich meist um besonders großflächige Wunden.

b. Es besteht die Gefahr von arteriellen Verletzungen.

c. Oft gehen die Verletzungen mit Weichteilverletzungen und Wundtaschenbildung einher.

d. Die Infektionsgefahr ist groß.

3 Welchen Zweck haben Stützverbände?

a. Aufsaugen von Wundsekret

b. Schutz vor pathogenen Keimen

c. Stützung der Wundränder

d. Ruhigstellung der betroffenen Extremität

4 Bei welcher Verletzung wird ein Rucksackverband angelegt?

a. bei Verletzungen der Ellenbeuge

b. bei Brustbeinfrakturen

c. bei Schlüsselbeinfrakturen

d. bei Rippenverletzungen

e. bei Schulterluxation

5 Welche Materialien sind zum Anlegen eines Stützverbandes geeignet?

a. Gipsbinden

b. Langzugbinden

c. Mullbinden

d. Schlauchverbände

e. Zinkleimbinden

f. Kurzzugbinden

6 Wann werden Kompressionsverbände angelegt?

a. zur Ruhigstellung der Extremität

b. bei Lymphödemen im Arm nach Brustkrebsoperation

c. zum Wundschutz und Aufsaugen von Wundsekret

d. zur Blutungsstillung bei arterieller Blutung

e. zur Förderung des venösen Rückflusses bei Krampfadern

7 Was ist beim Eingipsen einer Extremität zu beachten?

a. Der Gips muss gut gepolstert werden.

b. Gelenke müssen gestreckt sein.

c. Finger und Zehen dürfen nicht mit eingegipst werden.

d. Der Gips darf nicht zu eng anliegen.

8 Was sollten Sie bei offenen Frakturen beachten?

a. Wunde vor dem Eingipsen steril abdecken

b. Nur infizierte Wunden dürfen nicht mit eingegipst werden.

c. Wundbereich muss frei sein.

d. Gips muss evtl. gefenstert werden.

9 Warum sollen Zehen nicht mit eingegipst werden?

a. zur Kontrolle der Durchblutung

b. zur Nagelpflege

c. um Fußpilz vorzubeugen

d. um wenigstens auf Zehenspitzen laufen zu können

10 Woran erkennen Sie, dass ein Gipsverband zu eng ist?

a. Rotverfärbung der Zehen bzw. Finger

b. Kälte der Zehen bzw. Finger

c. Taubheitsgefühl in Fingern bzw. Zehen

d. Gipsverband klingt beim Abklopfen hohl

11 Ein junger Mann hat sich beim Sport das Knie verletzt. Welchen Verband legen Sie an?

a. Rucksackverband

b. Gipsverband

c. Schildkrötenverband

d. Kompressionsverband

e. Froschverband

12 Welche Aussagen zum Kompressionsverband bei Varikosis (= Krampfadern) sind richtig?

a. Die Bindengänge beginnen am Oberschenkel.

b. Das Knie wird ausgespart und mit einem Schildkrötenverband versorgt.

c. Anwendung finden Kurzzugbinden.

d. Ziel ist es, die Arterien zu komprimieren und die Durchblutung zu fördern.

e. Von unten nach oben werden größere Binden verwendet.

f. Die Bindengänge überlappen sich.

Welche Anforderungen muss ein Wundverband erfüllen?

Ein Wundverband sollte ...
- steril,
- saugfähig,
- luftdurchlässig und
- elastisch sein. Außerdem sollte er
- wirtschaftlich sein,
- nicht drücken und
- nicht mit der Wunde verkleben.

Was versteht man unter einer primären bzw. sekundären Wundheilung?

primäre oder geschlossene Wundheilung	sekundäre oder offene Wundverheilung
direktes Zusammenheilen der Wundränder, wird meist durch Naht oder Klammern der Wundränder erreicht, geringe Narbenbildung	Heilen der Wunde durch nachwachsendes Gewebe von unten, nicht durch Zusammenschluss der Wundränder
Vorkommen: bei frischen Wunden (weniger als sechs Stunden), bei sterilen Verletzungen (OP-Wunde) oder bei nicht verschmutzten Schnitt- und Platzwunden	**Vorkommen:** bei verschmutzten Wunden (Kratz- und Bisswunden, Fremdkörpern), zerfetzten oder klaffenden Wundrändern, infizierten Wunden (eitrigen Wunden) oder alten Wunden (mehr als sechs Stunden)

Merke: Bei jeder noch so kleinen Wunde sollte der Tetanusschutz des Verletzten erfragt werden.

Beschreiben Sie, wie Sie bei einer Wundreinigung vorgehen.

Benötigte Materialien: sterile Handschuhe, sterile Tupfer, Reinigungslösung, steriler Wundverband

	aseptische Wunde	infizierte Wunde
Vorgehen (mit sterilem Tupfer abwischen)	Wischrichtung von der Wunde weg nach außen	Wischrichtung von außen zur Wunde hin
Wundheilung	Anstreben einer primären Wundheilung, Verschluss der Wundränder durch Naht oder Klammerpflaster	sekundäre Wundheilung, es erfolgt keine Naht
Reinigungslösungen zur Wundversorgung	physiologische Kochsalzlösung 0,9 % (z. B. zum Ausspülen von Sand oder Schmutz), Wundantiseptikum (z. B. Octenidin, Polyhexanid)	
Verband	sterile Abdeckung, bei nässenden Wunden ggf. Wundgaze, um ein Verkleben der Wundauflage mit der Wunde zu verhindern, Fixierung mit einer elastischen Mullbinde oder Fixomull®	

Was ist die angemessene Versorgung für folgende Wunden?

schmierige Schürfwunde	desinfizierende Salbe, Wundgaze und Verband
chirurgisch versorgte Wunde	steriler, trockener Verband zum Schutz der Wunde
Hundebiss	ggf. Wundausschneidung, desinfizierende Salbe, gut saugender Verband, Wundgaze, um Verkleben zu verhindern, bei Extremitäten: Ruhigstellung
ca. 1 cm lange Risswunde	Desinfektion, sterile Abdeckung

Wie können Sie eine arterielle von einer venösen Blutung unterscheiden?

arteriell	venös
hellrotes Blut, in Stößen blutend (dem Puls entsprechend), spritzende Blutung Druckverband: sterile Wundauflage, dann Auflegen eines Druckpolsters (z. B. Mullbinde), fest anwickeln mit einer elastischen Binde	dunkelrotes Blut, kontinuierlich blutend, fließende Blutung

Welche Wundverschlussmöglichkeiten gibt es?

Naht	Unterscheidung nach der Nadel:	
	atraumatische Naht	Nadel und Faden sind fest miteinander verbunden, Nadel hat keine Verdickung.
	traumatische Naht	normale Nadel mit einer kleinen Verdickung am Nadelöhr
	außerdem kann man die verwendeten **Nahtmaterialien** unterscheiden nach:	
	resorbierbar	werden im Körper aufgelöst, z. B. Catgut, Vicryl
	nicht resorbierbar	lösen sich nicht auf, z. B. Zwirn, Polyamid, Polyethylen
Klammern	Drahtklammern	
Klammerpflaster	kleine, spezielle Pflasterstreifen, die die Wundränder zusammenhalten, geeignet für kleine Wunden	

Welche häufigen Wundheilungsstörungen kennen Sie?

Wundheilungsstörung	Ursache
Hämatome (Blutergüsse)	durch Nachblutungen
Infektionen (Entzündungen)	durch Verschmutzungen und eingedrungene Keime
Wundschwäche (Aufplatzen der Wunde)	meist durch Schwellung und zu fest genähte Wundränder
unregelmäßige Narbenbildung	überschüssige, wulstige Narben oder Narbenschrumpfung

1 Welche Anforderungen muss ein Wundverband erfüllen?

a. steril ____
b. wasserundurchlässig ____
c. luftdicht ____
d. wirtschaftlich ____
e. elastisch ____

2 Was versteht man unter primärer Wundheilung?

a. Wundheilung in den ersten Tagen nach der Verletzung ____
b. Wundheilung nach dem ersten Arztbesuch ____
c. Wundheilung durch direktes Zusammenwachsen der Wundränder ____
d. Wundheilung mit frischem Gewebe aus der Wunde heraus ____

3 Welche der folgenden Verletzungen zählen zu den sekundär heilenden Wunden?

a. Platzwunden ____
b. Bisswunden ____
c. Quetschwunden ____
d. Appendektomie-Wunde ____
e. Abszess-Inzision ____

4 Nach welcher Zeit sollte eine Schnittwunde nicht mehr genäht werden?

a. nach mehr als einer halben Stunde ____
b. nach mehr als zwei Stunden ____
c. nach mehr als sechs Stunden ____
d. nach mehr als zehn Stunden ____

5 Welche Lösungen sind zur Reinigung einer Schürfwunde geeignet?

a. Aqua dest. ____
b. 70 %iger Alkohol (bzw. Hautdesinfektionsmittel) ____
c. Wundantiseptikum ____
d. Mercurochrom® ____
e. Reinigungsbenzin ____

6 Wie versorgen Sie (bzw. der Arzt) eine Bisswunde?

a. Desinfektion ____
b. ausschneiden der Wundränder ____
c. Druckverband ____
d. atraumatische Naht ____
e. Klammerpflaster ____
f. steriler Wundverband mit Wundgaze ____

7 Wie erkennen Sie eine arterielle Blutung?

a. Das Blut kommt stoßweise. ____
b. Das Blut ist dunkelrot. ____
c. Die Blutung ist kontinuierlich fließend. ____
d. Die Blutung ist spritzend. ____

8 Wie bringen Sie eine arterielle Blutung zum Stillstand?

a. Abbinden der Extremität ____
b. Tieflagerung ____
c. Druckverband ____
d. Druckpolster auf die Wunde, die mit einer sterilen Wundauflage bedeckt ist ____

9 Was bedeutet atraumatische Nadel/Naht?

a. Nadel mit verdicktem Öhr ____
b. stumpfe Nadel ____
c. Nadel, die mit dem Faden fest verschweißt ist ____
d. Naht, die vom Körper resorbiert wird ____

10 Welche weiteren Möglichkeiten gibt es, um einen primären Wundrandverschluss zu erreichen?

a. Klammerung ____
b. Heftung ____
c. Tapeverband ____
d. Klammerpflaster ____

11 Welche Möglichkeiten gibt es, das Ankleben der Wundauflage zu vermeiden?

a. Druckpolster gegen austretende Sekrete ____
b. Wundgaze ____
c. keine stark saugenden Verbandsmaterialien wählen ____
d. Wunde vor dem Verbandswechsel baden und Verband einweichen ____

12 Ein Patient hat sich bei der Gartenarbeit eine ca. einen Zentimeter große Schnittwunde zugezogen. Was sollten Sie erfragen?

a. Tetanusschutz ____
b. Tollwutschutz ____
c. Allergien ____
d. Alter ____

13 Welche Wundheilungsstörungen gibt es?

a. Hämangiom ____
b. Infektion ____
c. Rezidiv ____
d. Hämatom ____

Wann ist der Tetanus-Schutz ausreichend?

- letzte Impfung weniger als fünf Jahre → ausreichender Schutz
- letzte Impfung fünf bis zehn Jahre zurück → Auffrischung mit Tetanol © (aktive Immunisierung)
- letzte Impfung mehr als zehn Jahre zurück → Simultanimpfung mit Tetagam © (Sofortschutz durch passive Immunisierung) und Tetanol (Aufbau eines Langzeitschutzes für spätere Verletzungen)

Was legen Sie für die Wundversorgung einer Schnittverletzung bereit?	
Materialien	sterile Handschuhe Desinfektionsmittel, Tupfer, Kompressen, Nahtmaterial, Verbandsmaterial
Instrumente	Skalpell, Schere, chirurgische Pinzette, Splitterpinzette, Nadelhalter, Sonde
Patientenakte	Impfstatus für Tetanus überprüfen

Welche Anästhesie-Formen kennen Sie?		
Vollnarkose		Künstliche Bewusstlosigkeit und Schmerzunempfindlichkeit, findet unter Intubation (Beatmungsschlauch in Mund oder Nase) und Beatmung statt.
Lokalanästhesie	**Oberflächenanästhesie**	Hautstellen werden unempfindlich gemacht, z. B. durch Kältespray oder Gel.
	Infiltrationsanästhesie	Einspritzen von Betäubungsmittel in das umliegende Gewebe, z. B. bei einer Muttermalentfernung
	Leitungsanästhesie	Einspritzen des Betäubungsmittels in direkter Nähe zu einem Nerven, sodass die Empfindungsweiterleitung nicht mehr stattfinden kann ▸ Oberst-Anästhesie → Umspritzung des Fingernervs an der Fingerbasis, ganzer Finger ist empfindungslos ▸ Spinalanästhesie (bzw. Peridural-Anästhesie) → Rückenmark wird betäubt, alle versorgten Areale werden betäubt, z. B. bei einem Kaiserschnitt

Welche Instrumente zum Schneiden und Schaben kennen Sie?		
Präparierschere	zum Durchtrennen von Gewebe, Freilegen von Strukturen	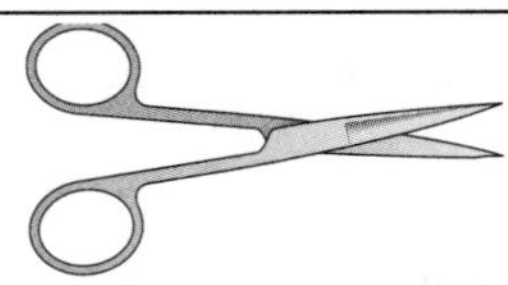
Verbandsschere	schneidet Verbandsmaterialien, typisch sind stumpfes Ende und Knick im Gelenk	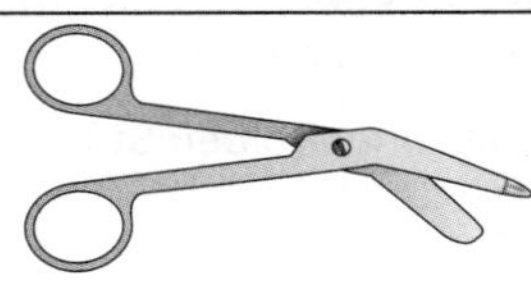
Gipsschere und -säge	zum Spalten eines Gipsverbands	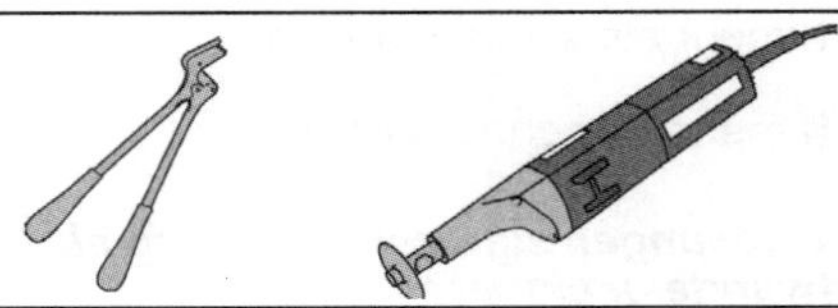
Skalpelle	für exaktes und sauberes Durchtrennen von Haut und Geweben, verschiedene Klingenformen verfügbar	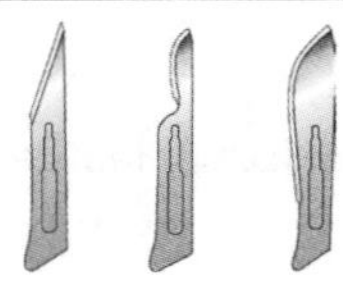
Raspatorium	schabendes Instrument, z. B. zum Abschaben von Knochenhaut	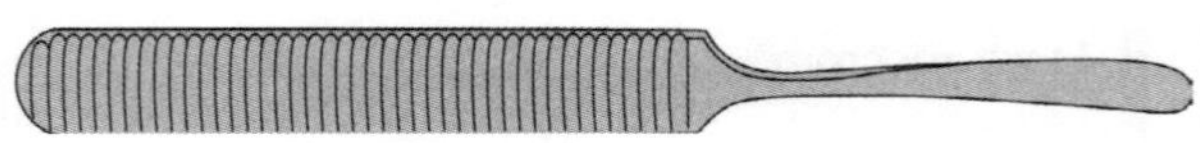
scharfer Löffel	zum Auskratzen von Geweben	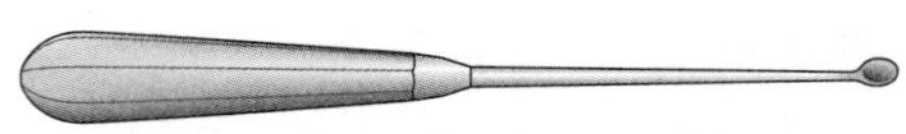
Kürette	schlingenförmiges Ende, Verwendung zum Ausschaben, z. B. der Gebärmutter (Kürettage)	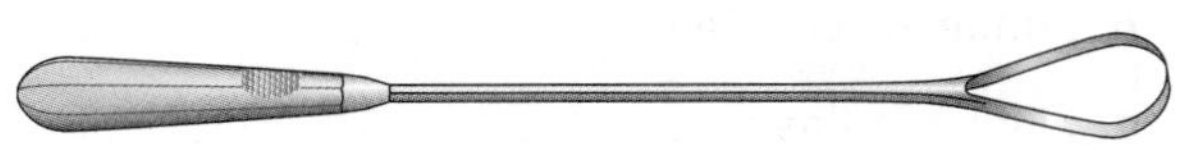

1 ***Ein Patient hat sich bei der Gartenarbeit an einem Messer verletzt (Schnittwunde am Finger). Welche Anästhesie-Form eignet sich für die Wundversorgung?***

a. Vollnarkose

b. Kältespray

c. Infiltrationsanästhesie

d. Leitungsanästhesie nach Oberst

e. Spinalanästhesie

2 ***Wo wirkt das Betäubungsmittel bei einer Periduralanästhesie?***

a. im Rückenmark

b. rund um den Finger

c. Der ganze Arm ist betäubt.

d. Es handelt sich um eine Vollnarkose.

3 ***Welche Instrumente legen Sie für die Wundversorgung des in Aufgabe 1 genannten Patienten zurecht?***

a. Kürette

b. Wundhaken

c. Schere

d. Wundspreizer

e. Pinzette

f. Skalpell

4 ***Welche weiteren Materialien benötigen Sie bzw. der Arzt für die Wundversorgung?***

a. Tupfer

b. Desinfektionsmittel

c. sterile Handschuhe

d. unsterile Handschuhe

e. Kompressen

f. Nahtmaterial

5 ***Der in Aufgabe 1 genannte Patient legt einen Impfausweis vor, aus dem hervorgeht, dass die letzte Tetanus-Impfung 11 Jahre her ist. Genügt dieser Schutz?***

a. Ja, er genügt vollkommen für eine kleine Schnittverletzung.

b. Nein, er genügt nicht, aber die Verletzung ist so klein, dass eine Neuimpfung nicht nötig ist.

c. Nein, er benötigt einen zusätzlichen Schutz von Antikörpern.

d. Nein, er benötigt eine Auffrischung mit aktivem Impfstoff.

e. Nein, er benötigt Sofort-Schutz durch eine Passiv-Impfung und gleichzeitige Auffrischung für spätere Verletzungen.

6 ***Welche stumpfen Wundspreizer kennen Sie?***

a. nach Halstead

b. nach Langenbeck

c. nach Holstenbek

d. nach Middeldorpf

7 ***Ein Patient kommt mit einer Stichverletzung an der Hand, die Wunde sieht oberflächlich klein aus, aber die Tiefe der Verletzung ist unklar. Mit welchem Instrument kann man die Tiefe abschätzen?***

a. Kürette

b. Sonde

c. Raspatorium

d. Wundhaken

8 ***Wozu werden Kornzangen benötigt?***

a. zum Einklemmen von OP-Tüchern

b. zum Packen von Fremdkörpern

c. zum Entfernen von Nahtklammern

d. zum Packen von Tupfern und Auswischen von Körperhöhlen oder Wunden

9 ***Worin unterscheiden sich chirurgische und anatomische Instrumente? Welche Aussagen sind richtig?***

a. Chirurgische Instrumente sind gebogen, anatomische Instrumente nicht.

b. Anatomische Instrumente haben eine geriffelte Greiffläche.

c. Chirurgische Instrumente sind glatt an der Innenseite.

d. Chirurgische Instrumente haben ein Häkchen und eine Einbuchtung am Greifende.

10 ***Wie heißen die abgebildeten Instrumente?***

a.

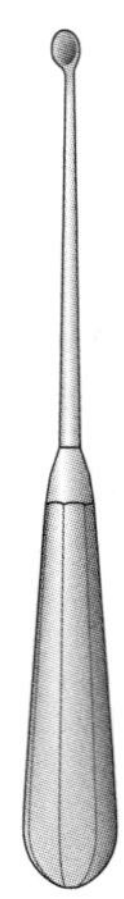

b.

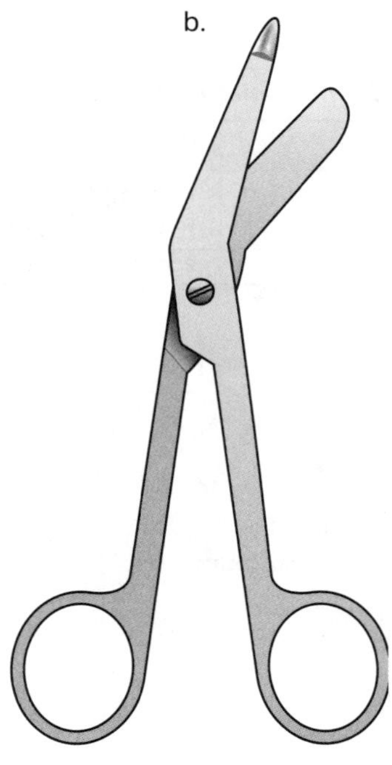

Welche greifenden Instrumente finden in der Chirurgie häufig Verwendung?		
	Beschreibung	**Abbildung**
Pinzetten		
anatomische Pinzette	stumpfe Greifer	1
chirurgische Pinzette	spitze Haken am Greifende	2
Splitterpinzette	feine Pinzette mit spitz zulaufenden Greifern zur Entfernung von Splittern	3
Klemmen		
Moskito-Klemme	anatomische oder chirurgische kleine Klemme, Greifteil oberhalb des Gelenks kürzer als der untere Teil	4
Péan-Klemme	anatomische Klemme, etwa gleich groß ober- und unterhalb des Gelenks	5
Kocher-Klemme	chirurgische, kleine Klemme, etwa gleich groß ober- und unterhalb des Gelenks	6
Backhaus-Klemme	gebogene, spitze Klemme zum Halten von OP-Tüchern (Tuchklemme)	7
Zangen		
Kornzange	Zange zum Einklemmen von Tupfern und Auswischen von Wunden	8
Biopsiezange	zum Greifen von Gewebsentnahme	9
Spatel	zum Herunterdrücken, z. B. der Zunge	10
Sonden	stabförmige Instrumente, z. B. zum Austasten eines Stichkanals	11

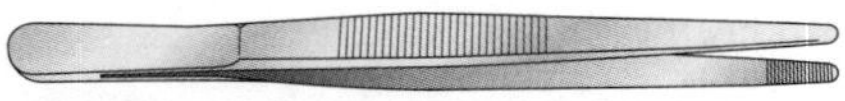
Anatomische Pinzette (1)

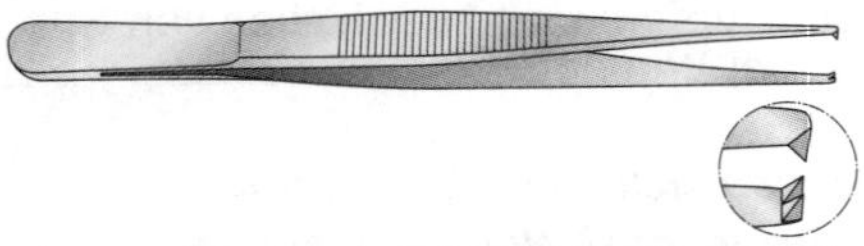
Chirurgische Pinzette (2)

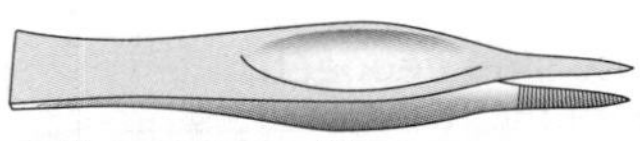
Splitterpinzette (3)

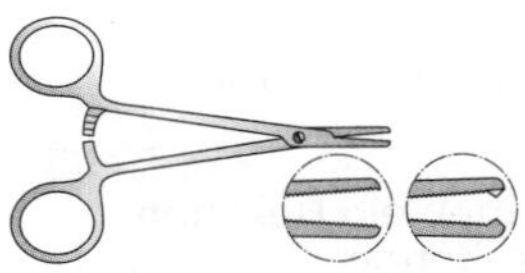
Moskito-Klemme (4)

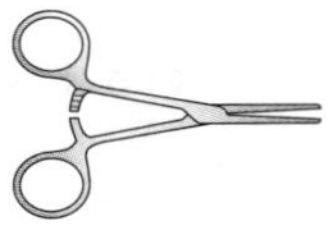
Péan-Klemme (5)

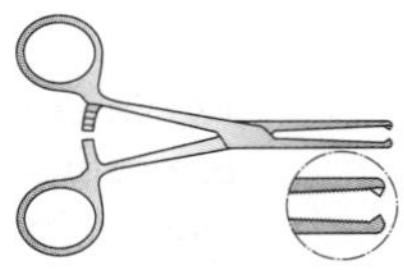
Kocher-Klemme (6)

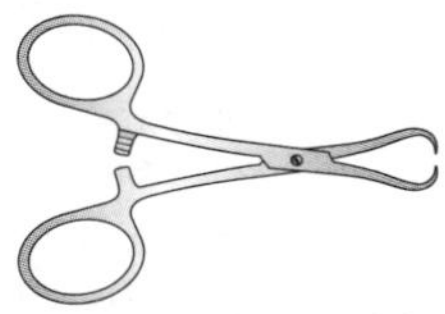
Backhaus-Klemme (7)

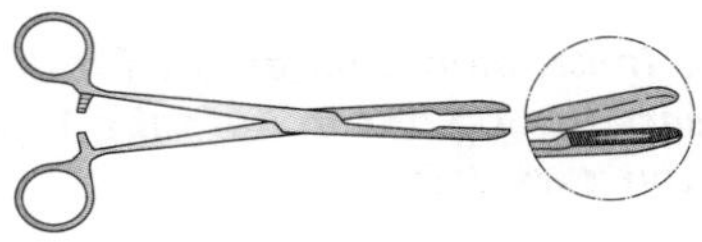
Kornzange (8)

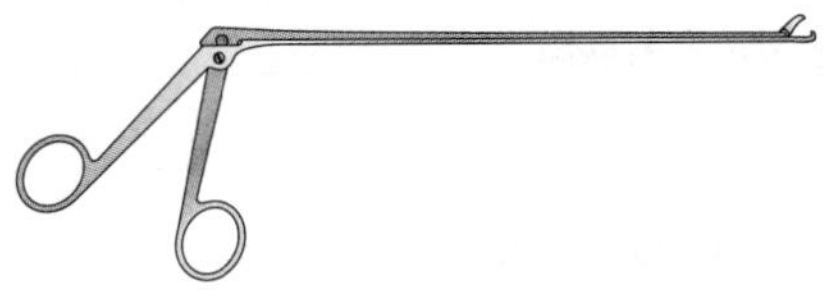
Biopsiezange (9)

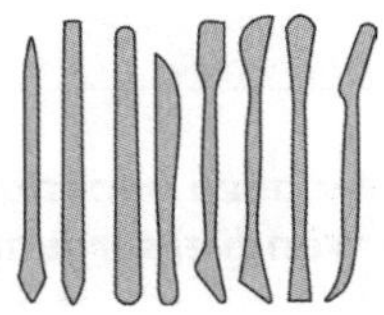
verschiedene Spatelformen (10)

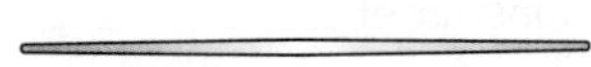

Sonde (11)

Welche Instrumente finden bei großen OPs ihren Einsatz?	
	Beschreibung
Wundhaken	▸ stumpfe Wundhaken nach Middeldorpf oder nach Langenbeck ▸ scharfe, spitze Wundhaken
Wundspreizer	scherenartiges Aussehen, zum Offenhalten der Wunde während der OP

Wundhaken; links: spitz, rechts: stumpf

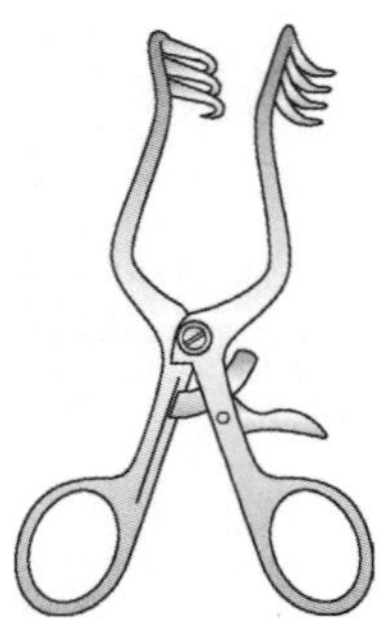
Wundspreizer

1 Ordnen Sie die folgenden Abbildungen den Begriffen zu.

a.	Sonde
b.	scharfer Löffel
c.	chirurgische Pinzette
d.	Splitterpinzette
e.	Wundspreizer
f.	Kornzange
g.	Péan-Klemme
h.	Moskito-Klemme, chirurgisch

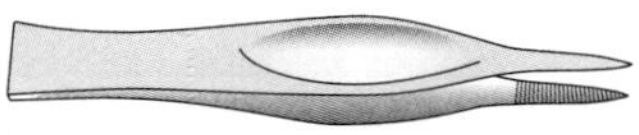

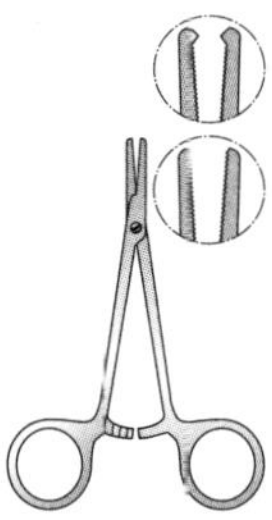

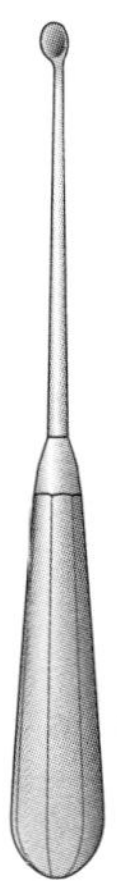

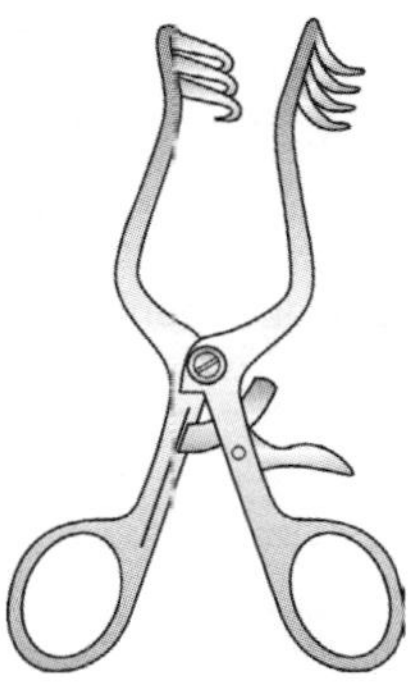

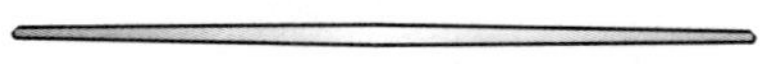

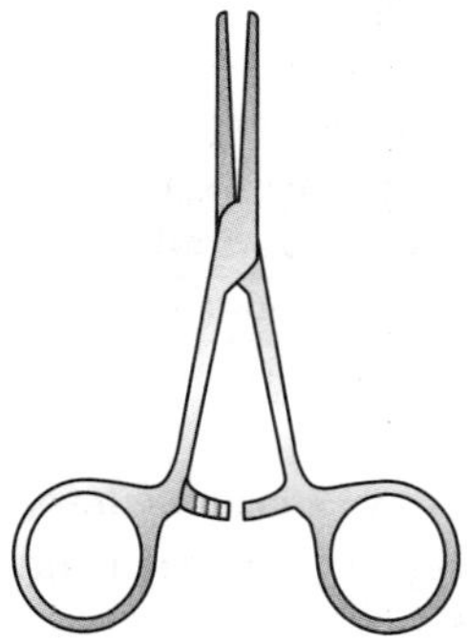

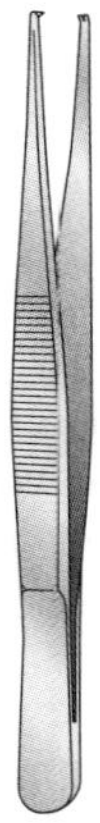

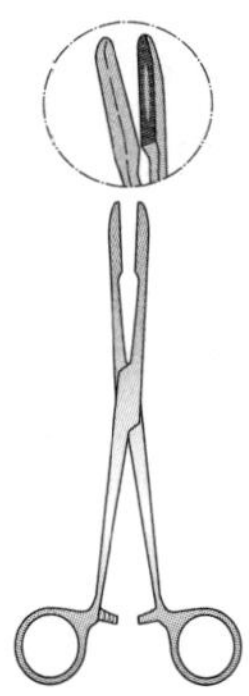

2 Ordnen Sie zu: Was ist der Unterschied in den Greifern einer (1) anatomischen und einer (2) chirurgischen Pinzette?

a. spitz

b. stumpf

Wie kann man Nerven einteilen?

Das Nervensystem ist hierarchisch aufgebaut und kann entsprechend in über- und untergeordnete Nerven unterteilt werden:

zentrales Nervensystem (ZNS)	Gehirn (übergeordnete Schaltzentrale) und Rückenmark (Umschaltung der Information)
peripheres Nervensystem	Alle übrigen Nerven, die die Information vom Gehirn bis in die Peripherie transportieren und Sinneseindrücke an das Gehirn melden, werden peripher genannt.
Das Nervensystem kann aber auch nach seiner Steuerungsfunktion unterteilt werden in:	
willkürliches (= somatisches) Nervensystem	Dazu gehören Nerven, die bewusste und willkürliche Signale übertragen, z. B. Kontraktion der quergestreiften Muskeln beim Laufen.
autonomes (= vegetatives) Nervensystem	Auf diesen Teil des Nervensystems hat unser Willen keinen Einfluss; das vegetative Nervensystem regelt die Tätigkeit vieler inneren Organe, z. B. Darmtätigkeit, Herzfrequenz, Blasenmuskel, Kontraktionen der glatten Muskulatur (z. B. Gefäß- und Bronchienwände).
Man kann außerdem Nervenfasern nach der Richtung des Informationsflusses unterscheiden. Dabei können innerhalb eines Nerven beide Arten von Fasern verlaufen:	
afferente Fasern	leiten Informationen von der Peripherie zum Gehirn hin (z. B. Sinneseindrücke)
efferente Fasern	leiten Impulse vom Gehirn zur Peripherie (z. B. Bewegungsimpulse)

Was sind besondere Eigenschaften von Nervenzellen?

- Nervenzellen (Neuronen) sind erregbar, d. h., sie können Informationen weiterleiten und verarbeiten. Die einzelnen Nervenzellen haben engen Kontakt untereinander über sog. Synapsen, an denen die Informationen zur nächsten Zelle übertragen werden.
- Nervenzellen können elektrische Potenziale bilden („Ströme fließen“), sie haben lange Zellfortsätze (Axone), die die Impulse weiterleiten und wie ein Stromkabel isoliert sind (Markscheide, Myelinscheide).
- Reife Nervenzellen können sich nicht mehr teilen und neu bilden. Wenn Nervenzellen zerstört werden (z. B. durch Alkohol, Schlaganfall, Verletzung), kann die Arbeit zum Teil von benachbarten Zellen übernommen werden, aber es werden keine neuen Nervenzellen mehr gebildet.

Was ist die graue und weiße Substanz?

graue Substanz	Die Zellkörper der Neuronen erscheinen grau. Die Großhirnrinde erscheint grau, weil dort viele Neuronen eng zusammenliegen, darunter ist viel weiße Substanz, wo die Axone der Nervenzellen entlangziehen.
weiße Substanz	Die Myelinscheiden der Axone erscheinen weiß. Im Rückenmark liegt die weiße Substanz außen und in der Mitte die graue Substanz.

Beschriften Sie die Abbildung.

1	Großhirn	Telencephalon
2	Balken	Corpus callosum
3	Mittelhirn	Mesencephalon
4	Kleinhirn	Cerebellum
5	Zwischenhirn	Diencephalon
6	Hirnanhangsdrüse	Hypophyse
7	Brücke	Pons
8	verlängertes Mark	Medulla oblongata

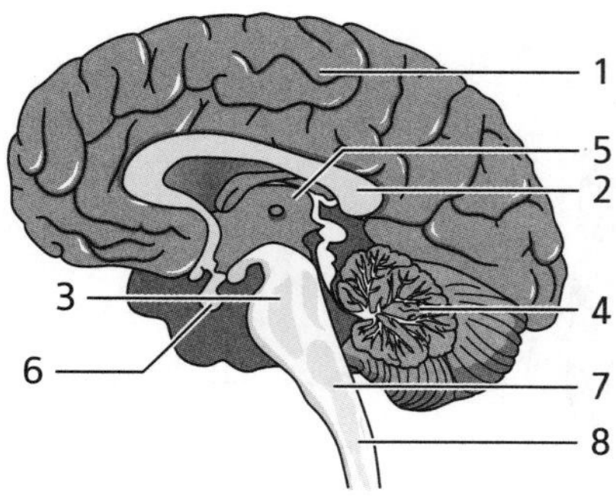

In welche Abschnitte ist das Gehirn unterteilt?

Abschnitt (nur die Abschnitte, die in der Abb. dargestellt sind)		**Funktion**
Großhirn	Rinde	Bewusstsein, Denken, Gefühle, willkürliche Bewegungen
	Balken	Verbindung von rechter und linker Gehirnhälfte
Zwischenhirn	Hypophyse	Schaltzentrale für Hormonsystem
Hirnstamm	Mittelhirn	Informationsaustausch, Schaltzentrale
	Brücke	Verbindung zwischen Groß- und Kleinhirn
	verlängertes Mark	Basisfunktionen des Lebens, Atem- und Kreislaufzentrum
Kleinhirn		Feinmotorik, Gleichgewicht

1 *Das zentrale Nervensystem besteht aus ...*

a. Gehirn. ____

b. Knochenmark. ____

c. Rückenmark. ____

d. Ischiasnerv. ____

e. vegetativen Nerven. ____

2 *Ordnen Sie die folgenden Funktionen den entsprechenden Hirnabschnitten zu. Großhirn (1), Kleinhirn (2), Zwischenhirn (3), verlängertes Mark (4)*

a. Schaltzentrale für Hormone ____

b. Kreislaufzentrum ____

c. Denken, Gefühle ____

d. Gleichgewicht ____

e. Feinmotorik ____

f. Willkürmotorik ____

g. Atemzentrum ____

3 *Welche Aufgabe hat der Balken?*

a. Verbindung zwischen Großhirn und Kleinhirn ____

b. Verbindung zwischen rechter und linker Gehirnhälfte ____

c. Verbindung zwischen vegetativem und somatischen Nervensystem ____

d. Verbindung zwischen Hormon- und Nervensystem ____

4 *Wie bezeichnet man Nervenfasern, die die Information von den Sinnesorganen zum Gehirn leiten?*

a. afferent ____

b. efferent ____

c. different ____

d. indifferent ____

5 *Was sind besondere Eigenschaften von Nervenzellen?*

a. Sie sind erregbar. ____

b. Sie sind kontraktil. ____

c. Sie haben eine hohe Teilungsrate. ____

d. Sie können Informationen verarbeiten und weiterleiten. ____

e. Sie sind kugelförmig. ____

f. Sie tragen einen langen Zellfortsatz. ____

6 *Wie heißt die Schaltzentrale für viele periphere Hormondrüsen?*

a. Hypophyse ____

b. Epiphyse ____

c. Paralyse ____

d. Hämoptyse ____

7 *Das Nervensystem kann nach seiner Steuerungsfunktion eingeteilt werden. Welche Arten unterscheidet man?*

a. zentrales und peripheres ____

b. autonomes und vegetatives ____

c. willkürliches und vegetatives ____

d. somatisches und efferentes ____

8 *Was wird vom somatischen Nervensystem beeinflusst?*

a. Wadenmuskel ____

b. Darmperistaltik ____

c. glatte Muskulatur der Gefäßwände ____

d. Herz ____

e. Gesichtsmuskulatur ____

9 *Scherzhaft spricht man oft von den „kleinen grauen Zellen". Was versteht der Mediziner unter der grauen Substanz?*

a. Zellkörper der Neuronen ____

b. Zellfortsätze der Neuronen ____

c. Zellen im Rückenmark ____

d. Zellen des Großhirns ____

10 *Die Brücke verbindet ...*

a. rechte und linke Gehirnhälfte. ____

b. zentrales und peripheres Nervensystem. ____

c. Großhirn und Kleinhirn. ____

d. Zwischenhirn und Mittelhirn. ____

11 *Beschriften Sie die Abbildung.*

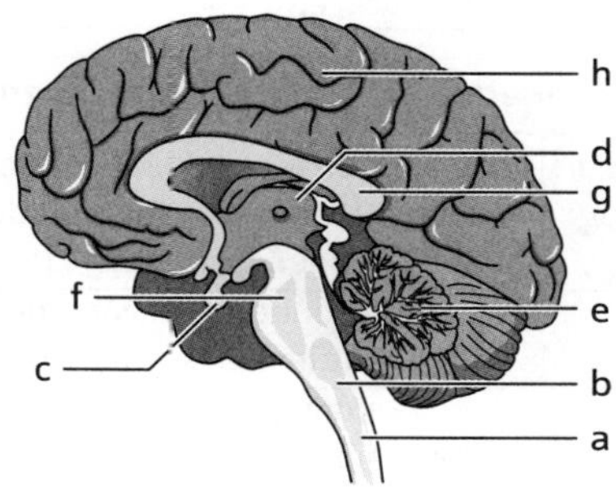

a.	
b.	
c.	
d.	
e.	
f.	
g.	
h.	

Was sind die Hirnhäute (Meningen)?

Das ZNS liegt von den Hirnhäuten umgeben im Schädel (Gehirn) bzw. Wirbelkanal (Rückenmark). Die drei Hirnhäute bilden einen zusätzlichen Schutz vor schädlichen Einflüssen. Die äußere ist relativ fest und heißt Dura mater. Zwischen der mittleren (Arachnoidea) und inneren Hirnhaut (Pia mater) befindet sich der Liquor (Hirnwasser), der das Gehirn bzw. Rückenmark wie ein Wasserkissen gegen Stöße abfedert. In den Hirnhäuten verlaufen auch zahlreiche Blutgefäße, die das Gehirn mit Sauerstoff und Glukose versorgen.

Welche Funktionen erfüllt das Rückenmark?

Das Rückenmark ist das Bindeglied zwischen der Körperperipherie und dem Gehirn. Dabei verlaufen sowohl motorische als auch sensible Fasern durch das Rückenmark. Zwischen jedem Wirbelkörper können Nerven ein- und austreten:

- Die motorischen Fasern liegen im Vorderhorn,
- die sensiblen Fasern im Hinterhorn des Rückenmarks am Dornfortsatz (3) des Wirbels (4).

Im Gegensatz zum Gehirn liegt im Rückenmark die weiße Substanz (1, Axone) außen und die graue Substanz (2, Zellkörper) innen.

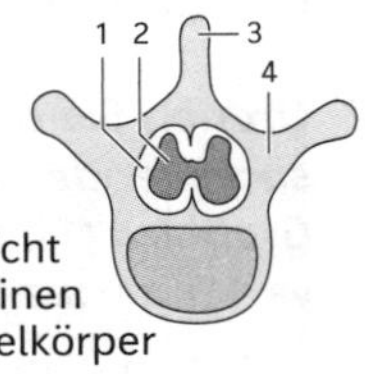

Aufsicht auf einen Wirbelkörper

Erläutern Sie die Folgen einer Rückenmarksschädigung.

Das Rückenmark kann durch Verletzungen (Wirbelfrakturen, Blutergüsse) oder auch Krankheiten (Tumor, Entzündung) komplett oder teilweise durchtrennt werden. Von der Höhe der Schädigung an werden die Impulse vom Gehirn an die Muskeln nicht weitergeleitet (Lähmung) und die Sinneseindrücke von der Peripherie zum Gehirn kommen auch nicht weiter (Unempfindlichkeit). Dieses Krankheitsbild nennt sich Querschnittslähmung. Je nach Höhe und Ausmaß der Rückenmarksverletzung kommt es zu folgenden Symptomen: schlaffe Lähmung mit Empfindungslosigkeit von Armen und Beinen (Halsmark) oder nur der Beine (Brustmark und abwärts), Inkontinenz durch Störung der Blasen- und Darmfunktion, zum Teil Spastiken in den Beinen, vegetative Dysregulation.

Welche Hirnnerven gibt es und welche Funktion haben sie?

	Nerv	Funktion		Nerv	Funktion
I	N. olfactorius	Riechnerv	VII	N. facialis	Mimik
II	N. opticus	Augennerv	VIII	N. vestibulocochlearis	Gehör und Gleichgewicht
III	N. oculomotorius	Augenbewegung	IX	N. glossopharyngeus	Schlucken
IV	N. trochlearis	Augenbewegung	X	N. vagus	Parasympathikus
V	N. trigeminus	Drillingsnerv, Gesichtsempfindungen	XI	N. accessorius	Kopfbewegung, Halsmuskulatur
VI	N. abducens	Augenbewegung	XII	N. hypoglossus	Zungennerv

Was ist das vegetative Nervensystem?

Das vegetative oder autonome Nervensystem regelt die Abläufe, die nicht unserem Willen unterliegen, dazu gehören z. B. die Verdauung, die Atmung und der Stoffwechsel. Es hat auch Einfluss auf das Herz und Hormonsystem. Das vegetative Nervensystem passt die Organfunktionen an die Situation an, ohne dass wir darüber nachdenken müssen. Es besteht aus zwei „Gegenspielern" (Antagonisten):

Sympathikus	In früheren Zeiten war es oft wichtig, schnell zum Kampf oder zur Flucht bereit zu sein. In Stresssituationen (früher: Angriff wilder Tiere, heute: Prüfungsstress) dominiert daher der Sympathikus und macht den Körper „kampfbereit": Weitstellung der Bronchien, Erhöhung der Herzfrequenz und des Blutdrucks, Verminderung der Verdauungstätigkeit.
Parasympathikus	Der Parasympathikus ist der Gegenspieler, er dominiert in Entspannungsphasen, z. B. nach dem Essen. Unter seinem Einfluss werden die Verdauungsfunktion gesteigert, die Bronchien wieder enger gestellt und die Herzfrequenz und RR (Blutdruck) etwas gesenkt.

Welche Erkrankungen des Nervensystems kennen Sie?

Parkinson-Krankheit (Schüttellähmung)	Durch einen Mangel an dem Botenstoff Dopamin können die Impulse an den Synapsen nicht korrekt übertragen werden. Dies führt zu den typischen Symptomen wie Rigor (Steifheit/Starre der Muskeln), Tremor („Zittern" oder „Schütteln") und verlangsamte Bewegungen, verminderter Ausdruck in Mimik und Sprache.
Tumoren	Tumoren können z. B. von den Hirnhäuten ausgehen (Meningeom, gutartig) oder auch bösartig sein und von den Stützzellen ausgehen (Glioblastom).
Entzündungen	Durch Eindringen von Bakterien oder Viren können sich die Hirnhäute entzünden (Meningitis) oder das Gehirn selbst kann betroffen sein (Enzephalitis), sind beide betroffen, so spricht man von einer Menigoenzephalitis.
Multiple Sklerose	Sehr wahrscheinlich autoimmunbedingt kommt es zur Zerstörung der Myelinscheiden („Kabelisolierung"), daher können die Nervenimpulse nicht mehr richtig weitergeleitet werden.
Bandscheibenvorfall	Der weiche Kern der Bandscheibe wölbt sich vor und drückt auf die Nerven des Rückenmarks. Je nach Lokalisation des Vorfalls kann es zu Schmerzen, Lähmungen oder Empfindungsstörungen kommen.
Schlaganfall	Aufgrund einer Gefäßverstopfung oder einer Blutung werden bestimmte Hirnareale nicht mehr ausreichend mit Sauerstoff versorgt und sterben ab.
Epilepsie	Unkontrollierte Erregungen von Nerven („Feuerwerk im Gehirn"), die sich in Krampfanfällen äußern.
Neuropathien	Durch Alkohol oder Diabetes mellitus kann es zu Schädigungen peripherer Nerven kommen, häufig mit Gangstörungen.
Demenz	Das Absterben von Gehirnzellen führt zum Verlust der geistigen Leistungsfähigkeit.
psychiatrische Erkrankungen	Funktionsstörungen des Gehirns, die vor allem die Persönlichkeit, Gedanken und Gefühle betreffen (Schizophrenie, Depression).

1 ***Welche Funktion haben die Hirnhäute?***

a. Schutz des Gehirns

b. führen Blutgefäße zum Gehirn

c. Denkfunktion

d. Pufferkissen gegen Stöße

e. Sensibilität des Gehirns

2 ***Wie nennt sich die Flüssigkeit, die zwischen den Hirnhäuten und in den Hirnkammern fließt?***

a. Liquor

b. Fluor

c. Liqueur

d. Liquid

3 ***Welche Aussagen zum Rückenmark sind richtig?***

a. Die weiße Substanz enthält die Nervenzellen.

b. Die graue Substanz enthält Axone.

c. Die weiße Substanz umhüllt die graue Substanz.

d. Die Nerven im Rückenmark enthalten sensible und motorische Anteile.

e. Das Hinterhorn führt motorische Fasern.

f. Das Vorderhorn führt motorische Fasern.

4 ***Was passiert, wenn das Rückenmark in Höhe der Brust durchtrennt wird?***

a. Es kommt zu einer Halbseitenlähmung.

b. Es kommt zu schlaffen Lähmungen in den Beinen.

c. Es kommt zum Ausfall des Zwerchfells.

d. Es kommt zur Inkontinenz.

e. Es kann zu vegetativen Störungen kommen.

5 ***Nennen Sie Organe, die durch das vegetative Nervensystem beeinflusst werden.***

a. Herz

b. Lunge/Bronchien

c. Beinmuskulatur

d. Darm

e. Milz

6 ***Welche Aussagen zum vegetativen Nervensystem sind korrekt?***

a. Das vegetative Nervensystem reguliert die Motorik der Bewegung.

b. Es besteht aus zwei Gegenspielern.

c. Es wird vom Großhirn gesteuert.

d. Es unterliegt unserem Willen.

e. Es steuert die inneren Organe in ihrer Funktion.

7 ***Wie heißen die beiden Gegenspieler des vegetativen Nervensystems?***

a. Sympathikus

b. Antisympathikus

c. Parasympathikus

d. Kontrasympathikus

8 ***Ordnen Sie die folgenden Begriffe den beiden Antagonisten zu: Sympathikus (1) und Parasympathikus (2)***

a. Kampfbereitschaft

b. Erhöhung der Herzfrequenz

c. Engstellung der Bronchien

d. Verdauungsphase

e. Flucht

f. Blutdruckabsenkung

9 ***Was gehört zu den Symptomen der Parkinson-Krankheit?***

a. hektische Bewegungen

b. Vergesslichkeit

c. Zittern

d. Rigor

e. gestörte Mimik

10 ***Welche pathologischen Erscheinungen liegen einer Epilepsie zugrunde?***

a. unkontrollierte Muskelbewegungen

b. Absterben von Hirnzellen

c. unkontrollierte Erregungen von Nervenzellen

d. Mangel an Botenstoffen

11 ***Welche Krankheiten betreffen vor allem die Persönlichkeit und Stimmungslage ohne weitere körperlichen Einschränkungen?***

a. Depressionen

b. Schizophrenie

c. Schlaganfall

d. Neuropathien

12 ***Wie nennt sich die Erkrankung, bei der die Myelinscheiden zerstört werden?***

a. Synapse

b. Epilepsie

c. Neuropathie

d. Multiple Sklerose

e. Arthrose

Erläutern Sie das Krankheitsbild einer Meningitis.			
Ursachen	Krankheitserreger wie Bakterien oder Viren	**Diagnose**	Nachweis im Liquor
Symptome	Nackensteifigkeit (Meningismus), Fieber, Bewusstseinsstörungen, Kopfschmerzen	**Komplikationen**	Krampfanfälle, bleibende Schäden, bei Meningokokken: Sepsis, Amputation

Erläutern Sie, welche Verletzungen des Gehirns es gibt.	
Durch Unfälle kann das Gehirn in seiner Schale verletzt werden, man unterscheidet:	
Gehirnerschütterung (Commotio cerebri)	Zu den Symptomen einer Gehirnerschütterung gehören: kurze Bewusstlosigkeit, Gedächtnisverlust für die Zeit vor dem Unfall, Kopfschmerzen, Übelkeit und Erbrechen, Benommenheit; die Gehirnerschütterung ist im CT nicht nachweisbar. Eine Commotio heilt aber nach einigen Tagen ohne bleibende Schäden aus.
Gehirnprellung (Contusio cerebri)	Längere Bewusstlosigkeit, Übelkeit und Erbrechen, Gedächtnisverlust, neurologische Ausfälle, Krampfanfälle, Verwirrtheit, Sprachstörungen, Wesensveränderungen; Beschädigung des Gehirns kann im CT nachgewiesen werden. Eine Contusio ist schwerwiegender als eine Gehirnerschütterung und meist bleiben dauerhafte Schäden oder Ausfälle zurück.

Beschreiben Sie das Krankheitsbild des Schlaganfalls (Apoplexie).	
Ursachen	Sauerstoffmangel meist durch Gefäßverschluss (Thrombus oder Embolus) oder seltener eine Blutung („geplatztes Gefäß“ bei starren, verkalkten Gefäßen und hohem Blutdruck)
Symptome	je nach Lage und Größe der betroffenen Abschnitte: Halbseitenlähmung, halbseitige Empfindungsstörungen, Verlust der Sprachfähigkeit (Aphasie), Schwindel, Bewusstseinsstörungen
Komplikationen	bleibende neurologische Schäden

Warum ist die Lähmung auf der anderen Seite als die Durchblutungsstörung?

Die meisten Nervenbahnen, die vom Gehirn ins Rückenmark ziehen, kreuzen kurz vor dem Übergang ins Rückenmark. Das bedeutet, dass Nervenfasern aus der rechten Gehirnhälfte die linke Körperseite versorgen und umgekehrt. Ist also in der linken Gehirnhälfte ein Gefäßverschluss, so wird die Halbseitenlähmung die rechte Körperhälfte betreffen.

Erläutern Sie das Krankheitsbild Demenz.	
Definition	fortschreitender Verlust der geistigen Fähigkeiten, eine bekannte Form der Demenz ist die Alzheimerkrankheit
Ursachen	vielfältig, z. B. Durchblutungsstörungen, Entzündungen, Degeneration, Stoffwechselstörungen, Alkohol, Verletzungen
Symptome	Verlust der Merkfähigkeit (Kurzzeitgedächtnis), Verwirrtheit, Persönlichkeitsveränderung, Orientierungsstörungen, Stimmungsschwankungen

Welche diagnostischen Verfahren werden in der Neurologie angewendet?

Untersuchung	Beispiele	Untersuchung	Beispiele
neurologische Untersuchung (Reflexe, Bewusstsein, Orientierung)	pathologische Reflexe bei Hirnblutungen	Doppler-Sono	Verkalkungen der A. carotis
Liquordiagnostik	Nachweis von Entzündungen	CT (Röntgenschichtaufnahme mit oder ohne Kontrastmittel)	Ausschluss einer Blutung bei Schlaganfall, Bandscheibenvorfall
Nervenleituntersuchungen	periphere Neuropathien	NMR (Kernspin)	Tumordiagnostik, Multiple Sklerose
EEG (Messung der Gehirnaktivität, Gehirnströme)	Krampfanfälle	PET (selten, weil sehr teuer)	Demenz, Alzheimerkrankheit

Was sind Reflexe?

Reflexe sind besonders schnell ablaufende unwillkürliche Bewegungen, die immer gleich ablaufen. Ausgelöst durch einen Reiz wird die Information ins Rückenmark geleitet und von dort wieder in die Peripherie, wo die Bewegung ausgeführt wird. Die Information gelangt nicht bis zum Gehirn, daher die schnelle Reaktion. **Beispiel:** Greifreflex bei Säuglingen, Hände ausstrecken beim Stolpern oder Hinfallen.

Was sind häufige neurologische Symptome?

- Kopfschmerzen
- Lähmungen
- Gefühlsstörungen
- Schwindel
- Krampfanfälle

Zusätzlich oder bei psychiatrischen Erkrankungen können auch auftreten:

- Persönlichkeitsveränderungen
- verminderte Merkfähigkeit
- Verwirrtheit
- Gedächtnisstörungen

1 Sie lesen in einem Arztbrief die Diagnose „Contusio cerebri". Was bedeutet dies?

a. Gehirnerschütterung ____

b. Gehirnprellung ____

c. Gehirnblutung ____

d. Gehirnentzündung ____

2 Wie lautet der Fachbegriff für Hirnhautentzündung?

a. Meningeom ____

b. Meningitis ____

c. Meningoenzephalitis ____

d. Enzephalitis ____

3 Was sind Symptome einer Hirnhautentzündung?

a. Inkontinenz ____

b. Fieber ____

c. Schläfrigkeit ____

d. Nackensteifigkeit ____

e. Kopfschmerzen ____

f. Gefühlsstörungen in Armen und Beinen ____

4 Wie kann eine Meningitis diagnostiziert werden?

a. Doppler-Sono ____

b. PET ____

c. Liquor ____

d. Röntgen des Schädels ____

5 Welche verletzungsbedingten Erkrankungen des Gehirns kennen Sie?

a. Meningeom ____

b. Contusio cerebri ____

c. Gehirnerschütterung ____

d. Apoplexie ____

6 Was sind Anzeichen, die auf einen Schlaganfall hindeuten?

a. Sprachstörungen ____

b. Schwindel ____

c. Bluthochdruck ____

d. Halbseitenlähmungen ____

e. Kribbeln in den Extremitäten einer Körperhälfte ____

f. Fieber ____

7 Welche Aussagen zum Schlaganfall sind korrekt?

a. Die häufigste Ursache für einen Schlaganfall ist ein „geplatztes" Blutgefäß. ____

b. Typische Anzeichen für einen Schlaganfall sind Halbseitenlähmung und Sprachstörungen. ____

c. Die Symptomatik beim Schlaganfall ist durch einen Sauerstoffmangel in bestimmten Gehirnarealen bedingt. ____

d. Die Gewebeschädigung im Gehirn und die Lähmungserscheinungen liegen auf einander gegenüberliegenden Körperseiten. ____

8 Was kommt als Ursache für eine Apoplexie infrage?

a. Viren ____

b. Blutung ____

c. Embolus ____

d. Demenz ____

e. Tumor ____

9 Ein Hirntumor macht sich meist erst sehr spät bemerkbar. Wenn er so groß ist, dass das Gehirn eingedrückt wird, kommt es zu allgemeinen neurologischen Symptomen. Welche häufigen neurologischen Symptome kennen Sie?

a. Kopfschmerzen ____

b. Fieber ____

c. Schwindel ____

d. Krampfanfälle ____

e. Blutungsneigung ____

f. Nachtschweiß ____

10 Welche Aussagen zu den Reflexen sind korrekt?

a. Reflexe gibt es nur bei Säuglingen (z. B. Greifreflex). ____

b. Reflexe werden über ein Reflexzentrum im Rückenmark gesteuert und nicht bis zum Gehirn geleitet. ____

c. Reflexe sind besonders schnell ablaufende Reaktionen. ____

d. Reflexe laufen immer gleich ab. ____

11 Welche Anzeichen lassen auf eine Demenz schließen?

a. Halbseitenlähmung ____

b. Merkschwäche ____

c. Orientierungsstörungen ____

d. Gefühlsstörungen ____

e. Wesensveränderung ____

12 Welche Demenzformen kennen Sie?

a. Schizophrenie ____

b. Depression ____

c. Alzheimer-Krankheit ____

d. Parkinson-Krankheit ____

Wie ist das Auge aufgebaut?

Der Augapfel besteht aus mehreren Schichten, die den „optischen Apparat“ umhüllen:

Teile des Auges	Was gehört dazu?	Funktion
äußere Augenhaut	Hornhaut	Teil des optischen Apparates
mittlere Augenhaut	Ziliarkörper, Regenbogenhaut, Pupille	Anpassung an Hell-/Dunkelverhältnisse und Nah-/Fernsicht
innere Augenhaut	Netzhaut mit Pigmentzellen	Sinneseindruck
„optischer Apparat“	Hornhaut, Kammerwasser, Linse, Glaskörper	Lichtbrechung

Wie funktioniert der Sehvorgang?

In der Netzhaut liegen die Sinneszellen, in denen sich das Sehpigment befindet. Man unterscheidet zwei Arten von Sinneszellen:

- Stäbchen (Hell-Dunkel-Unterschiede, Dämmerungssehen),
- Zapfen (Farbeindrücke, Sehen bei Tageslicht).

Sichtbares Licht (Wellenlänge zwischen 400 bis 750 nm) löst eine chemische Reaktion im Sehpigment aus, die bei ausreichender Stärke zu einem Sinnesreiz führt und über den Sehnerv zum Gehirn geleitet wird. Im Sehzentrum werden die Informationen verarbeitet und mit bereits gespeicherten Informationen verglichen. So können Eindrücke nicht nur wahrgenommen, sondern auch erkannt werden. Es gibt Menschen, deren Augen intakt sind, aber deren Sehzentrum im Gehirn geschädigt ist. Sie können zwar ihre Umgebung sehen, wissen aber mit den Eindrücken nichts anzufangen (z. B. ein Baum wird nicht als Baum erkannt).

Beschriften Sie die Abbildung.

1	Hornhaut (Kornea)	Lichtbrechung
2	vordere Augenkammer	Kammerwasser/Lichtbrechung
3	Regenbogenhaut (Iris)	umschließt die Pupille
4	Linse	Lichtbrechung
5	Pupille	reguliert den Lichteinfall
6	Ziliarkörper	Nah- und Fernsichteinstellungen
7	Glaskörper	Lichtbrechung
8	Netzhaut (Retina)	enthält die Sinneszellen
9	Gelber Fleck	Punkt des schärfsten Sehens
10	Blinder Fleck	Nervenaustrittsstelle
11	Sehnerv	N. opticus

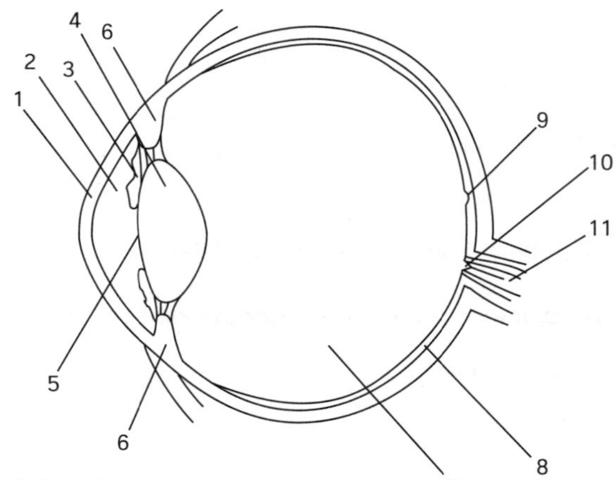

Aufbau des Auges

Wie wird das Auge vor Fremdkörpern und Schädigung geschützt?

Das Auge hat verschiedene Schutzeinrichtungen:

- Wimpern (z. B. Staubfang)
- Augenbrauen (z. B. perlender Schweiß)
- Augenlider (Schutz vor Austrocknung)
- Tränenflüssigkeit (enthält antimikrobielle Wirkstoffe)
- Fetthülle (Schutz vor Stößen und Erschütterungen)
- Bindehaut (sehr sensibel, Reizung bewirkt Lidschluss und Tränenfluss)

Was sind der Gelbe und der Blinde Fleck?

Gelber Fleck	Blinder Fleck
Stelle mit besonders vielen Zäpfchen; Stelle des schärfsten Sehens. Der gelbe Fleck liegt in der Verlängerungsachse von Hornhaut- und Pupillenmittelpunkt.	Austrittstelle des Sehnervs, daher sind hier überhaupt keine Sehzellen und somit kein Sehvermögen vorhanden.

Was verändert sich bei der Nah- und Ferneinstellung des Auges?

Naheinstellung des Auges (Nahakkomodation)	Ferneinstellung (Fernakkomodation)
Durch Anspannung des Ziliarmuskels werden die Aufhängefasern der Augenlinse entspannt und die Linse schnurrt zusammen. Die Brennweite verkürzt sich.	Bei der Ferneinstellung des Auges ist der Ziliarmuskel entspannt, dadurch sind die Aufhängefasern angespannt, die Linse wird gestreckt und somit dünner. Die Brennweite verlängert sich.

Was ist der Unterschied zwischen Akkomodation und Adaptation?

Akkomodation	Adaptation
Anpassungen der Linsenkrümmung an die Entfernung von Objekten (Nah- oder Fernakkomodation)	Anpassung der Wahrnehmungsempfindlichkeit an die Lichtverhältnisse (Hell-/Dunkelanpassung) Durch Muskeln, die vom vegetativen Nervensystem gesteuert werden, kann sich die Pupille verengen (= Miosis, bei grellem Licht) oder erweitern (= Mydriasis, bei Dunkelheit).

1 *Benennen Sie die Strukturen des Auges in der Reihenfolge (1 bis 6), in der das Licht einfällt.*

a. Netzhaut ______

b. Linse ______

c. Hornhaut ______

d. Pupille ______

e. Glaskörper ______

f. vordere Augenkammer ______

2 *Welche Strukturen gehören zum „optischen Apparat"?*

a. Ziliarmuskel ______

b. Wimpern ______

c. Glaskörper ______

d. Linse ______

e. Kammerwasser ______

f. Augenlid ______

g. Netzhaut ______

h. Hornhaut ______

3 *Was sind Zapfen und Stäbchen?*

a. Sehzellen mit Sehpigment ______

b. Zellen der Hornhaut ______

c. Zellen in der Netzhaut ______

d. Verkrümmungen der Hornhaut ______

4 *Was versteht man unter dem „Blinden Fleck"?*

a. die Stelle des schärfsten Sehens ______

b. die Stelle für Schwarz-Weiß-Sehen ______

c. die Trübung der Linse beim Grauen Star ______

d. die Austrittsstelle des Sehnerven ______

5 *Welche Schutzeinrichtungen hat das Auge vor Schädigungen?*

Tragen Sie bei zutreffenden Aussagen die passende Ziffer ein, sonst eine (9).
Schutz vor Fremdkörper (1), Schutz vor Austrocknung (2), Schutz vor Stößen (3)

a. Hornhaut ______

b. Fettkapsel ______

c. Tränenflüssigkeit ______

d. Wimpern ______

e. Augenlider ______

f. Netzhaut ______

6 *Wie bezeichnet man die Nah- bzw. Fernanpassung des Auges?*

a. Akkomodation ______

b. Adaptation ______

c. Adaptation ______

d. Akkumulation ______

7 *Wie passt sich das Auge an die Fernsicht an? Markieren Sie die richtigen Aussagen.*

a. Ziliarfasern sind angespannt. ______

b. Ziliarfasern sind entspannt. ______

c. Ziliarmuskel ist angespannt. ______

d. Ziliarmuskel ist entspannt. ______

e. Die Linse ist gestreckt und flach. ______

f. Die Linse ist stark gekrümmt. ______

8 *Welche Aufgabe hat die Iris?*

a. Begrenzung der Pupille ______

b. Lokalisation des Sehpigments ______

c. Lichtbrechung ______

d. Regulation des Lichteinfalls ______

9 *Licht kann verschiedene Wellenlängen haben, aber nur ein Bruchteil davon kann vom Auge wahrgenommen werden. Welche Aussagen sind korrekt?*

a. Nur sichtbares Licht kann wahrgenommen werden. ______

b. Nur Licht der Wellenlängen von etwa 400 bis 750 nm kann wahrgenommen werden. ______

c. Nur weißes Licht kann wahrgenommen werden. ______

d. Auch UV-Licht (< 380 nm) und Infrarot-Licht (> 750) können vom Auge gerade noch wahrgenommen werden. ______

e. Das Spektrum des sichtbaren und damit vom Auge wahrnehmbaren Lichtes umfasst Wellenlängen von 400 bis 750 nm. ______

10 *Bei einem Patienten wurde bei einem Unfall das Sehzentrum im Gehirn verletzt. Man spricht dann von einer sog. Rindenblindheit. Was ist damit gemeint?*

a. Der Patient kann seine Umgebung nicht mehr sehen. ______

b. Der Patient kann hell und dunkel nicht mehr unterscheiden. ______

c. Die Information wird im Gehirn nicht mehr verarbeitet und daher können die Seheindrücke nicht zugeordnet und wiedererkannt werden. ______

d. Die Randgebiete des Sehfeldes sind nicht mehr auf der Netzhaut abgebildet. ______

e. Er kann zwar seine Umgebung wahrnehmen, aber nicht erkennen. ______

11 *Welchen Weg nimmt der Lichtstrahl durch das Auge?*

a. Hornhaut, Glaskörper, Pupille, Netzhaut ______

b. vordere Augenkammer, Glaskörper, Linse, Aderhaut ______

c. Hornhaut, vordere Augenkammer, Linse, Glaskörper ______

d. vordere Augenkammer, Linse, Hornhaut, Netzhaut ______

Zu den Grundlagen von Lichtbrechung, Linsen und Dioptrien siehe S. 272.

Welche Formen der Fehlsichtigkeit kennen Sie?

Im gesunden Auge werden die einfallenden Lichtstrahlen durch die konvexe Linse des Auges gesammelt, sodass der Brennpunkt auf der Netzhautebene liegt und dort ein scharfes Bild entsteht. Wenn der Augapfel verändert ist, liegt der Brennpunkt nicht mehr auf der Netzhautebene und es wird kein scharfes Bild abgebildet. Ebenso kann der Fehler bei der Augenlinse liegen, sodass diese die Lichtstrahlen nicht genügend bricht. Man unterscheidet:

Weitsichtigkeit (Hyperopie)	Der Augapfel ist verkürzt, daher liegt der **Brennpunkt hinter der Netzhautebene**. 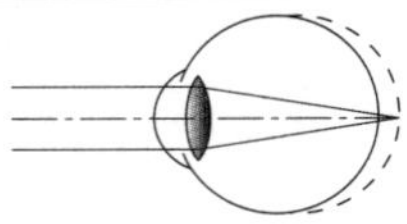	Durch eine **Sammellinse** (Konvexlinse) wird das Licht stärker gebrochen und die Brennweite verkürzt sich, der Brennpunkt liegt auf der Netzhautebene. 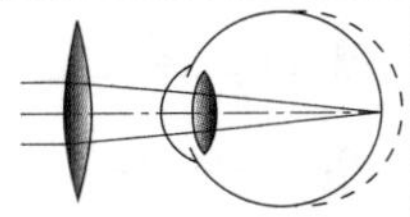
Kurzsichtigkeit (Myopie)	Der Augapfel ist verlängert, dadurch liegt der **Brennpunkt bereits vor der Netzhautebene**. 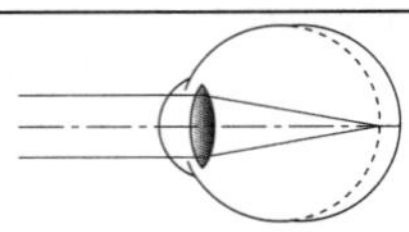	Durch eine **Streuungslinse** (Konkavlinse) wird die Brennweite verlängert und der Brennpunkt liegt auf der Netzhaut. 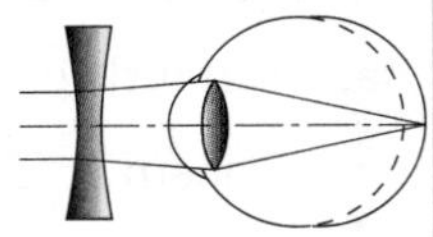
Altersweitsichtigkeit (Presbyopie)	Der Augapfel ist normal groß, aber die Linse hat an Elastizität verloren und kann Licht aus kurzer Entfernung nicht genügend brechen. Daher liegt der Brennpunkt bei kurzen Entfernungen hinter der Netzhautebene (wie bei der Weitsichtigkeit, aber andere Ursache). Korrigiert wird mit einer Sammellinse für kurze Entfernungen (z. B. Lesen).	

Welche Linsenformen gibt es und wann werden sie angewendet?

konkave Linsen (plan- oder bikonkav)	▸ Konkavlinsen sind an einer oder beiden Seiten nach innen gebogen (haben eine „Taille“). ▸ Konkavlinsen streuen das Licht, sie werden zur Korrektur der Kurzsichtigkeit verwendet (Streulinsen).
konvexe Linsen (plan- oder bikonvex)	▸ Konvexlinsen sind an einer oder beiden Seiten nach außen gebogen (haben einen „Bauch“). ▸ Konvexlinsen führen die Lichtstrahlen zusammen (Sammellinsen), werden zur Korrektur der Weit- und Alterssichtigkeit eingesetzt.

Was ist ein Astigmatismus?

Die Hornhaut des Auges sollte glatt und gleichmäßig gewölbt sein. Dies gewährleistet die gleichmäßige Brechung der Lichtstrahlen, sodass sie im Brennpunkt auf der Netzhaut zusammentreffen. Beim Astigmatismus (Stabsichtigkeit) ist die Oberfläche der Hornhaut sehr unregelmäßig und uneben, somit werden die Lichtstrahlen verschieden gebrochen und fallen nicht in einem Brennpunkt zusammen. Es entsteht mangels eines Brennpunktes kein scharfer „Punkt“, sondern ein „Stab“ auf der Netzhaut. Zur Korrektur werden Zylindergläser in die Brille eingesetzt.

Wie wird die Stärke der Fehlsichtigkeit angegeben?

Die Stärke der Fehlsichtigkeit wird entsprechend der zum Ausgleich des Sehfehlers nötigen Linsenbrechkraft in Dioptrien angegeben.
Weitsichtige Patienten, die eine konvexe Linse zur Korrektur benötigen, haben positive Dioptrienzahlen (z. B. +0,75).
Kurzsichtige Patienten, die eine konkave Linse zur Korrektur benötigen, haben negative Dioptrienzahlen (z. B. –2,25).
Der Dioptrienwert ist der umgekehrte Zahlenwert der Brennweite.
Beispiel: –2 dpt entspricht einer Brennweite von $-\frac{1}{2}$ m oder –50 cm.

Wie unterscheiden sich der graue und der grüne Star?

	Grauer Star	Grüner Star
Fachterminus	Katarakt	Glaukom
krankhafte Veränderung	Trübung der Linse	erhöhter Augeninnendruck
Symptome	Nebelsehen	Kopfschmerzen, Übelkeit, Röhrenblick
Diagnose	augenärztliche Untersuchung	Augeninnendruckmessung
Spätfolgen/ Komplikationen	fortschreitende Sehstörung bis zur Erblindung	Erblindung durch Schädigung des Sehnervs und der Netzhaut
Therapie	OP (Einsetzen einer Kunstlinse)	Senkung des Augeninnendrucks durch Medikamente/Augentropfen

1 Welche Linsenart ist für negative Dioptrienzahlen geeignet? Geben Sie den Fachbegriff der Linse an

a. konnatal
b. konvex
c. konkav
d. kognitiv

2 Für welche Form der Fehlsichtigkeit wird diese Linse gewählt?

a. Astigmatismus
b. Weitsichtigkeit
c. Kurzsichtigkeit
d. Altersfehlsichtigkeit

3 Welche Form hat diese Linse?

a. ()
b.)(
c.)|
d. (|

4 Welche Veränderung des Auges liegt einer Myopie zugrunde?

a. Der Augapfel ist zu kurz.
b. Der Augapfel ist zu lang.
c. Die Linse ist zu unelastisch.
d. Die Linse ist getrübt.

5 Was ist der deutsche Begriff für Myopie?

a. Kurzsichtigkeit
b. Brennpunktverlust
c. Weitsichtigkeit
d. Altersfehlsichtigkeit

6 Welche Linse wird zur Korrektur der Myopie eingesetzt?

a. Sammellinse
b. Streuungslinse
c. Reflexionslinse
d. Absorptionslinse

7 Wo liegt der Brennpunkt bei Kurzsichtigkeit?

a. vor der Netzhautebene
b. hinter der Netzhautebene
c. im Blinden Fleck
d. im Gelben Fleck

8 Bei einem Patienten wird ein erhöhter Augeninnendruck gemessen. Wie heißt dieses Krankheitsbild?

a. Katarakt
b. Grüner Star
c. Glaukom
d. Grauer Star

9 Was können die Folgen eines erhöhten Augeninnendrucks sein?

a. Bluthochdruck
b. Linsentrübung
c. Kurzsichtigkeit
d. Erblindung

10 Wie heißt das Krankheitsbild, wenn die Hornhaut uneben ist?

a. Myopie
b. Anisokorie
c. Astigmatismus
d. Hyperopie

11 Warum sehen diese Menschen schlecht?

a. Scharfes Sehen ist nur möglich, wenn der Brennpunkt auf der Netzhaut liegt.
b. Bei unebener Hornhaut werden die Strahlen verschieden gebrochen, daher gibt es keinen Brennpunkt.
c. Durch eine verkrümmte Hornhaut kann nicht genügend Licht bis zur Netzhaut dringen.

12 Welche Aussagen zum Katarakt sind richtig?

a. Linsentrübung
b. erhöhter Augeninnendruck
c. Erschlaffung der Linse
d. deutscher Begriff: Grüner Star
e. deutscher Begriff: Grauer Star

13 Wie kann ein Katarakt behandelt werden?

a. Korrektur der Kontaktlinsen
b. Augentropfen zur Senkung des Augeninnendrucks
c. operatives Einsetzen einer künstlichen Linse
d. Lasertherapie der Netzhaut

14 Sie sollen ein Rezept vorbereiten. Mit welchem Vorzeichen und welcher Einheit wird die Linsenstärke 3,0 bei Kurzsichtigkeit eingetragen?

a. −3 dpt
b. +3 dpt
c. +3 m
d. $+\frac{1}{3}$ dpt

Wie ist das Ohr aufgebaut?

Das Ohr kann in drei Abschnitte unterteilt werden, in denen jeweils wiederum verschiedene Strukturen am Hörvorgang beteiligt sind:

Außenohr	Mittelohr	Innenohr
Ohrmuschel (Auricula) besteht aus elastischem Knorpel. Der äußere Gehörgang (Meatus acusticus externus) zieht nach innen und wird durch das Trommelfell (Membrana tympani) vom Mittelohr getrennt. In der Haut des Außenohrs sitzen viele Drüsen, die das „Ohrenschmalz“ (Cerumen) produzieren.	Das Mittelohr liegt eingebettet im Felsenbein. Diesen Hohlraum nennt man auch Paukenhöhle. Die Paukenhöhle ist mit dem Rachen über die Ohrtrompete (= Ohrtube, Tuba auditiva, Eustachische Röhre) verbunden. Nach innen schließen sich das ovale und das runde Fenster des Innenohrs an. Beide „Fenster“ sind Aussparungen im Knochen, die mit einer Membran verschlossen sind. Im Mittelohr sind vor allem drei kleine, durch Gelenke beweglich verbundene Knochen wichtig: Hammer, Amboss und Steigbügel übertragen die Schallwellen vom Trommelfell auf das ovale Fenster des Innenohrs.	Das Innenohr liegt ebenfalls im sog. Labyrinth des Felsenbeins. Es lässt sich in drei Abschnitte gliedern: Vorhof, Bogengänge und Schnecke (Cochlea). Vom ovalen Fenster zieht sich die Vorhoftreppe (Scala vestibuli) in zweieinhalb Windungen bis zur Schneckenspitze. Von dort zieht sie wieder nach unten bis zum runden Fenster und heißt jetzt Paukentreppe (Scala tympani). In den Schneckenwindungen werden die beiden mit Perilymphe gefüllten „Treppen“ durch einen Hautschlauch (Schneckengang) getrennt, der mit Endolymphe gefüllt ist. Den Boden des Hautschlauches bildet die sog. Basilarmembran, auf der Haarzellen in das Corti-Organ eingelassen sind.

Benennen Sie die Abschnitte des Ohres. (s. Abb. unten)

	Abschnitt	deutsche Begriffe		Fachbegriffe
1	Außenohr	Ohrmuschel		Auricula
2		(äußerer) Gehörgang		Meatus acusticus (externus)
3		Trommelfell		Membrana tympani
4	Mittelohr	Hammer	liegen in der Paukenhöhle	Malleus
5		Amboss		Incus
6		Steigbügel		Stapes
7	Innenohr	ovales Fenster		Fenestra vestibuli
8		Hörschnecke mit Vorhof-, Paukentreppe und Schneckengang		Cochleae
9	Innenohr	Bogengänge und Ampullen bilden das Labyrinth des Gleichgewichtsorgans.		Vestibularorgan
10	Mittelohr	Ohrtube (Ohrtrompete, Eustachische Röhre)		Tuba auditiva
11		Hör- und Gleichgewichtsnerv (VIII. Hirnnerv)		Nervus vestibulocochlearis

Welche Aufgaben erfüllt das Ohr?

- **Gehör** → nimmt Schallwellen wahr
- **Gleichgewichtssinn** → ermöglicht die Orientierung im Raum (oben, unten), Drehungen, Beschleunigung/Abbremsung

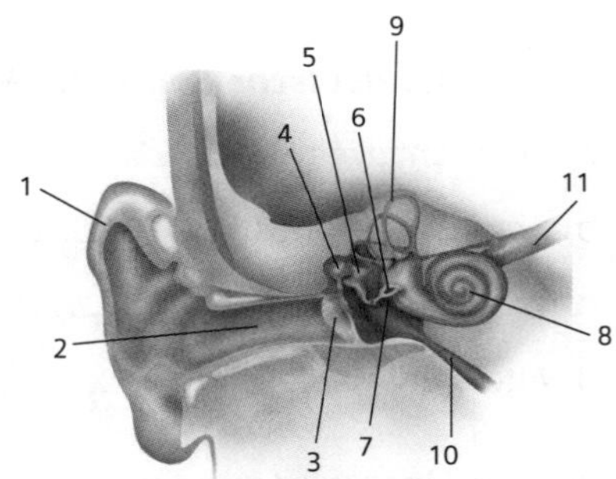

Aufbau des Ohres

Wie funktioniert das Gehör?

Die Schallwellen werden von der Ohrmuschel wie von einem Trichter weiter zum Trommelfell geleitet. Das Trommelfell ist eine dünne Haut, die dadurch in Schwingungen versetzt wird. Diese Schwingungen wiederum versetzen die Gehörknöchelchen des Mittelohrs in Bewegung. Dadurch wird von Luftschwingungen auf Knochenschwingungen gewechselt, und es findet eine Verstärkung statt. Der Steigbügel klopft gegen die Membran des ovalen Fensters. Dadurch entsteht eine Druckwellenbewegung in der Perilymphe der Vorhoftreppe, die die Schneckenwindungen bis zur Spitze hinauflaufen. Von dort läuft die Welle die Paukentreppe herunter, bis sie am runden Fenster verebbt. Durch die wechselseitigen Druckwellen in Paukentreppe und Vorhoftreppe wird auch die Endolymphe in dem Hautschlauch in Bewegung versetzt. Diese wiederum bewegt die Haarzellen, die mit dem Hörnerv in Verbindung stehen. Der Hörnerv transportiert die Erregungen zum Gehirn, wo sie verarbeitet werden.

Was hat das Ohr mit dem Gleichgewicht zu tun?

Der Lage- und Drehsinn (= Gleichgewichtssinn) wird ebenfalls über das Ohr wahrgenommen. Die Aufgaben werden vom Vorhof und den Bogengängen des Innenohrs durchgeführt. Durch Bewegungen des Kopfes wird die Endolymphe in Bewegung versetzt und gibt Reize an den Hörnerv, die im Kleinhirn ausgewertet werden und uns unsere Position im Raum angeben. Wenn z. B. durch einen Hörsturz (Minderdurchblutung im Innenohr) der Gleichgewichtssinn beeinträchtigt ist, kommt es zu Schwindel (= Vertigo) und Unsicherheit. Nur die Augen geben dann noch Information, ob wir liegen oder stehen. Daher dürfen Menschen mit Gleichgewichtsstörungen nicht tauchen, sie wüssten unter Wasser nicht mehr, wo oben und unten ist. Auch die See- oder Reisekrankheit beruht auf einer Störung des Gleichgewichtssinns.

1 Ordnen Sie die Begriffe den Abschnitten des Ohres zu. Außenohr (1), Mittelohr (2), Innenohr (3)

a. ovales Fenster ______
b. Trommelfell ______
c. Paukenhöhle ______
d. Schneckengang ______
e. rundes Fenster ______
f. Gehörgang ______
g. Hammer ______
h. Vorhoftreppe ______
i. Amboss ______
j. Paukentreppe ______
k. Steigbügel ______

2 Welche Funktionen erfüllt das Ohr?

a. Hören ______
b. Gleichgewicht ______
c. Sprache ______
d. Temperaturempfinden ______

3 In der Haut des Außenohrs sitzen zahlreiche Drüsen, die Ohrenschmalz produzieren, was den Gehörgang verstopfen kann. Wie ist der Fachbegriff für „Ohrenschmalz"?

a. Cherubim ______
b. Cerumen ______
c. Bitumen ______
d. Paraffinum ______

4 Erklären Sie den Gehörvorgang und füllen Sie die Lücken mit den entsprechenden Begriffen.

Die Schallwellen werden von der (a) ______ wie von einem Trichter eingefangen und durch den (b) ______ zum (c) ______ weitergeleitet. Dieses wird von den Schallwellen in Schwingungen versetzt. Diese Schwingungen werden auf die drei (d) ______ des Mittelohrs übertragen. Ihre Namen sind (e) ______, (f) ______ und (g) ______. Der letzte (g) dieser drei Knochen „klopft" an das ovale Fenster. Durch die Vibrationen wird die (h) ______ im Raum hinter dem ovalen Fenster zur Wellenbildung angeregt. Die Welle bewegt sich erst zweieinhalb Windungen die (i) ______-treppe hinauf. An der Schneckenspitze angekommen, läuft sie dann die (j) ______-treppe hinunter. Der Raum zwischen den beiden Treppen ist ebenfalls mit Flüssigkeit gefüllt, der sog. (k) ______. In der Basilarmembran dieses Hautschlauchs liegen Haarzellen, die zum (l) ______ ______ gehören. Die Bewegung der Haarzellen führt zu Erregungen im Hörnerv. Der Hautschlauch heißt auch (m) ______.

5 Der luftgefüllte Raum, in dem die drei Gehörknöchelchen liegen, heißt …

a. Schneckenhöhle. ______
b. Paukenhöhle. ______
c. Paukengang. ______
d. Schneckengang. ______

6 Wo verebbt die Flüssigkeitswelle der Schnecke?

a. am runden Fenster ______
b. am ovalen Fenster ______
c. am Schneckengang ______
d. am Eckfenster ______

7 Welche Namen für die Ohrtrompete kennen Sie noch?

a. Tuba acustica ______
b. Tuba auditiva ______
c. Tuba vestibularia ______
d. Eustachische Röhre ______
e. Galileische Röhre ______
f. Kopernikus-Röhre ______

8 Im Mittelohr wird die Weiterleitung des Schalls verändert. Welche Aussagen sind korrekt?

a. Es wird von Knochen- auf Luftleitung umgeschaltet. ______
b. Der Schall wird etwas gedämpft. ______
c. Der Schall wird verstärkt. ______
d. Es wird von Luft- auf Knochenleitung umgestellt. ______

9 Der VIII. Hirnnerv zieht vom Gehirn direkt bis ins Innenohr. Aufgrund seiner zwei Funktionen heißt er auch …

a. Nervus trigeminus. ______
b. Nervus oculomotorius. ______
c. Nervus vestibulocochlearis. ______
d. Nervus olfactorius. ______

10 Welche Strukturen sind am Gleichgewicht beteiligt?

a. Paukengänge ______
b. Corti-Organ ______
c. Ampullen ______
d. Bogengänge ______

11 Wo werden die Informationen von Lage und Beschleunigung verarbeitet?

a. im Kleinhirn ______
b. im Großhirn ______
c. im Mittelhirn ______
d. im Zwischenhirn ______

Warum klingt unsere eigene Stimme auf dem Anrufbeantworter so fremd?

Wenn der Schädel in Schwingung versetzt wird, leiten die Schädelknochen die Schwingungen direkt zum Innenohr weiter. Dabei wird das Mittelohr mit den Gehörknöchelchen umgangen. Das ist auch der Grund, warum wir unsere Stimme als fremd empfinden, wenn wir sie auf Tonband hören. Wenn wir reden, hören wir unsere Stimme über Schall- und Knochenleitung. Hören wir uns auf Band, dann nur über die Schallleitung, die Knochenleitung entfällt.

Welche häufigen Untersuchungen des Ohres gibt es?

- **Otoskopie** (Gehörspiegelung) dient dem Entfernen von Cerumen und der Beurteilung des Trommelfells.
- **Audiometrie** (Messung der Gehörfunktion mit einem Audiometer) dient der Beurteilung der Hörgrenzen, d.h. die Schallintensität, bei der gerade noch gehört wird. Diese Messung wird für verschiedene Frequenzen (Tonhöhen) durchgeführt.

Wie funktioniert eine Audiografie?

Bei einer Audiografie werden dem Patienten Kopfhörer (roter Hörer → rechtes Ohr) aufgesetzt. Dadurch können die beiden Ohren getrennt getestet werden (Luftleitungsaudiografie). Dann werden jeweils verschiedene Frequenzen in verschiedenen Lautstärken eingespielt. So kann für jedes Ohr die Lautstärke festgelegt werden, ab der ein Ton einer bestimmten Frequenz gehört wird (Hörschwelle). Zuletzt wird die Knochenleitung (Knochenleitungsaudiografie) getestet, indem der Schädel in Schwingungen versetzt wird.
Die gemessenen Werte werden in einem Diagramm ausgedruckt, das Audiogramm genannt wird.

Welche Arten von Schwerhörigkeit kennen Sie, wie unterscheiden sich diese?

Wenn bestimmte Frequenzen nicht mehr wahrgenommen werden, spricht man von Schwerhörigkeit. Je nachdem, wo im Hörvorgang das Problem liegt, kann man mehrere Formen unterscheiden.

Bezeichnung	Die Störung liegt im ...	Beispiel
Schallleitungs-schwerhörigkeit	Außen- oder Mittelohr	Schmalzpfropf, Mittelohrentzündung, Otosklerose (Steigbügel ist unbeweglich und kann nicht mehr ans ovale Fenster „klopfen“)
Schallempfindungs-schwerhörigkeit	Innenohr oder Hörnerv	akustisches Trauma (durch Lärm können die Haarzellen im Corti-Organ zerstört werden), z.B. Explosion, laute Musik in der Disco; Rötelninfektionen während der Embryonalentwicklung
Schallwahrnehmungs-schwerhörigkeit	Gehirn	Schädigung des Hörzentrums im Gehirn

Wo liegen die Grenzen des Hörens?

- hörbarer Bereich: 20 bis 16000 Hertz
- Kernbereich: 1000 bis 4000 Hertz
- Definition für 0 dB: Töne mit einer Frequenz von 1000 Hertz, die gerade noch hörbar sind

Was ist Altersschwerhörigkeit?

Der normale hörbare Bereich des menschlichen Ohres liegt bei Frequenzen zwischen 20 und 16000 Hertz (= Schwingungen pro Minute). Das heißt, nur Töne, die in diesem Bereich liegen, können die Haarzellen erregen. Besonders „tiefe“ Töne (Bässe) haben niedrige Frequenzen, hohe Töne wie Pfeifen haben hohe Frequenzen. Die Lautstärke wird in Dezibel (dB) gemessen und gibt die Stärke der Druckwelle an (laut, leise). Sprechen in normaler Lautstärke hat etwa 45 dB, ein Presslufthammer hat etwa 90 dB. Die Hörgrenze ist jedoch für jede Tonhöhe anders. Hundepfeifen sind für menschliche Ohren nicht hörbar, weil die Tonfrequenz zu hoch liegt und die Haarzellen im Innenohr nicht erregt. Im Laufe des Lebens werden die Haarzellen für hohe Töne immer unempfindlicher, die hohen Töne und später auch mittlere Frequenzen können nicht mehr gehört werden. Daher kann ein Hörgerät als Verstärker für hohe Töne helfen.

Was ist eine Otitis media?

Bei der Otitis media handelt es sich um eine Mittelohrentzündung, die meist aus dem Nasen-Rachen-Raum über die Ohrtrompete (Eustachische Röhre) aufsteigt. Bei längerem Fieber muss evtl. das Trommelfell zur Entlastung eröffnet werden.

Symptome	Ohrenschmerzen, Fieber, „Ohrauslaufen“ (Sekret durchbricht das Trommelfell)
Therapie	abschwellende Mittel (um eine Belüftung durch die Ohrtube zu gewährleisten), Bettruhe, ggf. Antibiotika
Komplikationen	Ausdehnung der Entzündung, chronische Mittelohrentzündung (vor allem bei Kindern, kann zu Schwerhörigkeit führen)

Was ist ein Tinnitus?

Tinnitus ist ein Klingeln oder Pfeifen im Ohr. Dies kann nach einer extremen Belastung des Ohres auftreten, aber auch bei Minderdurchblutung des Innenohrs im Rahmen eines Hörsturzes oder bei Stress.

1 *Die Messung am Audiometer wird protokolliert durch ein ...*

a. Sonogramm.

b. Szintigramm.

c. Audiogramm.

2 *Eine Audiometrie wird oft auch als Schwellenaudiometrie bezeichnet. Warum?*

a. Sie dient der Erfassung der Schmerzgrenze.

b. Sie dient der Erfassung der Hörschwelle.

c. Sie dient der Erfassung der Toleranzschwelle.

3 *Was wird bei einer Audiografie getestet?*

a. die gemeinsame Hörfunktion der beiden Ohren

b. die Hörfunktion der einzelnen Ohren

c. die Knochenleitung des Schalls

d. die Luftleitung des Schalls

4 *Warum wird bei einem Luftleitungsaudiogramm die gesamte Hörfähigkeit getestet, nicht aber beim Knochenaudiogramm?*

a. Beim Luftleitungsaudiogramm werden Mittel- und Innenohr getestet.

b. Beim Luftleitungsaudiogramm wird nur das Außenohr getestet.

c. Beim Knochenleitungsaudiogramm wird nur das Innenohr getestet.

5 *Ein Patient hat in der Audiografie gute Ergebnisse für das Knochenleitungsaudiogramm, aber schlechte für das Luftleitungsaudiogramm. Wo liegt der Hörfehler?*

a. im Außenohr

b. im Mittelohr

c. im Innenohr

d. Der Hörfehler lässt sich nicht eingrenzen.

6 *Welche möglichen Ursachen gibt es für den Hörfehler aus der vorhergehenden Aufgabe?*

a. Ohrenschmalz

b. akustisches Trauma

c. Rötelninfektion in der Embryonalentwicklung

d. Otosklerose

7 *Was ist eine Otosklerose?*

a. Verkalkung der Blutgefäße im Ohr

b. Versteifung des Steigbügels

c. Autoimmunerkrankung mit Lähmung des Hörnervs

d. Verkalkung des Trommelfells

8 *Warum klingt die eigene Stimme auf der Mailbox so anders, als wenn wir uns selbst reden hören?*

a. Die Qualität der Mailbox ist schlecht.

b. Wenn man spricht, hört man die eigene Stimme „im Kopf" über Knochenleitung und über Luftleitung (Ohren).

c. Wenn man spricht, hört man die eigene Stimme über die Luftleitung.

d. Wenn man spricht, hört man die eigene Stimme über Knochenleitung.

9 *Was sind Dezibel (dB)?*

a. ein Maß für die Höhe eines Tons

b. ein Maß für die Lautstärke

c. ein Maß für die Schallgeschwindigkeit

d. ein Maß für die Schallgrenze

10 *Ordnen Sie die Begriffe den Erklärungen zu.*

Audiometer (1), Audiografie (2), Audiogramm (3), Knochenleitungsaudiogramm (4)

a. Untersuchung zur Messung der Hörfähigkeit

b. Auswertung des Innenohr-Hörvermögens

c. Auswertungsdiagramm einer Gehöruntersuchung

d. Messgerät zur Untersuchung der Hörfähigkeit

11 *Bei einem Patienten wird eine Innenohrschwerhörigkeit vermutet. Welche Ergebnisse erwarten Sie im Audiogramm?*

a. Das Luftleitungsaudiogramm ist normal.

b. Das Luftleitungsaudiogramm ist verschlechtert.

c. Das Knochenleitungsaudiogramm ist normal.

d. Das Knochenleitungsaudiogramm ist verschlechtert.

12 *Was ist typisch für eine Altersschwerhörigkeit?*

a. Die hohen Töne werden nicht mehr gut wahrgenommen.

b. Die tiefen Töne werden nicht mehr gut wahrgenommen.

c. Mit Fortschreiten der Schwerhörigkeit werden auch mittlere Töne nicht mehr gehört.

13 *Welche Aussagen treffen auf eine Otitis media zu?*

a. Es handelt sich um eine Innenohrentzündung.

b. Es handelt sich um eine Mittelohrentzündung, die chronisch werden kann.

c. Die Entzündung kann sich in den Nasen-Rachen-Raum ausdehnen und diesen mitinfizieren.

d. Meist ist die Ursache eine aufsteigende Entzündung des Nasen-Rachen-Raums.

Wie ist die Haut aufgebaut?		
Haut (Cutis)	Oberhaut (Epidermis)	mehrschichtiges, verhorntes Plattenepithel mit Pigmentzellen
	Lederhaut (Dermis, Corium)	Schweiß-, Talg- und Duftdrüsen, Haarwurzeln, Tastkörperchen
Unterhaut	(Subcutis)	Fettgewebe (Kälteschutz)

Beschriften Sie die Abbildung entsprechend der Nummerierung.	
1	Epidermis (abgestorbene, abgeschilferte Zellen bilden die Hautrillen)
2	Epidermis (nachwachsende Zellen)
3	Dermis (Lederhaut)
4	Subcutis (Unterhautfettgewebe)
5	Hautporen mit Schweißdrüsen
6	Haare mit Haarwurzel, Talgdrüse und Haar-Aufrichtmuskel
7	Blutgefäß

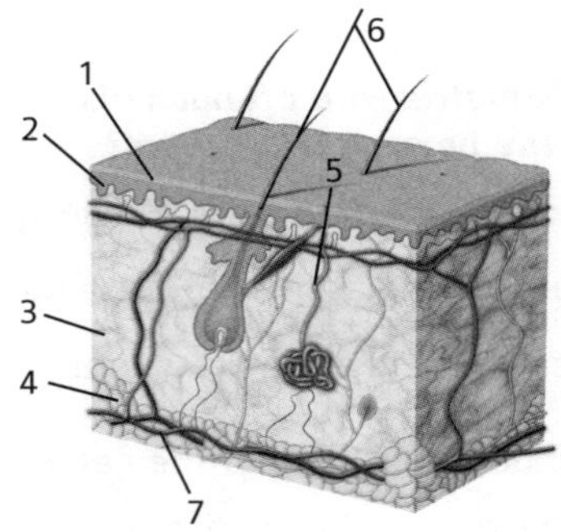

Aufbau der Haut

Welche Aufgaben erfüllt die Haut?	
Schutz	vor Umwelteinflüssen (Wärme, Kälte, Verletzung, Mikroorganismen)
Wärmeregulation	durch Schweißproduktion und verstärkte bzw. reduzierte Durchblutung
Ausscheidung	von Salzen und Wasser
Sinnesorgan	Berührungs-, Schmerz-, Druck- und Temperaturempfindung

Welche häufigen Hauterkrankungen kennen Sie?

Erkrankung	Beschreibung (was?)	Hauptlokalisation (wo?)
bakterielle Infektionen	z. B. Furunkel, Erysipel (Wundrose), Impetigo (Grindflechte)	Furunkel: besonders im Nacken Erysipel: Beine Impetigo: Gesicht
Virusinfektionen	z. B. Herpes simplex mit typischer Bläschenbildung	v. a. Lippen oder Genitalbereich
Pilzinfektionen (Mykosen)	Tinea-Infektion: oft runde Rötung, juckend und in der Mitte blasser	häufig an Finger- und Zehennägeln, in der Leisten- oder Achselregion, zwischen den Zehen
	Candida-Infektion (= Candidose, Soor): weißlicher Belag auf Zunge und Mundschleimhaut	Mundhöhle
Ekzem	z. B. Kontaktekzem auf Nickel, Juckreiz: gerötete, schuppige, rissige, oft nässende Hautveränderung	häufig in der Bauchnabelregion (Hosenknopf)
Schuppenflechte (Psoriasis)	juckende, schuppende Hautveränderung	oft an Ellenbogen, Kniegelenken
Akne	Verstopfung der Haarfollikel führt zu Mitessern und Pusteln	Gesicht, Nacken, Rücken und Brust
Warzen	durch Viren hervorgerufen, unterschiedliche Formen	Gesicht, Handrücken, Genitalbereich
Tumoren	gutartige, z. B. Muttermal (Naevus), bösartige, z. B. malignes Melanom	malignes Melanom: besonders an sonnenexponierten Stellen

Erläutern Sie den Begriff „Mykosen“.

„Mykose“ ist ein Überbegriff für eine Infektion mit Pilzen. Dazu gehört auch eine Candidose, d. h. eine Infektion mit Candida-Pilzen. Bei immungesunden Menschen ist eine Pilzinfektion meist örtlich begrenzt (z. B. Fußpilz). Jedoch kann bei Immunschwäche, z. B. nach Chemotherapie, Transplantation oder bei AIDS, das Pilzwachstum nicht mehr kontrolliert werden, und es kommt zu schweren Pilzerkrankungen (systemische Mykosen).

Wo sind Pilze zu finden, wie kann man vorbeugen?

Pilze sind an Stellen zu finden, wo es feucht, warm und dunkel ist. Das kann in durchgeschwitzten Turnschuhen oder einer dauernassen Seifenschale ebenso der Fall sein wie bei Speisepilzen auf dem geschützten Waldboden im Unterholz. Daher gilt, dass Stückseife möglichst durch Flüssigseife im Spender ersetzt werden sollte. Socken sollten regelmäßig gewechselt und bei mindestens 60 °C gewaschen werden. Nach dem Duschen ist immer darauf zu achten, die Zehen gründlich abzutrocknen

1 *Ordnen Sie die folgenden Strukturen einer der folgenden Hautschichten zu, indem Sie die entsprechenden Zahlen eintragen. Oberhaut (1), Lederhaut (2), Unterhaut (3)*

a. Pigmentzellen ____

b. Tastempfinden ____

c. Fettgewebe ____

d. Blutgefäße ____

e. Plattenepithel ____

2 *Das Fachwort für „Unterhaut" lautet ...*

a. Cutis. ____

b. Dermis. ____

c. Subcutis. ____

d. Epidermis. ____

3 *Welche Funktionen erfüllt die Haut?*

a. Schutz vor Wärme bzw. Kälte ____

b. Tastempfinden ____

c. Schutz vor Alterungsprozessen ____

4 *Wie kann die Haut zur Regelung der Körpertemperatur beitragen?*

a. Schweißproduktion ____

b. Anpassung der Durchblutung ____

c. Behaarung ____

d. Kälteschutz durch Unterhautfettgewebe ____

5 *Welche der folgenden Hauterkrankungen sind keine Infektionen?*

a. Furunkel ____

b. Ekzem ____

c. Soor ____

d. Melanom ____

6 *Aus welchen Schichten besteht die Cutis?*

a. Oberhaut und Unterhaut ____

b. Oberhaut und Lederhaut ____

c. Ober-, Leder- und Unterhaut ____

7 *Sie sehen in einem Krankenblatt die Diagnose „Soor". Dabei handelt es sich um eine ...*

a. bakterielle Infektion. ____

b. virale Infektion. ____

c. Pilzinfektion. ____

d. Amöbeninfektion. ____

8 *Welche Aussagen treffen auf „Soor" zu?*

a. tritt bevorzugt an der Mundschleimhaut auf ____

b. juckende, rote Hautstelle ____

c. tritt bevorzugt in den Zehenzwischenräumen auf ____

d. weißlicher Belag ____

9 *Nennen Sie typische Symptome für ein Ekzem.*

a. weißliche Flecken ____

b. Fieber ____

c. Rötung, Juckreiz ____

d. eitrige Pustelbildung ____

e. Wanderröte ____

10 *Welche Aussagen zu Pilzen sind richtig?*

a. Pilze sind gefährlich und führen immer zu schweren systemischen Infektionen. ____

b. Pilze können sich bei immungeschwächten Patienten auf viele Organe ausdehnen. ____

c. Pilze gedeihen besonders gut in schlecht gelüfteten Badezimmern ohne Fenster. ____

d. Pilze sind häufig in Flüssigseife und Handtüchern zu finden. ____

Was sind Hormone?
Chemische Botenstoffe, die von spezialisierten Drüsen produziert und direkt ins Blut abgegeben werden. Sie werden von spezifischen Rezeptoren auf den Zielzellen erkannt. Hormone sind bereits in sehr geringen Mengen wirksam.

Welche Funktion hat das Hormonsystem?
Hormone regulieren viele Vorgänge des Körpers, besonders im Stoffwechsel und bei den Organtätigkeiten. Da es einige Sekunden bis Minuten dauert, bis das Hormon in der Zielzelle seine Wirkung voll entfalten kann, ist das Hormonsystem zu langsam, um Bewegungen zu steuern (Nervensystem, Muskeln), aber es gibt Wechselwirkungen mit dem Nervensystem.

Was sind endokrine Drüsen?
Die Hormondrüsen haben keinen Ausführungsgang (wie z. B. Speicheldrüsen, sog. exokrine Drüsen), sondern geben ihre Hormone direkt ins Blut ab, daher heißen sie auch endokrine Drüsen.

Wie werden die Hormondrüsen gesteuert?
Die oberste Schaltzentrale der Hormonaktivität liegt im Gehirn, in einer Region, die Hypothalamus heißt. Der Hypothalamus produziert Ausschüttungs- und Inhibierungshormone, die auf die Hirnanhangsdrüse (Hypophyse), die übergeordnete Hormondrüse des Körpers, wirken. Die Hormone der Hypophyse wirken direkt im Körper oder auf untergeordnete Hormondrüsen, die sie zur Produktion ihrer Hormone anregen. Die Menge der Hormonausschüttung und die Konstanthaltung der Hormonspiegel im Blut erfolgt über Rückkopplungsvorgänge.

Welche Hormondrüsen und Hormone kennen Sie?

Hormondrüse		Hormone und ihre Funktion
(Zirbeldrüse) Epiphyse		Melatonin → „biologische Uhr“
Hirnanhangsdrüse (Hypophyse)	Hypophysenvorderlappen (HVL)	▸ TSH → (Thyroidea stimulierendes Hormon) stimuliert die Schilddrüse ▸ ACTH → (adrenocorticotropes Hormon) regt die Nebennierenrinde an ▸ FSH → (Follikel stimulierendes Hormon) stimuliert die Eireifung (Frau) und Samenbildung (Mann) ▸ LH → (luteinisierendes Hormon) stimuliert Eisprung (Frau) und Androgenproduktion (Mann) ▸ MSH → (Melanozyten stimulierendes Hormon) regt die Pigmentbildung in der Haut an ▸ STH → (somatotropes Hormon) Wachstumshormon ▸ Prolaktin → Milchbildung bei Müttern
	Hypophysenhinterlappen (HHL)	▸ ADH (antidiuretisches Hormon = Adiuretin) → reduziert die Harnausscheidung ▸ Oxytocin → Wehen, Zusammenziehen der Gebärmutter, Milchbildung
Schilddrüse (Glandula thyroidea)		▸ T3 (Trijodthyronin), T4 (Thyroxin) → Stoffwechsel; beide Hormone sind jodhaltig ▸ Calcitonin → Kalziumeinbau in den Knochen, Phosphatstoffwechsel
Nebenschilddrüsen (Glandulae parathyroideae)		▸ Parathormon → Kalziumabbau aus dem Knochen, Phosphatstoffwechsel, Gegenspieler von Calcitonin
Nebennieren (Glandulae suprarenales)	Nebennierenrinde (NNR)	▸ Glukokortikoide (z. B. Kortisol) → entzündungshemmend, blutzuckersteigernd, langfristige Stresshormone ▸ Mineralokortikoide (z. B. Aldosteron) → Mineralstoffwechsel ▸ Geschlechtshormone (z. B. Androgene) → Ausprägung männlicher Merkmale
	Nebennierenmark	▸ Adrenalin, Noradrenalin → Stresshormone, versetzen den Körper in „Alarmbereitschaft“ und erhöhte Aktivität, Erhöhung des Blutzuckers, Erhöhung von Blutdruck und Puls, Weitung der Bronchien, Wechselwirkung mit dem vegetativen Nervensystem
Langerhans-Inseln (Pankreas)		▸ Insulin → Blutzuckersenkung ▸ Glukagon → Blutzuckeranhebung
Männer: Hoden (Testes)		▸ Androgene (z. B. Testosteron) → männliche Merkmale
Frauen: Eierstöcke (Ovarien)		▸ Östrogene → Aufbau der Gebärmutterschleimhaut ▸ Gestagene (z. B. Progesteron) → Vorbereitung der Gebärmutterschleimhaut auf die Eizelle

Welche Erkrankungen des Hormonsystems kennen Sie?
Unterfunktion, Überfunktion der Hormondrüse oder Fehlfunktion des Rezeptors auf der Zielzelle (z. B. bestimmte Formen von Kleinwuchs)

Beispiele	Überfunktion	Unterfunktion
Hypophyse	HVL: Akromegalie (Überschuss an STH führt bei Erwachsenen zu übergroßen Händen, Nase und Lippen)	HHL: Diabetes insipidus (Ausscheidung von großen Urinmengen wegen Mangels an ADH)
Schilddrüse	Hyperthyreose (Steigerung des Stoffwechsels, Haarausfall, Schwitzen, Gewichtsabnahme)	Hypothyreose (Verlangsamung des Stoffwechsels, Frösteln, Leistungsabfall, Gewichtszunahme, Myxödem = teigig aufgequollenes Gesicht)
Nebennierenrinde	Cushing-Syndrom (Kortisolüberproduktion → oder Kortisoneinnahme, Körperstamm-Fettsucht, Stiernacken, Vollmondgesicht, erhöhte Blutzuckerwerte, Osteoporose)	Addison-Krankheit (Mangel an Aldosteron, Bronzefärbung der Haut, Leistungsabfall)
Langerhans-Inseln (Pankreas)		Diabetes mellitus Typ I (insulinpflichtig)
Ovarien (Frau)	Fehlfunktionen führen meist zu Zyklusstörungen.	

1 Was sind endokrine Drüsen?

a. Drüsen mit Ausführungsgang
b. Drüsen ohne Ausführungsgang
c. Drüsen, die Hormone produzieren
d. Drüsen, die Enzyme produzieren

2 Was sind Hormone?

a. physikalische Botenstoffe
b. Enzyme
c. chemische Botenstoffe
d. Baustoffe

3 Welche Wirkungen können Hormone ausüben?

a. auf das Wachstum
b. auf den Stoffwechsel
c. auf die Bewegung
d. auf die Geschlechtsreife

4 Welche Hormone werden im HVL gebildet?

a. ADH
b. ACTH
c. Oxytocin
d. TSH

5 Welche Wirkung hat ADH?

a. Es reduziert die Harnmenge.
b. Es fördert die Harnmenge.
c. Es fördert den Stoffwechsel.
d. Es beeinflusst das Wachstum.

6 Adrenalin ist auch als Stresshormon bekannt. Unsere Vorfahren mussten bei der Jagd stets auf Angriffe wilder Tiere gefasst sein. Daher musste der Körper zu „fight or flight" (= Kampf oder Flucht) bereit sein. Wie wird das durch Adrenalinausschüttung erreicht?

a. Absenkung des Blutzuckerspiegels
b. Erweiterung der Bronchien
c. Erhöhung des Blutdrucks und der Herzfrequenz
d. Absenkung des Blutdrucks und der Herzfrequenz

7 Welche Drüsen werden von der Hypophyse gesteuert?

a. endokrine Drüsen
b. exokrine Drüsen
c. Ohrspeicheldrüsen
d. Schilddrüse

8 Bei Osteoporose liegt ein Mangel an Kalzium im Knochen vor. Welche Hormone haben Einfluss auf den Kalziumhaushalt und auf Osteoporose?

a. Cortisol
b. Melatonin
c. Calcitonin
d. Parathormon

9 Ein Patient muss hochdosiertes Kortison zu sich nehmen. Welche Veränderungen erwarten Sie?

a. Pferdefüße
b. Stiernacken
c. Wespentaille
d. Froschaugen

10 Eine Überproduktion von STH (Wachstumshormon) führt bei Kindern zu sog. Riesenwuchs, d. h., sie können bis zu mehr als zwei Meter groß werden. Es gibt auch eine Überproduktion bei Erwachsenen. Wie äußert sich diese?

a. Gar nicht, da das Wachstum abgeschlossen ist.
b. Auch diese können noch ein Stück wachsen.
c. Die Gesichtsanhänge wie Nase und Lippen vergrößern sich.
d. Da das Längenwachstum abgeschlossen ist, erfolgt ein Breitenwachstum.

11 Bei welcher der folgenden Erkrankungen handelt es sich um eine Hormondrüsenerkrankung?

a. Hyperthyreose
b. Thrombose
c. Arthrose
d. Skoliose

12 Ordnen Sie die folgenden Hormone der passenden Hormondrüse zu.

HVL (1), HHL (2), Schilddrüse (3), NNR (4), NNM (5), Eierstock (6), Hoden (7), Nebenschilddrüsen (8)

a. ADH
b. T3
c. Kortisol
d. Testosteron
e. Östrogen
f. Calcitonin
g. Adrenalin

Was ist das Blut?

Aus biologischer Sichtweise ist Blut ein (flüssiges) Organ. Chemisch betrachtet ist Blut ein heterogenes Gemisch bzw. eine kolloidale Lösung. Ein Erwachsener von 70 kg besitzt ca. fünf bis sechs Liter.

Wie ist das Blut aufgebaut bzw. zusammengesetzt?

Das Blut besteht aus flüssigen (Plasma) und festen (zellulären) Bestandteilen:

		Davon sind:			Davon sind:
58 %	Plasma	90 % Wasser 8 % Eiweiße 2 % Elektrolyte, Hormone …	42 %	zelluläre Bestandteile	99 % Erythrozyten 1 % Leukozyten und Thrombozyten

Welche Aufgaben erfüllt das Blut?

Transportfunktion	▸ O_2 von der Lunge zu den Zellen und CO_2 von den Zellen zur Lunge, Nährstoffe, Hormone und Stoffwechselendprodukte
Abwehrfunktion	▸ Bildung von Antikörpern, unspezifische Abwehr und spezialisierte Vernichtungszellen
Wärmefunktion	▸ Durch das Blut ist der Körper konstant auf 36,5 bis 37 °C erwärmt.
Pufferfunktion	▸ Ausgleich des pH-Wertes durch Pufferung
Gefäßabdichtung	▸ Durch Gerinnung werden Gefäßverletzungen abgedichtet und ein Ausbluten verhindert.

Wo wird das Blut gebildet?

Das Blut wird im Knochenmark gebildet, bei Erwachsenen vor allem im Knochenmark der kurzen, platten Knochen (z. B. Brustbein, Becken, Wirbelkörper), bei Kindern auch im Mark der Röhrenknochen. Bei Ungeborenen übernimmt die Leber die Blutbildung. Im Knochenmark sitzen Stammzellen, die die Fähigkeit haben, sich in alle drei Blutzellarten zu entwickeln (= pluripotent). Durch Teilung entstehen immer neue Zellen, die sich dann entweder in Erythrozyten, Leukozyten oder Thrombozyten differenzieren. Erst die reifen Zellen verlassen das Knochenmark. Nur bei schweren Krankheiten können sich auch Vorläuferstufen von Leukozyten (z. B. bei Leukämie) oder Erythrozyten (z. B. bei schweren Anämien) im Blut finden.

Beschreiben Sie die roten Blutkörperchen (= Erythrozyten).

Aussehen	kleine runde, eingedellte Zellen ohne Zellkern; Durchmesser ist etwa 7,5 µm (Leukozyten sind meist größer, Thrombozyten sind bis 4 µm groß)
Menge	ca. 5 Mio./µl Blut
Lebensdauer	etwa 120 Tage
Bau und Funktion	Erythrozyten bestehen vor allem aus Hämoglobin (Hb), dem „roten Blutfarbstoff". Das Hb ist ein Eiweißmolekül, das auch Eisen enthält. Das Hb kann O_2 und CO_2 binden und transportieren, ist aber auch an der Pufferfunktion beteiligt.
Bildungsort	Knochenmark
Abbau	In der Milz, die wie ein Netz alte Erythrozyten aus dem Blut filtert und abbaut. Das Hämoglobin wird zerlegt und der Eiweißanteil in der Leber zu Bilirubin umgewandelt, das Eisen wird „recycelt" und wieder in neue Erythrozyten eingebaut.

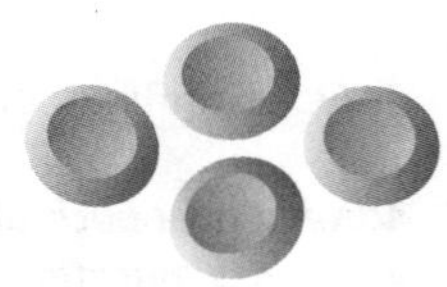

rote Blutkörperchen

Was versteht man unter Anämie? (→ s. auch Labor/Hämatologie)

Anämie (= Blutarmut) ist ein Mangel an Hämoglobin, meist in Verbindung mit erniedrigten Erythrozyten-Zahlen. Dies kann verschiedene Ursachen haben:

Eisenmangel oder -verwertungsstörung	Durch Mangel an Eisen (z. B. chronische Sickerblutung) kann nicht genügend Hb gebildet werden, daher sind die einzelnen Erythrozyten nicht ausreichend mit Hb beladen. Obwohl die Zahl der Erythrozyten normal sein kann, fehlt insgesamt Hämoglobin. Besonders bei chronischen Entzündungen oder Tumorerkrankungen kann das vorhandene Eisen oft nicht richtig in die Erythrozyten eingebaut werden (Verwertungsstörung), und es entsteht dadurch eine Anämie. → **hypochrome** Anämie (Hb↓, MCH↓, MCV↓)
(akute) Blutung oder vermehrter Abbau (Hämolyse)	Durch eine Verletzung sind viele Erythrozyten mitsamt dem darin enthaltenen Hb verloren gegangen, oder es werden durch eine Störung im Körper zu viele Erythrozyten abgebaut (erkennbar am Ikterus = Gelbsucht). Dann fehlt insgesamt Hb, weil die Zahl der Erythrozyten verringert ist, obwohl die einzelnen Erythrozyten normal beladen sind. → **normochrome** Anämie (Ery↓, Hkt↓, Hb↓)
Vitamin B_{12}-Mangel	Durch Mangel an Vitamin B_{12} oder Folsäure können die Erythrozyten nicht richtig gebildet werden, obwohl genug Hb vorhanden ist. Das heißt, der Körper hat zu wenig, aber mit Hb überladene Erythrozyten. → **hyperchrome** Anämie (Ery↓, MCV↑, MCH↑)

Symptome aller Anämien sind Blässe, Luftnot bei Anstrengung, Müdigkeit, Schwindel, Tachykardie, geminderte Leistungsfähigkeit, schnelle Ermüdbarkeit.

1 Nennen Sie die Aufgaben des Blutes.

a. Wärmeregulation

b. Ausscheidungsfunktion

c. Hormonfunktion

d. Abwehrfunktion

e. Atmungsfunktion

f. Transportfunktion

2 Welcher Stoff ist für den O_2-Transport verantwortlich?

a. Bilirubin

b. Biliverdin

c. Hämoglobin

d. Hämatin

3 Wo werden die Blutzellen bei Erwachsenen gebildet?

a. im Rückenmark

b. im Knochenmark

c. in der Milz

d. in der Leber

4 Wie groß ist in etwa der Flüssigteil des Blutes in Volumenprozent?

a. 30 %

b. 42 %

c. 50 %

d. 58 %

5 Welche Aussagen zur Anämie sind korrekt?

a. Verminderung der Ery-Zahl im Blut

b. Verminderung der Leuko-Zahlen im Blut

c. häufig bei chronischen Entzündungen

d. häufig bei akuten Entzündungen

e. häufig bei Krebskrankheiten

6 Welche Funktionen haben die Erythrozyten?

a. Sie dienen der spezifischen Abwehr.

b. Sie dienen der unspezifischen Abwehr.

c. Sie binden und transportieren Sauerstoff.

d. Sie sind an allergischen Reaktionen beteiligt.

7 Welche Aussagen zum Bau der Erythrozyten sind korrekt?

a. Sie haben keinen Zellkern.

b. Sie haben einen segmentierten Kern.

c. Sie enthalten einen großen, kugeligen Kern.

d. Sie werden auch Makrophagen genannt.

e. Sie enthalten Hämoglobin.

f. Sie enthalten Hämatin.

8 Welche Anämieformen lassen sich unterscheiden?

a. polychrome

b. normochrome

c. hypochrome

d. monochrome

e. hyperchrome

9 Was sind typische Symptome für eine Anämie?

a. Haarausfall

b. Blässe

c. Immunschwäche

d. Luftnot bei Belastung

e. Müdigkeit

10 Wie ist eine Vitamin-B_{12}-Mangelanämie gekennzeichnet?

a. erniedrigte Ery-Zahl

b. erhöhte Ery-Zahl

c. MCV↓, d. h. große Erythrozyten

d. MCH↓, d. h. schwacher Hb-Gehalt im einzelnen Ery

e. MCH↑, d. h., einzelne Erythrozyten sind stark mit Hb beladen

11 Wie groß ist die Lebensdauer eines Erythrozyten?

a. 20 Tage

b. 120 Tage

c. 20 Monate

d. 120 Monate

12 Wo werden Erythrozyten abgebaut?

a. im Rückenmark

b. im Knochenmark

c. in der Milz

d. in der Niere

13 Ordnen Sie die Ursachen den Beschreibungen zu. Es können mehrere Nummern zutreffen. Blutung (1), Eisenmangel oder -verwertungsstörung (2), Hämolyse (3), Vitamin-B_{12}-Mangel (4)

a. normochrome Anämie

b. Ikterus

c. wenige große Erythrozyten

d. hypochrome Anämie

Welche Blutgruppen kennen Sie?

Auf der Membran der Erythrozyten sitzen Moleküle (Antigene), die die Blutgruppeneigenschaften A oder B tragen. Gleichzeitig existieren im Blut Antikörper gegen die jeweils andere Blutgruppe. Bei der Vererbung sind A und B co-dominant, d. h., wenn ein Elternteil A trägt und der andere B, wird das Kind beide Merkmale und damit die Blutgruppe AB haben. Man unterscheidet vier Blutgruppen:

Blutgruppenmerkmal auf den Erythrozyten	Blutgruppenbezeichnung	Antikörper im Serum
Antigen A	A	Anti-B
Antigen B	B	Anti-A
Antigene A und B	AB	keine
keines der beiden Antigene	0	Anti-A und Anti-B

Wegen der zirkulierenden Antikörper muss bei einer Transfusion die Blutgruppe übereinstimmen, sonst kommt es zu Verklumpungen und Hämolyse des Blutes (Transfusionszwischenfall, kann tödlich enden). Die Antikörper werden bereits kurz nach der Geburt gebildet, ohne dass das Blut mit fremden Blutgruppen in Kontakt gekommen sein muss.

Was ist der Rhesus-Faktor?

Neben den Blutgruppenmerkmalen gibt es noch viele andere Moleküle, die auf der Oberfläche der Erythrozyten sitzen und die Eigenschaft haben, Antikörperbildung zu stimulieren (sog. Antigene). Eines dieser Moleküle ist auch der Rhesus-Faktor. Etwa 85 % der Bevölkerung haben dieses Molekül auf ihren Erythrozyten und sind damit rhesus-positiv. Die übrigen 15 % haben dieses Molekül nicht auf ihrer Erythrozytenoberfläche. Kommt nun Blut, das rhesus-negativ ist, mit diesen Molekülen in Kontakt, dann werden Antikörper gegen den Rhesusfaktor gebildet (Anti-D). Dies kann durch eine Transfusion oder bei Frauen während der Schwangerschaft passieren (Austausch über die Plazenta). Bei einem zweiten Kontakt mit rhesus-positivem Blut kommt es dann durch die Antikörper zu Verklumpungen.

Warum ist der Rhesusfaktor wichtig?

Wichtig ist der Rhesusfaktor (auch Antigen D genannt) bei Schwangerschaft einer rhesus-negativen Mutter. Wenn das Kind rhesus-positiv ist (weil der Vater rhesus-positiv ist), kann es über die Plazenta zu Blutkontakt kommen. Die Mutter bildet dann Antikörper gegen den Rhesusfaktor (Anti-D). Dies kann für das Kind sehr schädlich sein und zu Hämolyse oder Behinderungen führen. Rhesus-negativen Frauen wird in der Schwangerschaft eine passive Immunisierung mit Anti-D (Antikörpern gegen den Rhesusfaktor) verabreicht. Dadurch wird dem mütterlichen Körper vorgegaukelt, dass bereits genug Antikörper vorhanden sind, und er bildet keine eigenen AK mehr gegen das Blut des Kindes.

Welche Arten von Leukozyten kennen Sie? (s. auch Laborteil, Hämatologie, Differenzial-Blutbild)

Die Leukozyten werden ebenfalls im Knochenmark gebildet und haben vor allem Abwehrfunktion. Viele der Leukozyten wandern in andere Gewebe aus, sodass nur ein kleiner Teil im Blut zu finden ist. Die Lebensdauer von Leukozyten im Blut beträgt ca. 10 Tage. Die normale Anzahl sind etwa 4000 bis 10000/µl Blut. Die Leukozyten können noch weiter in Untergruppen unterschieden werden:

Leukozyten	Erklärung	Funktion
Granulozyten	runde Zellen mit einem stabförmigen Kern, der mit zunehmender Reifung segmentiert ist; sie haben ihren Namen von den Körnchen (= grana) im Zellplasma, je nach Anfärbbarkeit wird weiter unterschieden in:	
	neutrophile Granulozyten (neutrales Plasma, leicht lila gefärbt)	unspezifische Abwehr
	eosinophile Granulozyten (färben sich rot)	Abwehr bei Wurmerkrankungen, Beteiligung an allergischen Reaktionen und Autoimmunprozessen
	basophile Granulozyten (färben sich blau)	allergische Reaktionen
Lymphozyten	runde Zellen mit einem großen Kern, ca. 10 µm groß; der Großteil der Lymphozyten befindet sich nicht im Blut, sondern sitzt in lymphatischen Organen. Man unterscheidet:	
	B-Lymphozyten (entwickeln sich zu Plasma-Zellen)	Bildung von Antikörpern (spezifische, humorale Abwehr)
	T-Lymphozyten	spezifische, zelluläre Abwehr
Monozyten	größte Blutzellen, bis 20 µm mit einem großen hufeisenförmigen Kern, wandern aus dem Blut aus und lassen sich im Gewebe nieder, wo sie als Makrophagen Eindringlinge zerstören	unspezifische Abwehr im Gewebe

Wie werden die Abwehrfunktionen unterschieden?

	spezifische Abwehr (Schlüssel-Schloss-Prinzip, Antigenerkennung)	unspezifische Abwehr („zerstören, was in den Weg kommt“, antigenunabhängig)
humorale Abwehr (in den „Körpersäften“ gelöste Stoffe)	Antikörper im Blut	antibakterielle Stoffe wie Lysozym in Speichel oder Tränenflüssigkeit
zelluläre Abwehr (Abwehrzellen)	T-Zellen	Gewebsmakrophagen „fressen“ Eindringlinge, ohne sie speziell zu erkennen

1 Um welche Art von Impfung handelt es sich bei der Rhesusschutzimpfung von Schwangeren?

a. aktive Impfung

b. passive Impfung

c. Antikörpergabe

d. Antigengabe

2 Warum erhalten rhesus-negative Schwangere eine Rhesus-Schutzimpfung?

a. um das Kind in rhesus-negativ zu konvertieren

b. um das ungeborene rhesus-positive Kind zu schützen

c. um den Körper der Mutter zur Antikörperproduktion anzuregen

d. um die Antikörperproduktion der Mutter zu unterdrücken

3 Die Blutgruppeneigenschaften sitzen auf den ...

a. Erythrozyten.

b. Leukozyten.

c. Granulozyten.

d. Thrombozyten.

4 Welche Aussagen zu den Blutgruppen sind richtig?

a. Man unterscheidet drei Blutgruppen: A, B und 0.

b. Menschen mit der Blutgruppe 0 tragen keine Antikörper im Blut.

c. Das Blutgruppenmerkmal A ist co-dominant mit B.

d. Wenn ein Elternteil Blutgruppe A und das andere B hat, so wird das Kind AB haben.

e. Man unterscheidet zwei Blutgruppenmerkmale.

5 Warum kommt es zu Transfusionszwischenfällen?

a. Es entstehen Unverträglichkeiten durch zirkulierende Antikörper gegen die nicht körpereigene Blutgruppe.

b. Menschen können auf fremdes Blut allergisch reagieren.

c. Falsche Blutgruppenübertragung führt zu Verklumpungen und Hämolyse.

6 Ab wann trägt ein Mensch Antikörper gegen das jeweils andere Blutgruppenmerkmal A oder B (1) bzw. gegen das Rhesus-System (2)?

Tragen Sie die entsprechenden Zahlen ein. Trifft keine Antwort zu, tragen Sie bitte eine (9) ein.

a. bereits im Mutterleib

b. kurz nach der Geburt

c. nach Erstkontakt

d. nach Zweitkontakt

7 Welche Funktion haben die weißen Blutkörperchen?

a. Sauerstofftransport

b. Abwehrfunktion

c. pH-Pufferung

d. Gerinnungsfunktion

e. Blutgruppendifferenzierung

8 Wie werden die Leukozyten weiter unterteilt?

a. Granulozyten

b. Lymphozyten

c. Thrombozyten

d. Monozyten

9 Welche Zellen sind für die Produktion von Antikörpern zuständig?

a. Granulozyten

b. Monozyten

c. Plasmazellen

d. T-Lymphozyten

e. Makrophagen

10 Bei einer HIV-Infektion vermehrt sich das HI-Virus in den T-Helfer-Zellen, einer Untergruppe der T-Zellen, und zerstört diese. Welche Funktion haben die T-Zellen im Körper?

a. unspezifische humorale Abwehr

b. spezifische humorale Abwehr

c. unspezifische Abwehr im Gewebe

d. zelluläre Abwehr

11 Welche Zellen gehören zur unspezifischen Abwehr?

a. neutrophile Granulozyten

b. Monozyten

c. Plasmazellen

d. T-Lymphozyten

e. Makrophagen

Was versteht man unter einer Linksverschiebung?

Bei akuten Entzündungen werden sehr viele neue Granulozyten gebildet, sodass vermehrt jugendliche Granulozyten mit einem stabförmigen Kern im Blut zu finden sind. Das nennt man Linksverschiebung. Bei einer Leukämie kann die Linksverschiebung so weit gehen, dass bereits unreife Vorstufen im peripheren Blut zu finden sind.

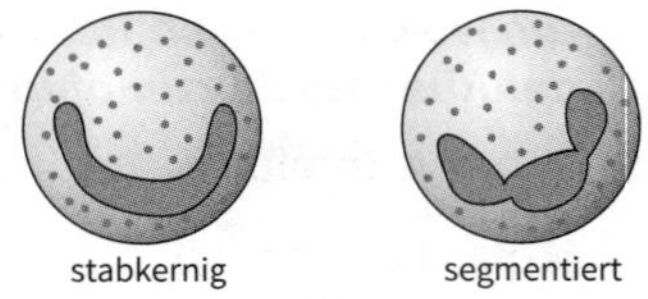

Granulozyten

Erklären Sie den Unterschied zwischen Leukozytose und Leukämie.

Leukozytose	Leukämie
Eine Erhöhung der Leukozytenzahl heißt Leukozytose. Diese kann verschiedene Ursachen haben: ▸ Rauchen, Stress (leichte Erhöhung), ▸ bakterieller Infekt, ▸ Krebserkrankungen. Eine Leukozytose ist oft von einer BSG- und CRP-Erhöhung begleitet. Das Gegenteil einer Leukozytose ist eine Leukopenie (= Mangel an Leukozyten).	Unter Leukämie versteht man Blutkrebs. Man unterscheidet verschiedene Formen, die z. T. sehr bösartig sind und rasch zum Tode führen. Es kommt dabei zur unkontrollierten Vermehrung von unreifen Vorläuferstufen der weißen Blutkörperchen, die zwar auch im Differenzial-Blutbild nachweisbar, aber nicht funktionsfähig sind. Zu den Symptomen einer Leukämie gehören: Fieber, Nachtschweiß, Leistungsabfall, oft Anämie, Infektanfälligkeit.

Was sind die Blutplättchen (Thrombozyten)?

Aussehen	1 bis 4 µm große kernlose Scheibchen
Menge	150 000 bis 400 000/µl Blut
Lebensdauer	ca. ein bis zwei Wochen
Funktion	▸ starten die Gerinnungskaskade ▸ Gefäßabdichtung, Wundverschluss
Bildungsort	Knochenmark
Abbau	Milz und Leber

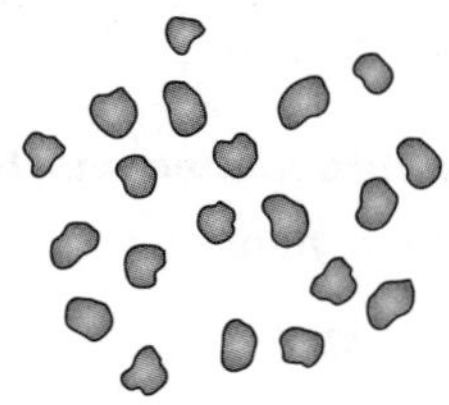
Blutplättchen

Wie funktionieren die Blutstillung und der Wundverschluss?

Die Thrombozyten haften an Verletzungen oder Verkalkungen in den Gefäßinnenwänden an, so bildet sich ein Thrombozytenpfropf. Außerdem aktivieren sie das Gerinnungssystem. Dabei werden im Blut befindliche Gerinnungsfaktoren aktiviert, deren Endprodukt jeweils zur Aktivierung der nächsten Stufe führt (Gerinnungskaskade). Am Ende der Gerinnungskaskade entstehen schließlich aus Fibrinogen fertige Fibrinfäden, die den Thrombozytenpfropf stabilisieren (Wundschorf). Nach einiger Zeit wandern Fibroblasten in den Wundpfropf ein und bilden neue Gewebezellen (Narbe). Der Körper löst den Wundpfropf langsam auf.

Was ist das Lymphatische System?

Ein Großteil der Abwehrzellen zirkuliert nicht im Blut, sondern befindet sich in lymphatischen Geweben, dazu gehören:
- die Orte, in denen die Lymphozyten heranreifen (Knochenmark, Thymus), sowie
- die Orte, wo die Lymphozyten „auf Eindringlinge lauern“ (Lymphknoten, Mandeln, Peyer-Plaques im Dünndarm, Milz).

Neben den Blutgefäßen werden die Lymphozyten über die Lymphbahnen transportiert.
Aufgaben des Lymphsystems sind:
- Gewebsdrainage
- Immunfunktion
- Fetttransport (Fette werden in der Lymphe transportiert)

Was sind Lymphbahnen und Lymphknoten?

Lymphbahnen	beginnen blind im Gewebe (kein Kreislauf wie das Blutsystem), wo sie Gewebswasser und Lymphozyten aufnehmen; die Lymphgefäße transportieren die Flüssigkeit Richtung Herz, wo sie über den Milchbrustgang in die Hohlvene münden
Lymphknoten (fälschlich auch oft „Lymphdrüsen“ genannt)	sind „Filterstationen“, die die Lymphflüssigkeit passieren muss. Dabei werden Eindringlinge abgefiltert. Daher sind die Lymphknoten bei Infektionen oft schmerzhaft und geschwollen. Auch Tumorzellen bleiben in diesen Filterstationen hängen und können dort zu Lymphknotenmetastasen führen (besonders bei Mamma-Karzinom sind die Achsellymphknoten früh befallen und können getastet werden), diese Schwellung ist dann jedoch meist schmerzlos.

Welche Fehlfunktionen des Immunsystems gibt es?

Fehlfunktion	Erklärung	Beispiel
Allergien	Überreaktion, bei der das Immunsystem Antikörper oder Abwehrzellen gegen unschädliche Fremdstoffe (z. B. Pollen) bildet	Heuschnupfen, Hausstauballergie, Pflasterallergie
Autoimmunerkrankungen	Überreaktion, bei der das Immunsystem Antikörper oder Abwehrzellen gegen körpereigenes Gewebe bildet und dieses dadurch zerstört wird	akutes rheumatisches Fieber, vermutet bei Diabetes mellitus Typ I
Immunschwäche	„Unterfunktion“, das Immunsystem kann keine funktionsfähigen Abwehrzellen oder Antikörper bilden	bei AIDS, Leukämien, nach Chemotherapie

1 Ein junger Mann kommt zur Blutabnahme. Es zeigt sich, dass er 12000 Leukozyten/µl Blut hat. Was bedeutet das?

a. Leukozytose
b. Leukopenie
c. Leukämie
d. Anämie
e. Normalbefund

2 Wie ist der Normalbereich für Leukozyten pro µl Blut?

a. 1000 bis 3000
b. 3000 bis 12000
c. 4000 bis 10000
d. 6000 bis 12000

3 Welche Ursachen kann der Wert aus Aufg. 1 haben?

a. Rauchen
b. Stress
c. Alkohol
d. Blutung
e. viraler Infekt
f. „gesunder" Normalbefund

4 Bei einem Patienten wird „Leukämie" festgestellt. Um was handelt es sich?

a. Blutschwamm
b. Blutkrebs
c. Blutarmut
d. Blutgerinnungsstörung

5 Was sind Anzeichen für eine Leukämie?

a. Fieber
b. Infektanfälligkeit
c. Gewichtszunahme
d. Nachtschweiß
e. lange andauernder Reizhusten

6 Patienten nach einer Chemotherapie haben oft erniedrigte Zahlen von weißen Blutkörperchen. Wie ist das Fachwort dafür?

a. Leukopenie
b. Leukämie
c. Anämie
d. Thrombopenie

7 Welche Aufgaben haben die Thrombozyten?

a. Sie helfen beim Wundverschluss.
b. Sie sind an der Aktivierung der Blutgerinnungskaskade beteiligt.
c. Sie sind an allergischen Reaktionen beteiligt.
d. Sie transportieren Sauerstoff.
e. Sie transportieren Antikörper.

8 Wie kommt es zum Wundverschluss?

a. Es bildet sich ein Netz von Fibrinogenfäden.
b. Es bildet sich ein Blutschwamm.
c. Die Gefäßwände verschließen sich durch Verkalkungen.
d. Es bildet sich ein Thrombozytenpfropf mit Fibrinfäden.

9 Was versteht man unter der Gerinnungskaskade?

a. den Prozess der Wundheilung
b. den Prozess der Blutstillung
c. die stufenweise Aktivierung von Gerinnungsfaktoren durch das Produkt der vorhergehenden Stufe
d. den stufenweisen Abbau von Gerinnseln aus verschlossenen Blutgefäßen

10 Im Differenzial-Blutbild eines Patienten wurde vom Labor eine Linksverschiebung festgestellt. Was bedeutet dies?

a. vermehrte Anzahl an eosinophilen Granulozyten
b. vermehrte Anzahl an stabkernigen Granulozyten
c. verminderte Anzahl an Lymphozyten zugunsten der Monozyten
d. verminderte Anzahl an Thrombozyten

11 Welche Ursachen kommen für eine Linksverschiebung in Betracht?

a. Gerinnungsstörung
b. Anämie
c. Leukämie
d. akute Entzündung
e. chronische Entzündung

12 Eine Frau mittleren Alters hat in ihrer Achselhöhle seit Längerem verdickte, aber schmerzlose Lymphknoten getastet. An was sollte man dabei denken?

a. Tuberkulose
b. Schweißdrüsenabszess
c. Brustkrebs
d. akute Infektion

13 Welche Aussagen sind richtig?

a. Allergien sind eine Unterfunktion des Immunsystems.
b. Bei Autoimmunerkrankungen kann es zur Zerstörung der betroffenen Organe kommen.
c. Menschen mit Allergien und Autoimmunerkrankungen sind weniger infektanfällig.
d. Bei Diabetes mellitus Typ I wird eine Autoimmunreaktion als Ursache vermutet.

Beschreiben Sie Bau, Lage und Funktion des Herzens.		
Bau	**Lage**	**Funktion und Leistung**
Herzwand von innen nach außen: ▸ Endokard (hauchdünne, glatte Innenauskleidung) ▸ Myokard (Muskelschicht) ▸ Herzbeutel (besteht aus zwei Schichten: die innere heißt Epikard, die äußere Perikard) Muskelgewebe: der Herzmuskel weist sowohl Eigenschaften von quergestreifter (Querstreifung) als auch von glatter Muskulatur auf (unwillkürliche Kontraktion). Reizleitung: Die Kontraktion des Herzmuskels wird über ein eigenes Reiz-System gesteuert.	▸ etwa faustgroß ▸ im Mediastinum zwischen den Lungenflügeln, zu $\frac{1}{3}$ rechts und $\frac{2}{3}$ links ▸ Herzspitze zeigt nach links unten und vorne.	▸ „Motor" für den Kreislauf. Das Herz pumpt das Blut durch den Körper, sodass die Zellen mit Sauerstoff und Nährstoffen versorgt werden können und CO_2 abtransportiert werden kann. ▸ Leistung: in Ruhe 60–80 Kontraktionen/Minute, bei Belastung bis zu 180 Kontraktionen/Minute ▸ Pro Kontraktion werden etwa 70 ml Blut ausgeworfen.

Wichtige Messgrößen für die Herzfunktion
Herzfrequenz = Puls, Schläge pro Minute
Schlagvolumen = Menge an Blut, die pro Kontraktion befördert wird

Benennen Sie die Abschnitte des Herzens.		
	deutsch	**Fachbegriff**
1 und 2	(obere) und untere Hohlvene	Vena cava superior und Vena cava inferior
3	rechter Vorhof	rechtes Atrium
4	dreizipflige Segelklappe	Trikuspidalklappe mit Sehnenfäden
5	rechte Herzkammer	rechter Ventrikel
6	Lungenklappe und Lungenarterie	Pulmonalklappe und Pulmonalarterie
7	Lungenvene	Pulmonalvene
8	linker Vorhof	linkes Atrium
9	zweizipflige Segelklappe	Mitralklappe
10	linke Herzkammer	linker Ventrikel
11	Körperschlagader (Aortenbogen mit abgehenden Arterien) und Aortenklappe	Aorta mit Aortenklappe
12	Herzscheidewand	Septum
13	Herzspitze	

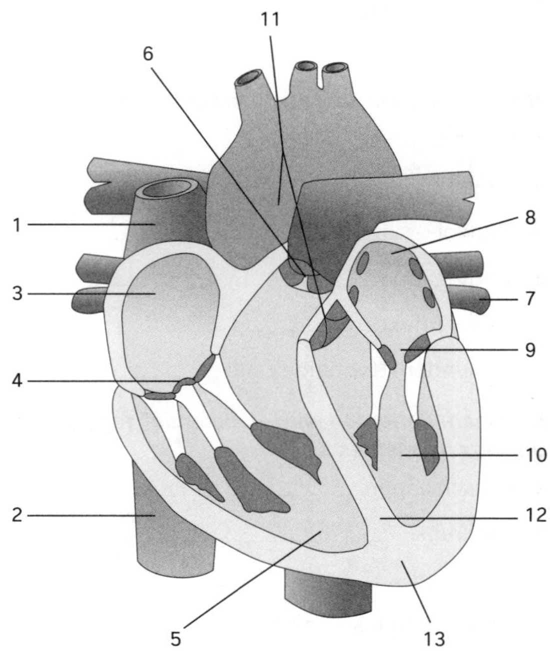

Aufbau des Herzens

Welchen Weg nimmt das Blut durch das Herz?	
Nährstoffreiches, sauerstoffarmes (O_2-armes) Blut aus dem Körper kommt über die untere und obere **Hohlvene** in den **rechten Vorhof.** →	**O_2-armes Blut**
Vom rechten Vorhof fließt es durch die **Trikuspidalklappe** in **die rechte Kammer.** →	
Von der rechten Kammer geht es weiter durch die **Pulmonalklappe** in die **Lungenarterie.** →	
Die Lungenarterien verzweigen immer weiter bis zu den Kapillaren in den **Lungen**, wo der Gasaustausch stattfindet. →	**Gasaustausch**
Über die **Lungenvenen** wird **O_2-reiches Blut** in den **linken Vorhof** geführt. →	**O_2-reiches Blut**
Vom linken Vorhof geht es über die **Mitralklappe** in die **linke Kammer.** →	
Aus der linken Kammer wird das Blut über die **Aortenklappe** in die **Aorta** gepumpt. →	
Die Aorta verteilt das Blut in den **Körper.**	

Welche Herzklappen kennen Sie, wo liegen sie, wie unterscheiden sie sich?			
Segelklappen		**Taschenklappen**	
trennen Vorhöfe von den Kammern, „Zipfel" sind über Trabekel mit der Herzinnenwand verbunden		trennen die Herzkammern von den abgehenden Arterien	
Trikuspidalklappe (rechter Vorhof/Kammer)	Mitralklappe (linker Vorhof/Kammer)	Pulmonalklappe (rechte Kammer/Pulmonalarterie)	Aortenklappe (linke Kammer/Aorta)
geöffnet während der Diastole (Herzpause)		geöffnet während der Systole (Herzarbeit)	

1 Aus welchen Wandschichten besteht das Herz (von innen nach außen)?

a. Epikard – Myokard – Perikard – Endokard ______

b. Endokard – Myokard – Epikard – Perikard ______

c. Myokard – Endokard – Perikard – Epikard ______

d. Perikard – Epikard – Endokard – Myokard ______

2 Welche Aussagen zum Herzen sind korrekt?

a. Das Herz liegt im Brustraum $\frac{2}{3}$ rechts und $\frac{1}{3}$ links. ______

b. Das Herz liegt im Brustraum $\frac{1}{3}$ rechts und $\frac{2}{3}$ links. ______

c. Es liegt zwischen den Lungenflügeln. ______

d. Es liegt hinter den Lungenflügeln. ______

3 Welche Eigenschaften hat der Herzmuskel?

a. Der Herzmuskel ist quergestreift. ______

b. Der Herzmuskel gehört zur glatten Muskulatur. ______

c. Der Muskel bewegt sich unwillkürlich. ______

d. Der Muskel bewegt sich willkürlich. ______

4 Wie ist das Herz aufgebaut?

a. Das Herz besteht aus vier Innenräumen, die durch Klappen getrennt sind. ______

b. Das Herz besteht aus sechs Innenräumen. ______

c. Die Innenräume sind mit einer hauchdünnen, glatten Innenschicht ausgekleidet. ______

d. Man unterscheidet Taschen- und Mantelklappen. ______

5 Welche Abschnitte trennt die Trikuspidalklappe?

a. rechten und linken Vorhof ______

b. rechten Vorhof und rechte Kammer ______

c. rechte Kammer und Lungenarterie ______

d. linke Kammer und Aorta ______

6 Welches ist das korrekte Fachwort für die Hohlvene?

a. Arteria cuva ______

b. Vena cava ______

c. Vena vaca ______

d. Arteria cava ______

7 Die zweizipflige Segelklappe erinnert an die zweizipflige Mütze eines Bischofs. Sie heißt daher auch ...

a. Trikuspidalklappe. ______

b. Pulmonalklappe. ______

c. Mitralklappe. ______

d. Taschenklappe. ______

8 Die Segelklappen sind über ... an der Herzinnenwand befestigt.

a. Trabunkel ______

b. Karbunkel ______

c. Furunkel ______

d. Trabekel ______

9 Bevor das Blut von der rechten Kammer in die linke Herzhälfte geführt wird, muss es durch die Lunge. Warum?

a. In der Lunge werden Nährstoffe ausgetauscht. ______

b. In der Lunge wird das Blut frisch mit Sauerstoff angereichert. ______

c. In der Lunge wird das Blut ausgetauscht. ______

d. In der Lunge findet der Gasaustausch statt. ______

10 Wie heißt das Gefäß, das das Blut von der linken Herzkammer aus in den Körper transportiert?

a. Pulmonalarterie ______

b. Körperschlagader ______

c. Aorta ______

d. Arterie ______

11 In welchen Teil des Herzens münden die Lungenvenen?

a. in die rechte Kammer ______

b. in die linke Kammer ______

c. in den rechten Vorhof ______

d. in den linken Vorhof ______

12 In welchen Teilen des Herzens befindet sich O_2-armes Blut, in welchen O_2-reiches Blut? Ordnen Sie den Abschnitten die richtigen Zahlen zu. O_2-arm (1), O_2-reich (2)

a. rechter Vorhof ______

b. linker Vorhof ______

c. Hohlvene ______

d. Lungenvene ______

e. Aorta ______

f. Lungenarterie ______

g. linke Kammer ______

h. rechte Kammer ______

13 Wie macht sich Sauerstoffmangel im Herzen bemerkbar?

a. gar nicht ______

b. Man wird ohnmächtig. ______

c. Angina pectoris ______

d. Angina tonsillaris ______

Wie wird das Herz mit Sauerstoff und Nährstoffen versorgt?

Der Herzmuskel benötigt für eine gute Pumpleistung eine gute Nähr- und Sauerstoff-Versorgung. Um diesen Bedarf zu decken, dient die erste Abzweigung der Aorta, die viel nährstoff- und O_2-reiches Blut führt, zur Versorgung des Herzmuskels. Diese Arterien werden **Herzkranz- oder Koronararterien** genannt. Bei Verengung der Koronargefäße kommt es zu Sauerstoffmangel im Herzmuskel, der sich als Angina pectoris bis hin zum Herzinfarkt bemerkbar macht. Besonders die Versorgung der linken Kammer ist wichtig, da diese das Blut in den Körper pumpen muss.

Was sind Systole und Diastole?

Während der Systole wird Blut in den Körper- bzw. den Lungenkreislauf gepumpt. In der Diastole sind die Kammern entspannt und füllen sich.

	Systole (Arbeitsphase der Kammern)	Diastole (Entspannungsphase der Kammern)
Herzvorhöfe	entspannt	kontrahiert
Herzkammern	kontrahiert	entspannt
Segelklappen	geschlossen	geöffnet
Taschenklappen	geöffnet	geschlossen
Blut	Kammer → Arterien	Vorhöfe → Kammern

Welche Kreisläufe kennen Sie?

„kleiner" Kreislauf = Lungenkreislauf	**„großer" Kreislauf** = Körperkreislauf	**Fetalkreislauf** = Kreislauf zur Versorgung des Ungeborenen
Lungenarterie transportiert O_2-armes Blut in die Lunge, wo es mit Sauerstoff angereichert wird. Die Lungenvene führt O_2-reiches Blut zum Herzen zurück.	Die Aorta bringt O_2-reiches Blut in den Körper, wo es die Zellen mit Sauerstoff versorgt; das verbrauchte Blut wird über die Körpervenen und die obere/untere Hohlvene in das Herz zurückgeführt.	Gasaustausch in der Plazenta, Nabelvenen bringen O_2-reiches Blut bis in die Hohlvene des Fetus, durch ein Loch in der Herzscheidewand wird die noch funktionslose Lunge umgangen.

Welche Arten von Gefäßen kennen Sie?

	Arterien (Schlagadern)	Kapillaren (Haargefäße)	Venen (Adern)
Richtung des Blutflusses	führen vom Herzen weg, zweigen sich immer weiter auf	Haargefäße verbinden die Arterien mit den Venen.	Viele kleine Gefäße fließen zu großen Venen zusammen, die zum Herzen hinführen.
Blutdruck	Hochdrucksystem, Blut fließt schnell.	Blut fließt sehr langsam.	Niederdrucksystem, Blut fließt langsam.
Wandaufbau	Muskelzellen und elastische Fasern in der Wand sorgen für Dehnbarkeit und Zusammenziehen → dadurch wird das Blut auch während der Diastole weitergepumpt → daher ist der diast. Blutdruck ca. 80 mmHg.	Wand hat Poren, d. h., sie ist „löchrig", was den Gas- und Nährstoffaustausch ermöglicht.	relativ dünne Muskelschicht, dafür aber innen mit Venenklappen ausgestattet, die einen Rückfluss verhindern

Nennen Sie drei Mechanismen, die für den Rücktransport des Blutes zum Herzen verantwortlich sind.

- **Venenklappen** verhindern den Rückfluss des Blutes (sind die Klappen „ausgeleiert", spricht man von Krampfadern oder Varizen).
- Venen verlaufen oft **parallel zu Arterien,** sodass durch die arterielle Elastizität das venöse Blut mitgefördert wird.
- **Muskelpumpe** der Beine (daher führt langes Sitzen oder Lähmung zu Blutstau und „dicken" Beinen)
- **Sogwirkung** des Herzens (durch das Dehnen und Füllen der Vorhöfe übt das Herz einen leichten Sog auf die Hohlvene aus)

Welche Gefahr besteht, wenn diese Mechanismen ausfallen?

Durch Krampfadern, Bettlägerigkeit, Gipsverband oder langes Sitzen auf Reisen können diese Mechanismen ausfallen. Dann verlangsamt sich der Blutfluss und es kann sich ein Gerinnsel (Thrombus) bilden. Es entsteht eine Thrombose (= Phlebothrombose). Wenn sich dieses Gerinnsel losreißt, kann es über die Venen und das rechte Herz bis in die Lunge gespült werden, und es kommt zur Lungenembolie, die tödlich enden kann.

Wie kann man einer Thrombose vorbeugen?

- aktive oder passive Bewegung der Beine (soweit möglich) zur Anregung der Muskelpumpe
- Hochlagerung der Beine zur Erhöhung der Fließgeschwindigkeit
- ATS (Anti-Thrombose-Strümpfe) zur Komprimierung der Venenklappen
- Heparin-Injektionen s. c.

1 *Welche Aussagen zu den Koronargefäßen sind richtig?*

a. Die Herzkranzgefäße versorgen das Herz mit Sauerstoff und Nährstoffen. ______ ☐

b. Die Koronargefäße sind seitlich am Hals tastbar. ______ ☐

c. Die Koronargefäße münden in den re. Vorhof. ______ ☐

d. Die Herzkranzgefäße münden in den li. Vorhof. ______ ☐

2 *Welche der folgenden Aussagen passen zu Arterien, welche zu Venen?*

Ordnen Sie die entsprechenden Zahlen zu.
Arterien (1), Venen (2)

a. dicke Muskelschicht in der Wand ______ ☐

b. Klappen verhindern Rückfluss des Blutes ______ ☐

c. führen zum Herzen hin ______ ☐

d. führen vom Herzen weg ______ ☐

3 *Welche der folgenden Aussagen sind korrekt?*

a. Venen führen immer Blut zum Herzen zurück. ______ ☐

b. Venen führen immer O_2-armes Blut. ______ ☐

c. Nur die Venen im Körperkreislauf führen O_2-armes Blut. ______ ☐

d. Nur die Venen im Lungenkreislauf führen O_2-armes Blut. ______ ☐

4 *Wie verhalten sich die Herzklappen während der Systole bzw. Diastole?*

Tragen Sie eine (1) für offen ein und eine (2) für geschlossen.

		Systole	Diastole
a.	Trikuspidalklappe		
b.	Pulmonalklappe		
c.	Mitralklappe		
d.	Aortenklappe		

5 *Wie wird das Blut während der Systole (1) bzw. der Diastole (2) gepumpt?*

a. vom rechten Vorhof in die rechte Kammer ______ ☐

b. von der rechten Kammer in die Pulmonalarterie ______ ☐

c. vom linken Vorhof in die linke Kammer ______ ☐

d. von der linken Kammer in die Aorta ______ ☐

6 *Wo findet der Nährstoff- und Gasaustausch statt?*

a. in den Arterien ______ ☐

b. in den Venen ______ ☐

c. in den Kapillaren ______ ☐

d. in den Lymphgefäßen ______ ☐

7 *Mit welchen Mitteln wird der Rückfluss des Blutes zum Herzen gewährleistet?*

a. durch die Elastizität der Arterien ______ ☐

b. durch die Muskelpumpe in den Beinen ______ ☐

c. durch Venenklappen ______ ☐

d. durch die Sogwirkung des Herzens ______ ☐

e. durch die Druckwirkung des Herzens ______ ☐

8 *Wenn der venöse Rückfluss verlangsamt ist, kann es zur Bildung von ... kommen.*

a. Gerinnseln ______ ☐

b. Thromben ______ ☐

c. Embolien ______ ☐

d. Tumoren ______ ☐

9 *Welche Patienten sind besonders thrombose gefährdet?*

a. Sportler ______ ☐

b. bettlägerige Patienten ______ ☐

c. Patienten mit Frakturen und Gipsverband ______ ☐

d. Patienten, die gerne mit dem Zug fahren ______ ☐

10 *Was raten Sie einem Patienten, der eine lange Flugreise vor sich hat?*

a. die Beine ruhig und angewinkelt halten ______ ☐

b. die Beine öfter bewegen und ausstrecken ______ ☐

c. öfter mal aufstehen ______ ☐

d. möglichst sitzen bleiben ______ ☐

Was versteht man unter der Autonomie des Herzens?

Wie jeder Muskel braucht auch der Herzmuskel einen Reiz, um sich zu kontrahieren. Dieser Reiz wird nicht wie bei den Skelettmuskeln über Nerven vom Gehirn zum Muskel geleitet, sondern entsteht direkt im Herzen selbst. In der Muskelwand des rechten Vorhofes befinden sich spezielle Muskelzellen, die Reize bilden können. Über ein Reizleitungssystem wird der Reiz bis zur Herzspitze geleitet. Dies hat zur Folge, dass sich entlang der Reizleitung eine Kontraktionswelle bildet, die zuerst die Vorhöfe und danach die Kammern erfasst. Das Reizbildungssystem ist durch das vegetative Nervensystem beeinflusst, funktioniert aber eigenständig (→ bei Hirntod kann das Herz trotzdem weiterarbeiten).

Wie kommt es zu Herzrhythmusstörungen und welche kennen Sie?

Durch Elektrolytentgleisungen (Kalium zu hoch oder zu niedrig), Medikamente sowie Entzündung oder O_2-Mangel im Herzmuskel kann es zu Störungen der Erregungsbildung und -leitung kommen. Dies äußert sich in Herzrhythmusstörungen, wie z. B.:

- Tachykardie (zu schneller Puls), kann auch emotional, durch Belastung oder durch Fieber bedingt sein;
- Bradykardie (zu langsamer Puls), kann bei Sportlern physiologisch sein;
- Arrhythmie (unregelmäßiger Puls), verschiedene Formen sind bekannt;
- Bigeminus (Doppelschlag), durch Digitalis-Überdosierung (z. B. Digoxin, Digitoxin);
- Kammerflattern (wenig koordinierte Kontraktion der einzelnen Muskelfasern), bei sehr hohen Frequenzen kann es übergehen in:
- Kammerflimmern (keine koordinierte Muskelkontraktion), das Blut kann nicht mehr in den Körper gepumpt werden (→ Notfall): Defibrillation
- Vorhofflimmern (keine koordinierte Vorhofaktion), Kreislauf kann aufrechterhalten werden, aber Gefahr von Gerinnselbil -dung und Embolien.

Oft sind Veränderungen des Pulsschlages fühlbar, der genaue Nachweis erfolgt über das EKG.

Erläutern Sie das Krankheitsbild der Herzinsuffizienz.

Unter einer Herzinsuffizienz versteht man eine verminderte Leistungsfähigkeit des Herzens. Dies kann nur die rechte Seite (Rechtsherzinsuffizienz) oder nur die linke Herzhälfte (Linksherzinsuffizienz) betreffen. Es kann aber auch das gesamte Herz betroffen sein (Globalinsuffizienz). Man unterscheidet kompensierte (nur geringe Beschwerden) und dekompensierte (starke Symptome) Herzinsuffizienz. Im Röntgenbild ist das Herz vergrößert.

	Rechtsherzinsuffizienz	**Linksherzinsuffizienz**
Mechanismus	Die Auswurfleistung der rechten Kammer in den Lungenkreislauf ist vermindert, daher kommt es zu einem Rückstau des Blutes in das venöse System des Körpers; durch Übertritt von Flüssigkeit aus dem Blut in das Gewebe kommt es zu Wassereinlagerungen (Ödemen).	Die Pumpleistung der linken Kammer ist reduziert, dadurch wird weniger Blut in den Körperkreislauf gepumpt. Das Blut staut sich in die Lungenvenen zurück.
Ursache	Klappenfehler, Lungenerkrankungen, vorbestehende Linksherzinsuffizienz	Herzinfarkt, Hypertonie, Herzrhythmusstörungen
Symptome	Stauungshepatitis und Lebervergrößerung, Nykturie (nächtliches Wasserlassen), Beinödeme, gestaute Halsvenen, Aszites	Kurzatmigkeit (Dyspnoe), bläuliche Lippen (Zyanose), schnelle Ermüdbarkeit, Stauungsbronchitis
Komplikationen		Lungenstauung bis hin zum Lungenödem (Notfall!)

Beschreiben Sie die Abschnitte des Reizleitungssystems des Herzens.

Sinusknoten	„Taktgeber", Erregungsbildung von ca. 60 bis 80 Erregungen pro Minute
AV-Knoten (Atrioventrikularknoten)	zweite Reizleitungsstation; bei Ausfall des Sinusknotens kann der AV-Knoten die Rolle des Taktgebers übernehmen, jedoch mit weniger Schlägen pro Minute
His-Bündel	leitet die Erregung vom AV-Knoten zu den Tawara-Schenkeln
Tawara-Schenkel (= Kammer-Schenkel)	verlaufen in der Herzscheidewand, sind verantwortlich für die Kammerkontraktion, verzweigen sich in die Purkinje-Fasern
Purkinje-Fasern	leiten die Erregung bis zur Herzspitze

Was versteht man unter einer Arteriosklerose?

Unter einer Arteriosklerose versteht man eine „Arterienverkalkung".

Entstehung: Durch erhöhte Blutfette kommt es zu Ablagerungen auf der Arterien-Innenwand, in die Kalk eingelagert wird. Dadurch wird die Innenwand rau (Gefahr von Gerinnselbildung), starr (Elastizität der Arterien lässt nach, das Gefäß kann bei hohem Blutdruck platzen) und enger (Durchblutung wird vermindert).

Häufige Lokalisationen:

- **Beine:** arterielle Verschlusskrankheit (AVK) → Durchblutungsstörungen mit kalten Extremitäten, Schmerzen bei Belastung (→ dadurch entwickeln die Patienten einen „Schaufenstergang" = Claudicatio intermittens) bis hin zum Absterben der Extremität (Nekrose)
- **Herz:** koronare Herzkrankheit (KHK) bis zum Herzinfarkt
- **Gehirn:** Gefahr von Schlaganfall durch Verschluss eines Gefäßes oder Blutung

1 Welche Aufgabe hat der Sinusknoten?

a. Reizbildung ______
b. Reizleitung ______
c. Taktgeber ______
d. Reizverhinderung ______

2 Wo findet die reguläre, normale Reizbildung der Herzkontraktion statt?

a. im Sinusknoten ______
b. im AV-Knoten ______
c. im His-Bündel ______
d. in den Purkinje-Fasern ______

3 Welche Abschnitte des Reizleitungssystems kennen Sie?

a. Tawara-Schenkel ______
b. Purkinje-Schenkel ______
c. His-Fasern ______
d. AV-Knoten ______

4 Wie verläuft die Reizausbreitung?

Ordnen Sie die Abschnitte mit den Nummern (1) bis (5).

a. Tawara-Schenkel ______
b. His-Bündel ______
c. AV-Knoten ______
d. Sinusknoten ______
e. Purkinje-Fasern ______

5 Was versteht man unter der Autonomie des Herzens?

a. Das Herz besteht aus einer ganz besonderen Muskelart. ______
b. Das Herz kann noch eine Weile weiterschlagen, wenn das Gehirn bereits tot ist. ______
c. Die Reizbildung wird vom vegetativen Nervensystem übernommen, das von der Skelettmuskulatur unabhängig ist. ______
d. Spezielle Muskelzellen im Herzen übernehmen die Reizbildung. ______

6 Was kann Ursache für eine Herzrhythmusstörung sein?

a. Durchblutungsstörung am Herzen ______
b. Medikamente ______
c. Ernährung ______
d. Fieber ______

7 Was ist der Fachbegriff für einen zu schnellen Puls?

a. Tachypnoe ______
b. Tachykardie ______
c. Bradykardie ______
d. Bradypnoe ______

8 Warum ist Kammerflimmern ein Notfall?

a. Die Herzfrequenz ist zu schnell, dadurch ist der Blutdruck zu hoch. ______
b. Die Erregungen im Herzmuskel sind unkoordiniert. ______
c. Um die Erregungen wieder zu koordinieren, muss defibrilliert werden. ______
d. Ohne koordinierte Erregung des Herzmuskels kann das Blut nicht durch den Körper gepumpt werden. ______

9 Wie erfolgt die primäre Diagnostik von Herzrhythmusstörungen?

a. Laboruntersuchungen ______
b. Röntgen-Thorax ______
c. CT ______
d. EKG ______

10 Wo staut sich das Blut bei einer Rechtsherzinsuffizienz?

a. im Lungenkreislauf ______
b. im Körperkreislauf ______
c. in der Leber ______
d. in der Niere ______

11 Welche Symptome entstehen dadurch bei einer Rechtsherzinsuffizienz?

a. Beinödeme ______
b. Lungenödem ______
c. Stauungshepatitis ______
d. Stauungsnephritis ______

12 Was gehört zu den Symptomen einer Linksherzinsuffizienz?

a. Kurzatmigkeit ______
b. Beinödeme ______
c. Stauungsbronchitis ______
d. Zyanose ______

13 Wie verändern sich die Arterien bei Arteriosklerose?

a. Sie sind ausgeleiert und dehnbar. ______
b. Sie sind verengt und starr. ______
c. Die Innenwand ist schmierig durch den Belag. ______
d. Die Innenwand ist rau durch Verkalkungen. ______

14 Wie nennt man arteriosklerotische Veränderungen in den Beinen?

a. AVK ______
b. KHK ______
c. LWK ______
d. MDK ______

Erläutern Sie das Krankheitsbild der koronaren Herzkrankheit (KHK).

Durch Verengung der Koronararterien kommt es zu einer Durchblutungsstörung (Ischämie) mit O_2-Mangel am Herzmuskel. Dies führt zu Schmerzen (Brustenge = Angina pectoris), verminderter Leistungsfähigkeit bis hin zum Herzinfarkt (Myokardinfarkt). Zur Gefäßerweiterung wird Nitro-Spray bei einem Angina-pectoris-Anfall gegeben.

Risikofaktoren: Rauchen, hohe Blutfettwerte, Diabetes mellitus, Bluthochdruck

Was ist eine Myokarditis und warum kann sie gefährlich werden?

Bei einer Myokarditis handelt es sich um eine Entzündung der Herzmuskelschicht, oft im Rahmen eines Infektes (z. B. Diphtherie). Durch die Entzündung kann es zu Herzrhythmusstörungen und Herzinsuffizienz kommen.

Erläutern Sie das Krankheitsbild eines Herzinfarktes.

Ursache	Der Herzinfarkt entwickelt sich meist aus einer koronaren Herzkrankheit. Bei typischen Schmerzen von über 5 Minuten und ST-Hebungen im EKG geht man vom kompletten Verschluss einer Koronararterie aus (Myokardinfarkt mit ST-Strecken-Hebung). Dieser wird auch als STEMI bezeichnet. Dazu gibt es viele Vor- und Zwischenstufen. Bis zum Ausschluss eines Infarkts gilt diese Verdachtsdiagnose → schnellstmögliche Einweisung und Transport (Notfall) in ein geeignetes Krankenhaus!
Symptome	starker Druckschmerz (>5 Min.), oft mit Ausstrahlung in Arme, Oberbauch, Hals/Kiefer, zwischen die Schulterblätter; massives Engegefühl („Elefant auf der Brust-Gefühl"), heftiges Brennen; unspezifische Zeichen: Übelkeit, Erbrechen, Atemnot und Schmerzen im Oberbauch, Blässe, Kaltschweißigkeit; Schocksymptomatik (Flachlagerung!), ggf. Herzrhythmusstörungen bis hin zu Herz-Kreislaufversagen
Diagnostik	körperliche Symptome, EKG (typische Veränderungen je nach Alter des Infarktes), Labor: Troponin-Test, Serum-Anstieg von CK und CK-MB (nach ca. 6 bis 12 Std.), GOT (nach ca. 2 Tagen), LDH (nach 2 bis 3 Tagen)

Web

Wann spricht man von Bluthochdruck (Hypertonie) und warum ist er gefährlich?

Wenn **der systolische Blutdruck-Wert ≥ 140 mmHg und der diastolische ≥ 90 mmHg** liegt, spricht man von Hypertonie. Kritisch ist vor allem der diastolische („2. Wert"), da diese Phase für die Herzentspannung und Blutversorgung wichtig ist. Ist dieser Wert zu hoch, kann das Herz nicht genügend versorgt werden. Zu den Ursachen gehören Rauchen, Stress, Nierenerkrankungen, oft aber ist die Ursache unbekannt.

Gefahren: Bei arteriosklerotisch veränderten (verkalkten) Gefäßen kann es zur Ruptur (Platzen) kommen; außerdem besteht die Gefahr von Herzinsuffizienz, Schlaganfall und KHK bis zum Herzinfarkt sowie von Schäden an Augen und Nieren.

Beschreiben Sie Ihr Vorgehen bei der Blutdruckmessung.

- Patient zur Ruhe kommen lassen
- Manschette eng anliegend um den unbekleideten Oberarm des Patienten (sitzend oder liegend, Arm in Herzhöhe, leicht gebeugt) legen
- am Handteil (Manometer) aufpumpen bis etwa 30 mmHg über den vermuteten oberen Wert
- Stethoskop anlegen
- Luft langsam und gleichmäßig ablassen
- Wert merken, bei dem man erstmals den Puls hört (systolischer Druck), und Wert merken, bei dem man letztmals den Puls hört (diastolischer Druck)
- beide Werte notieren, mit Datum und Uhrzeit, ggf. welcher Arm

Nennen Sie mögliche Fehlerquellen bei der Blutdruckmessung.

gemessener RR zu hoch	gemessener RR zu niedrig
▸ zu kleine Manschette ▸ keine Pause nach vorheriger Messung	▸ Messung unterhalb der Herzhöhe ▸ Manschette nicht hoch genug aufgepumpt ▸ Druck zu schnell abgelassen

Was ist bei der Blutdruckmessung der folgenden Sonderfälle zu beachten?

adipöse Patienten	extragroße Manschette verwenden
Patientinnen nach Brustkrebs-OP	RR **nicht** auf der operierten Seite messen, wegen Gefahr der Lymphstauung
Patienten mit Halbseitenlähmung	RR **nicht** auf der gelähmten Seite messen
Dialyse-Patienten	RR nie am Shunt-Arm messen (Shunt = operativ verändertes Blutgefäß, an dem die Dialyse angeschlossen wird, kann sich verschließen)
Messergebnis > 220/120 mmHg	Arzt benachrichtigen; ggf. Wert nach einigen Minuten kontrollieren

1 Wie äußert sich eine KHK?

a. Brustschmerzen bei Belastung

b. Beinschmerzen bei Belastung

c. Angina pectoris

d. Claudicatio intermittens

2 Was gehört zu den Symptomen eines Herzinfarktes?

a. Luftnot

b. Blässe

c. Angstgefühl

d. Brustschmerzen

3 Warum ist ein Herzinfarkt so gefährlich?

a. Es kann Schocksymptomatik auftreten.

b. Er kann zu Linksherzinsuffizienz führen.

c. Es kann zu Herz-Kreislauf-Versagen kommen.

d. Er wird von schwerer Übelkeit begleitet.

4 Bei welchen Werten spricht man von Bluthochdruck?

a. 140/100 mmHg

b. 130/95 mmHg

c. 130/85 mmHg

d. 160/95 mmHg

5 Bluthochdruck bleibt oft unentdeckt, die Gefahr liegt aber in den Spätfolgen. Welche Folgen kann Bluthochdruck haben?

a. Arteriosklerotische Gefäße können sich nicht mit dem Druck mitdehnen.

b. Arteriosklerotische Gefäße können platzen.

c. Durch den hohen Druck kann es zu Schäden an Leber und Milz kommen.

d. Durch den hohen Druck kann es zu Schäden an Augen und Nieren kommen.

6 Welche Aussagen sind korrekt?

a. Der diastolische Wert ist nicht relevant für den Blutdruck.

b. Der diastolische Normwert liegt bei 120 mmHg.

c. Der Blutdruck kann durch Nierenerkrankungen erhöht sein.

d. Oft ist die Ursache einer Hypertonie nicht bekannt.

7 Was sollten Sie bei der Blutdruckmessung beachten? Markieren Sie die richtigen Aussagen.

a. kleine Manschette verwenden

b. zügig aufpumpen bis ca. 200 mmHg

c. aufpumpen bis etwa 30 mmHg über den diastolischen Wert

d. aufpumpen bis etwa 30 mmHg über den systolischen Wert

e. beim Ablassen auf den ersten Herzton hören

f. beim Ablassen auf den letzten Herzton hören

g. Arm auf Herzhöhe halten

h. Arm unter Herzhöhe halten

8 Welche Fehler sollten Sie vermeiden?

a. für dicke Oberarme große Manschetten verwenden

b. den Druck zu schnell ablassen

c. die Manschette fest um den unbekleideten Oberarm legen

d. Nachmessen unmittelbar nach der ersten Messung

e. adäquate Pause zwischen mehreren Messungen einhalten

9 Ein bekannter Hypertoniepatient, der meist Werte um 180/90 mmHg zeigt, hat bei der aktuellen Messung einen Blutdruck von 220/110 mmHg. Er klagt außerdem über Kopfschmerzen. Was tun Sie?

a. Ich beruhige ihn und messe etwa 30 Minuten später noch einmal nach.

b. Ich gebe ihm eine Kopfschmerztablette.

c. Ich messe den Blutdruck sofort noch einmal nach.

d. Ich informiere den Arzt.

10 Sie messen bei einer jungen, sehr zierlichen Frau den Blutdruckwert von 180/100 mmHg. Sie erzählt, dass es ihr besonders morgens beim Aufstehen oft etwas „schummrig vor den Augen" sei. Was tun Sie?

a. Ich messe sofort noch zweimal nach.

b. Ich informiere sofort den Notarzt.

c. Ich messe nach einigen Minuten noch einmal nach, da der Wert sehr unglaubwürdig ist und ein Messfehler vorliegen könnte.

d. Ich empfehle ihr, morgens erst mal einen Sekt zu trinken, damit der Blutdruck in Gang kommt.

11 Sie haben eine Patientin, bei der vor etwa sechs Wochen eine Brustoperation wegen Mamma-Karzinoms in der linken Brust durchgeführt wurde. Was sollten Sie beachten?

a. Blutdruck am rechten Arm messen

b. Blutdruck am linken Arm messen

c. Der linke Arm sollte genommen werden, da er auf der Herzseite liegt.

d. Der linke Arm sollte nicht genommen werden, da die Gefahr einer Lymphstauung besteht.

Worauf sollte bei der Pulsmessung geachtet werden?

- Zeige-, Mittel- und Ringfinger sollten mit leichtem Druck auf der pulsierenden Stelle liegen.
- Nicht mit dem Daumen den Puls fühlen, da sonst der eigene Puls gefühlt wird.
- Bei regelmäßigem Puls mindestens 15 Sekunden auszählen und dann auf eine Minute hochrechnen.
- Bei Rhythmusstörungen eine Minute voll auszählen.
- Bei Patienten im Schock oder mit sehr schwachem Puls sollte zentral an der Halsschlagader (A. carotis) getastet werden, jedoch nie an der rechten und linken Seite gleichzeitig.

Wo kann der Puls getastet werden?

Der Puls kann an allen Schlagadern gefühlt werden. Besonders bieten sich an:

- Speichenpuls (A. radialis),
- Leistenpuls (A. femoralis),
- Kniekehle (A. poplitea),
- Fußpulse (A. dorsalis pedis),
- Hals (A. carotis), auch noch tastbar bei Schock, wenn an den Extremitäten keine Pulse mehr zu fühlen sind.

Wie sind die Normalwerte für Puls und Blutdruck?

Puls (in Schlägen pro Minute)	Blutdruck (in mm Quecksilbersäule = mmHg)
▸ 60 bis 80/Minute in Ruhe ▸ Bei Sportlern kann der Ruhepuls bis auf 40 Schläge/Minute in Ruhe erniedrigt sein. ▸ Bei Säuglingen und Kleinkindern liegt die Herzfrequenz bei 120/Minute.	Je nach Geschlecht, Alter und Konstitution, bei Frauen meist etwas niedriger als bei Männern, bei jungen Menschen niedriger als bei Älteren, wenn systolische und diastolische Werte in unterschiedliche Kategorien fallen, wird die höhere Klasse angewendet.
▸ Bradykardie (zu langsamer Puls): unter 60/Minute. ▸ Tachykardie (zu schneller Puls): über 80/Minute.	▸ Hypotonie (erniedrigter Druck): Werte unter 100/60 mmHg ▸ Hypertonie (Bluthochdruck): ≥ 140/90 mmHg

Welche weiteren Untersuchungsmethoden zu Herz-Kreislauf-Erkrankungen sind Ihnen bekannt?

EKG	Messung der Herzleistung anhand der elektrischen Aktivität des Herzens
Belastungs-EKG	EKG-Aufzeichnung unter zunehmender Belastung (Fahrrad, Laufband), geeignet zum Nachweis von Durchblutungsstörungen (KHK, Angina pectoris)
Langzeit-EKG	EKG-Aufzeichnung über 24 Stunden, besonders geeignet zum Nachweis von zeitweiligen Herzrhythmusstörungen
Echokardiografie	Ultraschalluntersuchung des Herzens
Herzkatheteruntersuchung	Röntgenkontrastmittel wird mit einem Katheter in die Herzräume und Kranzgefäße gespritzt und dann im Röntgenbild dargestellt; dabei können auch verengte Herzkranzgefäße geweitet werden (= PTCA)
Angiografie	Röntgenkontrastuntersuchung der Blutgefäße

Was bedeuten RR und mmHg?

RR steht für Riva-Rocci und wird häufig als Abkürzung für Blutdruck verwendet. Der Italiener Riva-Rocci baute Blutdruckmessgeräte, in denen man eine Quecksilbersäule (Hg ist das chemische Kürzel für Quecksilber) sehen konnte. An der Höhe der Säule (mm) kann man den Blutdruck ablesen.

Was ist ein EKG und wozu wird es eingesetzt?

EKG ist ein Elektrokardiogramm. Es zeichnet den Ablauf der elektrischen Spannungen im Herzen während einer bestimmten Zeit auf (Spannungs-Zeit-Kurve). Die Einheit der gemessenen Spannungen ist mV (Millivolt). Man spricht auch oft von einem 12-Kanal-EKG, da zwölf unterschiedliche Spannungsverläufe (Kanäle, Ableitungen) aufgezeichnet werden, was zwölf Linien auf dem Ausdruck entspricht (sechs Extremitäten- und sechs Brustwandableitungen).
Einsatz: Mit dem EKG lassen sich Herzrhythmusstörungen spezifizieren sowie Vernarbungen oder Sauerstoffmangel erkennen.

Was gehört zu einem EKG?

Um ein EKG ableiten zu können, müssen zehn farblich codierte Elektroden auf dem Körper befestigt werden. Zwischen Haut und Elektrode muss Elektrodenspray oder -gel aufgetragen werden, damit die schwachen Spannungen messbar sind. Der Ausdruck erscheint auf Millimeter-Papier mit einem Vorschub von 50 oder 25 mm/Sekunde.

1 ***Wo kann der Puls getastet werden? Ordnen Sie die Arterien den Orten zu, soweit zutreffend. Ordnen Sie nur die Zahlen/Felder zu, deren Benennung korrekt ist und die zur Pulsmessung geeignet sind.***

A. radialis (1), A. ulnaris (2), A. tibialis (3), A. brachialis (4), A. femoralis (5), A. carotis (6), A. chaotis (7), A. poplitea (8), A. dorsalis pedis (9), Aorta (10)

a. Handgelenk (Elle) ____
b. Handgelenk (Speiche) ____
c. Leiste ____
d. Kniekehle ____
e. Ellenbeuge ____
f. Fuß ____
g. Halsschlagader ____
h. Hauptschlagader ____

2 ***Was bedeutet Bradykardie?***

a. zu schneller Puls ____
b. zu langsamer Puls ____
c. Sportlerpuls ____
d. Kinderpuls ____

3 ***Was ist das Gegenteil von Bradykardie?***

a. Tachykardie ____
b. Arrhythmie ____
c. Hypertonie ____
d. Echokardiografie ____

4 ***Welche Möglichkeiten haben Sie, die Kreislaufsituation eines Patienten zu messen?***

a. Temperaturmessung ____
b. Blutdruckmessung ____
c. Pulsfühlen ____
d. Laborkontrollen ____

5 ***Wozu dient das EKG?***

a. zur Messung der Gehirnströme ____
b. zur Messung der Herzaktivität ____
c. zur Diagnostik von Herzrhythmusstörungen ____
d. zur Diagnostik von Herzinfarkten ____

6 ***Was wird mit dem EKG aufgezeichnet?***

a. Ablauf der elektrischen Ströme im Herzen über eine bestimmte Zeit ____
b. Ablauf der elektrischen Leistung im Herzen ____
c. Ablauf des elektrischen Widerstands im Herzen ____
d. Ablauf der elektrischen Spannungen im Herzen ____

7 ***Warum spricht man von einem 12-Kanal-EKG?***

a. Auf dem Ausdruck sind zehn Linien, aber es werden zwölf Elektroden verwendet. ____
b. Auf dem Ausdruck sind zwölf Linien, aber es werden nur zehn Elektroden verwendet. ____
c. Jedes moderne EKG-Gerät verfügt über zwölf Programme. ____
d. Mit dem EKG können sechs Brustwand- und sechs Extremitätenableitungen aufgezeichnet werden. ____

8 ***In welcher Einheit misst das EKG?***

a. in Millivolt ____
b. in Milliwatt ____
c. in Milli-Ampere ____
d. in Megavolt ____

9 ***Warum sollte man Kontaktspray oder -gel verwenden?***

a. Die menschliche Haut ist ein schlechter elektrischer Leiter. ____
b. Das Spray/Gel hat eine desinfizierende Wirkung. ____
c. Das Spray/Gel ist angenehm kühl. ____
d. Das Spray/Gel verhindert das Rosten der Elektroden. ____

Benennen Sie, welche Ableitungen es gibt und wo sie angelegt werden.		
Ableitungen	**Elektroden**	**Lokalisation**
sechs Extremitätenableitungen nach ▸ Goldberger (aVR, aVL, aVF) und ▸ Einthoven (I, II, IIi) werden durch verschiedene Schaltungen zwischen den Extremitäten erreicht	schwarz	rechtes Bein
	rot	rechter Arm
	gelb	linker Arm
	grün	linkes Bein
sechs Brustwandableitungen (V1 bis V6)	V1	zwischen 4. und 5. Rippe (= 4. ICR), rechts vom Brustbein
	V2	zwischen 4. und 5. Rippe (= 4. ICR), links vom Brustbein
	V3	zwischen V2 und V4 auf die 5. Rippe
	V4	zwischen 5. und 6. Rippe (5. ICR), in der Mittellinie des Schlüsselbeins
	V5	zwischen 5. und 6. Rippe (5. ICR), in der vorderen Achsellinie
	V6	zwischen 5. und 6. Rippe (5. ICR), in der Mitte der Achsellinie

Zeichnen Sie die Brustwandableitungen ein.

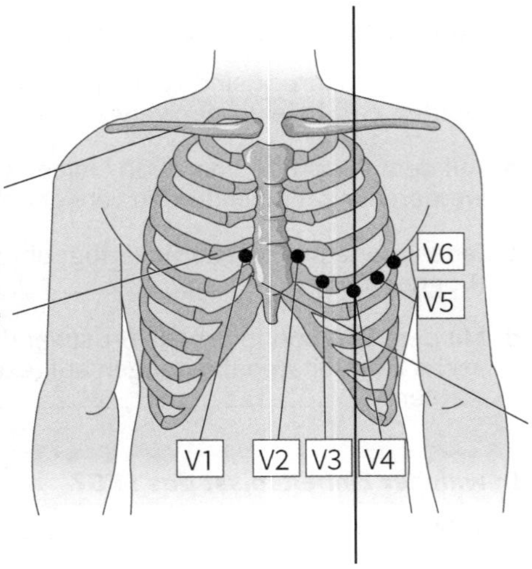

Anlegen der Brustwandableitungen V1 bis V6; vertikale Linie: gedachte Mittellinie des Schlüsselbeins

Beschriften Sie die abgebildete EKG-Linie und geben Sie die Bedeutung der Abschnitte an.		
Die Ausschläge im EKG können je nach Ableitung etwas unterschiedlich aussehen, haben jedoch alle ein „Grundmuster“:		
1	P-Welle	Vorhof-Erregung
Strecke von 1 bis 2	PQ-Strecke	Überleitungszeit von den Vorhöfen zu den Kammern
2 bis 4	QRS-Komplex (Kammer-Komplex)	Kammer-Erregung
Strecke von 4 bis 5	ST-Strecke	Zeit vom Ende der Erregung bis zur Rückbildung
5	T-Welle	Erregungsrückbildung der Kammern

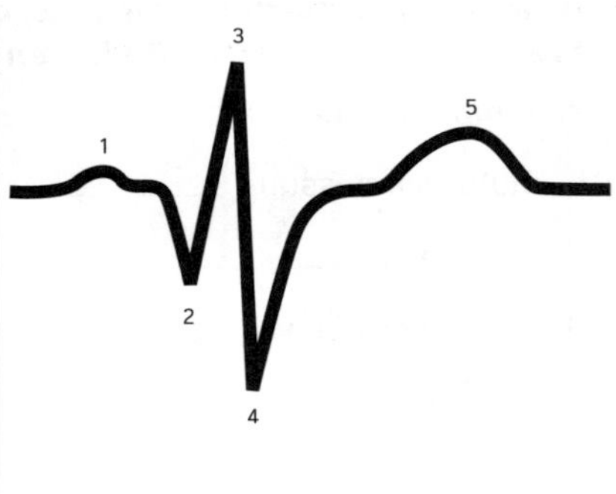

1 Wie heißen die Extremitätenableitungen?

a. V1 bis V6

b. I, II, III

c. aVR, aVL, aVF

d. A bis F

2 Beschriften Sie mit den Nummern 1–6 die Lokalisation der Brustwandableitungen V1 bis V6 nach Wilson. ICR steht für Intercostalraum, dem Raum zwischen zwei Rippen.

a. 5. ICR, vordere Achsellinie

b. 4. ICR, rechts vom Brustbein

c. 5. Rippe

d. 5. ICR, mittlere Achsellinie

e. 4. ICR, links vom Brustbein

f. 5. ICR, mittlere Schlüsselbeinlinie

3 In welcher Reihenfolge legen Sie die Extremitätenableitungen nach Einthoven-Goldberger an, wenn Sie mit dem rechten Fuß beginnen, dann im Uhrzeigersinn den rechten Arm, den linken Arm und zum Schluss das linke Bein anlegen?

a. schwarz – rot – gelb – grün

b. rot – gelb – grün – schwarz

c. grün – gelb – rot – schwarz

d. gelb – rot – schwarz – grün

4 Welche Bedeutung hat der QRS-Komplex?

a. Vorhof-Erregung

b. Erregungsrückbildung

c. Überleitung vom Vorhof zur Kammer

d. Kammer-Erregung

5 Zeichnen Sie einen Herzzyklus und ordnen Sie den Zacken und Wellen die richtige Beschriftung zu.

QRS-Komplex	
T-Welle	
PQ-Strecke	
ST-Strecke	
P-Welle	

6 Die P-Welle ist eine Abbildung der ...

a. Kammererregung.

b. Vorhoferregung.

c. Kammerschenkel.

d. Aorta.

7 Nach wem wurden die Extremitätenableitungen benannt?

a. Einstein

b. Einthoven

c. Goldberger

d. Goldfinger

8 Welche Farbe hat V5?

a. rot

b. gelb

c. braun

d. schwarz

e. lila

9 V4 soll auf einer gedachten vertikalen (Längslinie) des Brustkorbs liegen. Wie heißt diese Linie?

a. Schlüsselbein-Mittellinie

b. Brustbein-Mittellinie

c. vordere Brustbeinlinie

d. hintere Rippenlinie

Was kann zu einer fehlerhaften EKG-Ableitung führen?

- lockere Elektroden
- Vertauschen von Elektroden
- kein Kontaktspray oder -gel
- Muskelzittern (z. B. Patient friert)
- heftige Bewegungen des Brustkorbes (durch Sprechen, Husten, tiefe Atmung)
- Wechselstrom-Überlagerung mit anderen elektrischen Geräten (z. B. Handy, Smartphone)

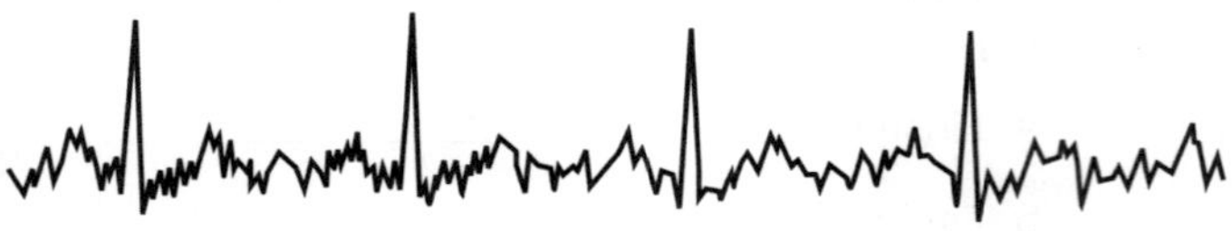

Muskelzittern

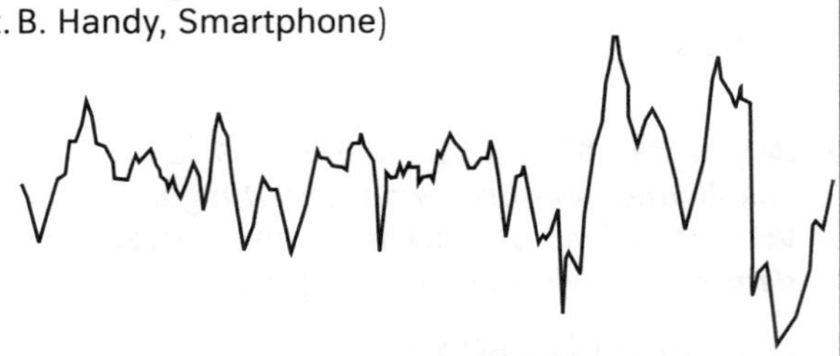

verwackelte Grundlinie ist Anzeichen für lockere Elektroden

Wie verändert sich das EKG bei einem Herzinfarkt?

Je nach Lage des Infarkts können die Auswirkungen im EKG unterschiedlich auffällig sein. Innerhalb von Stunden bildet sich ein „Buckel“, eine sog. ST-Hebung aus. Bei Auftreten solcher Hebungen sollten Sie das EKG umgehend dem Arzt zeigen, damit dieser weitere Schritte einleiten kann. Diese Hebung bildet sich während des Heilungsprozesses wieder zurück. Aber auch alte Infarkte können ihre Spuren im EKG hinterlassen.

Was ist ein Belastungs-EKG?

Ein Belastungs-EKG ist die Ableitung eines EKGs während körperlicher Belastung (Fahrrad fahren, Laufband) bei steigender Anstrengung. Das Belastungs-EKG dient der Beurteilung von Herzkranzgefäßverengungen und Bluthochdruck, der Diagnostik von Herzrhythmusstörungen und der Messung der Belastbarkeit nach einem Herzinfarkt.
Ein Belastungs-EKG sollte nicht durchgeführt werden bei akutem Herzinfarkt, akuten Entzündungen am Herzen oder anderen fieberhaften Infekten, schwerer Herzinsuffizienz, frischer Thrombose oder Embolie.

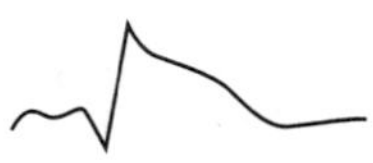

Frischer Herzinfarkt (mit ST-Hebung)

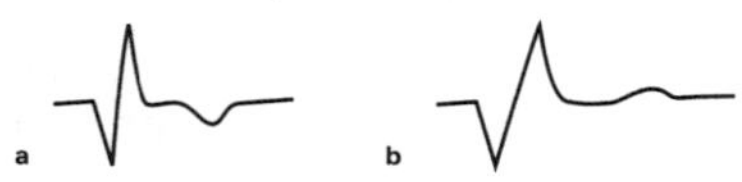

Älterer Infarkt: T-Welle kann negativ (a) oder positiv (b) sein

Welche auffälligen EKG-Bilder kennen Sie?

Asystolie (Nulllinie), keine Herzaktivität mehr

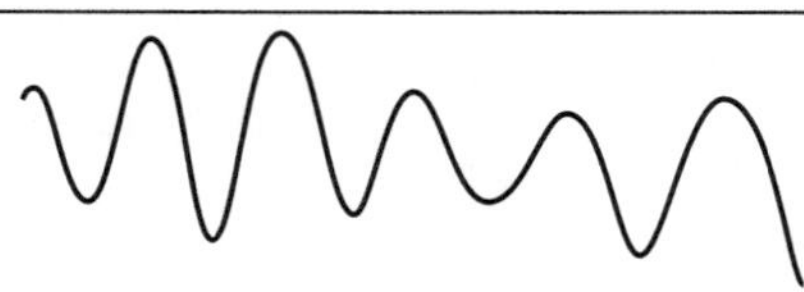

Kammerflattern bei sehr hohen Herzfrequenzen kann übergehen in Kammerflimmern

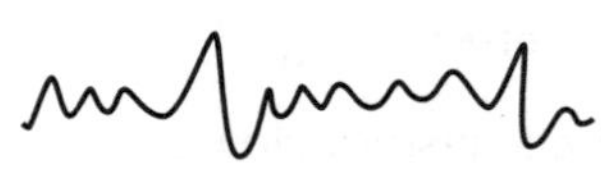

Kammerflimmern unkoordinierte Herzmuskelaktivität, Indikation für Defibrillation

Wann sollte ein Belastungs-EKG abgebrochen werden?

Bei folgenden Ereignissen sollte ein Belastungs-EKG abgebrochen werden:

- starke Blutdruckveränderungen (RR-Abfall oder zu starker RR-Anstieg)
- Atemnot
- körperliche Erschöpfung
- Herzrhythmusstörungen
- Angina-pectoris-Anfall
- Erreichen der Belastungsgrenze

Was versteht man unter ...?

Neben der Gerätediagnostik führt der Arzt auch eine körperliche Untersuchung durch. Dazu gehören:

Auskultation	„Abhorchen“ mit dem Stethoskop; der Arzt kann so Herz- und Lungengeräusche abhorchen. Damit kann er Veränderungen an den Herzklappen erkennen, aber auch veränderte Atemgeräusche bei einer Lungenentzündung.
Perkussion	„Abklopfen“; durch unterschiedliche Klopfgeräusche lässt sich die Größ der Organe abschätzen.
Palpation	„Abtasten“ z. B. des Herzspitzenstoßes
Inspektion	„Beobachtung“ von Thoraxbewegungen z. B. beim Atmen

1 Sie sehen auf dem EKG-Ausdruck Linien nach oben oder unten wegbrechen, keine gerade Grundlinie. Woran kann das liegen?

a. Der Patient hat einen frischen Infarkt. ____

b. Eine oder mehrere Elektroden sind locker. ____

c. Der Patient friert und zittert. ____

d. Elektroden wurden vertauscht. ____

2 Welche Störfaktoren können ein EKG beeinflussen?

a. Frieren mit Muskelzittern ____

b. laute Musik ____

c. grelles Licht ____

d. Husten ____

3 Wie wird bei einem Belastungs-EKG die „Belastung" simuliert?

a. Der Patient wird psychischem Stress ausgesetzt. ____

b. Der Patient muss einen Schlafentzug durchmachen. ____

c. Der Patient muss ca. 20 km Fahrrad fahren, danach wird die EKG-Ableitung durchgeführt. ____

d. Der Patient muss sich bei steigender Anstrengung auf einem Laufband oder Fahrrad bewegen, während das EKG abgeleitet wird. ____

4 Wann wird ein Belastungs-EKG durchgeführt?

a. bei Verdacht auf Hypotonie ____

b. zur Diagnostik bei Hypertonie ____

c. zur Abklärung einer KHK ____

d. zum Nachweis eines Infarkts ____

5 Ein Belastungs-EKG sollte abgebrochen werden, wenn ...

a. der Patient blass und kurzatmig wird. ____

b. Angina-Pectoris-Beschwerden auftreten. ____

c. eine EKG-Veränderung auftritt. ____

d. der Patient 10 km gelaufen bzw. gefahren ist. ____

6 Wann sollte ein Belastungs-EKG nicht durchgeführt werden?

a. bei Verdacht auf Hypertonie ____

b. nach einem älteren Herzinfarkt ____

c. bei einem frischen Herzinfarkt ____

d. bei Myokarditis ____

7 Wenn der Arzt den Patienten abklopft, um die Größe von Organen abzuschätzen, nennt man das ...

a. Auskultation. ____

b. Perkussion. ____

c. Inspektion. ____

d. Palpation. ____

8 Was ist eine Auskultation?

a. Abklopfen des Patienten ____

b. Abhorchen des Patienten ____

c. Abtasten des Patienten ____

d. Beobachten des Patienten ____

9 Wenn der Arzt den Herzspitzenton „abtastet", nennt man das ...

a. Auskultation. ____

b. Perkussion. ____

c. Inspektion. ____

d. Palpation. ____

10 Zeichnen Sie EKG-Veränderungen bei einem nur einige Stunden alten Infarkt.

11 Wie nennt sich die oben gezeichnete typische Veränderung?

a. ST-Hebung ____

b. ST-Senkung ____

c. PQ-Hebung ____

d. PQ-Senkung ____

12 Bei einem alten Herzinfarkt ist oft die T-Welle verändert. Was besagt das?

a. Die Erregungsrückbildung ist gestört. ____

b. Die Vorhof-Erregung ist gestört. ____

c. Die Kammer-Erregung ist gestört. ____

d. Die Überleitung von den Vorhöfen zur Kammer ist gestört. ____

13 Beurteilen Sie den abgebildeten EKG-Ausschnitt.

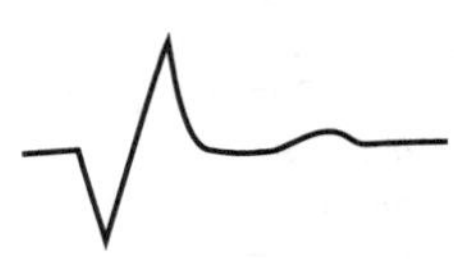

a. frischer Infarkt ____

b. älterer Infarkt ____

c. Herzrhythmusstörung ____

d. Störung durch Muskelzittern ____

Was versteht man unter Atmung?

Äußere Atmung: Bei der Einatmung wird Sauerstoff aufgenommen, bei der Ausatmung Kohlendioxid und Wasser abgegeben.
Innere Atmung: Der Sauerstoff wird in den Körperzellen zur Energiegewinnung zu CO_2 verbrannt → Blut.

Aus welchen Gasen setzt sich unsere Atemluft zusammen?

Einatmungsluft		Ausatmungsluft
78 %	Stickstoff (N_2)	78 %
21 %	Sauerstoff (O_2)	16 bis 17 %
1 %	Edelgase	1 %
0,03 %	Kohlendioxid (CO_2)	4 bis 5 %

Wie der Vergleich zeigt, wird bei der Atmung nur Sauerstoff verbraucht und Kohlendioxid dafür abgegeben, die anderen Gase nehmen nicht an der Atmung teil.

Wie werden die Gase von den Zellen zur Lunge und zurück transportiert?

Sauerstoff	Die Alveolen der Lunge sind von einem dichten Kapillarnetz umgeben. Dort geht der Sauerstoff ins Blut über und wird an das Hämoglobin der roten Blutkörperchen gebunden. In den Kapillaren der Organe tritt der Sauerstoff dann in die Zellen ein.
Kohlendioxid	Die Körperzellen „verbrennen" Zucker unter Sauerstoff-Verbrauch zu CO_2, Wasser, Wärme und chemischer Energie (ATP = Adenosintriphosphat). Das bei der Arbeit der Zellen anfallende CO_2 tritt von den Zellen in die Kapillaren, die wie ein Netz alle Zellen umgeben und „Poren" in ihrer Wand haben, um den Stoffaustausch zu ermöglichen. Im Blut wird das CO_2 z. T. in gelöster Form, z. T. aber auch an Plasma-Eiweiße gebunden, wieder zur Lunge transportiert, wo es abgeatmet wird.

Wie wird die Atmung gesteuert?

Für die Steuerung der Atmung ist das Atemzentrum im verlängerten Mark (Medulla oblongata) des Gehirns verantwortlich. Antrieb ist der CO_2-Gehalt im Blut. Bei langjährigen Lungenerkrankungen (z. B. Asthmatikern) hat sich der Körper an den CO_2-Überschuss gewöhnt, und der Atemantrieb wird durch den Sauerstoffmangel gesteuert. Daher ist bei diesen Patienten eine hohe Gabe von O_2 gefährlich, es kann ihnen den Atemantrieb nehmen. Beeinflusst wird die Atmung außerdem vom vegetativen Nervensystem (Sympathikus und Parasympathikus).

Benennen Sie die Abschnitte des Atemtraktes und deren Funktion.

	Abschnitt	Funktion
obere Luftwege	Nase	Befeuchtung, Aufwärmung und Reinigung der Atemluft (Flimmerepithel), Riechfunktion
	Mundhöhle	kann bei Mundatmung auch z. T. Aufwärmung und Befeuchtung übernehmen
	Rachen (Pharynx)	▸ Verbindung mit dem Mittelohr über die Eustachische Röhre (= Ohrtrompete, = Tuba auditiva) zum Druckausgleich ▸ Immunabwehr durch lymphatische Gewebe (Rachen- und Gaumenmandeln)
untere Luftwege	Kehlkopf (Larynx)	▸ Eingang zur Luftröhre, Verschluss der Luftröhre beim Schlucken (Kehldeckel), Stimmbildung (Stimmbänder) ▸ besteht aus Knorpeln
	Luftröhre (Trachea)	▸ Weiterleitung der Atemluft, weitere Erwärmung und Reinigung ▸ ca. 12 cm lang, wird durch Knorpelspangen offen gehalten und verstärkt
	Gabelung (Bifurkation) in rechten und linken Hauptbronchus	Die Bronchien bilden den sog. Bronchialbaum, der sich immer weiter aufzweigt in immer kleinere Bronchien und Bronchiolen. Große Bronchien tragen Knorpelspangen, kleine haben eingelagerte Knorpelplättchen. Auch die Bronchien dienen der Aufwärmung, Reinigung und Befeuchtung der Atemluft.
	Bronchien, Bronchiolen	
Lunge (Pulmo)	Lungenbläschen (Alveolen)	Ort des Gasaustausches

Was sind die Nasennebenhöhlen (NNH) und welche kennen Sie?

Die Nasennebenhöhlen sind paarige Lufträume, die in Verbindung mit der Nasenhöhle stehen. Sie dienen als Resonanzkörper für die Stimme und machen den Schädel leichter, als wenn er nur aus massivem Knochen bestehen würde. Man unterscheidet die:

- Kieferhöhlen (Sinus maxillares),
- Stirnhöhlen (Sinus frontales),
- Keilbeinhöhle (Sinus sphenoidalis) und die
- Siebbeinzellen (Cellulae ethmoidales).

Was ist eine Sinusitis (Nasennebenhöhlenentzündung)?

Spürbar werden die NNH meist erst, wenn sie durch eine Erkältung in Mitleidenschaft gezogen sind und sich entzünden. Das dabei anfallende Sekret ist oft zäh und setzt sich bei zugeschwollener Nasenschleimhaut fest. Durch bakterielle Besiedlung wird das Sekret grünlich-gelblich. Das führt zu Kopfschmerzen und Schwindel, besonders bei Bewegungen des Kopfes. Abhilfe kann durch Rotlicht, Sekretolytika (schleimlösende Mittel), reichliche Flüssigkeitszufuhr und abschwellende Nasentropfen erreicht werden. Die Diagnose erfolgt in der Regel durch Anamnese und klinische Untersuchung.

1 Was versteht man unter der inneren Atmung?

a. den Austausch von Gasen in der Lunge

b. das Einatmen von CO_2

c. die Abgabe von CO_2 ins Blut

d. die Abgabe von O_2 an die Körperzellen

2 Welchen Weg nimmt die Luft beim Einatmen?

a. Nase – Rachen – Luftröhre – Alveolen

b. Mund – Rachen – Alveolen – Bronchiolen

c. Nase – Rachen – Luftröhre – Bronchien – Alveolen

d. Mund – Kehlkopf – Bronchien – Alveolen

3 Welcher Begriff passt nicht zum Atemtrakt?

a. Pharynx

b. Larynx

c. Salpinx

d. Sinus maxillaris

4 Welche Aussage(n) ist (sind) korrekt?

a. Die Luftröhre wird durch Knorpelspangen offen gehalten.

b. Die Bronchien dienen dem Gasaustausch.

c. Die Alveolen sind von einer dicken Muskelschicht umgeben.

d. Der rechte Lungenflügel besteht aus drei Lappen, der linke nur aus zweien.

5 Was ist der Hauptbestandteil unserer Atemluft?

a. Stickstoff

b. Kohlenstoff

c. Sauerstoff

d. Wasserstoff

6 Welche Gase nehmen am Gasaustausch teil?

a. Stickstoff

b. Sauerstoff

c. Edelgase

d. Kohlendioxid

7 Bei der Zellarbeit, bei der Zucker zur Energiegewinnung verbrannt wird, fallen bestimmte Stoffe an. Welche?

a. Kohlenstoff

b. Wasser

c. Wasserstoff

d. Kohlendioxid

8 Wie wird die Atmung gesteuert?

a. durch das Rückenmark

b. durch die Autonomie der Lunge

c. durch das verlängerte Mark im Gehirn

d. durch Willenskraft

9 Ordnen Sie die Zahlen den korrekten Begriffen zu.

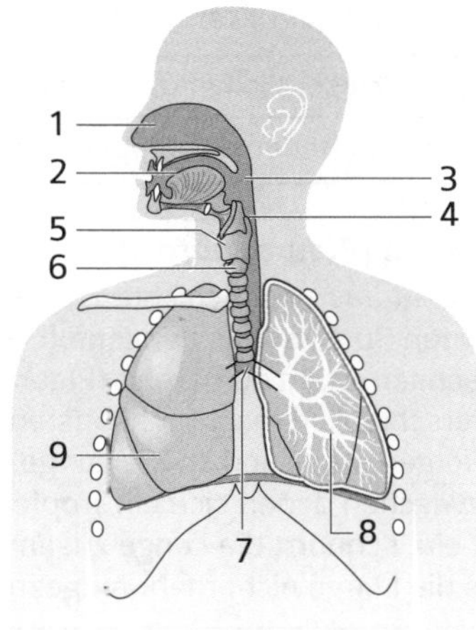

a. Kehldeckel

b. Rachenraum

c. Mundhöhle

d. Nasenhöhle

e. rechter Lungen(flügel)

f. Bifurkation

g. Luftröhre

h. Bronchialsystem

i. Kehlkopf

10 Welche Aussagen zu den Nasennebenhöhlen (NNH) sind korrekt?

a. Sie stehen in Verbindung mit der Nasenhöhle.

b. Man unterscheidet Kieferhöhle, Paukenhöhle und Siebbeinzellen.

c. Die Nasennebenhöhlen sind luftgefüllt.

d. Sie sind durch die Eustachische Röhre (Tube) alle miteinander verbunden.

11 Was trifft auf eine Sinusitis zu?

a. Kopfschmerzen

b. Sekretolytika, Rotlicht und abschwellende Nasentropfen zur Behandlung

c. hohes Fieber und Husten

d. Diagnostik meist durch klinische Untersuchung

Wie kommt die Luft in die Lunge?

Im Gegensatz zum Herzen ist die Lunge kein Muskel, der aktiv pumpen kann. Stattdessen ist die Lunge vom Brustfell umhüllt, das am Brustkorb verwachsen ist. Dehnt sich der Brustkorb, dann vergrößert sich sein Volumen und die Lunge muss sich mitdehnen. Durch den entstehenden Unterdruck wird ein Luftstrom in die Lunge gesaugt. Bei der Ausatmung verkleinert sich der Brustkorb wieder, die Lunge wird ebenfalls wieder kleiner und die Luft wird herausgedrückt (Überdruck).

Welche Atemtypen kennen Sie?

Der Hauptatemmuskel ist das Zwerchfell, das Brust- und Bauchraum voneinander trennt. Es gehört zur quergestreiften Muskulatur. Dazu können auch die Zwischenrippenmuskeln eingesetzt werden, die die Rippen heben und so den Brustkorb vergrößern. Man unterscheidet zwei Atemtypen, je nachdem wie die Dehnung der Lunge erreicht wird:

Bauchatmung	im Wesentlichen durch die Senkung des Zwerchfells und Vorwölbung des Bauches
Brustatmung	durch Heben der Rippen unter Zuhilfenahme der Zwischenrippenmuskulatur

Wie ist das Brustfell (Pleura) aufgebaut?

Das Brustfell besteht aus zwei Schichten („Blättern"), die innere heißt Lungenfell (Pleura visceralis) und überzieht die Lunge. Durch einen dünnen Spalt ist das Lungenfell vom Rippenfell (Pleura parietalis), dem äußeren Blatt, getrennt, das mit dem Brustkorb verwachsen ist. In dem Spalt (Pleuraspalt) zwischen den Blättern befindet sich sehr wenig Flüssigkeit, was die beiden Blätter verschieblich macht. Ansonsten herrscht Unterdruck, was zur Folge hat, dass das innere Blatt der Dehnung des Brustkorbs folgen muss und so die Lunge dehnt. Diese Vakuumhaftung ist vergleichbar mit zwei aufeinanderliegenden Objektträgern, zwischen denen sich ein Tropfen Wasser befindet. Auch diese haften fest zusammen. Dringt jedoch Luft in den Pleuraspalt ein, schnurrt die Lunge zusammen. Die Atemfunktion auf der betroffenen Seite entfällt, da bei der Dehnung des Brustkorbes die Lunge nicht mehr mitgezogen wird.

Was ist ein Pneumothorax?

Das Eindringen von Luft in den Pleuraspalt heißt Pneumothorax. Dies kann durch Verletzung (z. B. Messerstich, Rippenfraktur) oder spontan auftreten (besonders bei Jugendlichen, die schnell wachsen; die Lunge kann „reißen"). Beim Spontanpneumothorax liegt keine Verletzung des Brustkorbes (Thorax) nach außen vor. Besonders gefährlich ist es, wenn immer weiter Luft beim Einatmen in den Pleuraspalt eindringt, diese aber nicht nach außen entweichen kann (wie z. B. bei einer offenen Verletzung des Brustkorbes). Bei diesem sog. Spannungs-Pneumothorax verdrängt die Luft immer mehr die Organe und Gefäße des Brustraums, sodass diese abknicken können. Ein Pneumothorax geht mit plötzlicher Luftnot einher.
Die Diagnose kann durch Inspektion (auf sichtbare Verletzungen) und Röntgen-Thorax gestellt werden.
Die Therapie des Pneumothorax besteht in der Wiederherstellung des Unterdrucks durch eine Saugdrainage.

Beschreiben Sie den Wandaufbau des Bronchialsystems.

Die Innenwand der Bronchien ist mit Flimmerepithel und schleimbildenden Zellen ausgekleidet. So können Partikel am Schleim haften und sich in den Flimmerhärchen verfangen. In der Wand befindet sich eine Schicht aus glatter Muskulatur, die das Lumen eng oder weit stellen kann. Die großen Bronchien tragen außen Knorpelspangen, die die Wand versteifen.

Wie schützt sich der Atemtrakt vor Fremdkörpern und Schmutz?

Kleine Staubpartikelchen können sich in den Flimmerhärchen verfangen, größere Partikel werden durch den Hustenreflex wieder nach oben befördert. Immunzellen (Makrophagen) bauen die gefangenen Partikel ab und sind Schutz vor Mikroorganismen.

Erläutern Sie das Krankheitsbild von Asthma bronchiale.

Krankheitsmechanismus	Beim Asthma bronchiale führen drei pathologische Veränderungen zur Symptomatik: ▸ **Spasmus** (Verkrampfung) der glatten Muskulatur in den Bronchien (→ Engstellung der Bronchien), ▸ Produktion von **zähem Schleim** (→ Hustenreiz), ▸ **Schleimhaut-Ödem** (→ Verengung des Innendurchmessers, Behinderung der Luftströmung).
Ursachen	oft allergisch oder toxisch bedingt; Auslöser eines Asthmaanfalls können Milben, Pollen oder Atemwegsinfekte sein, aber auch der seelische Zustand spielt eine Rolle.
Symptome	Luftnot, besonders erschwerte Ausatmung mit Pfeifen (exspiratorischer Stridor), zäher Auswurf, Angst, Herzrasen (Tachykardie), Zyanose Allergische Asthmatiker sollten immer ein Notfall-Pack bei sich tragen.
Dauertherapie	Vermeidung der Auslöser, kein Rauchen, Atemgymnastik, Asthmasprays Therapie im akuten Asthmaanfall: Sauerstoff, Kortison, Sympathikomimetika (Medikamente, die auf den Sympathikus wirken und die Bronchien weit stellen)
Merke	Es gibt auch ein Asthma cardiale, das bei Linksherzinsuffizienz auftritt. Durch Blutstauung in der Lunge beim Liegen kommt es zu nächtlicher Luftnot und Husten.

1 Wie sind die Druckverhältnisse im Brustraum bei der Einatmung?

a. Überdruck ____

b. Normaldruck ____

c. Unterdruck ____

2 Wie sind Bauchraum und Brustraum voneinander getrennt?

a. Bauchfell ____

b. Brustfell ____

c. Zwerchfell ____

d. Trommelfell ____

3 Welche Atemtypen gibt es?

a. Bauchatmung ____

b. Nasenatmung ____

c. Brustatmung ____

d. Körperatmung ____

4 Welche Aussagen zur Bauchatmung treffen zu?

a. Die Luft wird durch Erweiterung des Brustkorbs eingesaugt. ____

b. Bei der Einatmung zieht sich das Zwerchfell zusammen, die Ausatmung erfolgt passiv. ____

c. Die Luft wird durch Absenken des Zwerchfells eingesaugt. ____

5 Wie heißen die beiden Blätter des Brustfells?

a. Rippenfell ____

b. Zwerchfell ____

c. Lungenfell ____

d. Bauchfell ____

6 Was ist ein Pneumothorax?

a. Eindringen von Luft in den Pleuraspalt ____

b. Eindringen von Blut in den Pleuraspalt ____

c. Entzündung des gesamten Brustraums ____

d. Entzündung der Pleurablätter ____

7 Welche Aussagen sind korrekt?

a. Ein Pneumothorax kann auch spontan auftreten. ____

b. Durch einen Pneumothorax geht der zum Einatmen notwendige Unterdruck verloren. ____

c. Ein Pneumothorax tritt ausschließlich durch Verletzungen des Brustkorbs auf, z. B. durch einen Messerstich. ____

8 Warum ist ein Pneumothorax gefährlich?

a. Die betroffene Lungenseite schnurrt zusammen und nimmt nicht mehr am Gasaustausch teil. ____

b. Die gesamte Lunge ist irreversibel geschädigt, eine Transplantation ist nötig. ____

c. Durch eindringende und gestaute Luft im Brustkorb können die großen Gefäße verlagert werden. ____

9 Wie sind die Bronchien aufgebaut?

a. Innen kleidet ein glattes dünnes Endothel die Luftwege aus. ____

b. Innen kleidet ein Epithel mit Flimmerhärchen die Luftwege aus. ____

c. Die Wand aller Bronchien und Bronchiolen ist mit Knorpelspangen verstärkt. ____

d. In der Wand befindet sich eine glatte Muskelschicht, die die Bronchien weit oder eng stellen kann. ____

10 Welche Reinigungsmechanismen stehen der Lunge zur Verfügung?

a. Mikrovilli ____

b. schleimbildende Zellen ____

c. Zotten ____

d. Flimmerhärchen ____

11 Beim Einatmen von größeren Fremdkörpern gibt es noch einen anderen Schutzmechanismus. Welchen?

a. Patellarsehnenreflex ____

b. Reflexhusten ____

c. Hustenreflex ____

d. Schluckreflex ____

12 Welche krankhaften Veränderungen treten bei einem Asthmaanfall auf?

a. Lungenödem ____

b. Bildung von zähem Schleim ____

c. Verkrampfung der glatten Muskulatur ____

d. Anschwellung der Schleimhaut ____

e. Blutstau in der Lunge ____

13 Ein Patient klagt über plötzliche Luftnot bei einem Sommerspaziergang, hustet wenig klares Sekret und giemt beim Ausatmen. Er ist etwas bläulich um die Lippen und reagiert panisch. An was denken Sie?

a. Asthma bronchiale ____

b. Asthma cardiale ____

c. allergische Rhinitis auf Pollen ____

d. Pneumothorax ____

Welche weiteren Erkrankungen des Atemtrakts kennen Sie?

Typische, allgemeine Symptome von Atemwegserkrankungen sind:

- Luftnot (Dyspnoe), Kurzatmigkeit,
- Husten und oft auch
- Auswurf (Sputum).

Entzündungen (Lokalisation → Krankheitsname)	Ursachen	Symptome
Nasenentzündung → Rhinitis	meist viral oder allergisch (Heuschnupfen, Hausstaub) bedingt	Niesen, Schnupfen, „triefende", zugeschwollene Nase
Rachenraumentzündung (Pharynx) → Pharyngitis		Schmerzen beim Schlucken, „wunder" roter Rachen
Kehlkopfentzündung (Larynx) → Laryngitis		Heiserkeit, bei Kehldeckel-Anschwellung Erstickungsgefahr
Bronchien → Bronchitis	kann akut durch einen Infekt sein oder chronisch durch Reizung (Rauchen)	▸ akut: leichtes Fieber, Husten, Auswurf ▸ chronisch: langwieriger Husten mit Auswurf, „Raucherhusten"
COLD (oft auch COPD) → chronisch obstruktive Lungenerkrankung	vor allem durch Rauchen	chronische Bronchitis und Lungenemphysem (Überblähung der Lunge, weniger Gasaustauschfläche)
Lungenentzündung (Pneumonie)	kann durch Bakterien, Viren oder Pilze bedingt sein	Schmerzen beim Atmen, Luftnot, Fieber, Husten, oft eitriger Auswurf, betrifft oft ältere, immunschwache oder bettlägerige Patienten mit flacher Atmung
Brustfellentzündung (Pleura) → Pleuritis	oft als Komplikation einer Pneumonie	starke Schmerzen beim Atmen, knarrende Atemgeräusche (Pleurareiben), Pleuraerguss (Flüssigkeitsansammlung im Pleuraspalt)
Tuberkulose (Tbc)	bakterielle Infektion	Fieber, Husten, Nachtschweiß, Auszehrung, rostbrauner Auswurf; kann auch andere Organe (Haut, Nieren) befallen
andere Erkrankungen		
Kehlkopf-Karzinom	Risikofaktor: Rauchen	langwierige Heiserkeit ohne Fieber
Bronchial-Karzinom	Risikofaktor: Rauchen; oft schnell fortschreitend und früh metastasierend	meist trockener Husten, Luftnot Jeder Husten, der länger als drei Wochen dauert, sollte abgeklärt werden.
Rippenfraktur	z. B. Unfall, bei Reanimation	Schmerzen beim Atmen; sind mehrere Rippen gebrochen, besteht die Gefahr, dass der Brustkorb instabil wird.
Lungenödem	Übertritt von Gewebswasser in die Lunge durch dekompensierte Linksherzinsuffizienz	brodelndes Atemgeräusch, akute Luftnot, Sauerstoffmangel/Zyanose, schaumiges Sputum → ein akutes Lungenödem ist ein Notfall

Wie werden die Infekte der Atemwege übertragen?

Bei sehr vielen Erkrankungen der Atemwege werden die Erreger als kleine Partikelchen eingeatmet, man spricht von einer „Tröpfcheninfektion". Beim Niesen können die Erreger in Form von Tröpfchen mehrere Meter weit geschleudert werden, dies ist besonders in öffentlichen Räumen und Verkehrsmitteln relevant. Am besten kann man sich durch Tragen von Mundschutz und durch ein gut funktionierendes Immunsystem schützen.

Welche Lungenvolumina spielen bei Angaben der Lungenfunktion eine Rolle?

Bezeichnung	Definition	Menge
Atemzugsvolumen	= die Menge Luft, die bei jedem Atemzug ein- und wieder ausgeatmet wird	ca. 0,5 l
inspiratorisches Reservevolumen	= Luft, die nur bei vertiefter Einatmung, nach der normalen Atemtiefe eingeatmet werden kann	ca. 2 bis 3 l
exspiratorisches Reservevolumen	= die Menge Luft, die nach normaler Ausatmung noch zusätzlich ausgeatmet werden kann	ca. 1 l
Residualvolumen	= die Menge Luft, die auch nach maximaler, vertiefter Ausatmung in der Lunge bleibt (die Lunge ist nie ganz luftleer)	ca. 1 l
Vitalkapazität	= setzt sich aus Atemzugsvolumen, inspiratorischem und exspiratorischem Reservevolumen zusammen	ca. 4 bis 5 l
Totraum	= die Menge an Luft, die sich in den Luftwegen befindet und nicht am Gasaustausch in den Alveolen teilnimmt	ca. 0,15 bis 0,2 l

Welche wichtigen Diagnostikverfahren für Atemwegserkrankungen kennen Sie?

körperliche Untersuchung	Abhören (Auskultation), Abklopfen (Perkussion)
Röntgen-Thorax	Röntgenaufnahme im Stehen/Sitzen von vorne und seitlich (p. a.) oder im Liegen
Lungenfunktionsprüfung (Spirometrie) zur Messung verschiedener Lungenvolumina	▸ Atemstoßtest → Patient trägt Nasenklemme und soll erst tief einatmen und dann so viel wie möglich in das Mundstück des Spirometers ausatmen; dient der Messung der Vitalkapazität; wichtig vor OPs mit Vollnarkose ▸ Einsekundenkapazität → wie der Atemstoßtest, jedoch wird hier der prozentuale Anteil des in der ersten Sekunde ausgeatmeten Volumens gezählt; bei Asthmatikern durch die erschwerte Ausatmung oft erniedrigt

1 Welche häufigen Symptome treten bei Erkrankungen des Atemtraktes auf?

a. Fieber ____
b. Auswurf ____
c. Durchfall ____
d. Husten ____
e. Luftnot ____

2 Bei welchen der folgenden Erkrankungen treten diese Symptome auf?

a. chronische Bronchitis ____
b. Gastroenteritis ____
c. Asthma bronchiale ____
d. Angina pectoris ____

3 Wie ist eine COLD gekennzeichnet?

a. Auftreten im Rahmen einer Erkältung ____
b. langwieriger Husten ____
c. obstruktive Erkrankung ____
d. betrifft vor allem Raucher ____

4 Ein langjähriger Raucher kommt mit grauer Haut und seit etwa einem Monat bestehendem trockenen Husten in die Praxis. An welche Erkrankung denken Sie, die auf jeden Fall durch Diagnostik ausgeschlossen werden sollte?

a. chronische Bronchitis ____
b. akute Bronchitis ____
c. Bronchial-Karzinom ____
d. Tuberkulose ____

5 Ordnen Sie die folgenden Krankheiten den passenden Symptomen zu.
Lungenödem (1), Tbc (2), Pneumonie (3), Bronchial-Karzinom (4), COLD (5), Rhinitis (6), Laryngitis (7), Pharyngitis (8)

a. eitriger Auswurf, Fieber ____
b. brodelndes Atemgeräusch, schaumiger Auswurf ____
c. anhaltender Husten, meist ohne Auswurf ____
d. Niesen, „triefende" Nase ____
e. Nachtschweiß, brauner Auswurf ____
f. langwieriger Husten mit Auswurf ____
g. Schmerzen beim Schlucken, geröteter Rachen ____
h. Heiserkeit ____

6 Sie lesen im Diagnosefeld einer Akte „Pneumonie". Wie heißt die Krankheit im deutschen Sprachgebrauch?

a. Entzündung der Bronchien ____
b. Erweiterung der Bronchien ____
c. Entzündung der Lunge ____
d. Aufblähung der Lunge ____

7 Sehr viele Atemwegserkrankungen werden durch Mikroorganismen hervorgerufen, die man einatmet, so z. B. die Tbc, grippale Infekte, aber auch die echte Grippe, Keuchhusten und Diphtherie. Wie nennt man diesen Übertragungsweg?

a. Wundinfektion ____
b. Tröpfcheninfektion ____
c. Schmierinfektion ____
d. Luftwegsinfektion ____

8 Sie haben sich erkältet, gehen aber trotzdem zur Arbeit. Wie können Sie Ihre Patienten vor einer Ansteckung schützen?

a. Latex-Handschuhe tragen ____
b. Mundschutz tragen ____
c. nur mit vorgehaltener Hand sprechen ____
d. Vinyl-Handschuhe tragen ____

9 Bei der Bestimmung der Atemtätigkeit und Lungenfunktion gibt es verschiedene Messungen.

Ordnen Sie die folgenden Begriffe den Erklärungen zu. Atemzugsvolumen (1), inspiratorisches Reservevolumen (2), Residualvolumen (3), Vitalkapazität (4), Totraumvolumen (5)

a. Gesamtmenge an Luft, die maximal ein- und ausgeatmet werden kann ____
b. Menge an Luft bei einer normalen Ein- bzw. Ausatmung ____
c. Menge an Luft, die sich in den Luftwegen befindet, aber nicht am Gasaustausch teilnimmt ____
d. Luft, die auch nach maximaler Ausatmung in der Lunge verbleibt ____
e. Luft, die nach der normalen Einatmung noch zusätzlich eingeatmet werden kann ____

10 Der Arzt führt bei einem Patienten eine Auskultation durch. Um was handelt es sich?

a. Abklopfen ____
b. Abhören ____
c. Abtasten ____
d. Ultraschall ____

11 Was ist ein Spirometer?

a. Gerät zur Messung der Lungenfunktion ____
b. Gerät zur Messung der Zwerchfellfunktion ____
c. Gerät zur Messung verschiedener Lungenvolumina ____
d. Gerät zur Messung des Zwerchfelldrucks ____

Benennen Sie die Abschnitte des Verdauungstraktes und ihre Aufgaben.

Organ	Aufgaben	Verdauungssäfte und wirksame Bestandteile	Bau und Sonstiges
Mund (Os)	▸ Aufnahme der Nahrung ▸ Geschmackssinn (Zunge) ▸ mechanische Zerkleinerung der Nahrung durch die Zähne ▸ Einspeicheln der Nahrung ▸ KH-Verdauung (Speichel) (KH = Kohlenhydrate)	Mundspeichel (ca. $1\frac{1}{2}$ l/Tag) wird von der Ohrspeicheldrüse (Glandula parotis), der Unterzungendrüse (Glandula sublingualis) und der Unterkieferdrüse (Glandula submandibularis) produziert, alle Ausführungsgänge münden in die Mundhöhle. Das enthaltene Enzym Ptyalin spaltet KH.	**Milchgebiss:** erste Zähne ca. ab dem 6. Lebensmonat bis etwa zum 2. Lebensjahr; insgesamt 20 Zähne, je 10 im Ober- und Unterkiefer **Endgültiges Gebiss:** Durchbruch ab ca. dem 6. Lebensjahr bis zum 12. Lebensjahr, besteht aus 32 Zähnen, jedoch sind die 3. Mahlzähne (Weisheitszähne/Molaren) nicht bei jedem angelegt; in jeder Kieferhälfte befinden sich (von der Mitte nach außen): 2 Schneidezähne (Incisivi), 1 Eckzahn (Caninus), 2 Prämolaren (Vormahlzähne) und 3 Backenzähne (Molaren).
Rachen (Pharynx) und Speiseröhre (Ösophagus)	▸ Weitertransport der Nahrung		Die Speiseröhre ist ca. 25 cm lang und verbindet den Mund-Rachenraum mit dem Magen. Dabei durchzieht sie, hinter der Luftröhre liegend, drei Engstellen: am Kehlkopf, am Bronchienhilus und beim Durchtritt durch das Zwerchfell. Der Transport erfolgt ab hier über Peristaltik, eine unwillkürliche, wellenförmige Muskelbewegung des Verdauungstraktes, die die Nahrung bis zum After transportiert.
Magen (Gaster, Venter)	▸ Zerkleinerung und Durchmischung der Nahrung durch Muskeltätigkeit ▸ Verflüssigung durch Zugabe von Magensaft ▸ Keimabtötung ▸ Eiweißverdauung (durch Pepsin und Magensäure) ▸ Produktion von Intrinsic Factor für Vitamin-B_{12}-Resorption	Magensaft enthält: Magensäure: Eiweißverdauung und Keimabtötung (pH 2) Pepsin: eiweißspaltendes Enzym Schleim: schützt die Magenschleimhaut vor der Säure Intrinsic Factor: wichtig zur Aufnahme von Vitamin B_{12} im Dünndarm	Der Magen liegt im linken Oberbauch, unterhalb des Zwerchfells. Er bildet täglich ca. $1^1/_2$ l Magensaft. Der Magenausgang ist durch einen Ringmuskel, den „Magenpförtner“, zum Duodenum hin verschlossen.
Dünndarm – Zwölffingerdarm (Duodenum)	▸ Einmündung von Gallen- und Bauchspeicheldrüsengang ▸ Neutralisation des Speisebreis (durch Hydrogencarbonat im Bauchspeichel) ▸ Aufspaltung der Nahrungsbestandteile (durch Enzyme im Bauchspeichel)	Bauchspeichel enthält Lipase (spaltet Fett in Fettsäure und Glycerin); Amylase, Maltase spalten KH; Proteasen (Trypsin, Chymotrypsin) spalten Eiweiße. Hydrogencarbonat puffert die Magensäure bis zu einem leicht alkalischen Wert (pH 8). Galle enthält Gallensäuren, die die Fette zu kleinen Fetttröpfchen emulgieren.	Der Zwölffingerdarm schließt sich an den Magen an. Er bildet den ersten Abschnitt des Dünndarms. Hier münden die Ausführungsgänge für Galle und Bauchspeichel. Der Zwölffingerdarm ist ca. 25 bis 30 cm lang (wie 12 nebeneinanderliegende Finger) und umschließt den Pankreaskopf. Die Produktion von Bauchspeichel findet im exokrinen Teil des Pankreas statt.
Dünndarm – Leerdarm, (Jejunum) Krummdarm (Ileum)	▸ Eiweiß- und KH-spaltende Enzyme ▸ Resorption von Nährstoffen in Blut und Lymphe	Hier sind viele weitere eiweiß- und KH-spaltende Enzyme aktiv, die die Nährstoffe bis in die kleinsten Bausteine (Aminosäuren und Einfachzucker) zerlegen.	Die Dünndarmschleimhaut ist in Falten und Zotten gelegt. Die Zellen des Dünndarms sind mit Zylinderepithel mit Mikrovilli ausgekleidet. Dadurch kommt es zu einer immensen Oberflächenvergrößerung, was wichtig für die Nährstoffaufnahme ist. Die ins Blut aufgenommenen Nährstoffe werden über die Pfortader direkt zur Leber transportiert, wo sie weiterverarbeitet werden.
Dickdarm (Colon)	▸ Eindickung des Speisebreis durch Wasserrückresorption ▸ Vitamin-K-Produktion durch Colibakterien		Der Blinddarm (Caecum) mit Wurmfortsatz (Appendix) ist Teil des Dickdarms und vor allem durch die Gefahr einer Appendizitis bekannt (umgangssprachlich „Blinddarmentzündung“). Der Dickdarm ist durch die Ileozoekalklappe (Bauhinsche Klappe) vom Dünndarm getrennt, um ein Aufsteigen von Bakterien in den Dünndarm zu verhindern.
Mastdarm (Rektum)	▸ Reservoir für Stuhl		
After (Anus)	▸ Ringmuskel zum willkürlichen Verschluss des Darms		

1 Welche Aufgaben hat die Mundhöhle?

a. Beginn der Eiweißverdauung

b. Geschmackssinn (Testen der Nahrung)

c. mechanische Zerkleinerung der Nahrung

d. Beginn der Fettverdauung

2 Wie viele Zähne hat das Milchgebiss?

a. 10

b. 12

c. 20

d. 32

3 In welchem Alter fangen die endgültigen Zähne an durchzubrechen?

a. im sechsten Lebensmonat

b. im dritten Lebensjahr

c. im sechsten Lebensjahr

d. im zwölften Lebensjahr

4 Bei den Weisheitszähnen handelt es sich um ...

a. Prämolaren.

b. Molaren.

c. Canini.

d. Incisivi.

5 Welche Bestandteile sind im Magensaft enthalten?

a. Magensäure

b. Hydrogencarbonat

c. Pepsin

d. Trypsin

6 Ordnen Sie den folgenden Magensaftbestandteilen die passende Funktion zu: Magensäure (1), Schleim (2), Pepsin (3). Mehrere oder auch gar keine passenden Funktionen sind möglich, diese bitte mit (9) kennzeichnen.

a. Eiweißverdauung

b. Keimabtötung

c. Schutz der Schleimhaut

d. Nährstoffresorption

7 Welche Angaben beschreiben die Lage des Magens richtig?

a. linker Oberbauch

b. rechter Oberbauch

c. unterhalb des Zwerchfells

d. oberhalb des Zwerchfells

8 Der Zwölffingerdarm ist ein Abschnitt des ...

a. Dünndarms.

b. Dickdarms.

c. Blinddarms.

d. Mastdarms

9 Der Fachbegriff für Speiseröhre ist ...

a. Pharynx.

b. Ösophagus.

c. Larynx.

d. Ileum.

10 Eine Oberflächenvergrößerung der Dünndarmschleimhaut zur Nahrungsaufnahme wird erreicht durch ...

a. Schleimhautfalten mit Zotten.

b. Ausstülpungen der Darmwand.

c. Mikrovilli auf den Epithelzellen.

d. besonders schnelle Zellteilung.

11 Bei einer Blinddarmentzündung handelt es sich um eine ...

a. Entzündung des Caecums.

b. Entzündung des Appendix.

c. Colitis.

d. Appendizitis.

12 Einer Ihrer Patienten leidet unter einem Mangel an Intrinsic Factor. Welches Vitamin kann dann nicht resorbiert werden?

a. Vitamin B_{12}

b. Vitamin A

c. Vitamin B_2

d. Vitamin C

13 Über welches Gefäß wird das nährstoffreiche Blut vom Darm in die Leber transportiert?

a. Lebervene

b. Leberarterie

c. Pfortader

d. Krampfader

14 Zu den Aufgaben des Dickdarms gehören ...

a. Wasser-Rückresorption.

b. Nährstoffresorption.

c. Vitaminproduktion durch Colibakterien.

d. Wassersekretion.

Beschriften Sie die Abschnitte des Verdauungstraktes mit deutschen und Fachbegriffen.		
1	Mund	Os
2	Rachen	Pharynx
3	Speiseröhre	Ösophagus
4	Magen	Gaster, Venter
5	Zwölffingerdarm	Duodenum
6	Dünndarm (mit Leerdarm und Krummdarm)	Intestinum tenue (mit Jejunum und Ileum)
7	Blinddarm	Caecum
8	Wurmfortsatz	Appendix
9	Dickdarm	Colon
10	Mastdarm	Rektum
11	After	Anus
12	Leber	Hepar
13	Gallenblase	Vesica fellea
14	Bauchspeicheldrüse	Pankreas

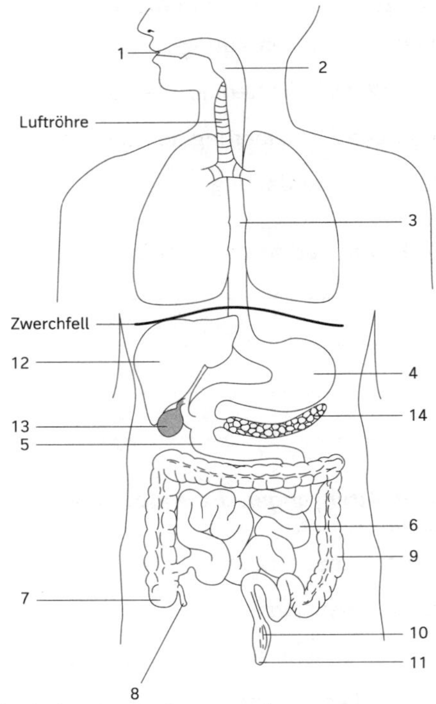

Abschnitte des Verdauungstraktes

Beschreiben Sie Bau, Lage und Funktion der Leber (Hepar).		
Bau	**Lage**	**Funktion**
▸ ca. 1,5 kg schweres, dunkelrotes, dreiecksförmiges Organ ▸ besteht aus kleinen Leberläppchen ▸ Blutversorgung: Die Leberarterie transportiert sauerstoffreiches Blut zur Leber, die Pfortader bringt nährstoffreiches, aber sauerstoffarmes Blut vom Magen-Darm-Trakt zur Leber. ▸ Die gallenblase (Vesica fellea) liegt in einer Furche.	▸ rechter Oberbauch ▸ unterhalb des Zwerchfells	▸ Entgiftungsfunktion: Abbau von Stoffwechselprodukten, Medikamenten, Alkohol ▸ Speicherfunktion: Glykogen- und Eisenspeicher ▸ Stoffwechselfunktion: Bildung von Eiweißen, Abbau von alten Erythrozyten, Bildung von Gerinnungsfaktoren, Fettstoffwechsel ▸ Drüsenfunktion: Bildung von Galle

Welchen Vorteil haben rektale Medikamente (Zäpfchen) gegenüber oralen (Tabletten, Tropfen)?

schnelle Resorption über die gut durchblutete Rektumwand ins Blut (Rektumvenen)
Rektumvenen führen das Blut und die Wirkstoffe an der Leber vorbei, direkt in den Kreislauf (sog. **First-pass-Effekt**)
→ geringere Dosierung, da das Medikament nicht erst in der Leber verstoffwechselt wird
→ Schonung der Magenschleimhaut
→ schnelle Wirkungsentfaltung

Was ist ein Ikterus (Gelbsucht)?

Das aus dem Hämoglobin-Abbau in der Leber gebildete Bilirubin kann zu einem gewissen Teil ins Blut übergehen. Wenn dieser Serumspiegel erhöht ist, spricht man von Gelbsucht oder einem Ikterus. Außerdem sind bei der Gelbsucht die Haut und die Skleren gelblich gefärbt. Meist ist der Urin dunkler gefärbt (bierbrauner Urin) und der Stuhl hell verfärbt. Man unterscheidet direktes und indirektes Bilirubin, beide zusammen bilden das Gesamt-Bilirubin. Durch Laboranalysen können somit die unterschiedlichen Ikterusarten differenziert werden.

Welche Formen (Arten/Einteilungen) von Ikterus kennen Sie?

	Man unterscheidet drei Arten von Ikterus:		
	prähepatisch	**intrahepatisch**	**posthepatisch**
Lokalisation	Ursache liegt vor (prä-) der Leber.	Ursache liegt in (intra-) der Leber.	Ursache liegt nach (post-) der Leber.
Ursache	→ vorzeitige Zerstörung von Erythrozyten (Hämolyse)	→ Fehlfunktion der Leber	→ Abflusshindernis führt zum Stau von Bilirubin.
Beispiel	Transfusionszwischenfall, hämolytische Anämien	Hepatitis, Leberzirrhose	Gallengangssteine, Gallengangstumor
Laborwerte	indirektes Bili ↑	direktes und indirektes Bili ↑	direktes Bili ↑
Stuhlgang	dunkel	hell	hell

Zur Beantwortung der folgenden Fragen nehmen Sie bitte auch die Tabelle „Abschnitte des Verdauungstraktes“ zu Hilfe.

1 *Welchen Weg nimmt der Speisebrei?*

a. Mund – Speiseröhre – Dickdarm – Zwölffingerdarm

b. Dünndarm – Dickdarm – Mastdarm – Anus ____

c. Mund – Speiseröhre – Magen – Zwölffingerdarm

d. Magen – Dickdarm – Blinddarm – After ____

2 *Wo münden Gallen- und Pankreasgang in den Darmkanal?*

a. Zwölffingerdarm ____

b. Jejunum ____

c. Duodenum ____

d. Ileum ____

3 *Die Fachbezeichnung für Leber lautet ...*

a. Pankreas. ____

b. Ren. ____

c. Lien. ____

d. Hepar. ____

4 *Wie verändert sich der pH-Wert des Verdauungsbreis durch Zugabe von Hydrogencarbonat?*

a. Der Nahrungsbrei wird sauer. ____

b. Der Nahrungsbrei wird alkalisch. ____

c. Der pH-Wert steigt auf etwa 8. ____

d. Der pH-Wert fällt auf etwa 2. ____

5 *Wo wird das Hydrogencarbonat dem Speisebrei zugeführt?*

a. in der Bauchspeicheldrüse ____

b. im Zwölffingerdarm ____

c. in der Leber ____

d. im Magen ____

6 *Bei der Peristaltik handelt es sich um eine(n) ...*

a. wellenförmigen Schmerz. ____

b. wellenförmige, unwillkürliche Muskelbewegung. ____

c. willkürliche Muskelbewegung. ____

d. Krankheit. ____

7 *Beschreiben Sie die Lage und den Bau der Leber.*

a. im rechten Oberbauch, unterhalb des Zwerchfells ____

b. im linken Oberbauch, unterhalb des Zwerchfells ____

c. Umriss dreieckig, ca. $1\frac{1}{2}$ kg schwer ____

d. Umriss viereckig, ca. 1 kg schwer ____

8 *Ordnen Sie die folgenden Tätigkeiten den Aufgaben der Leber zu. Entgiftung (1), Drüsenfunktion (2), Stoffwechsel (3), Speicherfunktion (4)*

a. Bildung von Eiweißen ____

b. Bildung von Galle ____

c. Eisenspeicher ____

d. Abbau von Alkohol ____

9 *Welches Blutgefäß versorgt die Leber mit Nährstoffen, welches mit Sauerstoff? Sauerstoff (1), Nährstoffe (2), keines trifft zu (3)*

a. Leberarterie ____

b. Pfortader ____

c. Lebervene ____

d. Aorta ____

10 *Aus was wird Bilirubin gebildet?*

a. aus dem Abbau von Hämoglobin ____

b. aus dem Abbau von Alkohol ____

c. aus dem Abbau von Glykogen ____

d. aus dem Abbau von Eiweißen ____

11 *Zu einem gewissen Teil geht Bilirubin aus den Gallenwegen ins Blut über und ist dort nachweisbar. Wenn der Blut-Bilirubin-Spiegel zu hoch ist, spricht man von ...*

a. Ileus. ____

b. Ikterus. ____

c. Hepatitis. ____

d. Gelbsucht. ____

12 *Welchen Vorteil bieten rektale Medikamente (Zäpfchen) gegenüber den oralen (Tabletten, Tropfen)?*

a. Da sie von unten eingeführt werden, sind Magenbeschwerden seltener. ____

b. Sie wirken schneller, da sie nicht zuerst in der Leber verstoffwechselt werden. ____

c. Der Wirkstoff wird direkt von den Rektumvenen aufgenommen und über den Kreislauf verteilt, ohne Umweg über die Leber. ____

d. Der Wirkstoff geht in die Leber und wird dort verstoffwechselt. ____

13 *Ordnen Sie die folgenden Ikterus-Arten ihrer Lokalisation zu: prähepatisch (1), intrahepatisch (2), posthepatisch (3).*

a. Leberzirrhose ____

b. Blutgruppenunverträglichkeit ____

c. Gallengangsverschluss ____

d. Hepatitis ____

Erläutern Sie wichtige Krankheiten des Verdauungstrakts.

Organ	Krankheit	Ursache	Symptome	Sonstiges	Komplikationen
Mund (Os)	Ohrspeicheldrüsenentzündung (Parotitis); Mumps = Parotitis epidemica	Nahrungskarenz oder parenterale („künstliche") Ernährung; Mumps: Virusinfekt	Schwellung, Schmerz, Fieber		Mumps: bes. bei Erwachsenen Hodenentzündung (Orchitis) mit Gefahr von Sterilität
	Zahnfäule (Karies)	Bakterien und Zucker bilden Säure, die die Zähne angreift.	Schmerzen, Schwarzfärbung		
Speiseröhre (Ösophagus)	Speiseröhrenentzündung (Ösophagitis)	sehr häufig durch Rückfluss von saurem Magensaft in die Speiseröhre → sog. Reflux-Ösophagitis	Sodbrennen, Brennen im Brustbereich, Schmerzen beim Schlucken		
	Speiseröhren-Krampfadern (Ösophagusvarizen)	Pfortaderhochdruck durch Leberzirrhose (→ Leber)			massive Blutung, → kann lebensgefährlich sein, Notfall!
	Speiseröhrenkrebs (Ösophagus-Karzinom)	Risikofaktoren: Rauchen, Alkohol			
Magen (Gaster, Venter)	Magenschleimhautentzündung (Gastritis)	Stress, Medikamente, Alkohol, Rauchen, Übersäuerung	Appetitlosigkeit, Übelkeit, Erbrechen, Druckgefühl	Entzündung der Schleimhautschicht, kein tiefergehender Defekt	kann chronisch werden
	Magengeschwür (Ulcus ventriculi)	Stress, Medikamente, Helicobacter pylori (pathogenes Bakterium)	„Sofort"-Schmerz im Oberbauch nach dem Essen; Appetitlosigkeit	Bei Nachweis von Helicobacter im Atemtest oder bei der Gastroskopie wird mit Antibiotika und säurehemmenden Medikamenten behandelt.	Blutung (mit Kaffeesatz-Erbrechen und Teerstuhl), Perforation (Durchbruch der Magenwand), → akutes Abdomen, maligne Entartung
	Magenkrebs	langjährige Magengeschwüre oder Chemikalien	evtl. Abneigung gegen Fleisch, sonst wenige Symptome		
Zwölffingerdarm (Duodenum)	12-Fingerdarm-Geschwür (Ulcus duodeni)	Stress, Medikamente, Helicobacter pylori (pathogenes Bakterium)	„Nüchternschmerz", d. h. Oberbauchbeschwerden, wenn der Magen leer ist, Besserung bei Nahrungsaufnahme		Blutung, Perforation, aber **keine** maligne Entartung
Leerdarm (Jejunum) Krummdarm (Ileum)	Morbus Crohn	unklar, tiefe, entzündliche Veränderung der Darmwand	schubweise, schwere Durchfälle mit heftigen Koliken, keine Blutbeimengungen	tritt bevorzugt im letzten Abschnitt des Dünndarms auf	Fisteln, Darmwanddurchbruch
	Gastroenteritis	„Magen-Darm-Grippe", Eindringen pathogener Keime in den Dünndarm	Übelkeit, Erbrechen, Durchfälle (Diarrhö)	sollte möglichst mit Nahrungskarenz, später Schonkost behandelt werden; bei Dickdarmbeteiligung spricht man von einer Enterokolitis	Elektrolyt- und Wasserverlust (→ viel trinken oder Infusionen)
Blinddarm (Caecum) mit Appendix	Appendizitis	Sackgasse für den Nahrungsbrei, Bakterien können sich gut vermehren und zur Entzündung führen	Schmerz im rechten Unterbauch, Loslass-Schmerz, rektale Temperatur ≥ 1 °C über der axillären, Leukozytose		Perforation mit Gefahr einer Peritonitis (Bauchfellentzündung) → akutes Abdomen
Dickdarm (Kolon)	Colitis ulcerosa	familiäre Häufung	blutig-schleimige Durchfälle	entzündliche Dickdarmveränderung der inneren Wandschicht	
	Kolon-Rektum-Karzinom	Risikofaktoren: ballaststoffarme Kost, Dickdarmpolypen	plötzlicher Wechsel der Stuhlgewohnheiten (Wechsel von Diarrhö und Obstipation), verstecktes (okkultes) Blut im Stuhl	ab dem 45. regelmäßige Früherkennungsuntersuchungen (iFOBT®-Test, Darmspiegelung)	Metastasierung
After (Anus)	Hämorrhoiden	langjährige Verstopfung (Obstipation), Schwangerschaften	rotes, aufgelagertes Blut auf den Stuhlgang		

Bitte nehmen Sie für die nachfolgenden Fragen ggf. alle Seiten zum Verdauungstrakt zur Hand.

1 ***Welches Organ ist bei einer Diarrhö meist beteiligt?***
a. Magen ____
b. Dickdarm ____
c. Leber ____
d. Mastdarm ____

2 ***Zahnfäulnis nennt man auch ...***
a. Karies. ____
b. Ikterus. ____
c. Facies. ____
d. Fäces. ____

3 ***Ihr Arzt weist einen Patienten mit Verdacht auf Appendizitis ins Krankenhaus ein. Was hat ihn dazu veranlasst?***
a. Loslass-Schmerz bei der Untersuchung ____
b. Blut im Stuhl ____
c. Temperaturunterschied zwischen rektaler und axillärer Temperaturmessung ist ≥ 1 °C ____
d. Leukozytose ____

4 ***Sie lesen in einer Akte „Teerstuhl". Worum handelt es sich dabei?***
a. um schwarz glänzenden, zähen Stuhlgang ____
b. um besonders harten Stuhlgang, der bei Straßenarbeitern auftritt ____
c. um Stuhlgang mit Fettauflagerungen ____
d. um Stuhlgang, der durch geronnenes Blut schwarz gefärbt ist ____

5 ***Welche Krankheiten können zu einem akuten Abdomen führen?***
a. Reflux-Ösophagitis ____
b. Perforation eines Magengeschwürs ____
c. Perforation einer Appendizitis ____
d. mechanischer Ileus ____

6 ***Welche Ursachen für ein Ulcus kennen Sie?***
a. Stress ____
b. Medikamente ____
c. Helicobacter pylori ____
d. Obstipation ____

7 ***Welche Symptomatik kann eine Gastritis haben?***
a. Rückenschmerzen ____
b. Völlegefühl, Appetitlosigkeit ____
c. Übelkeit, Erbrechen ____
d. Unterbauchschmerzen ____

8 ***Welche Krankheiten können zu massivem Bluterbrechen führen?***
a. Gastritis ____
b. Ösophagusvarizen ____
c. Colitis ulcerosa ____
d. Ulcus ventriculi ____

9 ***Welche Ursachen kann eine Gastritis haben?***
a. Stress ____
b. Alkohol, Zigaretten ____
c. Bluthochdruck ____
d. Magenübersäuerung ____

10 ***Was ist das Gegenteil einer Diarrhö?***
a. Flatulenz ____
b. Meteorismus ____
c. Obstipation ____
d. Logorrhö ____

11 ***Bei Hämorrhoidalblutungen kommt es zu ...***
a. Teerstuhl. ____
b. Blutauflagerungen. ____
c. verstecktem Blut im Stuhl. ____
d. Verstopfung. ____

12 ***Bei Morbus Crohn (1) und Colitis ulcerosa (2) handelt es sich um sog. chronisch-entzündliche Darmerkrankungen (CED). Welche Aussagen treffen auf welche Erkrankung zu?***
a. betrifft den Dickdarm ____
b. tritt bevorzugt am hinteren Ileum auf ____
c. tritt familiär gehäuft auf ____
d. kann evtl. zu Tumoren führen ____

13 ***Wie sieht die Therapie einer Gastroenteritis mit Durchfällen und Erbrechen (Magen-Darm-Grippe) aus?***
a. zu Beginn Nahrungskarenz, später langsamer Kostaufbau ____
b. Schokolade zum Stopfen der Durchfälle ____
c. viel Flüssigkeit zum Ausgleich des Wasserverlustes ____
d. Laxantien zum Reinigen des Darms von innen ____

Welche allgemeinen Symptome können bei Magen-Darm-Erkrankungen typischerweise auftreten?	
Symptome	**Beispiel**
Übelkeit	Gastritis
Erbrechen	Gastritis, Gastroenteritis
Diarrhö	Gastroenteritis
Obstipation	bei Dickdarm-Tumoren oft im Wechsel mit Diarrhö
Meteorismus (Blähsucht)	bei Nahrungsunverträglichkeiten, falsche Darmflora
abdominelle Schmerzen	z. B. Gallenkoliken oder gürtelförmige Schmerzen bei Pankreatitis
Gelbsucht (Ikterus)	Leberzirrhose, Hepatitis
unspezifische Begleitsymptome (z. B. Fieber)	Appendizitis

Welche diagnostischen Verfahren finden in der Untersuchung des Verdauungstrakts Verwendung?	
Diagnoseverfahren	**Beispiel**
Anamnese	Befragung über Art und Dauer der Beschwerden
Abtasten	Bauchdecke weich oder gespannt? Schmerzen?
Sonografie	Ultraschalldarstellung von Leber, Gallenblase, Pankreas → Gallensteine? Entzündungen? Tumoren oder Zysten?
Gastroskopie	Magenspiegelung mit Möglichkeit der Biopsie der Magenschleimhaut, meist wird die Untersuchung bis ins Duodenum ausgedehnt, zur Abklärung eines Ulcus oder Tumors, Helicobacter-Nachweis
Koloskopie	Dickdarmspiegelung, z. B. bei Verdacht auf Colitis, Divertikel oder Tumor, zur Krebsfrüherkennung
Rektoskopie	Spiegelung des Enddarms, z. B. bei Verdacht auf Tumor
seltener sind Röntgenkontrastuntersuchungen, z. B. Magen-Darm-Passage, Kolonkontrasteinlauf	Darstellung von Verengungen in der Passage
Laboruntersuchungen	▸ Leberwerte (GOT (= AST), GPT (= ALT), γ-GT, Bili) ▸ Stuhl auf okkultes Blut oder pathogene Keime ▸ Pankreaswerte ▸ Biopsien

Was ist ein iFOB-Test?

Der quantitative immunologische fäkale Okkultbluttest (iFOBT) hat den gFOBT (Guajak-basierten Test, Hämoccult®) ersetzt. Es ist ein Test auf okkultes (verstecktes) Blut im Stuhl. Ursache für verstecktes Blut im Stuhl sind kleine Blutungen, die nicht ausreichen, um „Teerstuhl" zu verursachen und zu weit oben im Darm sitzen, um rote Auflagerungen (wie bei Hämorrhoiden) abzugeben. Diese Blutungen können von einem Dickdarm-Tumor (Kolonkarzinom) oder Entzündung (z. B. Colitis, Divertikulitis) herrühren. Daher werden die Tests auch als Screening-Tests und Vorsorgeuntersuchungen für Dickdarmkrebs durchgeführt. Der iFOBT ist sehr viel sensitiver als der Hämoccult® Test, zeigt keine Verfälschungen durch z. B. Vitamin C und benötigt nur **eine** Stuhlprobe.

Durchführung:
Der Patient soll mit dem Teststäbchen an drei verschiedenen Stellen entlang streichen. Teststäbchen zurück in Probenbehälter. Durch einen speziellen Puffer bleibt die Probe bis zu fünf Tage stabil.

Abrechnung
Anspruch: Versicherte von 50 bis 55 Jahre einmal pro Jahr, danach alle zwei Jahre anstelle der Vorsorgekoloskopie
Überweisungsschein „präventiv", extrabudgetäre Leistung:
Arztpraxis GOP 01737; Labor: GOP 01738 (EBM), Ziffer A3747 (GOÄ)
Überweisungsschein „kurativ", budgetäre Leistung: Labor GOP 32457

Was ist eine Untersuchung auf pathogene Keime?	
Indikation	bei unklaren Durchfällen
Durchführung	Der Patient bekommt Handschuhe (damit die Hände nicht kontaminiert werden) und ein Schraubdeckelgefäß mit Löffel. Er sollte eine etwa erbsengroße Stuhlprobe abnehmen und den Deckel wieder fest verschließen.
Versand	Das Schraubgefäß wird mit Patientendaten beschriftet und in ein Schutzgefäß gesteckt. Beides wird in einen Umschlag gesteckt, der als potenziell mit infektiösem Inhalt gekennzeichnet ist.
Labor	Nachweis von krank machenden Bakterien im Darm, z. B. Salmonellen

Wie unterscheiden sich das Magen- und das Zwölffingerdarmgeschwür?		
Symptomatik	**Magengeschwür**	**Zwölffingerdarmgeschwür**
Helicobacter-Infektion	oft mit Helicobacter assoziiert	fast immer in Verbindung mit Helicobacter-Infektion
Schmerzen	„Sofortschmerz" nach dem Essen	„Nüchternschmerz"
Komplikationen	Blutung, Perforation, Entartung	Blutung, Perforation
Entartung	kann langfristig entarten (Magenkarzinom)	keine maligne Entartung

1 Welche Aussage trifft auf ein Ulcus ventriculi, welche auf ein Ulcus duodeni zu? Tragen Sie die entsprechende Ziffer ein.
Ulcus ventriculi (1), Ulcus duodeni (2)

a. Nüchternschmerz ______
b. Schmerz sofort nach Nahrungsaufnahme ______
c. kann bösartig entarten ______
d. kann nicht entarten ______

2 Der iFOBT®-Test ist ein Screening-Verfahren zur Krebsvorsorge. Auf was wird getestet?

a. verstecktes Blut im Stuhl ______
b. Teerstuhl ______
c. Fettstühle ______
d. aufgelagertes Blut im Stuhl ______

3 Zu den Komplikationen eines Ulcus ventriculi gehören ...

a. Perforation. ______
b. Transpiration. ______
c. Metastasierung. ______
d. Blutung. ______

4 Wenn eine akute Appendizitis nicht operiert wird, kann es zur Perforation kommen. Welche Komplikation kann daraus erfolgen?

a. Peritonitis ______
b. Pleuritis ______
c. unklares Abdomen ______
d. akutes Abdomen ______

5 Ein Patient hat Blut erbrochen. Welche Krankheiten können zugrunde liegen?

a. Colitis ulcerosa ______
b. Karies ______
c. Ösophagusvarizen ______
d. Morbus Crohn ______

6 Ein Patient kommt mit Schmerzen im Oberbauch, die besonders auf nüchternem Magen schlimmer sind. Um welche Erkrankung könnte es sich handeln?

a. Magengeschwür ______
b. Zwölffingerdarmgeschwür ______
c. Colitis ulcerosa ______
d. Divertikulitis ______

7 Wie viel Stuhl wird für eine Untersuchung auf pathogene Keime benötigt?

a. stecknadelkopfgroße Menge ______
b. erbsengroße Menge ______
c. walnussgroße Menge ______
d. pflaumengroße Menge ______

8 Was sind häufige Symptome bei Erkrankungen des Verdauungstraktes?

a. Diarrhö ______
b. Logorrhö ______
c. Menorrhö ______
d. Obstipation ______
e. Konstellation ______
f. Übelkeit ______
g. Schwindel ______

9 Auf welche Keime wird (unter anderem) bei der Untersuchung auf pathogene Keime getestet?

a. Legionellen ______
b. Salmonellen ______
c. Staphylokokken ______
d. Streptokokken ______

10 Wie lange ist die Probe beim iFOBT stabil?

a. 5 Stunden ______
b. 1 Tag ______
c. 5 Tage ______
d. 5 Wochen ______

11 Welche Messungen gehören zu den Pankreaswerten im Serum?

a. alkalische Phosphatase ______
b. Amylase ______
c. Lipase ______
d. Transaminasen ______

12 Was gehört zu den „Leberwerten"?

a. Amylase ______
b. Gamma-GT ______
c. GOT ______
d. GPT ______
e. Lipase ______

Welches sind die wichtigsten Hepatitis-Arten (Leberentzündung) und ihre Eigenschaften?			
	Hepatitis A	**Hepatitis B**	**Hepatitis C**
Erreger	Hep.-A-Virus (HAV)	Hep.-B-Virus (HBV)	Hep.-C-Virus (HCV)
Übertragung	Schmierinfektion (verunreinigtes Wasser, Muscheln, Austern), fäkal-oral	parenteral (Nadelstich, Transfusion, Geschlechtsverkehr, Mutter auf Kind)	parenteral (Nadelstich, Transfusion, Geschlechtsverkehr)
Inkubationszeit	2 bis 6 Wochen	1 bis 6 Monate	2 Wochen bis 6 Monate
Symptome	bei allen Formen ähnlich: leichtes Fieber, Schlappheit, Druckschmerz im rechten Oberbauch, Übelkeit, Appetitlosigkeit, Gelbsucht; Labor: Anstieg der Leberwerte, Ultraschall: vergrößerte Leber		
Verlauf	heilt aus, wird nicht chronisch	meist wenige Symptome, kann chronisch werden oder selten fulminant verlaufen (Leberversagen)	wenige Symptome, wird meist chronisch, kann selten fulminant verlaufen (Leberversagen)
Komplikationen		Bei chronischem Verlauf kann es zu Leberzirrhose oder Leberzellkarzinom kommen.	
Impfung	aktiv und passiv möglich	aktiv und passiv möglich	keine Impfung
Vorbeugung/Schutz	gründliche Händehygiene	Schutz bei Geschlechtsverkehr (Kondom) und Blutkontakt (Handschuhe)	

Beschreiben Sie das Krankheitsbild der Leberzirrhose.

Durch Leberschädigung wird das kaputte Lebergewebe durch Narbengewebe ersetzt. Die Leber wird klein, hart und knotig, dies führt unter anderem zu Pfortaderhochdruck.

Ursache	langjähriger Alkoholmissbrauch und Gallengangsstauung, Hepatitis B oder C
Symptome	verminderte Leistungsfähigkeit, Rückgang der Körperbehaarung, Wassersucht (Aszites), Brustbildung bei Männern, Rötung der Handinnenflächen (Palmarerythem), Mundgeruch nach frischer Leber, durch Pfortaderhochdruck bilden sich Ösophagusvarizen und später auch erweiterte Venen der Bauchdecke
Komplikationen	Blutung der Ösophagusvarizen (Notfall), Dekompensation mit Verwirrtheitszuständen bis hin zum Koma

Beschreiben Sie Bau, Lage und Funktion der Bauchspeicheldrüse (Pankreas)

Bau	**Lage**	**Funktion**
▸ ca. 15 bis 20 cm lang ▸ **makroskopisch** (anatomische Abschnitte): Einteilung in Kopf – Körper – Schwanz ▸ **mikroskopisch:** In das Drüsengewebe, das Bauchspeichel produziert, sind inselartig andere Zellen eingelagert, die sog. Langhansschen Inseln, die Insulin und Glukagon produzieren.	▸ linker Mittelbauch ▸ retroperitoneal ▸ Kopf liegt in der Schleife des Zwölffingerdarms (Duodenums)	▸ **Verdauungsfunktion** (exokrin) Produktion von Bauchspeichel mit den Enzymen Trypsin, Chymotrypsin (beide spalten Eiweiße), Lipase (Fettspaltung) und Amylase (KH-Spaltung), außerdem zum Puffern des sauren Speisebreis Hydrogencarbonat ▸ **Hormonfunktion** (endokrin) In den B-Zellen des Inselapparates wird das blutzuckersenkende Hormon Insulin produziert; sein Gegenspieler, das Glukagon, wird in den A-Zellen des Inselapparates gebildet und hebt den Blutzucker.

Erläutern Sie das Krankheitsbild einer Pankreatitis.

Entzündung der Bauchspeicheldrüse, mit Anstieg der Lipase und Amylase (Serumspiegel im Labor erhöht)

Ursache	Alkohol, fette Speisen, Gallengangsteine, Tumoren
Symptome	schwerste, gürtelförmige Schmerzen, Fieber, Übelkeit, Erbrechen
Komplikation	Nekrose oder Selbstandauung des Pankreas

Warum ist der Blutzuckerspiegel wichtig?

Das Gehirn wird fast ausschließlich durch den Blutzucker ernährt. Fällt der Blutzuckerspiegel ab (Hypoglykämie), wird das Gehirn nicht mehr ausreichend mit Nährstoffen versorgt. Der Betroffene verspürt Heißhunger, wird zittrig, kaltschweißig, kann Zuckungen bekommen und wird letztendlich ohnmächtig. Der Blutzuckerspiegel sollte nüchtern zwischen 70 bis 100 mg/dl liegen. Ein mäßig erhöhter Blutzucker ist nicht direkt zu verspüren, jedoch kann es langfristig zu Spätfolgen kommen (→ Diabetes mellitus).

Wie wird der Blutzuckerspiegel geregelt?

Blutzuckersenkung	Nach Nahrungsaufnahme steigt der Blutzuckerspiegel durch die Aufnahme von Einfachzuckern im Dünndarm. Wenn der Wert über die Obergrenze steigt, löst das eine **Insulinausschüttung** aus. Wie ein Schlüssel öffnet Insulin die Zellen für Glukose, diese kann dann aus dem Blut in die Zellen eintreten, und der Blutzuckerspiegel sinkt wieder.
Blutzuckersteigerung	Sinkt der Blutzucker nach der Insulinausschüttung zu stark, dann regelt der Körper dagegen, um eine Ohnmacht zu verhindern. Dies geschieht vor allem durch **Glukagon** (ebenfalls im Pankreas produziert), aber auch **Adrenalin** (Stresshormon der Nebenniere) und **Kortison** (ebenfalls Nebenniere) steigern den Blutzucker.

1 Bei einer Hepatitis handelt es sich um ...

a. eine Milzentzündung. ____

b. eine Leberentzündung. ____

c. eine Leberverнarbung. ____

d. eine Fettleber. ____

2 Welche Hepatitis-Form/-Formen können durch Geschlechtsverkehr übertragen werden?

a. Hepatitis A ____

b. Hepatitis B ____

c. Hepatitis C ____

d. alle Hepatitis-Arten ____

3 Ordnen Sie die Aussagen den entsprechenden Hepatitis-Arten zu.

Hepatitis A (1), Hepatitis B (2), Hepatitis C (3); mehrere Zahlen können zutreffen.

a. wird über verunreinigte Hände oder Nahrung übertragen ____

b. Schutzimpfung existiert ____

c. kann chronisch werden ____

d. kann bei der Geburt von der Mutter auf das Kind übertragen werden ____

4 Welche Komplikationen/Gefahren gibt es bei einer Hepatitis B oder C?

a. Übergang in eine chronische Hepatitis ____

b. Ausbildung eines Leberzellkarzinoms ____

c. Ausbildung einer Leberzirrhose ____

d. fulminanter Verlauf mit tödlichem Ausgang ____

5 Welche Aussage trifft auf Hepatitis C zu?

a. Es gibt eine aktive Immunisierung, die lebenslangen Schutz bietet. ____

b. Ursache der Erkrankung sind Bakterien. ____

c. Sie führt immer zu deutlichen Symptomen, wie z. B. Ikterus. ____

d. Die Inkubationszeit dauert zwei Wochen bis sechs Monate. ____

6 Zu den Symptomen einer Leberzirrhose gehören ...

a. Ösophagusvarizen. ____

b. Zunahme der Körperbehaarung. ____

c. gesteigerte Leistungsfähigkeit. ____

d. Mundgeruch nach Obst oder Aceton. ____

7 Was kommt als Ursache für eine Leberzirrhose infrage?

a. Diabetes mellitus ____

b. Diabetes insipidus ____

c. Alkoholmissbrauch ____

d. Gallengangsstau ____

8 Welche Aussagen sind richtig?

a. Das Pankreas ist in Kopf, Körper und Schwanz gegliedert. ____

b. Das Pankreas liegt im rechten Oberbauch. ____

c. Die Bauchspeicheldrüse besteht aus einem exokrinen und einem endokrinen Teil. ____

d. Das Pankreas kann Enzyme und Hormone produzieren. ____

9 Welche Hormone werden im endokrinen Teil der Bauchspeicheldrüse produziert?

a. Insulin ____

b. Trypsin ____

c. Glukagon ____

d. Glykogen ____

10 Welche Hormone steigern den Blutzuckerspiegel?

a. Insulin ____

b. Glukagon ____

c. Kortison ____

d. Adrenalin ____

11 Wo werden Adrenalin und Kortison produziert?

a. Schilddrüse ____

b. Niere ____

c. Bauchspeicheldrüse ____

d. Nebenniere ____

12 Welche Aussage trifft zu?

a. Hypoglykämie heißt zu niedriger Blutzucker. ____

b. Insulin öffnet die Zellen für Glukose. ____

c. Ein hypoglykämischer Schock ist eine allergische Reaktion auf Insulin. ____

d. Glykogen ist ein Hormon der Bauchspeicheldrüse. ____

13 In welchem Bereich sollte der Blutzuckerspiegel liegen?

a. 30 bis 130 mg/dl ____

b. 70 bis 170 mg/dl ____

c. 70 bis 100 g/l ____

d. 70 bis 100 mg/dl ____

Welche Diabetes-Typen unterscheidet man und wie?		
	Typ I	**Typ II**
Beginn	oft auch jugendlicher (juveniler) Diabetes mellitus genannt, da er oft in der Kindheit beginnt; Erkrankungszahlen sind konstant	früher auch oft Altersdiabetes genannt, da er sich erst im höheren Erwachsenenalter manifestiert; mittlerweile erkranken in Industrieländern jedoch auch immer mehr junge Erwachsene an dieser Diabetes-Form; rapider Anstieg der Erkrankungen in Industrieländern
Krankheits-ursache	evtl. autoimmun bedingt, familiäre Häufung	ernährungsbedingt: durch jahrelange Fehlernährung (vor allem zu süß und viel weißes Mehl) benötigt der Körper hohe Mengen an Insulin, außerdem „stumpfen“ die Körperzellen gegen das Insulin ab, sodass immer mehr produziert werden muss
Mechanis-mus	Zerstörung der B-Zellen, die Bauch-speicheldrüse kann kein Insulin mehr produzieren, → absoluter Insulinmangel	Die Bauchspeicheldrüse macht schlapp, sie kann zwar noch Insulin produzieren, die gebildete Menge reicht jedoch nicht aus, um den gesteigerten Bedarf zu decken, → relativer Insulinmangel.
Merkmale	häufig schlanke Menschen, oft wird die Erkrankung durch ein hyperglykämisches Koma entdeckt	Patienten sind oft übergewichtig mit unklaren Symptomen, oft sind es Zufallsbefunde.
	Allgemeinsymptome wie Abgeschlagenheit, verminderte Leistungsfähigkeit, Infektanfälligkeit, gesteigerter Durst, Polyurie (erhöhte Harnmenge) oder schlecht heilende Wunden, Neigung zu Furunkeln, Hautinfekten sowie Juckreiz können ebenfalls auftreten.	
Therapie-ansätze	Insulingabe (Pflicht) und diätetische Einstellung	▸ Gewichtsreduktion, diätetische Einstellung, regelmäßige Bewegung/Sport ▸ wenn das nicht ausreicht: orale Antidiabetika (steigern meist die Insulinproduktion) ▸ wenn diese Maßnahmen nicht ausreichen, als letzte Maßnahme: Insulin

Wie wird Diabetes mellitus diagnostiziert bzw. kontrolliert?

Der Verdacht auf Diabetes mellitus aufgrund der körperlichen Symptome kann durch Laboruntersuchungen (gelbe Fluorid-Monovette oder grauer Vacutainer) bestätigt werden:

Nüchtern-Blut-zucker-Messung	Normalwerte: 70 bis 100 mg/dl diagnostisch für Diabetes mellitus: Nüchtern-Plasmaglukose ≥126 mg/dl (≙ 7 mmol/l)
OGT (= oraler Glukose-Belastungstest)	Bei Typ-II-Diabetes können die Nüchternwerte noch annähernd normal sein, aber es kann eine gestörte Glukosetoleranz vorliegen. Daher wird dem Patienten eine definierte Menge (75 g Glukose) zu trinken gegeben, der Blutzucker nach einer Stunde (Normalwert: ≤ 160 mg/dl) und nach zwei Stunden (Normalwert ≤ 120 mg/dl) gemessen. Diagnostisch für Diabetes mellitus: 2-Std.-Wert ≥ 200 mg/dl
Blutzucker-Tagesprofil	Es werden zu mehreren Zeitpunkten nüchtern und nach Mahlzeiten Blutzuckertests gemacht, um den Tagesverlauf nach normaler Nahrungsaufnahme zu kontrollieren.
HbA_1c	Gibt den Prozentwert von glykosyliertem Hämoglobin an (EDTA-Blut) an, der proportional zum durchschnittlichen Blutzuckerspiegel liegt. Somit kann überprüft werden, wie der Blutzucker in den letzten vier bis sechs Wochen gelegen hat. Kurzfristige BZ-Spitzen können damit nicht aufgedeckt werden, aber es kann geprüft werden, wie der Patient durchschnittlich eingestellt ist.
Urin-Test	Ab Werten von 160 bis 180 mg/dl ist Glukose im Urin nachweisbar, da es die Niere nicht mehr schafft, die Glukose rückzuresorbieren.
Selbstkontrolle	Schnelltest mit BZ-Stix aus Kapillarblut (Finger, Ohrläppchen)

Was sind direkte oder kurzfristige Gefahren bei Diabetes mellitus?		
	Hypoglykämie (Unterzuckerung)	**Hyperglykämie (Überzuckerung)**
Ursachen	zu hohe Gaben von Insulin oder oralen Antidiabetika, zu wenig Nahrungsaufnahme nach Insulingabe, starke körperliche Belastung ohne Nahrungsaufnahme	Nichteinhalten der Diät, zu niedrige Dosierung von Insulin oder oralen Antidiabetika, Infekte, Stress, Kortisongaben oder Kortisonüberproduktion der Nebenniere
Symptome	Zittern, Heißhunger, Kaltschweißigkeit, Krämpfe, Ohnmacht; entwickelt sich schnell, in Minuten bis Stunde	vermehrter Durst (Polydipsie), gesteigerte Harnmenge, bei sehr hohen Werten (individuell verschieden) Schläfrigkeit bis hin zum Koma (diabetisches Koma) durch Übersäuerung des Blutes, bei Typ-I-Diabetikern eher als bei Typ II; entwickelt sich langsam, über Tage
Therapie	Notfall → sofortige Gabe von Glukose	langsame Reduzierung des Blutzuckers

Wie sieht eine Diabetiker-Diät aus?

Es gibt keine typische Diabetiker-„Diät“. Da Kohlenhydrate im Laufe der Verdauung zu Einfachzuckern wie Glukose zerlegt werden, ist eine Kontrolle der Kohlenhydrate (KH) wichtig: Gemessen wird die KH-Zufuhr in BE (Broteinheiten), 1 BE = 12 g, KH oder KE (KHE, Kohlehydrateinheiten), 1 KE = 10 g KH. Allgemein gilt:

- gesunde, ausgewogene Ernährung, ballaststoffreich, wenig Alkohol
- Energie- und KH-Bedarf variieren je nach Alter, körperlicher Belastung und Geschlecht
- Eiweiße sollen 10–15 %, Fette 30 % und KH 50–60 % an der Gesamtkalorienzufuhr ausmachen, da sie schnell zerlegt werden und Blutzucker-Spitzen verursachen, besser sind Vollkornprodukte
- Verzicht auf Industriezucker und kurzkettige KH, wie sie in hellem Mehl (Weißbrot, Brötchen) vorkommen
- fettarme Kost wegen des veränderten Fettstoffwechsels und zur Gewichtsreduktion (meist Typ-II-Diabetiker)

1 ***Bei Diabetes mellitus Typ I handelt es sich um einen ...***
- a. relativen Insulinmangel. ______
- b. absoluten Insulinmangel. ______
- c. gar keinen Insulinmangel. ______
- d. Blutzuckermangel. ______

2 ***Was ist die Ursache eines Typ-I-Diabetes?***
- a. Zerstörung der Pankreasgänge ______
- b. Zerstörung des gesamten Pankreas ______
- c. Zerstörung der B-Zellen des Inselapparates ______
- d. Autoimmunprozesse ______

3 ***Warum ist die Bezeichnung „Altersdiabetes" nicht ganz korrekt?***
- a. Die Angabe ist ungenau. ______
- b. Alte Menschen können auch an Diabetes mellitus Typ I erkranken. ______
- c. In Industrieländern gibt es auch viele junge Menschen mit Diabetes Typ II. ______
- d. Die Erkrankung ist vor allem von den Ernährungsgewohnheiten, weniger vom Alter abhängig. ______

4 ***Wie sieht die primäre Therapie eines Diabetes mellitus Typ II aus?***
- a. Diät ______
- b. Gewichtsreduktion ______
- c. Insulin ______
- d. orale Antidiabetika ______

5 ***Wie sieht die primäre Therapie eines Diabetes mellitus Typ I aus?***
- a. Diät ______
- b. Gewichtsreduktion ______
- c. Insulin ______
- d. orale Antidiabetika ______

6 ***Was gehört zu den Anzeichen für einen Diabetes mellitus?***
- a. Neigung zu Hautinfekten ______
- b. blass-bläuliche Lippen ______
- c. Polyurie ______
- d. Oligurie ______

7 ***Wie kann man ohne venöse Blutentnahme den Blutzucker bestimmen?***
- a. Kapillarblut ______
- b. Urin ______
- c. Liquor ______
- d. Speichel ______

8 ***Einer Ihrer Patienten soll zur HbA1c-Wertkontrolle kommen. Welche Monovette/Vacutainer nehmen Sie dazu?***
- a. Heparin-Röhrchen ______
- b. NaF-Röhrchen ______
- c. EDTA-Röhrchen ______
- d. Serum-Röhrchen ______

9 ***Eine schwangere Patientin hat einen positiven Glukose-Nachweis im Urin. Was bedeutet dies?***
- a. Ihr Blutzuckerwert liegt über 300 mg/dl. ______
- b. Ihr Blutzuckerwert liegt über 100 mg/dl. ______
- c. Ihr Blutzuckerwert liegt über 160 mg/dl. ______
- d. Ihr Blutzuckerwert liegt unter 300 mg/dl. ______

10 ***Sie sollen einem Patienten erklären, auf was es bei einer Diabetiker-Diät ankommt. Was raten Sie ihm?***
- a. Er sollte „FDH" essen. ______
- b. Er sollte auf die Menge der Kohlenhydrate achten. ______
- c. Er sollte auf die Qualität der Kohlenhydrate achten (d.h. vor allem langkettige, vollwertige KH). ______
- d. Er sollte ausschließlich Light- und Diätprodukte zu sich nehmen, dann kann er nichts falsch machen. ______

11 ***Was sind kurzfristige Gefahren für einen Diabetiker?***
- a. Hypoglykämie ______
- b. Euglykämie ______
- c. Hyperglykämie ______
- d. Anämie ______

12 ***Was können Ursachen für eine Unterzuckerung sein?***
- a. Der Patient hat zu viel Insulin gespritzt. ______
- b. Der Patient hat zu wenig gegessen. ______
- c. Im Pflegeheim hat eine nicht an Diabetes erkrankte Bewohnerin versehentlich die korrekt dosierte Insulinspritze ihrer Nachbarin bekommen. ______
- d. Gabe einer Kortisonspritze ______

13 ***Sie bekommen mit, dass ein Typ-I-Diabetiker sich unruhig, zittrig und kaltschweißig fühlt, haben aber kein Blutzucker-Messgerät zur Hand. Was tun Sie?***
- a. Sie verabreichen einen zuckerhaltigen Saft oder Tee. ______
- b. Sie verabreichen Insulin, da Diabetes Typ I insulinpflichtig ist. ______
- c. Unterzuckerung ist ein Notfall und kann sehr schnell eintreten, daher verabreichen Sie im Zweifel lieber Zucker. ______
- d. Insulin ist im Zweifel angebracht, da durch die Gabe von Zucker der Blutzuckerwert steigt und damit das Herzinfarktrisiko. ______

Was sind diabetische Spätschäden (Spätfolgen eines Diabetes mellitus)? Durch langjährige, erhöhte Blutzuckerspiegel kommt es zu vielfachen Organ- und Gefäßschäden. Durch gute Einstellung der Werte können die Folgen zeitlich hinausgezögert oder gemindert werden. **Man unterscheidet:**	
Makroangiopathie	krankhafte Veränderung der großen Arterien, Beispiele sind: → Arteriosklerose mit erhöhtem Schlaganfall- und Herzinfarktrisiko, → Durchblutungsstörungen in den Beinen (AVK = arterielle Verschlusskrankheit)
Mikroangiopathie	Veränderungen der kleinen Blutgefäße → betroffen sind besonders kleine Gefäße der Netzhaut (was bis zur Blindheit führen kann, daher sind regelmäßige augenärztliche Kontrollen wichtig), → Nieren (diabetische Nephropathie) und → Füße (diabetische Gangrän bis zur Amputation)
diabetische Neuropathie	Schädigung der peripheren Nerven mit Gefühlsstörungen, → besonders in den Beinen mit Gangstörungen
diabetische Fettleber	Verfettung der Leber durch veränderten Fettstoffwechsel (mit Cholesterin- und Blutfettwerterhöhung)

Was ist ein „diabetischer Fuß“?

Aufgrund von Spätkomplikationen wie Neuropathie und Mikroangiopathie kommt es zu Gefühlsstörungen in den Beinen und Füßen. Außerdem sind Diabetiker infektanfälliger. Wenn es also zu einer kleinen Verletzung kommt, kann dadurch eine große, infizierte und chronische Wunde entstehen. Dies ist eine sehr häufige Ursache für Amputationen. Als Auslöser genügen schon kleine Verletzungen bei der Nagelpflege. Daher sollten Diabetiker professionelle, medizinische Fußpflege in Anspruch nehmen. Außerdem sollte die Haut mit geeigneten Cremes gut geschützt werden. Außerdem sollten Diabetiker bequeme Schuhe tragen, um Druckstellen zu vermeiden.

Worauf müssen Sie bei der Durchführung eines oralen Glukosebelastungstests achten? Im Anfangsstadium eines Diabetes mellitus Typ II sind oft die Nüchtern-BZ-Werte noch im normalen Bereich, aber nach Glukoseaufnahme kommt es zu überhöhten BZ-Werten.	
vor Testbeginn	▸ Der Patient sollte drei Tage vorher kohlehydratreich essen und normale Bewegungsaktivität halten. ▸ Der Patient soll nüchtern (ca. 12 Stunden) sein und nicht rauchen. ▸ Medikamente sollten nach Absprache mit dem Arzt eingenommen werden.
Durchführung in der Praxis	▸ nüchtern Blutzucker messen (Labor und BZ-Stix) ▸ Patient muss die Glukoselösung zügig trinken ▸ Weitere Messungen nach einer Stunde und nach zwei Stunden
Auswertung	▸ nach zwei Stunden sollte der Blutzucker nicht über 140 mg/dl liegen.

Erläutern Sie das Vorgehen beim BZ-Stix.

BZ-Stix können vom Patienten zu Hause oder von Ihnen in der Praxis durchgeführt werden. Was müssen Sie beachten bzw. welche Tipps geben Sie dem Patienten zur Durchführung?

- vor der Messung: Gerätecode und Codiernummer der Teststreifen überprüfen (gerätabhängig)
- Hände gründlich waschen, nicht mit Alkohol desinfizieren (Gefahr von Verfälschung der Werte)
- bevorzugte Stellen: seitliche Kuppe des Ring- oder Mittelfingers, Ohrläppchen
- ersten Blutstropfen verwerfen bzw. mit einem trockenen Tupfer abwischen
- Finger etwas nach unten hängen lassen oder sanft drücken, falls nicht genügend Blut kommt
- Bluttropfen nicht „herausquetschen“, da sonst zu viel Gewebewasser mitkommt und die Werte verfälscht werden
- Das Testfeld muss komplett mit Blut benetzt sein.
- Wert mit Datum, Zeit und letzte Mahlzeit notieren (z. B. nüchtern oder eine Stunde nach Mahlzeit)

Was ist Gicht?	
Definition	Gicht ist eine Stoffwechselerkrankung. Im Rahmen des Stoffwechsels werden Nukleinsäuren und andere sog. Purine zu Harnsäure abgebaut und im Regelfall über die Niere ausgeschieden. Durch eine Erhöhung des Harnsäurespiegels kommt es zur Entzündung von Gelenken durch Ablagerung von Harnsäurekristallen (Uraten).
Ursache	▸ ernährungsbedingt: übermäßige Aufnahme von purinhaltigen Nahrungsmitteln, wie Fleisch und tierische Nahrungsmittel, aber auch übermäßiger Alkoholgenuss ▸ Fasten (Nahrungskarenz) ▸ Nierenstörungen (Störung der Harnsäureausscheidung) ▸ erbliche Störung
Symptomatik	akuter Gichtanfall: meist Entzündung im Großzehengrundgelenk mit Schwellung, Schmerz, Rötung, eingeschränkter Funktion und Überwärmung, oft auch Fieber und allgemeines Unwohlsein; es können jedoch auch andere Gelenke betroffen sein (z. B. Knie, Daumen- oder Sprunggelenk)
Behandlung	▸ Medikamente zur Reduzierung des Harnsäurespiegels ▸ Ernährungsumstellung (Reduktion von fettigen, tierischen Produkten, besonders Innereien), Minimierung von Kaffee- und Alkoholgenuss ▸ bei Übergewicht: Gewichtsnormalisierung

1 Zu den langfristigen oder Spätfolgen gehören die Makroangiopathien, dabei handelt es sich um ...

a. Gefäßveränderungen der Venen. ☐
b. Gefäßveränderungen der großen Arterien. ☐
c. Gefäßveränderungen der kleinen Arterien. ☐
d. Krampfadern. ☐

2 Ein Patient leidet bereits an den Spätfolgen eines Diabetes mellitus. Der behandelnde Arzt vermutet, dass er sich nicht richtig an seine Diät hält, obwohl seine Blutzuckerkontrollen immer zufriedenstellend sind. Durch welche Untersuchung kann der Arzt überprüfen, ob der Patient tatsächlich nur kurz vor der Blutentnahme Diät hält und sonst nicht?

a. durch einen oralen Glukose-Belastungstest ☐
b. durch einen Lügendetektor ☐
c. durch ein Belastungs-EKG ☐
d. durch eine HbA1c-Wert-Bestimmung ☐

3 Welche Erkrankungen gehören zu den diabetischen Spätfolgen?

a. Anämie ☐
b. periphere Neuropathie ☐
c. Nephropathie ☐
d. Hypoglykämie ☐

4 Warum haben Diabetiker ein höheres Risiko, einen Herzinfarkt oder Schlaganfall zu erleiden?

a. Viele Diabetiker sind auch Raucher. ☐
b. aufgrund der Makroangiopathie, einer Arteriosklerose ☐
c. Diabetiker haben kein erhöhtes Schlaganfall- oder Herzinfarktrisiko. ☐
d. aufgrund einer peripheren Neuropathie ☐

5 Was passiert bei einer Hypoglykämie?

a. Durch den Blutzuckerabfall wird das Gehirn nicht mit ausreichend Energie versorgt. ☐
b. Durch den Blutzuckerabfall wird das Gehirn nicht mit ausreichend Sauerstoff versorgt. ☐
c. Es kommt zu Zittern, Kaltschweißigkeit bis hin zur Ohnmacht. ☐
d. Es kommt zu keinen direkten Symptomen, wohl aber zu Spätfolgen. ☐

6 Welche Ratschläge geben Sie einem Diabetiker in Bezug auf die Nagelpflege?

a. Er sollte Nagelschere und -feile regelmäßig wechseln. ☐
b. Er sollte sich eingewachsene Nägel regelmäßig selbst entfernen. ☐
c. Er sollte bequeme Schuhe tragen. ☐
d. Er sollte medizinische Fußpflege in Anspruch nehmen. ☐

7 Was ist bei der Vorbereitung eines oralen Glukosetoleranztestes zu beachten?

a. Der Patient sollte bereits drei Tage vorher kohlenhydratarm essen und viel Sport treiben. ☐
b. Der Patient sollte etwa zwölf Stunden vorher nicht mehr essen und trinken (Ausnahme Wasser). ☐
c. Der Patient sollte bereits drei Tage vorher eiweißreiche Nahrung zu sich nehmen. ☐
d. Der Patient sollte ggf. Medikamente nach Rücksprache mit dem Arzt vorher absetzen. ☐

8 Wie sollte der Blutzucker zwei Stunden nach der Glukosezufuhr liegen?

a. unter 200 mg/dl ☐
b. unter 140 mg/dl ☐
c. unter 120 mg/dl ☐
d. unter 100 mg/dl ☐

9 Welche Werte sind bei einem Gichtanfall im Blut erhöht?

a. Harnstoff ☐
b. Harnsäure ☐
c. Ammoniak ☐
d. Ammonium ☐

10 Bei Stoffwechsel von welchen Produkten fällt der oben genannte Stoff an?

a. Gluten ☐
b. Purine ☐
c. Proteine ☐
d. Vitamine ☐

11 Welche Gelenke sind meist befallen?

a. Ringfinger-Grundgelenk ☐
b. Großzehen-Grundgelenk ☐
c. Kniegelenk ☐
d. Hüftgelenk ☐
e. Schultergelenk ☐

12 Wie sollte sich die Lebensweise ändern?

a. Verzicht auf eiweißreiche Nahrung ☐
b. Reduktion von Kohlenhydraten ☐
c. Reduzierung von fetter tierischer Nahrung (z. B. Wurst) ☐
d. Verzicht auf Alkohol ☐
e. Vermeidung von kurzkettigen Kohlenhydraten ☐

Welche wichtigen Funktionen erfüllt die Niere (Ren)?

- **Ausscheidung** von körpereigenen Abfallprodukten (Harnstoff, Harnsäure, Kreatinin)
- Ausscheidung von Fremdstoffen (z. B. Medikamenten)
- **Stabilisierung** des Elektrolythaushaltes (z. B. Kalium-Konzentration des Blutes)
- **Regulation** des Wasserhaushaltes und der -ausscheidung
- **Hormonfunktion:** Bildung von Renin, Erythropoietin (Blutbildung, bei Sportlern auch als EPO zum Doping verwendet)

Beschreiben Sie Bau und Lage der Nieren.

Bau (makroskopisch)	Lage
Die paarigen Nieren sind von bohnenförmiger Gestalt. Die Nieren sind in eine Fettkapsel eingebettet. Die äußerste Schicht der Niere bildet eine Bindegewebshülle. Nach innen schließen sich die Nierenrinde und das Nierenmark an. Zur Wirbelsäule hin liegt mittig der Nierenhilus, wo Nierenvene (Abtransport des gefilterten Blutes), Nierenarterie (→ Sauerstoff- und Nährstoffversorgung) und Nierenbecken bzw. Harnleiter (→ Ableitung des Harns) ein- bzw. austreten.	Die Nieren liegen retroperitoneal (hinter dem Bauchraum) rechts und links der Wirbelsäule, etwa in Höhe des BWK/LWK-Übergangs. Die rechte Niere liegt wegen der Ausdehnung der Leber etwas niedriger als die linke Niere. Auf den Nieren sitzen wie Mützchen die Nebennieren (→ Hormondrüsen).

Was gehört zum Harntrakt?

Neben den beiden Nieren gehören dazu auch die paarigen, etwa 30 cm langen Harnleiter (Ureteren), die Harnblase (Vesica urinaria) und die Harnröhre (Urethra). Bei Männern ist die Harnröhre etwa 25 cm lang und mündet als Harn-Samen-Röhre. Bei Frauen ist die Harnröhre nur etwa 3 bis 4 cm lang. Eine durchschnittliche Harnblase kann ca. 350 bis 500 ml Urin sammeln.

Wie ist die Niere aufgebaut?

Mark und Rinde bilden keine gleichmäßigen Schichten. Stattdessen ist das Mark in sog. „Markpyramiden" unterteilt, zwischen denen die Rinde bis in die Markschicht hineinragt. Die Spitzen der Pyramiden enden in den Nierenpapillen. Diese haben feine Öffnungen, die den Harn auffangen und im Nierenbecken sammeln, von wo aus er über die Harnleiter in die Harnblase geleitet wird.

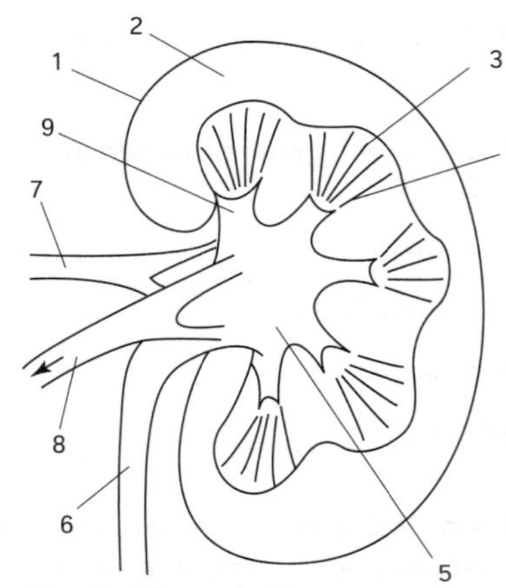

Niere im Längsschnitt

Beschriften Sie den Längsschnitt der Niere.

	deutscher Begriff	Fachbegriff
1	Nierenkapsel	Capsula fibrosa
2	Nierenrinde	Cortex renalis
3	Markpyramide	Bündel von Sammelrohren
4	Nierenpapille	Papilla renalis
5	Nierenbecken	Pelvis renalis
6	Harnleiter	Ureter
7	Nierenarterie	Arteria renalis
8	Nierenvene	Vena renalis
9	Nierenkelch	Calix renalis

Was ist die Funktionseinheit der Niere?

Zu einer Funktionseinheit (= Nephron) gehören ein Glomerulus (Nierenkörperchen, 2) und die dazugehörenden Nierenkanälchen Tubulusapparat mit proximalem (4) und distalem (5) Tubulus sowie der Henle-Schleife (6).
Eingebettet in die Nierenrinde liegen die Glomeruli, wo der Harn gebildet wird. Die Nierenkörperchen sind umgeben von der sog. Bowman-Kapsel (3), in die der filtrierte Primärharn tropft. Von dort zieht der proximale Tubulus ins Mark. Die Schleifen (Henle-Schleifen) des Tubulusapparats liegen tief im Nierenmark und kehren dann wieder in die Rinde zurück (distaler Tubulus), wo sie in die Sammelrohre (7) münden. Von dort wird der Harn über die Harnleiter in die Blase geleitet, wo er gesammelt wird.

Beschreiben Sie die Primärharnbildung.

Zu jedem Glomerulus führt eine kleine Arteriole (Vas afferens, 1). Im Glomerulus liegt diese Arteriole, deren Wand porös ist und direkt an der Innenseite der Bowman-Kapsel (3) anliegt, in vielen Schlingen und Windungen. Durch den Blutdruck werden Wasser und kleine Moleküle durch die Poren in die Bowman-Kapsel gedrückt. Dieses Prinzip heißt Druckfiltration, den Primärharn bezeichnet man auch als Ultrafiltrat des Blutplasmas. Die kleine Arteriole führt als Vas efferens (8) wieder aus der Bowman-Kapsel heraus. Die abgepresste Flüssigkeit wird Primärharn genannt.

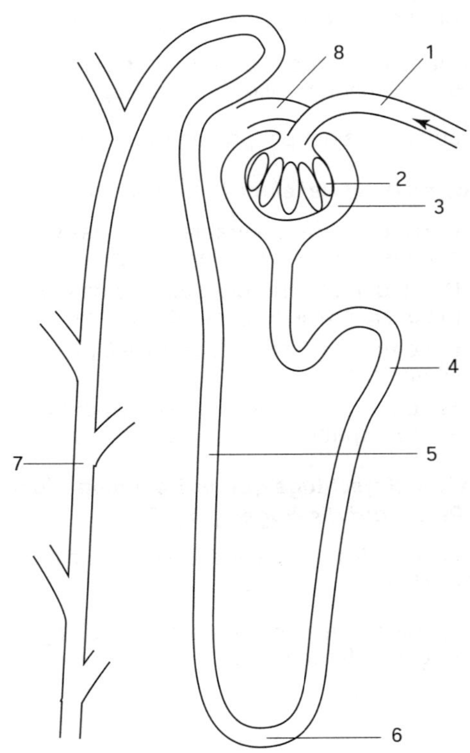

Aufbau des Nephrons

1 Welche Aussagen zur Niere sind korrekt?

a. Die rechte Niere liegt etwas niedriger als die linke Niere. ____
b. Die Nieren liegen im Bauchraum (intraperitoneal). ____
c. Neben den Nieren liegen die Nebennieren. ____
d. Die Nieren liegen in etwa im Übergangsbereich von Brust- zu Lendenwirbelsäule. ____

2 Welche Funktionen erfüllt die Niere?

a. Hormonproduktion ____
b. Regulation des Elektrolythaushaltes ____
c. Glykogenspeicher ____
d. Abbau von Hämoglobin ____

3 Beschriften Sie die folgende Abbildung. Benennen Sie die angegebenen Strukturen mit den Ziffern 1 bis 4.

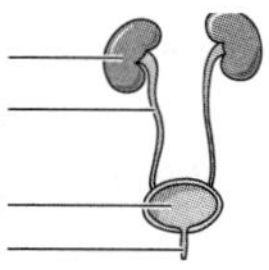

a. Harnblase ____
b. Harnröhre ____
c. Niere ____
d. Harnleiter ____

4 Aus welchen Bestandteilen besteht die Niere?

a. Nierenhals ____
b. Nierenbecken ____
c. Nierenpyramiden ____
d. Nierentürmchen ____

5 Welche Strukturen treten am Nierenhilus (Nierenpforte) ein bzw. aus?

a. Ureteren ____
b. Urethra ____
c. Nierenarterie ____
d. Nierenvene ____

6 Aus welchen Abschnitten besteht die Funktionseinheit einer Niere?

a. Nierenkörperchen ____
b. Nierenkapsel ____
c. distaler Tubulus ____
d. medialer Tubulus ____
e. proximaler Tubulus ____
f. Henle-Schleife ____
g. Henrich-Schleife ____
h. Sammelrohr ____
i. Nierenrohr ____

7 Wie nennt man eine solche Funktionseinheit?

a. Nephritis ____
b. Neuron ____
c. Nephron ____
d. Nofretete ____

8 Glomeruli liegen in der/dem ...

a. Nierenkapsel. ____
b. Nierenrinde. ____
c. Nierenmark. ____
d. Nierenbecken. ____

9 Wie viel Urin kann die Harnblase für eine normale Entleerung sammeln?

a. 200 ml ____
b. 350 ml ____
c. 700 ml ____
d. 950 ml ____

10 Ordnen Sie die Funktionen den Strukturen zu, mehrere Funktionen für eine Struktur sind möglich. Filtration (1), Rückresorption (2), Weiterleitung (3), Sammlung des Endharns (4)

a. Nierenkanälchen ____
b. Nierenbecken ____
c. Harnblase ____
d. Nierenkörperchen ____

11 Welche Aussagen zur Primärharnbildung treffen zu?

a. Der Primärharn ist ein Ultrafiltrat des Blutplasmas. ____
b. Der Primärharn wird im Glomerulus abgepresst. ____
c. Die Henle-Schleife liegt in der Nierenrinde. ____
d. In den Nierenkanälchen wird Glukose in den Harn abgegeben. ____

12 Wie heißt das (physikalische) Prinzip, das der Nierenfunktion zugrunde liegt?

a. Druckfiltration ____
b. Ultrafiltration ____
c. Mikrofiltration ____
d. Megafiltration ____

13 Was geschieht in der Harnblase?

a. Der Urin wird eingedickt. ____
b. Der Urin wird gesammelt. ____
c. Der Urin erhält seine Farbe durch Bilirubin. ____
d. Im Urin befindliche Zellen werden degeneriert. ____

Wie unterscheiden sich Primär- und Sekundärharn?

Primärharn hat im Wesentlichen die gleiche Zusammensetzung wie das Blutplasma, jedoch ohne große Moleküle (Eiweiße), die nicht durch die Poren in der Gefäßwand des Glomerulus passen. Pro Tag werden etwa 200 Liter Primärharn gebildet.

Durch die massive Rückresorption von Wasser (99 %) ist Sekundärharn weitaus konzentrierter an gelösten Stoffen (z. B. Harnstoff, Kreatinin) als Primärharn. Außerdem enthält er bei Gesunden keine Glukose mehr. Pro Tag werden etwa $1\frac{1}{2}$ bis 2 Liter Sekundärharn ausgeschieden.

Wie sollte gesunder Urin zusammengesetzt sein?

Wasser	95 % des Urins
Harnstoff, Harnsäure, Kreatinin	Abbauprodukte von Muskel- und Eiweißstoffwechsel (aus der Leber)
Elektrolyte (Na-, K-, Ca-, Chlorid-, Phosphat-, Ammonium-Ionen)	
wenige Zellen (Plattenepithelien, Leukozyten)	aus Abschilferungen der ableitenden Harnwege
Urobilin (Vorstufe: Urobilinogen)	aus dem Hämoglobinabbau der Leber

Außerdem sollte frischer, gesunder Urin klar, hellgelb und geruchsarm sein (übel riechender Urin deutet auf Infektionen hin).

Web

Was ist ein Urin-Stix?

Mithilfe eines Urin-Stix (z. B. Combur10®, Aufbewahrung bei +2 bis +30 °C) können sehr einfach Zellen und Stoffe im Urin nachgewiesen und der pH-Wert bestimmt werden. Dazu wird ein Teststreifen kurz in den Urin getaucht, abgestreift und nach etwa 30 bis 60 Sekunden abgelesen. Die Felder des Teststreifens verfärben sich und die Werte können anhand von Vergleichsfeldern auf der Packung abgeschätzt werden.

Dichte (spezifisches Gewicht)	zwischen 1,015 und 1,030 g/Liter (unter 1,015 → wässrig, Polyurie, über 1,030 → stark konzentrierter Urin, Oligurie)
Leukozyten	normalerweise nur in ganz geringer Menge nachweisbar, können als Verunreinigung aus dem Vaginalbereich in den Urin gelangt sein oder bei Infektionen massenhaft auftreten
Nitrit	entsteht durch den Stoffwechsel von gramnegativen Bakterien, wie z.B. E. coli
pH	sollte zwischen 5 und 6 liegen, kann aber je nach Nahrung sehr stark schwanken
Eiweiß	sollte < 150 mg/Tag sein; falls jedoch die Poren der Glomeruli kaputt sind, können auch große Moleküle wie Eiweiße abgepresst werden, z. B. bei Glomerulonephritis, aber auch bei Stress
Glukose	ist ab Blutzuckerwerten von ca. 180mg/dl im Urin nachweisbar
Ketonkörper	Abbauprodukt des Fettstoffwechsels, ist bei Hungerphasen und schlecht eingestellten Diabetikern nachweisbar
Urobilinogen	Farbstoff des Urins, entsteht aus dem Hämoglobinabbau in der Leber, kann bei Leber- oder Gallenerkrankungen vermehrt sein
Bilirubin	entsteht ebenfalls durch Hämoglobinabbau in der Leber, kann bei Lebererkrankungen und Ikterus im Urin zu finden sein
Blut (Erythrozyten)	getüpfelte Verfärbungen des Testfeldes, können bei Blutungen im Harntrakt nachgewiesen werden (z. B. bei Tumoren, Nierensteinleiden)
Blut (Hb)	bei einheitlicher Verfärbung des Testfeldes, z. B. hämolysierte Erythrozyten

Warum haben Diabetiker Zucker im Urin?

Wie der Name „Diabetes mellitus“ – honigsüßer Durchfluss – sagt, ist der Urin bei erhöhten Blutzuckerwerten „süß“. Glukose gehört zu den kleinen Molekülen, die mit dem Primärharn aus dem Blut gepresst werden. In den Tubuli wird Glukose dann wieder zurückresorbiert. Ist das Blut aber mit Glukose überladen (bei schlecht eingestellten Diabetikern), dann schafft die Niere die Rückresorption nicht vollständig und ein Teil des Zuckers wird mit dem Urin ausgeschieden.

Erläutern Sie das Krankheitsbild des Harnwegsinfektes (Zystitis).

Beim Harnwegsinfekt handelt es sich meist um einen aufsteigenden bakteriellen Infekt von der Harnröhre in die Harnblase und evtl. Harnleiter. Sehr oft sind die Erreger Bakterien aus dem Darm, die durch falsche Wischtechnik bei der Intimhygiene in die Harnröhre transportiert werden. Frauen sind durch die sehr viel kürzere Harnröhre und die anatomische Nähe zu Vagina und After wesentlich häufiger von Harnwegsinfekten betroffen als Männer.

Prädisposition	falsche Intimhygiene (Verschleppung von Darmbakterien zur Harnröhre), Inkontinenz, häufiger Geschlechtsverkehr (Honeymoon-Cystitis), Schwangerschaft, Unterkühlung, Blasendauerkatheter
Symptome	Brennen beim Wasserlassen (Dysurie), häufiger Harndrang mit kleinen Portionen (Pollakissurie), evtl. Fieber, Unterleibsschmerzen, übel riechender, flockiger Urin
Diagnostik	anamnese, Urin-Stix (Bakterien, Leukozyten und Nitrit positiv bei E.-coli-Infektion), ggf. Urinkultur und Hemmstofftest vor Antibiotikagabe
Therapie	viel trinken (2 bis 3 Liter Wasser oder Kräutertee), Warmhalten, bei schweren Infektionen Gabe von Antibiotika
Komplikation	aufsteigende Infektion mit Nieren- und Nierenbeckenbeteiligung (akute Pyelonephritis) mit Flankenschmerz, Schüttelfrost und hohem Fieber → Therapie: Bettruhe, Wärme, Antibiotika; eine Pyelonephritis kann auch chronisch werden
Vorbeugung	ebenfalls viel trinken, Intimhygiene: Wischrichtung „von vorne nach hinten“, Unterkühlung vermeiden, bewährt hat sich auch Cranberry-Saft

1 Wie viel Wasser wird in den Nierenkanälchen wieder rückresorbiert?

a. 90 % ________ ☐

b. 95 % ________ ☐

c. 99 % ________ ☐

d. 100 % ________ ☐

2 Wie viel Liter Endharn werden pro Tag beim Gesunden gebildet?

a. weniger als 1 Liter ________ ☐

b. 1 bis 2 Liter ________ ☐

c. 3 bis 4 Liter ________ ☐

d. 5 bis 6 Liter ________ ☐

e. 10 bis 12 Liter ________ ☐

3 Wie wird die Konzentrierung des Urins zum Endharn erreicht?

a. durch Rückresorption von Blut ________ ☐

b. durch Rückresorption von Wasser ________ ☐

c. durch Sekretion von Wasser ________ ☐

d. durch Exkretion von Wasser ________ ☐

4 Bei welchen Krankheiten der ableitenden Harnwege können Sie die folgenden Befunde im Urin-Stix finden? Mehrfachnennungen sind möglich. Glomerulonephritis (1), Zystitis (2), Urethritis (3), Pyelonephritis (4)

a. Eiweiß im Urin ________ ☐ ☐

b. Bakterien im Urin ________ ☐ ☐

c. Nitrit ________ ☐ ☐

d. Blut im Urin ________ ☐ ☐

5 Welche der folgenden Befunde können auch im gesunden Urin nachgewiesen werden?

a. Eiweiß (bei Stress) ________ ☐

b. Urobilinogen ________ ☐

c. Glukose ________ ☐

d. Nitrit ________ ☐

6 Der pH-Wert des Urins ist je nach Nahrung großen Schwankungen unterworfen. In welchem Bereich liegt der pH-Wert des Urins bei Gesunden?

a. 1 bis 2 ________ ☐

b. 2 bis 3 ________ ☐

c. 5 bis 8 ________ ☐

d. 10 bis 14 ________ ☐

7 Warum findet sich bei schlecht eingestellten Diabetikern Glukose im Urin?

a. Der Zucker wird im Nierenkörperchen mit abfiltriert. ________ ☐

b. Der Zucker wird aktiv abgegeben, damit der Zuckerspiegel im Blut sinkt. ________ ☐

c. Die Niere schafft es nicht, den gesamten Zucker zurückzuresorbieren. ________ ☐

d. Der Zucker ist an Hämoglobin gebunden (HbA1C) und wird mit den Hämoglobinabbauprodukten ausgeschieden. ________ ☐

8 Was gehört zu den Symptomen einer Zystitis?

a. Schüttelfrost ________ ☐

b. Flankenschmerz ________ ☐

c. Dysurie ________ ☐

d. Pollakisurie ________ ☐

9 Warum erkranken Frauen häufiger an Harnwegsinfekten als Männer?

a. Die Harnröhre bei Männern ist wesentlich länger als bei Frauen. ________ ☐

b. Die hormonelle Lage spielt eine Rolle. ________ ☐

c. Männer „wischen" richtig. ________ ☐

d. Die anatomische Nähe von Vagina, Harnröhrenöffnung und After bei Frauen kann Infektionen begünstigen. ________ ☐

10 Welches sind die häufigsten Erreger eines Harnwegsinfektes?

a. Darmbakterien wie E. coli ________ ☐

b. Viren ________ ☐

c. Pilze ________ ☐

d. Gonokokken ________ ☐

11 Eine Patientin leidet sehr häufig an Harnwegsinfekten. Welche Maßnahmen zur Vorbeugung können Sie ihr empfehlen?

a. Sie sollte viel trinken (mindestens zwei Liter pro Tag). ________ ☐

b. Sie sollte sich nur leicht bekleiden und immer für Kühlung sorgen. ________ ☐

c. Sie sollte eine sorgfältige Intimhygiene anwenden und auf die richtige Wischrichtung achten. ________ ☐

d. Sie sollte enthaltsam leben. ________ ☐

12 Welche Aussagen zur Pyelonephritis sind korrekt?

a. Es handelt sich um eine aufsteigende Infektion der Gallenwege. ________ ☐

b. Sie ist eine schwere Erkrankung mit Flankenschmerzen, hohem Fieber und Schüttelfrost. ________ ☐

c. Antibiotikatherapie ________ ☐

d. Sie kann als Komplikation eines Harnwegsinfektes auftreten. ________ ☐

13 Was gehört nicht in den gesunden Urin?

a. Harnstoff ________ ☐

b. Kreatinin ________ ☐

c. Hämoglobin ________ ☐

d. Elektrolyte ________ ☐

Welche weiteren Nierenerkrankungen kennen Sie?	
Glomerulonephritis	Entzündliche, aber abakterielle Veränderungen an den Glomeruli, kann zu Eiweiß im Urin führen (Proteinurie). Infolge des Eiweißverlustes kommt es zu Ödemen. Zu den Symptomen gehören auch Schmerzen im Nierenbereich, Bluthochdruck und Blut im Urin (Hämaturie). Langfristig kann eine Glomerulonephritis zur Niereninsuffizienz und Dialysepflicht führen.
Niereninsuffizienz	Die Niere kann ihre Filterfunktion nicht mehr erfüllen und die harnpflichtigen Substanzen reichern sich im Blut an (Urämie = Harnvergiftung), außerdem kommt es zu Elektrolytentgleisungen (bei hohem Kalium besteht die Gefahr von Herzrhythmusstörungen). In diesem Fall muss die Blutreinigung durch eine Blutwäsche oder Hämodialyse übernommen werden, um die harnpflichtigen Stoffe aus dem Blut zu entfernen.
Nierensteinleiden (= Nephrolithiasis)	Begünstigt durch pH-Schwankungen, mangelnde Flüssigkeitszufuhr, häufige Infekte, Diabetes mellitus und Medikamente kann es zum Auskristallisieren von Elektrolyten kommen (besonders häufig Calciumoxalat), die dann „Steine" bilden. Wenn sich diese Steine lösen und im Harnleiter stecken, kann es zu schweren Koliken (krampfartige Schmerzen), Hämaturie (Blut im Urin) und Übelkeit kommen. Therapie: Steinzertrümmerung durch Stoßwellen (ESWL), viel Flüssigkeit, Medikamente, ggf. OP oder bei tief sitzenden Steinen mittels einer Schlinge im Rahmen einer Uroskopie.
Harninkontinenz	verschiedene Formen mit unfreiwilligem Abgang von Urin, häufig bei älteren Frauen durch Senkung der Gebärmutter

Was lässt sich anhand der Urinfärbung erkennen?	
Färbung	**Bedeutung/Ursache**
klar, farblos-blassgelb	Polyurie → häufig durch Diuretika, nach reichlich Biergenuss
klar, hellgelb	normal
dunkelgelb bis orange	▸ stark konzentrierter Urin (Oligurie, z. B. zu wenig getrunken) ▸ Bilirubin ▸ Medikamente
trüb, flockig, rahmig	Leukozyten (→ Infektion), Epithelien, Salze
rot	Medikamente, Nahrung (Rote Bete), Blutung (Urogenitaltrakt, Menstruation)
rotbraun	Myoglobin (aus den Muskeln)
rot mit Ziegelmehl	viele Urate (Kristalle)
bierbraun mit Schaum	Bilirubin, Hinweis auf Ikterus (Gelbsucht)
dunkelbraun	Blutabbau → Hämolyse, Erythrozyten, Porphyrine
grün, blau	Verfärbungen durch Medikamente

Erklären Sie folgende Begriffe, die im Zusammenhang mit dem Urogenitaltrakt stehen.	
Mikrohämaturie	Urin normal gefärbt, aber Blut im Urin-Stix nachweisbar
Makrohämaturie	sichtbares Blut im Urin
Pyurie	massenhaft Leukozyten im Urin, führen zu einem eitrigen, trüben Aussehen, oft stark riechend
Bakteriurie	Bakterien im Urin
Anurie	Harnmenge unter 100 ml pro Tag
Oligurie	Harnmenge zwischen 100 und 500 ml pro Tag
Polyurie	Harnmenge über 3 Liter, z. B. bei Diabetes insipidus, bei dieser Krankheit wird (aufgrund einer Hormonstörung der Hypophyse) in den Nierenkanälchen nicht genügend Wasser resorbiert
Pollakisurie	häufiges Wasserlassen in kleinen Portionen
Nykturie	nächtliches Wasserlassen, besonders häufig bei älteren Männern

Welche Urinuntersuchungen kennen Sie?		
makroskopische Beurteilung	Beurteilung von Farbe, Geruch	bilden zusammen den Urinstatus
Urin-Stix	Teststreifenuntersuchung mit neun bis zehn Testfeldern	
Urinsediment	Nachweis von Zellen, Zylindern und Kristallen	
Urinkultur	bakteriologische Untersuchung aus Mittelstrahl- oder Katheterurin	
Micraltest	Nachweis kleinster Mengen an Eiweiß im Urin	
Sammelurin	Nachweis von Hormonen und Stoffwechselprodukten	
HCG-Test	Nachweis des Schwangerschaftshormons im Urin (Schnelltest, Teststreifen)	
Drogen-Screening	Viele Drogen oder Abbauprodukte von Drogen können im Urin nachgewiesen werden.	

Wie lange ist Urin für einen Urinstatus haltbar?

Der Urin sollte möglichst frisch (innerhalb von Stunden) untersucht werden, da sich bei längerem Stehen der pH-Wert verändert (wird alkalisch), Bakterien sich vermehren und sich einige Urinbestandteile zersetzen (Zucker und Bilirubin werden abgebaut, Kristalle können zerfallen). Dieser Zerfall kann durch Aufbewahrung im Kühlschrank verzögert werden.

1 *Eine Entzündung der Nierenkörperchen nennt sich auch ...*

a. Pyelonephritis.

b. Nephrolithiasis.

c. Glomerulonephritis.

d. Zystitis.

2 *Welche Symptome können bei einer Glomerulonephritis auftreten?*

a. Proteinurie

b. Pollakisurie

c. Bakteriurie

d. Hämaturie

e. Hypertonie

f. Hypotonie

g. Aszites

3 *Warum ist eine Niereninsuffizienz gefährlich?*

a. Sie kann zum sekundären Leberversagen führen.

b. Die Nieren können sich durch die Schlackenstoffe verstopfen.

c. Es kommt zu Elektrolytverschiebungen.

d. Es kommt zu Wasseranreicherung im Gewebe.

4 *Wie können Nierensteine therapiert werden?*

a. durch Stoßwellenzertrümmerung

b. durch medikamentöse Auflösung

c. durch Wärmeanwendung

d. durch operative Entfernung

5 *Durch was kann die Nierensteinbildung begünstigt werden?*

a. Nahrung

b. Diabetes insipidus

c. Harnwegsinfekte

d. Gallengangsentzündungen

6 *Wie nennt sich die künstliche Niere oder Blutwäsche im Fachbegriff?*

a. Hämolyse

b. Dialyse

c. Paralyse

d. Analyse

7 *Eine Patientin klagt über heftige, krampfartige Schmerzen, die in die Leistengegend ausstrahlen. Sie leidet außerdem an Übelkeit und hat Blut im Urin entdeckt. An welche Krankheit denken Sie?*

a. Zystitis

b. Pyelonephritis

c. Nephrolithiasis

d. Glomerulonephritis

8 *Für welche Untersuchungen eignet sich Spontanurin?*

a. Hemmstofftest

b. Schwangerschaftstest

c. Bakteriennachweis

d. Glukosenachweis

9 *Infektionen führen zu vermehrten Leukozyten im Urin, der übel riechend und trüb, eitrig ist. Man spricht dann von einer ...*

a. Anurie.

b. Oligurie.

c. Proteinurie.

d. Pyurie.

10 *Was wird beim Schwangerschaftsschnelltest nachgewiesen? Das Schwangerschaftshormon ...*

a. HCG

b. BCG

c. ACTH

d. ADH

11 *Ein Patient gibt Ihnen einen Becher mit milchig-trübem Urin. Ist dies pathologisch?*

a. Nein, er hat wohl etwas zu wenig getrunken.

b. Nein, bei körperlicher Belastung verändert sich der Urin.

c. Ja, es deutet auf Leukozyten und eine Infektion hin.

d. Ja, nur bei schweren Nierenschäden sieht der Urin trüb aus.

12 *Eine Patientin gibt rot verfärbten Urin ab, was sind mögliche Ursachen?*

a. Blutung im Urogenitaltrakt

b. nahrungsbedingt durch Rote Beete

c. Gallenwegserkrankungen

d. Monatsblutung

13 *Eine Hämodialyse ...*

a. ist eine medizinische Nierensteinzertrümmerung.

b. entfernt Giftstoffe aus dem Blut.

c. wird bei Nierensteinen eingesetzt.

d. übernimmt Aufgaben der ableitenden Harnwege.

Was ist ein Urinsediment?
Neben dem Urin-Stix kann auch ein Sediment angefertigt werden. So lassen sich gering konzentrierte Schwebeteilchen nachweisen. Dazu gehören Zellen, Kristalle und Zylinder (= Ausgüsse der Nierenkanälchen mit verschiedenen Einschlüssen)

Durchführung	Ca. 10 ml Morgenurin (→ konzentrierter als Tagesurin) werden in einem konischen Röhrchen zentrifugiert (drei bis fünf Min. bei 1 500 g/ca. 2 000 rpm). Der Überstand wird zügig abgekippt (dekantiert) und der Bodensatz etwas aufgeschüttelt. Einen Tropfen Bodensatz aufnehmen und auf einen Objektträger geben. Mit Deckglas abdecken und im Mikroskop mit dem 40x-Objektiv (Gesamtvergrößerung 400-fach) etwa 20 bis 30 Blickfelder untersuchen.
Fehlerquellen	zu alter Urin, zu hoch- oder niedertourig zentrifugiert, zu langsam dekantiert, Bodensatz nicht geschüttelt, zu viel Urin auf Objektträger, falsche Einstellung am Mikroskop

Was können Sie im Urinsediment finden?
Mengenangaben pro Gesichtsfeld

Zellen	**physiologisch (im Gesunden)**	**pathologisch (bei Krankheiten)**
Erythrozyten	0 bis 1	erhöht bei Entzündungen, Tumoren, Steinen
Leukozyten	1 bis 4	erhöht bei Entzündungen
Plattenepithelien	0 bis 10	erhöht bei Entzündungen
Nieren- oder Rundepithelien	–	Nierenentzündungen
Hefezellen	–	Verunreinigung, Pilzinfektionen
Bakterien	–	Verunreinigung, Infekte
Zylinder		
hyaline Zylinder (durchscheinend, ohne Einlagerungen)	vereinzelt bei körperlicher Anstrengung	Fieber
Erythrozytenzylinder	–	akute Glomerulonephritis
Leukozytenzylinder	–	Pyelonephritis
Epithelzylinder	–	Nephropathien
Wachszylinder (weniger lichtdurchlässig als hyaline Zylinder)	–	Nephropathie
granulierte Zylinder	vereinzelt bei körperlicher Anstrengung	chronische Glomerulonephritis
Kristalle		
Calciumoxalate („Briefkuverts“)	pflanzliche Nahrung	Harnsteine
Tripelphosphate („Sargdeckel“)	alkalischer Harn	Harnwegsinfekte
Harnsäurekristalle (Rhombenform, variabel)	–	Gicht
Urate („rötliches Ziegelmehl“)	nahrungsbedingt	Fieber

Beschriften Sie die Bestandteile des Urinsediments.

1	**Plattenepithelien** aus den ableitenden Harnwegen, besonders große, unregelmäßig geformte Zellen
2	**Rundepithelien** aus der Niere, größer als Leukozyten, im gesunden Urin nicht nachweisbar, treten bei Entzündungen der Niere auf
3	**Leukozyten**, je nach pH-Wert sind die Granula stärker (sauer) oder weniger deutlich (alkalisch)
4	**Erythrozyten**, rund mit „doppeltem“ Rand (durch Lichtbrechung), treten bei Steinen, Tumoren oder Entzündungen auf, aber auch bei Frauen während der Monatsblutung
5	**Hefen**, kleiner als Erythrozyten, keinen „doppelten“ Rand, oft oval, unterschiedlich in der Größe und in Gruppen oder Ketten zusammengelagert; treten bei Infektionen oder Verunreinigungen im Sediment auf.
6	**Bakterien**, kleine Stäbchen oder Kugeln, bei Infektionen oder Verunreinigungen
7	**Tripelphosphate**, Kristalle in „Sargdeckel-Form“, die im alkalischen Urin oder bei Infekten auftreten
8	**Calciumoxalate**, Kristalle in „Briefkuvert-Form“, treten ebenfalls häufig im alkalischen Urin auf
9	**hyaliner Zylinder**, kann vereinzelt auftreten, besonders nach körperlicher Anstrengung oder bei Fieber

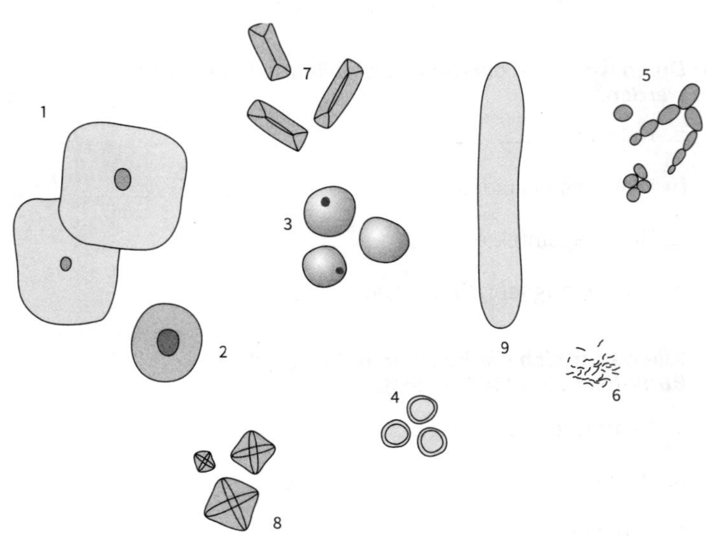

1 *Unter welchen Bedingungen wird Urin zentrifugiert?*

a. zehn Minuten bei 3000 rpm ____

b. drei bis fünf Minuten bei 2000 rpm ____

c. zwei Minuten bei 10000 rpm ____

d. zehn Minuten bei 1000 rpm ____

2 *Welche der folgenden Bestandteile im Urinsediment sind pathologisch?*

a. zwei bis vier Leukozyten pro Blickfeld ____

b. Nierenepithelien ____

c. hyaline Zylinder ____

d. Oxalatkristalle ____

3 *Was benötigt man zur Herstellung eines Urinsediments?*

a. einen Faltenfilter ____

b. eine Zentrifuge ____

c. einen Trichter ____

d. ein konisches Zentrifugenröhrchen ____

4 *Welche Urinsedimentbefunde sind typisch? Kreuzen Sie die richtigen Antworten an.*

a. Hefezellen bei Pilzinfektionen ____

b. Urate bei Verunreinigungen ____

c. Leukozyten bei Entzündungen ____

d. Erythrozyten bei Gicht ____

5 *Welche Bestandteile können bei Fieber im Urin auftreten?*

a. Tripelphosphate ____

b. Calciumoxalate ____

c. Urate ____

d. hyaline Zylinder ____

6 ***Was kann ein Hinweis auf einen Tumor sein?***

a. Leukozyten ____

b. Erythrozyten ____

c. Plattenepithelien ____

d. Rundepithelien ____

e. Oxalatkristalle ____

f. Tripelphosphate ____

7 *Welche Ursachen kann es außer einem Tumor noch für das Auftreten des in Aufgabe 6 gefragten Bestandteiles geben?*

a. Zystitis ____

b. vegetarische Ernährung ____

c. Verunreinigung durch Menstruationsblut ____

d. Nephrolithiasis ____

e. körperliche Anstrengungen ____

8 *Um welche Bestandteile handelt es sich bei der folgenden Abbildung?*

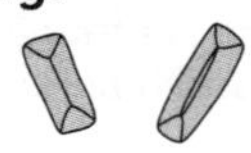

a. Tripelphosphate ____

b. Calciumoxalate ____

c. Urate ____

d. Tyrosinkristalle ____

9 *Bei welcher der folgenden Abbildungen handelt es sich um Erythrozyten?*

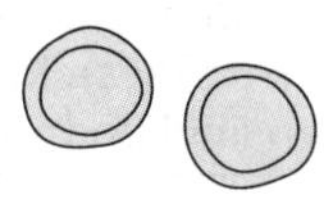	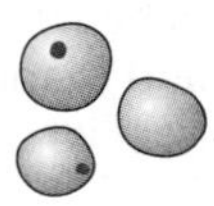	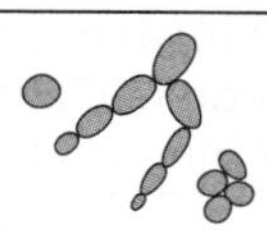
a.	b.	c.

10 *Welche Bestandteile des Urinsedimentes können sowohl Hinweise auf Erkrankungen sein als auch durch Verunreinigungen ins Sediment gelangen?*

a. hyaline Zylinder ____

b. Tripelphosphate ____

c. Erythrozyten ____

d. Leukozyten ____

e. Hefen ____

f. Bakterien ____

11 *Was sind häufige Fehlerquellen beim Urinsediment?*

a. Urin ist noch zu warm. ____

b. Urin wurde zu lange zentrifugiert. ____

c. Urin wurde zu schnell zentrifugiert. ____

d. Mikroskop ist falsch eingestellt. ____

e. Überstand wurde zu langsam abgegossen. ____

Wie beurteilen Sie das auf der vorherigen Doppelseite abgebildete Sediment?

Im abgebildeten Sediment sind deutliche Anzeichen für eine Infektion nachweisbar (Erythrozyten, Rundepithelien, Tripelphosphate), außerdem sind auch potenzielle Erreger wie Bakterien und Hefen enthalten. Jedoch sind die Auswertung der Symptome und weitere Untersuchungen notwendig.

Was sind Zylinder und woher stammen sie?

Zylinder sind Ausgüsse der Nierenkanälchen (Tubuli), die bei Erkrankungen des Nierengewebes im Urin auftreten können. Im normalen Urin können vereinzelte hyaline oder granulierte Zylinder zu finden sein, eine größere Zahl von diesen Zylindern oder andere Zylinderarten ist immer pathologisch.

Welche Fehlerquellen sind bei der Anfertigung eines Urinsediments möglich?

Fehler	Folgen
Urin vor dem Abfüllen ins Zentrifugenröhrchen nicht gemischt (Schwebeteilchen haben sich bereits abgesetzt)	falsche, niedrige Ergebnisse durch zu geringe Konzentration der einzelnen Bestandteile
nicht genügend Urin verwendet zum Zentrifugieren	
zu schnell dekantiert	
Sediment nach dem Dekantieren nicht aufgeschüttelt	
zu lange oder zu hochtourig zentrifugiert	Bestandteile, v. a. Zellen, werden zerstört
zu wenig abgeblendet	hyaline Zylinder nicht sichtbar
nicht alle Ebenen durchgesehen (Feintrieb)	einige Bestandteile bleiben ungesehen

Was ist ein Micraltest?

Mit dem Micraltest können mithilfe eines Teststreifens bereits sehr geringe Mengen (ab 20 mg/l) an Albumin im Urin (Mikroalbuminurie) nachgewiesen werden. Dies ist wichtig zur Früherkennung von Nierenschädigungen bei Bluthochdruck-Patienten und Diabetikern, da diese Krankheiten langfristig zu einer Nierenschädigung (Nephropathie) führen können. Der Micraltest ist hochsensibel und kann schon positiv sein, wenn der normale Stix noch negativ ist.

Was ist bei einer Urinkultur zu beachten?

Zum Anlegen einer Kultur wird Mittelstrahl oder Katheterurin benötigt, da Spontanurin zu starke Verunreinigungen aufweist. Der Nährboden wird in den Urin eingetaucht, vollständig benetzt und abtropfen gelassen. Dann bei 37 °C für 24 Stunden bebrüten. Wichtig ist, dass keine Verunreinigung von außen stattfindet (unsterile Becher, Hände, Spontanurin). Bei Keimzahlbestimmungen ab 100 000 (= 10^5) Keimen pro ml spricht man von einer Infektion. Anschließend können die Keime auf Antibiotikaresistenz im Antibiogramm weiteruntersucht werden.

Erläutern Sie die Vorgehensweise zur Mittelstrahlurin-Gewinnung.

Zur Urinuntersuchung sollte der Urin möglichst frei von Verunreinigungen sein, daher gibt es für Mittelstrahlurin oft fertige Sets, die das Material zur Hygiene und zum Auffangen bereits enthalten. Der Patient soll sich zuerst gründlich die Hände waschen. Danach soll er (oder sie) den Intimbereich waschen bzw. desinfizieren. Die erste Portion des Urins sollte er/sie in die Toilette lassen, dann kurz den sterilen Auffangbecher in den Strahl halten und die letzte Portion wieder in die Toilette lassen. Ebenfalls für mikrobiologische Untersuchungen geeignet ist Einmal-Katheter-Urin. Sogenannter Spontanurin, der ohne weitere Hygiene-Maßnahmen und Mittelstrahltechnik gewonnen wird, ist wegen möglicher Verunreinigungen nur für Schwangerschafts-, Glukose- oder Ketonnachweise geeignet.
Am besten geeignet für die meisten Untersuchungen ist der erste Morgenurin, da über Nacht die Konzentration stärker ist.

Was ist bei Sammelurin zu beachten?

Für diese Untersuchung bekommen die Patienten ein großes, lichtundurchlässiges, verschließbares Gefäß mit nach Hause. Sie sollen über 24 Stunden die ausgeschiedene Urinmenge sammeln. Dabei beginnt man morgens, nach dem Morgenurin. Dann wird die Harnmenge über den ganzen Tag gesammelt und endet mit dem Morgenurin des Folgetages als letzte gesammelte Portion. Häufig wird der Urin für die Krea-Clearance (Nierenfunktionsprüfung) benötigt. Je nach Zweck kann der Urin dafür bis zu drei Tagen im Kühlschrank (4 °C) aufbewahrt werden.

Was ist ein Addis-Count?

Beim Addis-Count handelt es sich um eine Auszählung von Erythro- und Leukozyten in einer Zählkammer. Dieser quantitative Nachweis kann in Ergänzung durchgeführt werden. In der Pädiatrie wird der Addis-Count oft statt eines Sedimentes angewendet, da nur sehr wenig Urin benötigt wird (gilt als nicht mehr zeitgemäß).

1 Im Urin-Stix einer Patientin waren die Leukozyten schwach positiv, Nitrit negativ. Bei der anschließenden Urinkultur konnten 10000 Keime (E. coli) pro ml Urin nachgewiesen werden. Wie deuten Sie das Ergebnis?

a. Es liegt eine schwere Infektion vor, gesunder Urin ist keimfrei. ____

b. Es muss eine Verunreinigung sein, da bei einer Infektion mit E. coli das Nitrit positiv sein müsste. ____

c. Die Leukozyten deuten auf eine Pyelonephritis. ____

d. Die Leukozyten können auch durch Verunreinigung aus dem Vaginalbereich in den Urin gelangt sein. ____

e. Man spricht erst ab 100000 Keimen von einer Infektion. ____

2 Wie lange und wo kann Sammelurin aufbewahrt werden?

a. drei Stunden bei Raumtemperatur ____

b. drei Tage bei Raumtemperatur, aber abgedunkelt ____

c. drei Tage im Kühlschrank ____

d. drei Wochen bei −20 °C ____

3 Woher stammen hyaline Zylinder?

a. aus den Nierentubuli ____

b. aus der Harnblase ____

c. aus dem Harnleiter ____

d. aus der Harnröhre ____

4 Welcher Urin ist für eine Urinkultur und Keimzahlbestimmung geeignet?

a. Morgenurin ____

b. Katheterurin ____

c. Spontanurin ____

d. Mittelstrahlurin ____

5 Eine Patientin soll 24-Stunden-Urin abgeben. Auf was muss sie achten?

a. am Sammeltag nach dem Morgenurin beginnen zu sammeln ____

b. am Sammeltag auch schon den Morgenurin sammeln ____

c. am Abgabetag noch den Morgenurin mitsammeln ____

d. am Abgabetag den Morgenurin nicht mehr sammeln ____

6 Für welche Untersuchungen wird 24-Stunden-Urin benötigt?

a. Kortisonspiegel ____

b. Krea-Clearance ____

c. Schwangerschaftshormon ____

d. Urinkultur ____

7 Bei welchen Krankheiten kann ein Micraltest zur Früherkennung einer Nephropathie angeordnet werden?

a. Diabetes insipidus ____

b. Diabetes mellitus ____

c. Hypertonie ____

d. Hypotonie ____

8 Was wird mit dem Micraltest nachgewiesen?

a. geringe Mengen an Eiweiß ____

b. geringe Mengen an Zucker ____

c. Pyurie ____

d. Albuminurie ____

9 Sie haben viel zu tun und kommen nicht dazu, die abgegebenen Urinproben mit Teststreifen und Sediment zu untersuchen. Was können Sie tun?

a. den Urin bei 37 °C (körperwarm) bebrüten ____

b. den Urin bei Raumtemperatur im Labor aufbewahren ____

c. den Urin im Kühlschrank bei 4 °C aufbewahren ____

d. den Urin bei −20 °C einfrieren ____

10 Was ist der Addis-Count?

a. ein qualitativer Nachweis von Erythrozyten und Leukozyten ____

b. eine Zählung von Erythrozyten und Leukozyten in einer Zählkammer ____

c. Der Addis-Count kann nur in Ergänzung zum Urinstatus angewendet werden. ____

d. ein quantitativer Nachweis von Oxalat- und Phosphatkristallen ____

11 Nennen Sie Fehlerquellen bei der Anfertigung eines Urinsediments.

a. falsche Verdünnungslösung ____

b. zu hohe Zentrifugation ____

c. zu lange Sedimentierungsphase ____

d. ungenügende Färbung ____

12 Wie können Sie vermeiden, dass einige Sedimentbestandteile übersehen werden?

a. kontinuierlich den Feintrieb betätigen, um durch die verschiedenen Ebenen zu wechseln ____

b. kontinuierlich den Grobtrieb betätigen, um die geeignete Ebene zu finden ____

c. stark abblenden ____

d. nicht abblenden ____

Was gehört zu den Geschlechtsorganen des Mannes?		
äußere Geschlechtsorgane	▶ männliches Glied (Penis) ▶ Hodensack	
innere Geschlechtsorgane	▶ Hoden ▶ Nebenhoden ▶ Samenleiter	▶ Vorsteherdrüse ▶ Cowper-Drüsen ▶ Samenbläschen

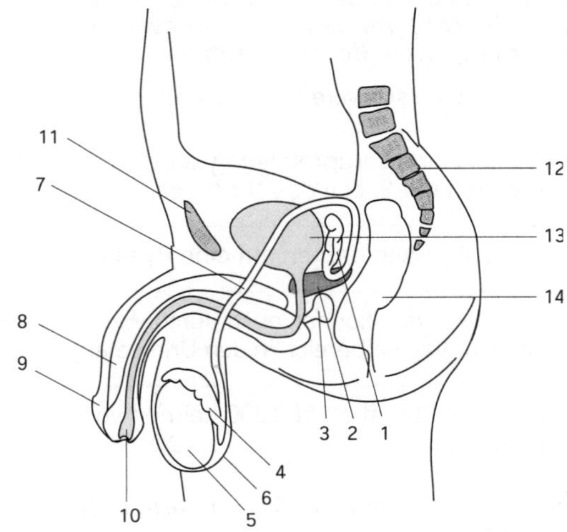

Seitliche Ansicht der männlichen Geschlechtsorgane

Beschriften Sie die Abbildung.

	deutsche Begriffe	Fachbegriffe
1	Samenbläschen	Vesiculae seminales
2	Vorsteherdrüse	Prostata
3	Cowper-Drüse	Glandula bulbourethralis
4	Nebenhoden	Epididymis
5	Hoden	Testis (Ez.), Testes (Mz.)
6	Hodensack	Skrotum
7	Samenleiter	Ductus deferens
8	Schwellkörper	Corpus cavernosum
9	Eichel mit Vorhaut	Glans
10	Harn-Samenröhren-Öffnung	
11	Schambein	Symphyse
12	Wirbelsäule	Columna vertebralis
13	Harnblase	Vesica urinaria
14	Mastdarm	Rektum

Beschreiben Sie Lage und Funktion der Prostata.

Lage und Bau	Funktion
▶ etwa kastaniengroß ▶ liegt an der Unterseite der Blase und umschließt den Zusammenfluss der beiden Samenleiter in die Harnröhre	▶ produziert ein wässriges Sekret, das einen großen Teil der Samenflüssigkeit bildet

Welche Aufgaben erfüllen die folgenden Strukturen?

Hoden	Bildung der Samenzellen, Bildung des männlichen Geschlechtshormons Testosteron (Androgene)
Nebenhoden	Reifung und Speicherung der Samenzellen
Geschlechtsdrüsen (Cowper-Drüse, Samenbläschen und Prostata)	Produktion der Samenflüssigkeit (Sperma), um die Lebensfähigkeit und Beweglichkeit der Spermien zu unterstützen

Was versteht man unter den folgenden Begriffen?

Prostata-Adenom (bzw. -Hyperplasie)	gutartiger Tumor der Prostata (Vermehrung der Prostatazellen), meist in höherem Lebensalter
Prostatakarzinom	bösartiger Tumor des Prostatagewebes, typisch für höheres Lebensalter, jedoch langsam wachsend
für beide Erkrankungen gelten:	
Symptome	schwacher Harnstrahl, erschwertes Wasserlassen (Dysurie), Restharnbildung, häufig auch nächtliches Wasserlassen (Nykturie), in vielen, kleinen Portionen (Pollakisurie)
Komplikationen	▶ erhöhtes Risiko für Harnwegsinfekte und Steinbildung ▶ beim Karzinom zusätzlich Metastasierung

Welche Diagnosemöglichkeiten für ein Prostatakarzinom kennen Sie?

rektale Tastuntersuchung	Beim Tasten ist das Karzinom meist höckerig, knotig und derb im Gegensatz zum Adenom.
PSA-Bestimmung (PSA = prostataspezifisches Antigen)	PSA-Wert im Serum ist meist bei bösartigen Tumoren erhöht.
rektale Ultraschalluntersuchung	Größe und Struktur können untersucht werden.
ggf. Biopsie	Untersuchung des Gewebes gibt Aufschluss über die Entartung der Zellen (gutartig oder bösartig).

Welche Hormone spielen für die männliche Sexualität eine Rolle?

Hormondrüse	Funktion
LH aus dem Hypophysenvorderlappen (HVL)	Stimulation der Testosteron-Produktion im Hoden
FSH aus dem HVL	Förderung der Spermienreifung
Testosteron aus dem Hoden	Sexualhormon (Einfluss auf Spermienreifung, Stimme, Behaarung)

1 Was gehört zu den inneren Geschlechtsorganen des Mannes?

a. Penis
b. Harn-Samenröhre
c. Epidydimis
d. Symphyse
e. Harnblase
f. Testes

2 Welche Aufgabe erfüllen die Hoden?

a. Spermienbildung
b. Bildung der Samenflüssigkeit
c. Spermienreifung
d. Testosteronbildung

3 Welche Aussagen zu den männlichen Hormonen sind korrekt?

a. Die Nebenhoden produzieren Testosteron.
b. Die Spermienreifung steht unter dem Einfluss von Testosteron.
c. Testosteronproduktion wird von Hormonen aus der Hypophyse gesteuert.
d. Testosteron nimmt Einfluss auf die Stimme und die Behaarung.

4 Welches Hormon gehört zur Gruppe der Androgene?

a. LH
b. FSH
c. Testosteron
d. Kortison

5 Ein älterer Patient (75 Jahre) kommt in die Praxis und erzählt von erschwertem Wasserlassen. Wie ist das Fachwort dafür?

a. Pollakisurie
b. Anurie
c. Dysurie
d. Hämaturie

6 Er berichtet weiterhin, dass er häufig Harndrang verspürt, aber immer nur kleine Urinmengen kommen (1). Er muss auch häufig nachts aufstehen (2), um Wasser zu lassen. Wie nennen sich diese Symptome? Tragen Sie die entsprechenden Ziffern ein.

a. Dysurie
b. Nykturie
c. Pollakisurie
d. Polyrie
e. Oligurie

7 An welche Erkrankung ist bei dem Patienten aus den Aufgaben fünf und sechs zu denken?

a. Prostata-Adenom
b. Vorsteherdrüsen-Karzinom
c. Hodenkrebs
d. Blasenkarzinom

8 Welche weiteren Untersuchungen können zur Diagnostik einer Prostataerkrankung eingesetzt werden?

a. Sono-Abdomen
b. rektale Abtastung
c. Rektoskopie
d. Biopsie

9 Welche Blutwerte (Tumormarker) können bei einem Prostata-Karzinom erhöht sein?

a. CEA
b. PSA
c. AFP
d. SCC

10 Was sind mögliche Komplikationen einer benignen Prostatavergrößerung?

a. Restharnbildung
b. Metastasierung
c. Testosteronmangel
d. Harnwegsinfekte

11 Beschriften Sie die folgende Abbildung.

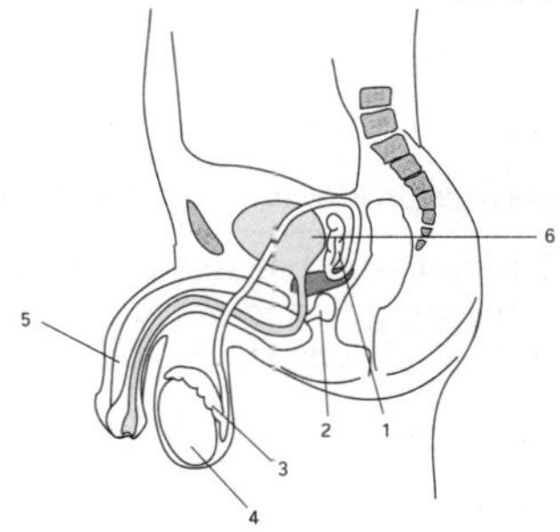

a. Samenbläschen
b. Harnblase
c. Penis mit Schwellkörper
d. Nebenhoden
e. Hoden
f. Cowper-Drüse

12 Wo werden die Spermien gebildet?

a. in den Samenbläschen
b. in den Hoden
c. in den Samenleitern
d. in der Prostata

Was gehört zu den inneren bzw. äußeren Geschlechtsorganen der Frau?			
innere Geschlechtsorgane		**äußere Geschlechtsorgane**	
▸ Eierstöcke	▸ Gebärmutter	▸ Schamlippen	▸ Scheidenvorhof
▸ Eileiter	▸ Scheide	▸ Klitoris	

Beschriften Sie die Abbildung (seitliche Ansicht der weiblichen Geschlechtsorgane).			
1	Adnexe (Gebärmutteranhänge)	Eierstock	Ovar
2		Eileiter	Tube
3		Fimbrientrichter	Ampulla tubae
4	Gebärmutterwand		Muskelschicht, Myometrium
5	Gebärmutterschleimhaut		Endometrium
6	Schambein		Symphyse
7	Harnblase		Vesica urinaria
8	Kitzler		Klitoris
9	kleine Schamlippen		kleine Labien
10	große Schamlippen		große Labien
11	Scheide		Vagina
12	Muttermund		Portio
13	(Mast-)Darm		Rektum
14	Wirbelsäule		Columna vertebralis

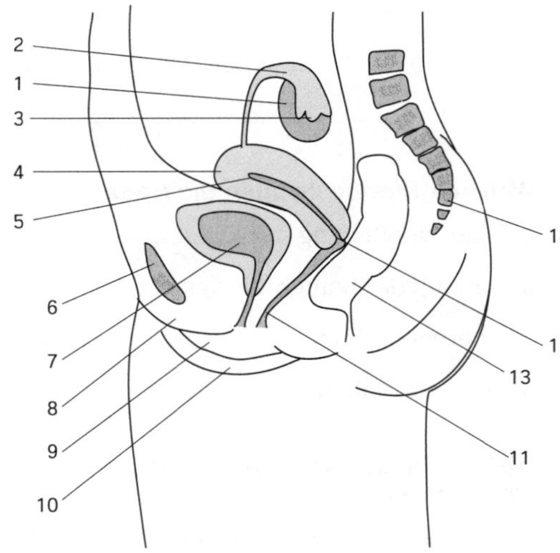

Seitliche Ansicht der weiblichen Geschlechtsorgane

Beschreiben Sie die Abbildung der Gebärmutter (Uterus).		
	Struktur	**Funktion**
A	Gebärmutterkörper (Corpus)	mit Endometrium ausgekleidet, beherbergt die Frucht und ist am Aufbau der Plazenta beteiligt
B	Gebärmutterhals (Zervix)	Schleimpfröpfchen verschließt den Gebärmuttereingang vor aufsteigenden Keimen
1	Myometrium	Muskelschicht, kontrahiert sich bei den Wehen
2	Eileiter	leitet das Ei von den Ovarien in die Gebärmutter
3	Fimbrientrichter	fängt das Ei nach dem Eisprung auf
4	Ovar	Hormonproduktion, Ort der Follikel- und Eireifung
5	Endometrium	Schleimhaut, die sich während eines Zyklus aufbaut, um ggf. das befruchtete Ei einzunisten, blutet während der Regelblutung ab
6	Portio	Gebärmuttermund, unterster Teil der Zervix
7	Vagina	Scheide, Verbindungskanal zwischen Außenwelt und Gebärmutter, Kanal für Spermien

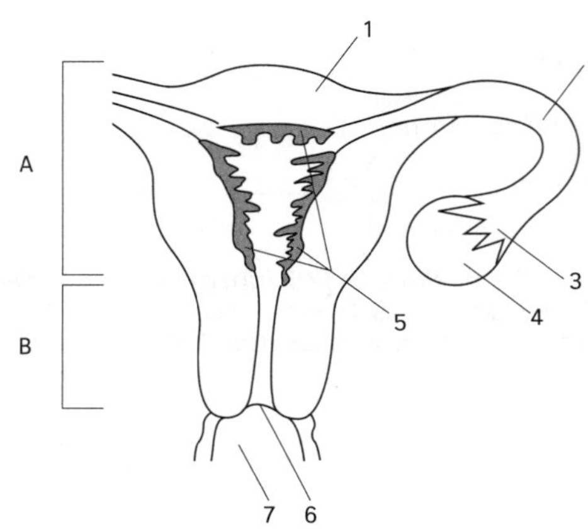

Aufbau der Gebärmutter

Beschreiben Sie Bau, Lage und Funktion der Gebärmutter (Uterus).		
Bau	▸ etwa faustgroß und birnenförmig ▸ unterteilt in einen Gebärmutterkörper oder -höhle und einen Gebärmutterhals ▸ besteht aus mehreren Wandschichten: ▸ Endometrium, innerste Schicht, die die Gebärmutterhöhle auskleidet, ist dem weiblichen Zyklus unterworfen (Aufbau und Abblutung) ▸ Myometrium, Muskelschicht, die sich bei den Wehen kontrahiert	
Lage	▸ im Becken	▸ liegt zwischen Blase und Rektum
Funktion	▸ Beherbergung des Embryos/Föten	▸ Beteiligung am Aufbau der Plazenta

Welche Funktion haben die Eierstöcke (Ovarien)?		
Hormonbildung	▸ Östrogen	▸ Progesteron (im Gelbkörper), gehört zur Gruppe der Gestagene
Eireifung	Die Reifung der Eizellen beginnt schon vor der eigenen Geburt (!); während des weiblichen Zyklus reifen einige der Eizellen in Eibläschen (Follikeln) zum sprungreifen Graaf-Follikel heran. Der „leere“ Follikel nach dem Eisprung (Ovulation) heißt Gelbkörper und bildet Progesteron.	

1 ***Ordnen Sie den folgenden Strukturen die Fachbegriffe mit den entsprechenden Ziffern zu. Tuben (1), Ovar (2), Uterus (3), Vagina (4), Portio (5)***

a. Eierstock

b. Scheide

c. Muttermund

d. Gebärmutter

e. Eileiter

2 ***In welche Bereiche kann die Gebärmutter eingeteilt werden?***

a. Vagina

b. Klitoris

c. Zervix

d. Corpus

e. Ovar

3 ***Welche Aussagen zum Uterus sind korrekt?***

a. Der Uterus ist etwa faustgroß, birnenförmig und nach vorn gebeugt.

b. Der Uterus liegt vor der Blase.

c. Der Uterus ist im deutschen Sprachgebrauch die Gebärmutter.

d. Der Uterus verbindet Vagina und Ovarien miteinander.

e. Der Uterus dient der Bildung der weiblichen Geschlechtshormone.

f. Der Uterus liegt zwischen Blase und Mastdarm.

4 ***Wie heißt die innerste Schicht der Gebärmutterwand?***

a. Endokard

b. Endothel

c. Endometrium

d. Endogen

5 ***Welche Aussagen zur Gebärmutterschleimhaut sind richtig?***

a. Die innerste Schicht der Gebärmutter ist dem Mondzyklus unterworfen.

b. Die Gebärmutterschleimhaut baut sich unter Hormoneinfluss auf und blutet ab, wenn sich kein befruchtetes Ei einnistet.

c. Die Gebärmutterauskleidung besteht aus einer dicken Muskelschicht, die sich bei den Wehen zusammenzieht.

6 ***Welche Funktion haben die Ovarien?***

a. Eireifung

b. Ausbildung der Plazenta

c. Ort der Befruchtung

d. Hormonproduktion

7 ***Welche Hormone gehören zu den weiblichen Geschlechtshormonen?***

a. LH

b. FSH

c. Östrogene

d. Gestagene

e. Prolaktin

f. Testosteron

8 ***Wie heißt die zurückgebliebene Hülle der gesprungenen Eizelle?***

a. Graafscher Follikel

b. Tertiärfollikel

c. Zygote

d. Gelbkörper

9 ***Wo wird Progesteron (Gestagene) gebildet?***

a. im Graafschen Follikel

b. im Eileiter

c. im Gelbkörper

d. im Endometrium

10 ***Beschriften Sie die Abbildung.***

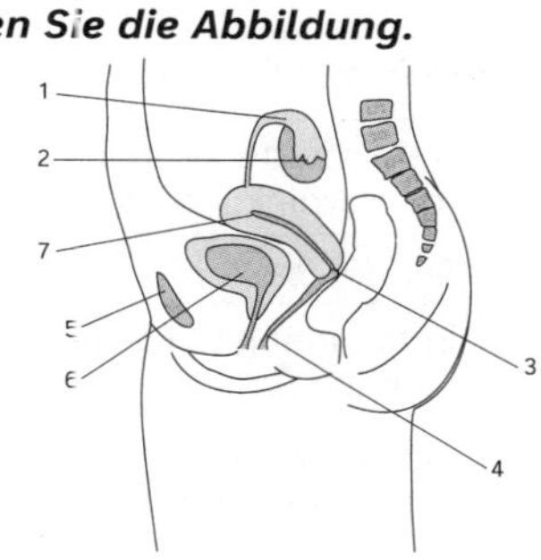

a. Schambein

b. Vagina

c. Harnblase

d. Muttermund

e. Endometrium

f. Ovar

g. Eileiter

11 ***Welche Aufgabe haben die Fimbrientrichter (oft auch Fransentrichter genannt)?***

a. Verschluss des Gebärmuttermundes

b. Kanalisation der Spermien auf dem Weg zur Eizelle

c. Auffangen der Eizelle nach der Ovulation

d. Hormonproduktion

Erläutern Sie den weiblichen Zyklus.

Normale Zyklusdauer: 28 Tage, jedoch kann die Zyklusdauer individuell verschieden sein, dementsprechend kann der Eisprung auch an anderen Tagen als dem 14. stattfinden. Es dauert in der Regel 14 Tage vom Eisprung bis zur nächsten Monatsblutung, falls sich kein befruchtetes Ei einnistet.

erste Zyklushälfte (ab dem 5.Tag bis zum Eisprung um den 14. Tag)	**Proliferationsphase** ▸ **FSH** (Follikelstimulierendes Hormon) aus dem Hypophysenvorderlappen (HVL) stimuliert die Follikelreifung und die Östrogen-Ausschüttung. ▸ **Östrogen** in den Ovarien fördert den Wiederaufbau des Endometriums und die Eireifung in den Ovarien.
Eisprung (Zyklusmitte, um den 14. Tag)	▸ **LH** (Luteinisierendes Hormon) aus dem HVL stimuliert den Eisprung zusammen mit **FSH.** ▸ **Anstieg** der Körpertemperatur um etwa 0,5 °C unter Progesteron-Einfluss
zweite Zyklushälfte (ab etwa dem 15. Tag bis zur nächsten Blutung, etwa 28. Tag)	**Sekretionsphase** Vor allem **Progesteron** (Gelbkörperhormon) aus dem Gelbkörper (Rest des Follikels im Ovar) bewirkt die Vorbereitung der Gebärmutterschleimhaut auf die eventuelle Einnistung des Embryos und unterstützt die Einnistung (Nidation).
Menstruationsblutung (1. Tag bis etwa 5. Tag)	**Abstoßungsphase** Abbluten der Schleimhaut, erster Tag der Blutung gilt auch als erster Tag des neuen Zyklus

Was ist das Klimakterium (Wechseljahre)?

Ursache	nachlassende Östrogenproduktion in den Ovarien
Symptome	Schweißausbrüche, Gewichtszunahme, Stimmungsschwankungen, Depressionen, Schlafstörungen, unregelmäßige Monatsblutungen
Abschluss	Menopause (letzte Regelblutung), danach beginnt die Postmenopause, Blutungen, die dann noch auftreten, heißen „postmenopausale Blutung" und können auf Tumoren hindeuten.

Was sind Menarche und Menopause?

Menarche	Die erste Monatsblutung im Leben einer Frau wird Menarche genannt und findet um das 12. bis 14. Lebensjahr statt.
Menopause	Das Ende der Wechseljahre wird durch die letzte Regelblutung (Menopause) markiert, die meist um das 50. Lebensjahr stattfindet.

Welche Krankheiten in der Gynäkologie kennen Sie?

Descensus uteri	Gebärmuttersenkung, oft nach mehreren Geburten oder lang dauernder schwerer körperlicher Arbeit, oft mit Harninkontinenz verbunden
Entzündungen	
Kolpitis	Entzündung der Scheide, meist mit Ausfluss (Fluor), Jucken und Brennen sowie fischähnlichem Geruch (je nach Erreger)
Adnexitis	Entzündungen der „Gebärmutteranhänge" Eileiter und Eierstöcke, oft durch liegende Spiralen, Unterleibsschmerzen, Gefahr von Unfruchtbarkeit
Tumoren	
Myome	gutartige Tumoren der Gebärmuttermuskulatur, verursachen oft Schmerzen und Menstruationsbeschwerden
Corpus-Karzinom	Gebärmutterkörperkrebs, meist in höherem Lebensalter, begleitet von postmenopausalen Blutungen
Zervix-Karzinom	Gebärmutterhalskrebs, sehr häufig, sehr wenige Symptome, evtl. leicht blutiger Ausfluss, Überlebenschancen sind vom Stadium abhängig, daher ist die Früherkennung wichtig!
Mamma-Karzinom	Brustkrebs

Welche krankhaften Veränderungen des weiblichen Zyklus gibt es?

Amenorrhoe	gar keine Menstruationsblutung
Hypomenorrhoe	zu schwache Menstruationsblutung
Hypermenorrhoe	zu starke Menstruationsblutung
Dysmenorrhoe	schmerzhafte Menstruationsblutung

Wie werden die weiblichen Geschlechtsorgane vor Infektionen geschützt?

In der Scheide herrscht ein saures Milieu, das viele Keime abtötet. Dieses Milieu wird aus abgeschilferten Zervix-Zellen von Milchsäurebakterien produziert. Diese wandeln das Glykogen in den abgeschilferten Zellen in Milchsäure (Laktat) um, dadurch sinkt der pH-Wert in der Scheide auf etwa pH 4. Diese Milchsäurebakterien werden oft auch Döderlein-Bakterien genannt. Durch die Einnahme von Antibiotika kann es zur ungewollten Abtötung der Döderlein-Bakterien und erhöhtem Risiko einer Kolpitis kommen. Außerdem ist der Gebärmuttermund während der meisten Zeit des Zyklus durch einen zähen Schleimpfropf verschlossen.

1 *Was sind die Döderlein-Zellen?*

a. hormonproduzierende Zellen der Ovarien ____
b. abgeschilferte Zellen des Gebärmutterhalses ____
c. Milchsäurebakterien der Scheide ____
d. unreife Vorstufen der Eizellen ____

2 *Welcher pH-Wert herrscht bei gesundem Scheidenmilieu?*

a. pH 2 ____
b. pH 4 ____
c. pH 6 ____
d. pH 8 ____

3 *Wie wird dieser pH-Wert erreicht?*

a. durch die Produktion von Salzsäure in speziellen Zervix-Zellen ____
b. durch die Bildung von Schwefelsäure in den Döderlein-Zellen ____
c. durch die Bildung von Laktat aus dem Glykogen abgestorbener Zellen ____
d. durch die Produktion von Glykogen aus Milchsäurebakterien ____

4 *Eine junge Frau kommt mit Jucken und Brennen der Scheide nach einer Antibiotikatherapie (wegen eines bakteriellen Harnweginfektes) in die Praxis. An was denken Sie?*

a. Die Patientin hat vermutlich eine Kolpitis durch einen ausgedehnten Harnwegsinfekt. ____
b. Durch die Antibiotika können sich die Döderlein-Zellen ungehemmt vermehren und die Symptome kommen durch Verätzungen aufgrund eines zu sauren pH-Wertes in der Scheide. ____
c. Durch die Antibiotika wurden auch die Döderlein-Bakterien zerstört und der Schutz der Scheide durch das saure Milieu besteht nicht mehr, dadurch kann es zu einer Kolpitis gekommen sein. ____

5 *In welche Phasen kann der weibliche Zyklus eingeteilt werden?*

a. Eröffnungsphase ____
b. Abbruchphase ____
c. Proliferationsphase ____
d. Sekretionsphase ____
e. Exkretionsphase ____
f. Abstoßungsphase ____

6 *Wie nennt sich die erste Regelblutung im Leben einer Frau?*

a. Menarche ____
b. Menopause ____
c. Matriarch ____
d. Amenorrhoe ____

7 *Eine 60-jährige Patientin hat seit einiger Zeit wieder Blutungen. Welche Erkrankung sollte bei ihr ausgeschlossen werden?*

a. Zervix-Karzinom ____
b. Descensus uteri ____
c. Corpus-Karzinom ____
d. Hypermenorrhoe ____

8 *Was ist das Klimakterium?*

a. die Zeit nachlassender Östrogenproduktion in den Ovarien ____
b. die Zeit nachlassender Gestagenproduktion in den Ovarien ____
c. die Zeit nach der letzten Regelblutung ____
d. die Zeit vor der Menarche ____
e. Zyklusumstellung bei Fernreisen ____

9 *Welche Symptome gehören zu den Wechseljahren?*

a. Depressionen ____
b. Temperaturschwankungen von mehr als 1 °C ____
c. Schweißausbrüche ____
d. Schüttelfrost ____

10 *Was bedeutet Dysmenorrhoe?*

a. zu starke Regelblutung ____
b. zu schwache Regelblutung ____
c. Ausbleiben der Regelblutung ____
d. schmerzhafte Regelblutung ____

11 *Eine natürliche (wenn auch unsichere) Verhütungsmethode beruht auf dem Messen der morgendlichen Körpertemperatur. Wie verändert sich diese im Verlauf des Zyklus?*

a. Anstieg um etwa 0,5° am Beginn der Blutung ____
b. Anstieg um etwa 0,5° beim Eisprung ____
c. Abfall der Temperatur am Tag vor dem Eisprung ____
d. Abfall der Temperatur etwa 10 Tage nach der Menstruationsblutung ____

12 *Wie lange dauert ein durchschnittlicher Menstruationszyklus?*

a. 10 Tage ____
b. 20 Tage ____
c. 28 Tage ____
d. 38 Tage ____

13 *Welche Hormone stimulieren den Eisprung?*

a. LH ____
b. FSH ____
c. ADH ____
d. TSH ____

Welche gängigen Untersuchungsmethoden gibt es in der Gynäkologie?	
gynäkologische Untersuchung	vaginale Untersuchung mit Spekula oder Kolposkop (Untersuchung von Scheide und Portio)
Ultraschall	Darstellung der Gebärmutter, Ovarien und Eileiter
Mammografie	Röntgenuntersuchung der Brust zur Diagnostik bei Mamma-Karzinom

Web

Was legen Sie für eine gynäkologische Krebsfrühuntersuchung bereit?	
Anamnese und Brustuntersuchung	Patientenakte
Zervix-Abstrich	Handschuhe, Spekula, Watteträger, Objektträger, Fixierspray, Bleistift
ggf. rektale Tastuntersuchung	Fingerling oder Handschuhe

Warum wird ein Zervix-Abstrich gemacht?

Der Zervix-Abstrich dient der Beurteilung der Zellbeschaffenheit am Gebärmutterhals bzw. des Gebärmuttermundes (Portio). Durch eine spezielle Färbung (nach Papanicolaou) können die Zellen in fünf Stadien (Pap I bis Pap V) eingeteilt werden. Dabei sind Pap I gesunde Zellen und Pap V bösartig entartete Zellen.

Was versteht man unter primären und sekundären Geschlechtsmerkmalen?

primäre Geschlechtsorgane	sekundäre Geschlechtsorgane
sind unbedingt zur Fortpflanzung notwendig und von Geburt an vorhanden Beispiel: Ovarien bei der Frau, Hoden beim Mann	sind nicht unmittelbar zur Fortpflanzung notwendig und entwickeln sich erst während der Pubertät Beispiel: Bartwuchs beim Mann, Brüste bei der Frau

Welche Veränderungen können auf einen Tumor in der Brust hinweisen?

- sichtbare Knoten an Brust oder Achseln
- veränderte Hautstruktur, z. B. Orangenhaut
- eingefallene Brustwarzen
- Sekretabsonderungen aus der Brustwarze
- plötzliche Umfangsänderungen der Brust

Wie erklären Sie einer Frau die Selbstuntersuchung der Brust?

- Führen Sie die Untersuchung monatlich durch, möglichst während der gleichen Zyklusphase (während der Regelblutung). Am geeignetsten sind die letzten Tage der Regelblutung, da es kurz vor der Menstruation oft zu Spannungen und Schwellungen in der Brust kommt, was eine Untersuchung erschwert.
- Heben Sie die Arme und betrachten Sie Ihre Brust und Achseln im Spiegel, achten Sie auf Hautveränderungen (Orangenhaut, Knoten, veränderte(r) Brustwarzen oder Brustumfang).
- Tasten Sie dann im Stehen die Brust und die Brustwarzen (Mammille) mit der flachen (gegenseitigen) Hand ab, gehen Sie dabei im Uhrzeigersinn vor.
- Teilen Sie die Brust in Viertel und Tasten Sie von außen zur Mitte hin.
- Wiederholen Sie die Untersuchung im Liegen.
- Tasten Sie auch die Achselregion ab.

Erläutern Sie das Krankheitsbild des Brustkrebses (Mamma-Karzinom).

Das Mamma-Karzinom ist der häufigste bösartige Tumor bei Frauen. Besonders häufig finden sich Tumoren im oberen, zur Achsel gelegenen (äußeren) Viertel der Brust. Genaue Ursachen sind nicht bekannt, es gibt aber bestimmte Einflussfaktoren, die genetisch oder durch die Lebensweise/Umwelt bedingt sein können.

Anzeichen, Symptome	▸ „Knoten“, meist hart, nicht verschieblich, da er mit dem umliegenden Gewebe verwachsen ist, ▸ plötzliche Veränderungen der Haut oder des Brustumfangs
Diagnostik	Mammografie, Biopsie (zur Untersuchung der Bösartigkeit des Tumors), Untersuchung auf Lymphknotenmetastasen
Therapie	▸ Operation (je nach Ausdehnung kann die Brust erhalten oder muss komplett entfernt werden) ▸ Chemotherapie
Prognose	Stark abhängig von der Ausdehnung bei der Diagnosestellung. Je früher ein Tumor erkannt wird, desto besser sind die Überlebenschancen. Daher sind regelmäßige Früherkennungsuntersuchungen und Selbstkontrolle der Brust wichtig.
Komplikationen	▸ Metastasierung auf dem Lymphweg (Achsel- und Schlüsselbeinlymphknoten) ▸ Metastasierung auf dem Blutweg (Leber, Gehirn und Knochen) ▸ Ausdehnung des Tumors nach außen

Worauf sollten Sie bei Patientinnen nach Brustoperationen achten?

Im Rahmen von Brustkrebsoperationen werden meist die regionalen Lymphknoten in der Achselhöhle entfernt, da diese sehr früh von Metastasen befallen werden. Nach der OP kann es dann zu Lymphstauungen und Schwellungen im betroffenen Arm kommen. Als Gegenmaßnahmen werden Lymphdrainagen verordnet und ein Kompressionsverband am Arm angelegt. Sie sollten jedoch in den ersten Monaten vermeiden, an der betroffenen Seite Blutdruck zu messen oder Blut abzunehmen, da dies zu Lymphstauungen führen kann.

1 Was gehört zu einer Krebsvorsorgeuntersuchung bei einer Frau?

a. Zervix-Abstrich

b. Mammografie

c. Blutentnahme

d. Brustuntersuchung

e. rektale Tastuntersuchung

2 Was gehört zu den primären Geschlechtsorganen der Frau?

a. Brust

b. Ovarien

c. helle Stimme

d. Gebärmutter

3 Wie kann sich Brustkrebs äußern?

a. einseitige, stechende Schmerzen in der Brust

b. Milchabsonderung außerhalb der Stillzeit

c. Orangenhaut

d. heiße, gerötete Stellen um die Brustwarzen

e. ungleich große Brüste über einen langen Zeitraum

4 Welche Aussagen sind richtig?

a. Bösartige „Knoten" in der Brust sind meist hart und unter der Haut verschieblich.

b. Brustkrebs trifft nur Frauen im Klimakterium.

c. Plötzliche Umfangsänderung der Brust deutet auf einen Tumor hin.

d. Die Brust sollte mindestens einmal monatlich selbst abgetastet werden.

e. Bei der Selbstuntersuchung der Brust sollten auch die Lymphknoten in der Achsel mit abgetastet werden.

f. Die Prognose hängt vom Zeitpunkt der Diagnosestellung ab.

5 Wann sollte die Brustuntersuchung am besten durchgeführt werden?

a. während der Menstruationsblutung

b. während des Eisprungs

c. während der letzten sieben Tage vor der erwarteten Regelblutung

d. Der Zeitpunkt spielt keine Rolle.

6 Welche Komplikationen können beim Mamma-Karzinom auftreten?

a. Sepsis

b. Metastasierung in das Lymphsystem

c. Kompression der Brust und Einschränkung der Atmung durch den Tumor

d. Geschwürbildung des Tumors nach außen (Exulzeration)

e. Unfruchtbarkeit

f. Metastasierung über den Blutweg

7 Wo bilden sich besonders häufig Tochtergeschwülste?

a. in den Schlüsselbeinlymphknoten

b. in den Leistenlymphknoten

c. in der Leber

d. im Gehirn

e. im Skelett

8 Welche häufige Komplikation kann nach Entfernung der Achsellymphknoten auftreten?

a. Entzündungen im betroffenen Armbereich

b. Lymphödem

c. Blutstauung und Hämatome

d. Sepsis

9 Welche Maßnahmen sollten Sie beachten, wenn eine Patientin an der rechten Brust operiert wurde?

a. Blutdruck messen am linken Arm

b. bei der Gewichtskontrolle das Gewicht des Arms abziehen

c. Betroffenen Arm zur Blutentnahme nur kurz stauen (< 2 Minuten)

d. Es sind keine besonderen Maßnahmen notwendig, Patientin ganz normal behandeln.

e. Blutentnahmen grundsätzlich nur auf der Gegenseite (linker Arm)

f. Händeschütteln/Händedruck nur auf der linken Seite

10 Wie heißt das Instrument, das zur vaginalen Untersuchung eingesetzt wird?

a. Spekulatius

b. Spekulum

c. Spektrum

d. Rektum

11 Wie heißt die Röntgenuntersuchung der Brust?

a. Mamillografie

b. Mammogramm

c. Mammografie

d. Mammosonografie

12 Nach welcher Einteilung erfolgt der Grad der Entartung beim Zervix-Karzinom?

a. nach Celsius

b. nach Fahrenheit

c. nach Pappenheim

d. nach Papanicolaou

Was versteht man unter Keimzellen?

Keimzellen sind Zellen der Geschlechtsorgane, die der Fortpflanzung des Menschen und Weitergabe der Erbsubstanz dienen. Zu den Keimzellen gehören die Eizellen der Frau und die Samenzellen (Spermien) des Mannes. Beide haben nur den halben Chromosomensatz, d. h. 23 Chromosomen. Davon sind 22 Autosomen (für Körpermerkmale) und ein Geschlechtschromosom (X oder Y).

Wie unterscheiden sich Mann und Frau im Erbmaterial?

Männer tragen in Körperzellen neben den 22 Autosomenpaaren als Geschlechtschromosomen XY, während Frauen XX tragen. Durch die Reduktionsteilungen wird nur jeweils eines der Geschlechtschromosomen auf die Keimzellen verteilt, d. h.
Eizelle (Frau) X,
Samenzelle (Mann): X oder Y.
Da Männer nur über ein X-Chromosom verfügen, können bestimmte Erbkrankheiten, die bei Frauen durch ein gesundes zweites X-Chromosom ausgeglichen werden, bei Männern zum Ausbruch kommen (z. B. Hämophilie B = Bluterkrankheit).

Wie sind die Samenzellen aufgebaut?

Männliche Körperzellen tragen 23 Chromosomenpaare (= 46 Chromosomen), wovon zwei Geschlechtschromosomen (XY) sind. Während der Samenbildung und -reifung unterlaufen die Samenzellen mehrere Reduktionsteilungen. Die fertigen Samenzellen tragen nur noch den halben Chromosomensatz mit entweder einem X oder einem Y Chromosom und 22 Körper-Chromosomen. Sie bestehen aus:

- Kopf (→ Chromosomen),
- Hals (→ Mitochondrien zur Energieversorgung für die Bewegung) und
- Schwanzteil (→ zur Fortbewegung).

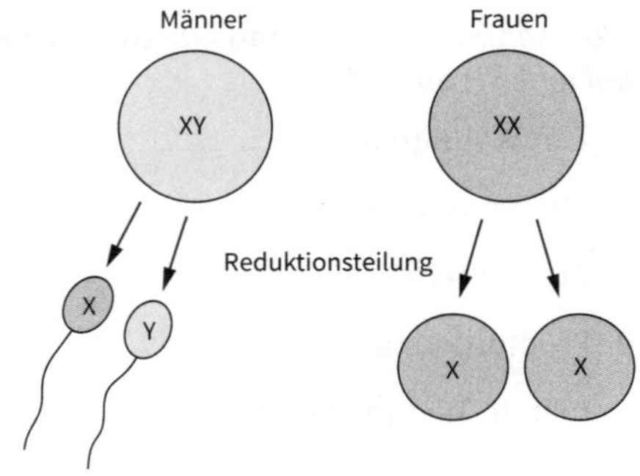

Doppelter Chromosomensatz

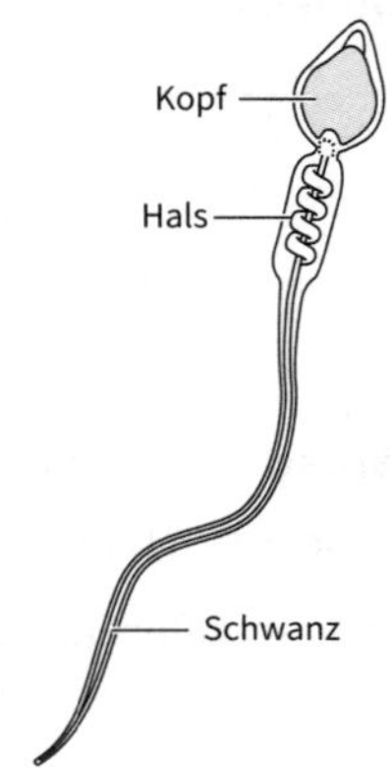

Aufbau einer Samenzelle

Beschreiben Sie den Vorgang von der Befruchtung bis zur Einnistung.

Nach dem Eisprung ist die Eizelle etwa zwei Tage lang befruchtbar. Die Befruchtung geschieht meist im Eileiter. Nach dem Eindringen des Spermiums in die Eizelle verschmelzen die beiden Zellkerne miteinander, und das befruchtete Ei hat wieder einen doppelten (diploiden) Chromosomensatz (46 Chromosomen, je 23 von der Mutter und 23 vom Vater).
Danach beginnt die Eizelle sich zu teilen und wandert in die Gebärmutter, wo sie sich um den fünften bis sechsten Tag nach der Befruchtung in die Schleimhaut einnistet (Nidation). Embryo und mütterliche Gebärmutterschleimhaut bauen zusammen die Plazenta auf, die der Ernährung und Sauerstoffversorgung des Embryos dient.

Welche Aufgaben erfüllt die Plazenta (Mutterkuchen)?

Ernährung	Versorgung mit Nährstoffen, Entsorgung von Abfallprodukten aus dem kindlichen Blut
Sauerstoffversorgung des Embryos	Anreicherung des verbrauchten kindlichen Blutes mit Sauerstoff, Abtransport von CO_2 über das mütterliche Blut zur Lunge
Hormonbildung	HCG, Östrogen, Progesteron

Wie wird der Fötus ernährt?

Die Versorgung des Kindes wird über die Nabelschnur gewährleistet, die Blutgefäße enthält. In der Plazenta wird das kindliche Blut mit frischem Sauerstoff versorgt, CO_2 kann abgegeben werden. Über die sog. „Plazentaschranke“, die den Gasaustausch gewährleistet, können jedoch auch Antikörper der Mutter passieren ebenso wie Krankheitserreger (z. B. Rötelnvirus) und Medikamente oder Drogen. So kommt es, dass neugeborene Kinder bereits drogenabhängig sein können.

Was ist der Unterschied zwischen Embryo und Fötus (= Fetus)?

Embryo	Fötus
bis etwa zur 10. SSW (= Schwangerschaftswoche) spricht man von Embryo, in dieser Zeit vollzieht sich die Anlage der Organe	ab der 11. SSW bis zur Geburt, Wachstum und Ausreifung der Organe

In welche Phasen kann eine Schwangerschaft (= Gravidität) eingeteilt werden?

	Mutter	Kind
erstes Drittel (= erstes Trimester)	hormonelle Umstellung mit Müdigkeit, evtl. Depressionen, morgendlicher Übelkeit und Erbrechen	Organanlagen (Abtreibungen bis zur 12. SSW legal möglich)
mittleres Drittel (= zweites Trimester)	Brüste und Bauchumfang wachsen, evtl. Häufung von Harnwegsinfekten, Auftreten von Krampfadern oder Sodbrennen; Gewichtszunahme etwa 1 bis $1^1/_2$ kg pro Monat	Wachstum und Ausreifung
letztes Drittel (= drittes Trimester)	Umfangszunahme (ab sechs Wochen vor dem errechneten Geburtstermin bis acht Wochen nach Entbindung: Mutterschutzurlaub)	Ausreifung von Lungen und Gehirn, Geburtsreife
Der Mutterschutz kann bei Vorliegen einer Behinderung des Kindes auf zwölf Wochen verlängert werden.		

1 Zeichnen Sie eine männliche Samenzelle und beschriften Sie die Hauptbestandteile.

2 Wie viele Chromosomen hat die Eizelle?

a. 23 Chromosomen

b. 23 Chromosomenpaare

c. 46 Chromosomen

d. 22 Chromosomen

3 Wie viele Geschlechtschromosomen hat ein Mensch in einer Körperzelle?

a. 22

b. zwei

c. 23

d. eins

4 Wie wird die Beweglichkeit von Spermien möglich?

a. durch Schlängelbewegungen des Spermien-Schwanzes

b. durch den Druck der Ejakulation

c. Im Mittelstück des Schwanzes befinden sich Mitochondrien zur Energieversorgung

d. Im Kopfteil befindet sich die „Energiefabrik" des Spermiums, die die nötige Energie für die Bewegungen liefert.

5 Wie nennt sich die Einnistung des befruchteten Eis in die Gebärmutter?

a. Sedation

b. Manifestation

c. Nidation

d. Ligation

6 Welche Aufgaben erfüllt der Mutterkuchen?

a. Produktion von Antikörpern

b. Versorgung des ungeborenen Kindes mit Sauerstoff und Nährstoffen

c. Hormonproduktion

d. Bildung von Fruchtwasser

7 Wann spricht man vom Fötus?

a. Entwicklungsstadium in den ersten drei Wochen

b. Entwicklungsstadium nach Abschluss der Organanlagen

c. Entwicklungsstadium vor Anlage der Organe

d. Entwicklungsstadium in den letzten drei Schwangerschaftsmonaten

8 Warum brechen manche Erbkrankheiten, die auf dem X-Chromosom veranlagt sind, bei Männern aus und bei Frauen nicht?

a. Frauen haben keine X-Chromosomen.

b. Frauen haben eine robustere Natur.

c. Frauen haben ein zweites X-Chromosom, mit dem sie „Fehler" auf dem ersten ausgleichen können.

d. Bei Frauen brechen die Krankheiten genauso häufig aus.

9 Wo findet im Regelfall die Befruchtung statt?

a. im Ovar

b. im Eileiter

c. in der Gebärmutter

d. in der Scheide

10 Wann findet die Einnistung statt?

a. fünf bis sechs Stunden nach der Befruchtung

b. einen Tag nach der Befruchtung

c. fünf bis sechs Tage nach der Befruchtung

d. etwa eine Woche nach der Befruchtung

e. etwa zwei Wochen nach der Befruchtung

11 Wie viel sollte eine Frau während der Schwangerschaft zunehmen?

a. etwa 5 kg

b. zwischen 10 und 13 kg

c. etwa $\frac{1}{2}$ kg pro Monat

d. etwa $1\frac{1}{2}$ kg pro Monat

12 Wann vollzieht sich die Organanlage beim Kind?

a. in den ersten vier Schwangerschaftswochen

b. in den ersten drei Schwangerschaftsmonaten

c. im mittleren Drittel der Schwangerschaft

d. während der ganzen Schwangerschaft

13 Welche Aussagen sind korrekt?

a. In Körperzellen liegt ein diploider Chromosomensatz vor.

b. Samen- und Hodenzellen gehören zu den Keimzellen des Mannes.

c. Die Keimzellen unterlaufen eine Reduktionsteilung.

d. Eizellen haben 22 Autosomen und 2 X-Chromosomen.

e. Männliche Samenzellen enthalten entweder ein X- oder ein Y- Chromosom.

f. Autosome sind Chromosomen, die Gene für Körpermerkmale tragen, z. B. Haarfarbe.

Welche Hormone spielen für das Fortbestehen der Schwangerschaft eine Rolle?	
erstes Schwangerschaftsdrittel	Progesteron (aus dem Gelbkörper im Ovar)
	HCG (humanes Choriongonadotropin) sorgt für das Fortbestehen des Gelbkörpers und der Progesteronproduktion
ab dem vierten Monat	Progesteron wird jetzt von der Plazenta gebildet
	HCG

Wie lange dauert eine Schwangerschaft?

Die menschliche Schwangerschaft dauert 40 Wochen, gerechnet ab dem ersten Tag der letzten Regelblutung. Das entspricht:

- 10 Mond-Monaten (= neun Kalendermonaten) oder
- 270 Tagen.

Wie errechnet man den Geburtstermin?

Um den Geburtstermin zu berechnen, nimmt man den ersten Tag der letzten Monatsblutung als Ausgangspunkt (1TG):
Geburtstermin = 1TG + 7 Tage – 3 Monate + 1 Jahr
Beispiel:
Letzte Monatsblutung war am 14. Februar 2022
14. Februar + 7 Tage = 21. Februar 2022
21. Februar – 3 Monate = 21. November 2021
21. November + 1 Jahr = **21. November 2022 (voraussichtlicher Geburtstermin)**

Was ist der Unterschied zwischen einer Fehlgeburt und einer Frühgeburt?	
Fehlgeburt (Abort)	Von einer Fehlgeburt spricht man, wenn das Kind nicht lebensfähig ist und unter 500 g wiegt, die größte Häufung ist in den ersten zwei Monaten.
Frühgeburt	Geburt vor der 37. SSW, mittlerweile können Kinder ab etwa der 23./24. SSW mit medizinisch-technischer Hilfe überleben; jedoch sind diese Kinder im Vergleich zu anderen Gleichaltrigen in ihrer Entwicklung verzögert und haben gesundheitliche Einschränkungen; auch mit Behinderungen ist zu rechnen.
Achtung!	Früher galt die Definition Fehlgeburt bis zur 28. SSW, Frühgeburt von der 28. bis zur 37. SSW. Durch die Entwicklung der medizinischen Technik können jetzt Kinder sehr viel früher überleben, sodass eine Verschiebung der Begriffe stattgefunden hat und in der Regel als Fehlgeburt die Geburt eines nicht lebensfähigen Kindes bis zur 22. bis 24. SSW bzw. einem Geburtsgewicht unter 500 g definiert wird.

Was versteht man unter einer Extrauteringravidität (= EU-Gravidität)?	
Erklärung	Wenn das Ei sich im Eileiter anstatt in der Gebärmutter einnistet, kommt es zur Eileiterschwangerschaft. Sehr selten kann es auch zu einer Bauchhöhlenschwangerschaft kommen. Jedoch ist nur die Gebärmutter in der Lage, den Embryo einzunisten, alle anderen Gewebe können den Embryo nicht ernähren und werden durch ihn zerstört.
Symptome	heftigste Unterleibsschmerzen, Blutungen, Abwehrspannung der Bauchdecke, sehr ernstes Krankheitsbild; muss meist im Krankenhaus behandelt werden

Beschreiben Sie die verschiedenen Geburtsphasen.	
Nach etwa 40 SSW tritt eine verstärkte Wehentätigkeit unter dem Einfluss von Oxytocin aus dem Hypophysenhinterlappen ein. Bei der Geburt werden drei Phasen unterschieden:	
Eröffnungsphase	Wehentätigkeit öffnet den Muttermund, Dauer variabel, in der Regel bis zu zwölf Stunden (kann in Ausnahmefällen aber auch wesentlich länger dauern), bei Folgegeburten oft kürzer, Blasensprung (kann aber auch schon vorher erfolgen)
Austreibungsphase	Zeit von der vollständigen Muttermundsöffnung bis zur Geburt des Kindes; kann zwischen 30 Minuten und drei Stunden dauern
Nachgeburtsphase	Nachgeburtswehen führen zur Abstoßung der Plazenta

Was geschieht nach der Geburt?

Die Phase nach der Geburt wird auch Wochenbett (bis ca. acht Wochen nach der Geburt) genannt. Während dieser Zeit werden die Schwangerschaftsumstellungen wieder rückgängig gemacht und auf die Bedürfnisse der Stillperiode umgestellt:

- Rückbildung der Gebärmutter
- Milcheinschuss in die Brust
- Lochien (Wochenfluss)
- Hormonumstellung (geht oft mit psychischen Veränderungen einher)

Was ist ein Kaiserschnitt und wann wird er durchgeführt?	
Erklärung	Beim Kaiserschnitt (Sectio caesarea) handelt es sich um einen operativen Eingriff, bei dem die Gebärmutter eröffnet und das Kind geholt wird. Der Kaiserschnitt kann unter Vollnarkose oder Spinalanästhesie (Betäubung des Rückenmarks) erfolgen.
Indikation	Fehllagen des Kindes, Absinken der Herztöne, Nabelschnurvorfall, Geburtsstillstand, Eklampsie

1 Welche Hormone sichern das Fortbestehen einer Schwangerschaft?

a. Östrogen

b. Progesteron

c. Testosteron

d. HCG

2 Wo wird Progesteron während des ersten Schwangerschaftsdrittels (1) und danach (2) gebildet?

Tragen Sie die entsprechenden Zahlen ein.

a. im Ovarialgewebe

b. im Gelbkörper

c. in der Plazenta

d. in der Hypophyse

e. im Eileiter

3 Wie lange dauert die Schwangerschaft?

a. neun Mondmonate

b. 270 Tage

c. zehn Mondmonate

d. 40 Wochen

e. zehn Kalendermonate

4 Was versteht man unter einer Fehlgeburt?

a. einen Fruchtabgang in den ersten acht SSW

b. die Geburt eines nicht lebensfähigen Kindes, egal zu welchem Zeitpunkt und mit welchem Gewicht

c. die Geburt zwischen der 28. und 37. SSW

d. die Geburt eines nicht lebensfähigen Kindes vor der 22. bis 24. SSW

5 In welche Phasen kann die Geburt eingeteilt werden? Vergeben Sie aufsteigende Ziffern (1 und aufwärts), um die Reihenfolge zu kennzeichnen, tragen Sie eine Null ein für nicht richtige Antworten.

a. Vorgeburtsphase

b. Blasensprung

c. Nachgeburtsphase

d. Eröffnungsphase

e. Abtreibungsphase

f. Austreibungsphase

g. Schlussphase

6 Wie heißt die Phase bis etwa acht Wochen nach der Geburt?

a. Mutterschaft

b. Wochenbett

c. Stillzeit

d. Säuglingszeit

7 Eine Frau hatte vom 1. bis 5. April 2019 ihre letzte Regelblutung. Wann ist der voraussichtliche Geburtstermin?

a. 1. April 2020

b. 1. Januar 2020

c. 8. Januar 2020

d. 8. Februar 2020

8 Was ist eine Sectio caesarea?

a. eine Wassergeburt

b. eine Geburt mit Rückenmarksanästhesie

c. ein Kaiserschnitt

d. eine Notgeburt

9 Eine junge Frau, die in der sechsten SSW ist, kommt mit heftigsten Unterleibsschmerzen in die Praxis, sie berichtet außerdem von Blutungen. Welche ernste Erkrankung muss ausgeschlossen werden?

a. Eileiterschwangerschaft

b. Frühgeburt

c. Rhesusunverträglichkeit

d. Bauchhöhlenschwangerschaft

10 Welche Aussagen zur Geburt sind richtig?

a. Die Eröffnungsphase kann bei Erstgebärenden über zwölf Stunden dauern.

b. Der Blasensprung erfolgt in der Regel während der Austreibungsphase.

c. Die Nachgeburtswehen dienen der Plazenta-Abstoßung.

d. Die Wehentätigkeit steht unter dem Einfluss von Hypophysenhormonen.

e. Bei Absinken der kindlichen Herztöne oder Nabelschnurvorfall wird ein Kaiserschnitt durchgeführt.

11 Wie lautet die Formel zur Berechnung des Geburtstermins? (1TG = 1. Tag der letzten Blutung; GT = Geburtstermin)

a. GT = 1TG + 7 Tage – 9 Monate

b. GT = 1TG + 9 Monate – 7 Tage

c. GT = 1TG + 7 Tage + 1 Jahr – 3 Monate

12 Warum ist bei Mädchen eine Röteln-Impfung wichtig? Informationen zu Röteln auch auf den Seiten 16, 46, 146 und 164

a. Röteln können zur Unfruchtbarkeit (Sterilität) führen.

b. Röteln-Antikörper können eine Abstoßungsreaktion des Embryos auslösen.

c. Eine Röteln-Infektion in der Schwangerschaft kann zu einer Embryopathie führen.

d. Eine Rötelninfektion in der Schwangerschaft kann die Milchproduktion verhindern.

Welche Krankheiten können in Zusammenhang mit einer Schwangerschaft auftreten? Während der Schwangerschaft kann eine Frau an allen Krankheiten erkranken wie eine Nicht-Schwangere. Jedoch gibt es auch einige krankhafte Veränderungen, die nur die Schwangerschaft betreffen. Eine Schwangerschaft als solche ist ein gesunder, natürlicher Vorgang und keine Krankheit an sich.	
Hyperemesis gravidarum	morgendliches Erbrechen am Beginn der Schwangerschaft durch die Hormonumstellung
EPH-Gestose	Gestose ist eine allgemeine Bezeichnung für „Schwangerschaftserkrankung“, „EPH“ steht für Ödeme (englisch = edema), Proteinurie (Eiweiß im Urin) und Hypertonie (zu hoher Blutdruck); durch den hohen Blutdruck kann es zu einer Unterversorgung des Kindes kommen.
Eklampsie	Eine EPH-Gestose kann sich verschlimmern und in eine Eklampsie übergehen. Dabei kann es auch zu Krampfanfällen der Mutter kommen.
Wochenbettfieber	Durch Infektion der Gebärmutter (Geburtswunden) kommt es zu Fieber, Unterleibsschmerzen und eventueller Ausdehnung der Infektion über das Blut (Sepsis, Blutvergiftung).

Was ist das APGAR-Schema?	
Erklärung	Unmittelbar nach der Geburt und etwa 10 Min. nach der Geburt wird das Kind auf äußere Verletzungen oder Behinderungen hin untersucht. Außerdem wird eine Prüfung seiner Vitalität nach dem APGAR-Schema durchgeführt: ▸ **A**tmung (keine/wenig/gut) ▸ **P**uls (keiner/langsam/normal) ▸ **G**rundtonus (Muskelspannung) (schlaff/wenige Bewegungen/aktiv) ▸ **A**ussehen (Hautfarbe) (bläulich/Extremitäten bläulich/rosig) ▸ **R**eflexe auf Nasenreiz (keine/Grimasse/Niesen)
Durchführung	Für jedes der fünf Merkmale werden 0 bis 2 Punkte vergeben. Maximal kann ein Kind also bei gesunder/gesundem Atmung, Puls, Aussehen und Reflexprüfung 10 Punkte erreichen. Kinder, die Vitalitätsprobleme haben, erreichen nur wenige Punkte.

Was versteht man unter einer Embryopathie und welche Ursachen kann sie haben?	
Definition	Erkrankung oder Schädigung des Embryos während der ersten drei Schwangerschaftsmonate
Ursachen	Alkohol, Rauchen, Röteln-Infektion in der Schwangerschaft, ionisierende Strahlung (Röntgen- oder radioaktive Strahlung), Medikamente, Vererbung

Welche Vorteile hat das Stillen für Mutter und Kind?

Etwa zwei bis drei Tage nach der Geburt kommt es durch Hormone aus der Hypophyse (Prolaktin aus dem HVL und Oxytocin aus dem HHL) und durch Saugreize an der Brust zu Milcheinschuss und Milchentleerung bei der Mutter. Das Stillen bietet mehrere Vorteile für Mutter und Kind:

- beschleunigte Rückbildung der Gebärmutter,
- Intensivierung der Mutter-Kind-Bindung,
- optimale Nährstoffzusammensetzung für das Kind,
- schnell verfügbar, richtig temperiert,
- hygienisch, praktisch, kostengünstig,
- Schutz vor Allergien und Infektionen des Kindes.

Jedoch kann durch Medikamenteneinnahme auch „abgestillt“ werden und das Kind mit entsprechender Babynahrung ernährt werden.

Was gehört zur Schwangerschaftsvorsorge (= Mutterschaftsvorsorge)? Um Gefahren für Mutter und Kind möglichst frühzeitig zu erkennen und abzuwenden, gehören regelmäßige Untersuchungen zur Mutterschaftsvorsorge:	
Erstuntersuchung	Feststellung der Schwangerschaft, dazu gehören: ▸ Schwangerschafts-Anamnese ▸ körperliche Untersuchung (Gewicht, RR) ▸ Bluttests (Hb, Antikörper-Nachweise, Blutgruppen- und Rhesusfaktorbestimmung) ▸ Urintest ▸ eine gynäkologische Untersuchung und ein Zervix-Abstrich, Ausstellung des Mutterpasses bei Erstschwangerschaft
Kontrolluntersuchungen	erfolgen alle vier Wochen, in den letzten beiden Schwangerschaftsmonaten etwa zweiwöchentlich, sie umfassen: ▸ Gewichtskontrolle ▸ RR-Messung ▸ Urin-Stix und -sediment ▸ Hb-Kontrolle (z. T.) ▸ Gebärmuttergröße ▸ Kontrolle der kindlichen Herztöne (ab ca. 24. SSW) ▸ Untersuchung der Kindslage (z. T.) ▸ im siebten Monat: Antikörpernachweise und Hepatitis-B-Testung
Ultraschalluntersuchungen	im dritten Schwangerschaftsmonat, im fünften bis sechsten Monat und im achten Monat
Mutterschaftsuntersuchungen	zwei Untersuchungen in der ersten und sechsten bis achten Woche nach Entbindung

1 Was versteht man unter einer EPH-Gestose?

a. Allgemeiner Ausdruck für Erkrankungen während des letzten Schwangerschaftsdrittels ______

b. Ausdruck für eine Erkrankung mit Glykosurie und Schwangerschaftsdiabetes ______

c. Erkrankung während der Schwangerschaft, die mit Proteinurie, Bluthochdruck und Wassereinlagerungen einhergeht ______

d. Schwangerschaftserkrankung mit Krampfanfällen und Blutzuckererhöhung ______

2 Was sind die Gefahren beim Wochenbettfieber?

a. Sepsis ______

b. Krampfanfälle ______

c. Blutungen ______

d. Vergiftungserscheinungen beim Kind wegen infizierter Muttermilch ______

3 Was bedeutet Hyperemesis gravidarum?

a. Schwangerschaftsdiabetes ______

b. Schwangerschaftserkrankung ______

c. Bluthochdruck während der Schwangerschaft ______

d. (morgendliches) Schwangerschaftserbrechen ______

4 Welche Vorteile hat das Stillen für das Kind?

a. beschleunigte Rückbildung der Gebärmutter ______

b. kostengünstig ______

c. Schutz vor Allergien und Infektionen ______

d. optimale Nährstoffzusammensetzung ______

e. Mutter-Kind-Bindung ______

5 Welche Vorteile hat das Stillen für die Mutter?

a. beschleunigte Rückbildung der Gebärmutter ______

b. kostengünstig, praktisch, hygienisch ______

c. Schutz vor Allergien und Infektionen ______

d. optimale Nährstoffzusammensetzung ______

e. Mutter-Kind-Bindung ______

6 Wann ist mit Milcheinschuss zu rechnen?

a. stimuliert durch die Wehen bereits während der Nachgeburtsphase ______

b. zwei bis drei Stunden nach der Geburt ______

c. etwa einen Tag nach der Geburt ______

d. etwa drei Tage nach der Geburt ______

7 Durch was werden Milchbildung und -entleerung angeregt?

a. durch die Hormone der Plazenta ______

b. durch Hormone des Ovars ______

c. durch Prolaktin und Oxytocin ______

d. durch Saugreize an der Brust ______

e. durch Progesteron und Östrogen ______

f. durch die Rückbildung der Gebärmutter ______

8 Welche Merkmale werden beim APGAR-Schema untersucht?

a. Atmung ______

b. Muskelanspannung ______

c. Knie- und Greifreflex ______

d. Blutdruck ______

e. Hautfarbe ______

f. Nasenreizung ______

g. Herzfrequenz ______

9 Durch welche Faktoren kann es zu einer Embryopathie kommen?

a. Alkohol ______

b. Kaffee ______

c. Schlafmangel ______

d. Medikamente ______

e. Röntgenstrahlung ______

f. Ultraschallwellen ______

10 Welche Untersuchungen werden monatlich während der Schwangerschaft durchgeführt?

a. Urintests ______

b. RR und Gewicht ______

c. Antikörpernachweis ______

d. Ultraschalluntersuchungen ______

e. Gebärmutterstand ______

f. Brustumfang ______

11 Welche Untersuchungen gehören zur Mutterschaftsvorsorge?

a. Basisuntersuchung zu Beginn der Geburt ______

b. monatliche/zweiwöchentliche Kontrolluntersuchungen ______

c. Erstuntersuchung zur Feststellung der Schwangerschaft ______

d. drei Ultraschalluntersuchungen ______

e. drei Röntgenuntersuchungen ______

f. zwei Mutterschaftsuntersuchungen nach der Geburt ______

Was ist Pränataldiagnostik? Neben den normalen Mutterschaftsvorsorgeuntersuchungen können bei Risikoschwangerschaften oder dem Verdacht auf Chromosomen-Anomalien weitere Untersuchungen durchgeführt werden. Diese Untersuchungen nennen sich Pränataldiagnostik (prä = vor, natal = geburtlich) und sind freiwillig. Sie können Aufschlüsse über bestimmte Krankheiten und Behinderungen geben, aber keine vollständige Sicherheit über ein absolut gesundes Kind.	
Indikation	bei Verdacht auf Chromosomen-Veränderungen (z. B. Trisomie 21) oder Spaltbildungen der Wirbelsäule (= Spina bifida), Blutgruppenunverträglichkeiten oder bestimmte Herzfehler, wegen sprunghaft ansteigender Gefahr von Trisomie 21 bei schwangeren Frauen ab 35 Jahren, Väter ab 45 Jahren, bei erblicher Belastung in der Familie
Untersuchungen	
Amniozentese	ist ab etwa der 14. bis 16. SSW möglich; Fruchtwasseruntersuchung, bei der Fruchtwasser entnommen wird und darin befindliche kindliche Zellen auf Chromosomen-Abnormalitäten untersucht werden können
Chorionzottenbiopsie	Die Entnahme von Zottengewebe kann durch die Scheide oder die Bauchdecke ab der 10. SSW, häufig in der 11. bis 13. SSW durchgeführt werden. Dadurch können direkt kindliche Zellen untersucht werden.
Triple-Test, Quadruple-Test	Blutuntersuchungen der Mutter, bei der bestimmte Hormon- und Eiweißspiegel untersucht werden, i. d. R. 16. bis 18. SSW
spezielle Ultraschalluntersuchungen	Dazu gehören z. B. die Messungen der Nackentransparenz und des fetalen Nasenbeins sowie die Blutflussmessung der kindlichen rechten Herzklappe. Die Untersuchungen können mit anderen Tests zum Ersttrimester-Test zusammengefasst werden, der eine Einschätzung für das Risiko von Herz- oder Chromosomenfehlern ermöglicht.

Welche Verhütungsmethoden kennen Sie?

Es lassen sich drei Grundprinzipien der Verhütung einteilen:

- Eingriffe in den Hormonhaushalt und damit den Zyklus verhindern meist den Eisprung,
- mechanische Hindernisse, die das Eindringen der Spermien oder das Einnisten des Eis verhindern,
- Methoden, die die Wanderung des Eis bzw. der Spermien und damit die Befruchtung unterbinden.

Methode	Beschreibung/Wirkweise	Sicherheit
Pille	Tägliche Hormoneinnahmen (Östrogen- und Gestagenkombination) verhindern den Eisprung.	sehr hoch bei regelmäßiger Einnahme
Minipille	Tägliche Hormoneinnahmen verhindern den Eisprung, enthält aber nur Gestagen.	auch sehr hoch, muss aber täglich zur selben Uhrzeit eingenommen werden
Implantat	Ein Hormonstäbchen (Gestagen) wird als Depotpräparat unter die Haut gepflanzt, jeden Tag wird eine kleine Menge Gestagen in den Körper abgegeben.	sehr sicher und lange wirksam (drei Jahre)
Spirale (IUP)	Ein kleiner Fremdkörper wird in die Gebärmutter eingesetzt und verhindert das Einnisten eines befruchteten Eis; wird vor allem bei Frauen eingesetzt, die schon einmal geboren haben.	gut, aber nicht so sicher wie die Pille, als Nebenwirkung können Eileiterentzündungen, EU-Gravidität oder starke Menstruationsbeschwerden auftreten
Diaphragma (= Scheidenpessar)	eine Gummikappe, die mit einer spermientötenden Substanz eingerieben und in die Scheide eingesetzt wird; das Diaphragma verschließt den Eingang zur Gebärmutter und verhindert eine Befruchtung des Eis	nur mäßig sicher
Kondom	einziges Verhütungsmittel für den Mann und einzige Methode, bei der die Übertragung von Geschlechtskrankheiten verhindert wird („safer sex")	nur mäßig sicher, häufige Anwendungsfehler
Pille danach	keine reguläre Verhütungsmethode, sondern eine „Notfallverhütung", bei der extrem hohe Hormongaben das Abbluten der Gebärmutterschleimhaut bewirken; somit ist das Einnisten eines evtl. befruchteten Eis nicht möglich; ab Mai 2014 rezeptfrei	sehr wirksam, muss aber je nach Präparat innerhalb von 48 bis 72 Stunden nach dem Geschlechtsverkehr eingenommen werden, häufig Nebenwirkungen aufgrund der hohen Hormondosis
natürliche Methoden	▸ Kalendermethode (Errechnen der empfänglichen Tage anhand der letzten zwölf Zyklen), ▸ Temperaturmethode (beim Eisprung steigt die Temperatur an; Frauen mit einem regelmäßigen Zyklus können anhand von morgendlichen Temperaturmessungen den Eisprung erkennen und die fruchtbaren Tage abschätzen), ▸ „Coitus interruptus" (Ejakulation findet außerhalb der Frau statt)	sehr unsichere Methoden
Sterilisation	operative Durchtrennung der Samenleiter (beim Mann in örtlicher Betäubung) bzw. der Eileiter (bei der Frau in Vollnarkose), langfristige Verhütung	sehr sicher

1 Wie nennt man Untersuchungen des Ungeborenen?

a. Pränataldiagnostik

b. Postnataldiagnostik

c. Schwangerschaftsvorsorge

d. Embryoprognose

2 Welche Krankheiten oder Anomalien lassen sich damit feststellen?

a. Trisomie 21

b. Blindheit

c. Spina bifida

d. bestimmte Herzfehler

e. alle Erbkrankheiten

3 Ab welcher SSW lässt sich die Amniozentese einsetzen?

a. ab der 10. SSW

b. ab der 12. SSW

c. ab der 14. SSW

d. ab der 24. SSW

4 Was versteht man unter einer Amniozentese?

a. Untersuchung der Fruchthöhle mit einem Endoskop

b. Untersuchung der Chorionzotten (kindlicher Teil der Plazenta) auf entartete Zellen

c. Untersuchung des Fruchtwassers

d. Untersuchung des Fetus mit spezieller Ultraschalltechnik

5 Welche Aussagen sind richtig?

a. Pränataldiagnostik wird im Rahmen der normalen Mutterschaftsvorsorge durchgeführt.

b. Pränataldiagnostische Untersuchungen sind Pflicht für jede werdende Mutter.

c. Beim Triple- und Quadruple-Test handelt es sich um Blutuntersuchungen der Mutter.

d. Die Nackentransparenzmessung ist eine Ultraschalluntersuchung.

6 Wann ist die Pränataldiagnostik sinnvoll?

a. in jeder Schwangerschaft im Rahmen der Mutterschaftsvorsorge

b. bei Risikoschwangeren, wenn die Gefahr einer Eklampsie besteht

c. bei erhöhtem Risiko für Trisomie 21

d. bei familiärer Belastung für bestimmte erbliche Erkrankungen

7 Welche der folgenden Verhütungsmethoden kann auch zur Verhütung von Geschlechtskrankheiten eingesetzt werden?

a. Minipille

b. Kondom

c. Diaphragma

d. Sterilisation

8 Welche der folgenden Verhütungsmethoden basieren auf Hormongaben?

a. Scheidenpessar

b. Implantat

c. Minipille

d. Pille

9 Wie lange ist ein Implantat wirksam?

a. drei Monate

b. ein Jahr

c. drei Jahre

d. fünf bis sieben Jahre

10 Welche Methoden verhindern den Eisprung?

a. Minipille

b. Pille

c. Pille danach

d. Spirale

e. Sterilisation

11 Welche Methoden verhindern die Nidation?

a. Pille

b. Pille danach

c. Spirale

d. Diaphragma

e. Kondom

12 Welche Methoden zählen zur (sehr unsicheren) natürlichen Verhütung?

a. Kondome aus recyclefähigen Naturmaterialien

b. Diaphragma

c. morgendliche Temperaturmessung

d. Coitus interruptus

13 Wie lange nach dem Geschlechtsverkehr mit evtl. erfolgter Befruchtung kann die „Pille danach" eingesetzt werden?

a. 24 Stunden

b. 72 Stunden

c. 96 Stunden

d. sieben Tage

Erläutern Sie das Erscheinungsbild des Schocks.	
Definition	Beim Schock kommt es zum Kreislaufversagen und damit zur Minderdurchblutung (→ Sauerstoff- und Nährstoffmangel) lebenswichtiger Organe.
Ursachen	▸ **Blutungsschock** (= hypovolämischer Schock) durch starken Blutverlust, z. B. durch arterielle Verletzungen oder Ösophagusvarizenblutung, aber auch bei starkem Flüssigkeitsverlust durch Verbrennungen oder Durchfälle ▸ **kardiogener Schock** durch Verlust der Pumpkraft des Herzens, z. B. Herzinfarkt ▸ **septischer Schock** durch schwere bakterielle Infektionen oder Bakteriengifte (z. B. Staphylokokken-Infektion) ▸ **anaphylaktischer Schock** durch schwere allergische Reaktion, z. B. auf Bienengift
allgemeine Symptome/ Anzeichen	▸ Angst, Unruhe, schnelle und unregelmäßige Atmung, Blässe, Kaltschweißigkeit, Frieren ▸ hoher Puls, niedriger Blutdruck (Puls höher als systolischer Blutdruckwert, z. B. Puls 120, RR 90/60) ▸ Zentralisation (kalte, minderdurchblutete Extremitäten; schwache, kaum tastbare Extremitätenpulse) ▸ bis hin zu Bewusstlosigkeit und Kreislaufstillstand
Komplikation	▸ Nierenversagen (der niedrige Blutdruck reicht nicht zur Druckfiltration in der Niere), Verminderung der Urinausscheidung (Oligo- oder Anurie) ▸ Schädigungen von inneren Organen durch die Minderdurchblutung (Multiorganversagen) ▸ Gehirnschädigung
Erste Hilfe	▸ Oberkörper flach oder tief, Beine hoch ▸ Ausnahme: kardiogener Schock (Flachlagerung) ▸ Notarzt rufen (112) ▸ Patient warm halten (Rettungsdecke), beruhigen, bei ihm bleiben ▸ ggf. Ursache bekämpfen (z. B. Blutstillung) ▸ bei Bewusstlosigkeit, aber vorhandenen Vitalzeichen: stabile Seitenlage

Wie kündigt sich ein Schock an?	
Neben den allgemeinen Zeichen gibt es für jeden „Schocktyp“ noch zusätzliche Anzeichen:	
Blutungsschock	Blässe, Kaltschweißigkeit
kardiogener Schock	schwere Luftnot, gestaute Halsvenen, evtl. Brustschmerzen
septischer Schock	vorausgehend meist schwere Infektion mit Fieber und Schüttelfrost
anaphylaktischer Schock	oft innerhalb von Minuten nach dem allergischen Kontakt, beginnt mit Nesselsucht (Urtikaria, rote Flecken), Juckreiz, Luftnot, evtl. Übelkeit

Wie erkennen Sie einen Herz-Kreislauf-Stillstand?

Nachdem man zu einer hilflosen Person kommt, sollte man sich schnellstmöglich über die Situation informieren:

- Bewusstseinslage (Person ansprechen, ggf. etwas an der Schulter rütteln oder leichte Schmerzreize setzen)
- Atmung auf harter Unterlage, Kopf des Bewusstlosen etwas überstrecken (bewegt sich der Brustkorb?, Ohr an den Mund des Patient halten und horchen, Atemhauch spüren)
- Kreislauf (Carotis-Puls am Hals tasten)

Bei Bewusstlosigkeit, Abwesenheit von Atmung und Puls liegt ein Kreislaufstillstand vor, dann oder auch im Zweifel Notruf 112 wählen und mit den Wiederbelebungsmaßnahmen beginnen.

Was sind die Ein- und Zweihelfer-Methoden bei der Herz-Lungen-Wiederbelebung?	
Einhelfer-Methode	**Zweihelfer-Methode**
Sie sind der einzige Helfer und müssen beatmen und Herzdruckmassage ausführen.	Sie können sich die Aufgaben teilen bzw. abwechseln. Ein Helfer übernimmt die Beatmung, einer die Herzdruckmassage.
Bei bestehendem Herz-Kreislauf-Stillstand: Notruf 112 veranlassen bzw. selbst durchführen, dann zwei Beatmungen im Wechsel mit 30 Herzdruckmassagen (bis zum Eintreffen des Notarztes oder dem Wiedereinsetzen der Vitalfunktionen)	

Welche Angaben sind beim Notruf wichtig? („5 W-Fragen“)			
Wer?	Wer ruft an?	**Wann?**	vermuteter Zeitpunkt des Notfalls
Was?	Was ist passiert? (Autounfall, Vergiftung, Elektrounfall)	**Wo?**	Wo befinden sich die Verletzten?
Wie viele?	Um wie viele Verletzte handelt es sich? Wichtig bei mehreren Verletzten, damit nicht nur ein Rettungswagen geschickt wird und die anderen Verletzten unversorgt bleiben; ggf. auch Art der Verletzung angeben.		

1 Wie erkennen Sie einen Schock?

a. Diastolischer RR-Wert liegt über dem Puls.
b. Puls liegt über dem systolischen RR-Wert.
c. Blässe, Kaltschweißigkeit
d. Rötung, Schweiß
e. Angst, Unruhe

2 Was ist ein Schock?

a. Kreislaufversagen mit Minderdurchblutung der Extremitäten
b. unklare Bewusstlosigkeit
c. Kreislaufversagen mit Minderdurchblutung lebenswichtiger Organe
d. Abwesenheit von Atmung und Puls

3 Welche Ursachen kann ein Schock haben?

a. Herzinfarkt
b. Bienengift
c. Zeckenbiss
d. schwere Blutung

4 Wie lagern Sie einen Patienten mit Schock, der stark blutet?

a. Oberkörper hoch, Beine hoch
b. Oberkörper hoch, Beine tief
c. Oberkörper tief, Beine tief
d. Oberkörper tief, Beine hoch

5 Sie führen in der Praxis eine Allergietestung durch. Wie erkennen Sie rechtzeitig, ob der Patient anaphylaktisch reagiert?

a. Übelkeit
b. Blässe
c. Hautrötungen
d. Juckreiz

6 Mit welchen Komplikationen muss man bei einem Schock rechnen?

a. Pyurie
b. Anurie
c. Organschädigungen
d. Gehirnschädigung

7 Welche Symptome deuten auf einen Kreislaufstillstand hin?

a. Puls nur schwach tastbar
b. Puls am Handgelenk nicht mehr tastbar
c. Puls an der Hauptschlagader kaum tastbar
d. Puls an der Halsschlagader nicht tastbar

8 Wie erkennen Sie, ob der Patient noch atmet?

a. auf Atemgeräusche horchen
b. Brustkorb aus ca. 50 cm Abstand beobachten
c. dicht zu dem Patienten beugen, Brustkorb beobachten
d. Ohr dicht an das Gesicht des Patienten halten und horchen
e. dicht am Gesicht des Patienten auf Atemhauch achten

9 Wie können Sie eine ausreichende Kreislauffunktion erkennen?

a. Carotis-Puls vorhanden
b. Radialis-Puls vorhanden
c. Patient ist bei Bewusstsein
d. Patient ist bewusstlos

10 Welche Sofortmaßnahmen ergreifen Sie bei einem Kreislaufstillstand?

a. Patient ansprechen, rütteln
b. mit Wiederbelebungsmaßnahmen beginnen
c. Notarzt rufen
d. Polizei rufen

11 Sie kommen zu einem Autounfall auf einer Landstraße und setzen über Ihr Handy einen Notruf ab. Welche Angaben sind wichtig?

a. Was ist passiert?
b. Wer ist verletzt?
c. Wie viele Zeugen gibt es?
d. Wer ruft an?
e. Wie viele Verletzte gibt es?
f. Wo kommen Sie her?
g. Wo ist der Unfall passiert?
h. Wann soll der Rettungswagen kommen?
i. Wann ist der Unfall passiert?

Was tun Sie bei einer unklaren Bewusstlosigkeit?
Wenn Sie sich vergewissert haben, dass Atem- und Kreislauffunktion noch erhalten sind, sollte der Patient in die stabile Seitenlage gebracht werden. Dies gewährleistet, dass die Zunge nicht zurückfallen und die Luftwege verdecken kann. Außerdem kann im Falle von Erbrechen auch das Erbrochene nicht in die Luftwege gelangen (aspiriert werden).

Wie erkennen Sie einen epileptischen Anfall (Krampfanfall) und was tun Sie?	
Man unterscheidet mehrere Formen von Krampfanfällen, als Notfall in der Praxis oder im Privatleben jedoch ist vor allem der generalisierte Anfall relevant. Viele Epilepsie-Patienten kennen bereits die Vorzeichen, bei einem erstmaligen Anfall sollte eine Abklärung der Ursache erfolgen.	
Symptome	▸ kurz vor dem Anfall: einige Patienten erleben eine Aura mit Geruchs- oder Farbeindrücken ▸ Initialschrei (oft beginnt ein Anfall mit einem lauten Schrei, bei dem die Patienten stürzen) ▸ Streckphase (alle Muskeln sind verkrampft, Patient läuft blau an), evtl. Zungenbiss, Einnässen ▸ Zuckungsphase (Patient hat Muskelzuckungen an Armen und Beinen, „um sich schlagen") ▸ Abklingen (Patient kommt wieder zu sich, ist schläfrig, benommen, evtl. nicht gleich orientiert) ▸ nach dem Anfall: Umdämmerung oder Wesensveränderungen können noch einige Zeit anhalten
Erste-Hilfe-Maßnahmen	▸ bei Ankündigung: Patient notfalls auf den Boden legen, um Stürze zu vermeiden ▸ Verletzungsgefahr beachten (so weit möglich, alle Ecken und Kanten beseitigen) ▸ nicht versuchen, den Patienten festzuhalten, Beißkeil gegen Zungenbiss ist nur sinnvoll bei Beginn des Anfalls (wenn die Krampf-phase eingetreten ist, ist der Zungenbiss meist schon geschehen, Mund bei Verkrampfung nicht gewalt sam öffnen) ▸ Atemwege freihalten ▸ Würde des Patienten beachten („Gaffer" wegschicken, ggf. für Sichtschutz sorgen) ▸ weitere Maßnahmen durch den Arzt

Welche Formen von Bewusstseinsstörungen gibt es?			
Man kennt vier Formen, die durch unterschiedliche Reaktion auf Befragung oder Ansprache unterschieden werden.			
Benommenheit	Verlangsamung im Denken und Handeln	**Sopor**	tiefe Schläfrigkeit, nur schwer weckbar
Somnolenz	Schläfrigkeit, Antwort auf Fragen verzögert/ungenau	**Koma**	Bewusstlosigkeit, nicht weckbar

Erläutern Sie die Sofortmaßnahmen bei Vergiftungen.	
Vergiftungen (Intoxikationen) können Unfälle (Kind trinkt eine ätzende Flüssigkeit, isst giftige Pilze) oder absichtlich (Drogenkonsum, Suizid-Absicht) herbeigeführt sein.	
Anzeichen	Je nach Art des Giftes kann es zu Übelkeit, Erbrechen, Bewusstseinsstörungen, Krämpfen, Atemstörungen und -gerüchen, sowie Schocksymptomatik kommen.
Erste Hilfe	▸ Atmung- und Kreislauffunktion sichern, bei Bewusstseinstrübung stabile Seitenlage ▸ Art und Menge des Giftes ermitteln (leere Flaschen, Medikamentenpackungen, Pilzreste) ▸ (Not-)Arzt rufen je nach Schwere der Vergiftung (der Arzt kann dann ggf. die nächste Giftzentrale anrufen) ▸ ggf. versuchen, das aufgenommene Gift wieder zu erbrechen (z. B. Pilze) ▸ Achtung: Bei unklaren Vergiftungen, bewusstseinsgetrübten Personen, ätzenden Stoffen (Laugen, Säuren) oder schäumenden Stoffen (Geschirrspülmittel, Seife) nicht erbrechen lassen. Das Risiko, dass Erbrochenes in die Luftwege gelangt (Aspiration) oder dass die ätzende Flüssigkeit beim Heraufwürgen noch einmal die Speiseröhre schädigt, ist zu groß.

Welche weiteren Notfälle sollten Sie kennen?

Notfälle	Symptome	Erste Hilfe
Schlaganfall	Aufgrund einer Minderdurchblutung oder Gefäßblutung im Gehirn kommt es zu halbseitigen Lähmungen, Sprachstörungen und Bewusstseinsstörungen, evtl. auch zu Krampfanfällen.	▸ Atmung und Kreislauffunktion sicherstellen ▸ bei Bewusstlosigkeit: stabile Seitenlage ▸ sofort den Arzt verständigen und Krankenhauseinweisung
Unterzuckerung	Absinken des Blutzuckerspiegels mit Schwindel, Aggressivität, Kaltschweißigkeit, Zittrigkeit, evtl. Bewusstlosigkeit und Zuckungen (sieht manchmal einem Krampfanfall ähnlich)	▸ Patient noch bei Bewusstsein: Traubenzucker oder gezuckerten Tee ▸ bewusstloser Patient: Atmung und Kreislauffunktion sicherstellen ▸ Arzt rufen (kann Glukose i. v. [intravenös] verabreichen)
Kollaps (orthostatische Dysregulation)	Durch „Versacken" des Blutes in den Beinen kommt es zu Schwindel und kurzer Bewusstlosigkeit, z. B. bei Blutentnahme oder morgens nach schnellem Aufstehen.	▸ Patient mit Oberkörper tief und Beinen hoch lagern ▸ Arzt rufen
Atemnot	Unterschiedliche Ursachen können zu Luftnot führen (z. B. Asthma-Anfall, Lungenembolie, Lungenödem).	▸ bei plötzlicher Atemnot für Frischluft sorgen ▸ Atemwege freihalten/Kreislauffunktion sicherstellen ▸ bei wachen Patienten Oberkörper hoch lagern, Patient beruhigen ▸ Arzt rufen
akute Schmerzen	unterschiedlichste Ursachen, z. B. in der Brust durch Herzinfarkt oder Lungenembolie, im Abdomen z. B. durch Koliken oder Appendizitis	▸ Atmung und Kreislauffunktion sicherstellen ▸ Patient bequem lagern, bei Bauchschmerzen sollte die Bauchdecke entspannt sein (Oberkörper leicht hoch, Knierolle oder seitliche Lagerung)
Panikattacke (Hyperventilationstetanie)	Oft psychisch oder angstbedingt atmen die Patienten schnell und flach, dadurch kommt es zu einer Elektrolytverschiebung mit Kribbeln, Pfötchenstellung der Hände und Muskelkrämpfen.	▸ Patient beruhigen ▸ in eine Plastiktüte rückatmen lassen ▸ zum bewussten, langsamen und tiefen Atmen anregen ▸ Arzt verständigen

1 *Ein insulinpflichtiger Diabetiker hat sich Insulin gespritzt, aber danach nicht gegessen. Welche Gefahr besteht, wie äußert sich dies?*

a. Krampfanfälle ______

b. Müdigkeit ______

c. Zittrigkeit ______

d. Schweißausbrüche ______

e. Kaltschweißigkeit ______

f. Schwindel ______

2 *Welche Erstmaßnahmen können Sie ergreifen?*

a. Notarzt rufen ______

b. Vollkornbrot zu essen geben ______

c. Blutzucker messen ______

d. Saft oder gezuckerten Tee geben ______

3 *Was können Sie dem Patienten raten, wie er selbst Unterzuckerungen bekämpfen kann?*

a. regelmäßig Traubenzucker essen ______

b. bei Zittrigkeit Saft oder Schokolade essen ______

c. immer eine Notration Traubenzucker bei sich tragen ______

d. auf richtigen Abstand und Menge von Insulininjektion und Essensaufnahme achten ______

4 *Ein junger Mann soll zur Blutentnahme kommen. Sie bereiten alles vor und bemerken, wie er immer schneller und flacher atmet. Dabei verkrampfen sich die Arme und Hände zum Körper hin. Was ist die Ursache?*

a. Tetanus ______

b. Hyperventilationstetanie ______

c. hypertonische Krise ______

d. hypervolämischer Schock ______

5 *Wie können Sie ihm helfen?*

a. zügig weiterarbeiten ______

b. Notarzt rufen ______

c. Rückatmung in einen Plastikbeutel ______

d. beruhigend wirken, Atemanleitung geben ______

6 *Welche Angaben sind für den Arzt bei einer Vergiftung wichtig?*

a. Alter des Patienten ______

b. Geburtsort des Patienten ______

c. Art und Menge des Giftes ______

d. Gewicht des Patienten ______

e. Zeitpunkt der Giftaufnahme ______

f. Bewusstseinslage ______

g. Zeitpunkt des Anrufes ______

7 *Ordnen Sie die Aussagen den Bewusstseinsstörungen zu. Benommenheit (1), Somnolenz (2), Sopor (3), Koma (4)*

a. Patient reagiert nicht auf Schmerzreize. ______

b. Patient reagiert verzögert, ist aber auf Ansprache weckbar. ______

c. Patient reagiert nur auf Schmerzreize, Reaktion stark verzögert. ______

d. Patient reagiert auf Ansprache, fühlt sich benommen. ______

8 *Ein junger Patient mit bekannter Epilepsie fühlt sich unwohl, unruhig und nimmt eigenartige Gerüche wahr. An was denken Sie?*

a. an eine Unterzuckerung ______

b. an einen Hitzschlag ______

c. an einen bevorstehenden generalisierten Anfall ______

d. an einen Schlaganfall ______

9 *Welche Vorkehrungsmaßnahmen können Sie ergreifen?*

a. Arzt rufen ______

b. Patient hinlegen lassen ______

c. Patient hinsetzen lassen ______

d. Beißkeil zurechtlegen ______

e. Akte zurechtlegen ______

f. Notfalleinweisung vorbereiten ______

10 *Wenn es doch zu einem Anfall kommt, wie kann dieser sich äußern?*

a. Kaltschweißigkeit ______

b. Einnässen ______

c. Kreislaufstillstand ______

d. Zuckungen ______

e. Verkrampfungen der gesamten Muskulatur ______

f. Umdämmerung nach dem Krampfanfall ______

11 *Was können Sie tun, wenn es zum Krampfanfall kommt?*

a. Patienten vor Verletzungen schützen ______

b. Beißkeil in den Mund führen, auch nach Beginn der Zuckungen ______

c. für Schutz vor Beobachtern sorgen ______

d. Arme und Beine möglichst festhalten, damit die Zuckungen nachlassen ______

e. Patienten nicht alleine lassen ______

12 *Ordnen Sie die folgenden Aussagen den Krankheitsbildern zu. Panikattacke (1), Kollaps (2), Schlaganfall (3)*

a. Bewusstlosigkeit durch Versacken des Blutes ______

b. Elektrolytverschiebung durch Hyperventilation ______

c. Halbseitenlähmung durch Sauerstoffmangel im Gehirn ______

Was tun Sie bei Verätzungen?

Bei Verletzungen durch Säuren und Laugen kann das betroffene Organ schwer geschädigt werden (Haut, Speiseröhre bei Verschlucken, Augen). Die betroffenen Stellen sollten gründlich mit klarem Wasser gespült und anschließend steril abgedeckt werden. Außerdem bei:

Verätzungen der Haut	betroffene Kleidung ablegen
Verätzungen am Auge	nicht reiben
Verätzungen am Mund	nicht schlucken oder ablecken
Verätzung der Speiseröhre	schluckweise Wasser trinken lassen, nicht erbrechen lassen; falls spontanes Erbrechen, → zur späteren Analyse auffangen

Was ist der Unterschied zwischen Verbrennung und Verbrühung?

Verbrennung	**Verbrühung**
Schädigung von Geweben durch direkte Hitzeeinwirkung (z. B. heiße Herdplatte, Feuer)	Schädigung von Geweben durch heiße Flüssigkeiten (z. B. heißes Öl, kochendes Wasser)

drei Faktoren sind entscheidend für die Beurteilung der Hitzeschädigung:

- Fläche der Schädigung
- Tiefe der Schädigung
- Alter des Verletzten

Was ist die Neuner-Regel?

Wichtig bei der Beurteilung der Überlebenschancen ist der prozentuale Anteil der verbrannten Fläche zur Gesamtoberfläche des Körpers. Als Hilfestellung bei der Einschätzung von Erwachsenen dient die Neuner-Regel. Dabei wird der Körper in Areale zu etwa 9 % eingeteilt:

Kopf	1-mal 9 %	Körperstamm hinten (Rücken)	2-mal 9 %	Summe Körperoberfläche: 11 · 9 % = 99 % + 1 % Genitalbereich = 100 %
Arme	je 1-mal 9 %	Beine	je 2-mal 9 %	
Körperstamm vorne (Brust/Bauch)	2-mal 9 %	Genitale	1 %	

Achtung: Die Neuner-Regel gilt nur für Erwachsene, da Kinder anders proportioniert sind. Bei allen Altersstufen gilt aber: Ein Handteller des Verletzten entspricht etwa 1 % seiner Körperoberfläche.
Schwere Verbrennungen sind oft lebensgefährlich, besonders für ältere Menschen und Kleinkinder. Als Faustregel für Erwachsene gilt: Wenn Alter und verbrannte Fläche in Prozent zusammenaddiert weniger als 50 ergeben, sind die Überlebenschancen gut. Je höher der Wert, desto schlechter die Chancen, bei einer Summe über 100 gelten die Überlebenschancen als sehr schlecht.

Wie werden die Verbrennungen unterteilt?

Neben dem Ausmaß der Verbrennung ist die Tiefe der Gewebsschädigung ein wichtiger Faktor für den weiteren Verlauf. Daher unterscheidet man drei Schweregrade:

Grad I	Hautrötung, Haare noch erhalten, Spontanheilung (etwa eine Woche), keine Narbenbildung
Grad II	Blasenbildung, Haare/Nägel teilweise noch erhalten, Heilung nach etwa zwei Wochen, wenig Narbenbildung
Grad III	Nekrose, Haare/Nägel zerstört, bei sehr schweren Verbrennungen geht die Zerstörung bis in die Muskelschicht, langer Heilungsprozess (oft Spezialklinik), starke Narbenbildung

Welche Sofortmaßnahmen sollten bei Verbrennungen/Verbrühungen ergriffen werden?

Bei Brandunfällen brennende Kleidung löschen, verbrannte **Stellen sofort mit handwarmem Wasser spülen**. Wichtig ist, dass **keine Hausmittel** aufgetragen werden und die Wasserbehandlung etwa **15 Min**. andauert. Nur so kann eine Schädigung angrenzenden Gewebes durch Verbrennungsgifte verhindert werden. Anschließend die Wunde ab II. Grad steril abdecken und Weiterbehandlung durch den Arzt, Brandblasen nicht öffnen. Je nach Ausmaß der Verbrennung sollte man den Verletzten warm halten und verbrannte Kleidung entfernen.

Welche weiteren Hitzenotfälle gibt es?

Hitzschlag	Überwärmung des Gesamtorganismus mit erhöhter Kerntemperatur; Anzeichen sind Überwärmung der Haut, Übelkeit, Erbrechen, evtl. Schocksymptomatik mit Blutdruckabfall, hohem Puls, Bewusstseinstrübungen
Sonnenstich	Überwärmung des Gehirns mit rotem, heißem Kopf, Schwindel und Kopfschmerz, Übelkeit, Desorientiertheit, Schläfrigkeit
Maßnahmen	aus der Sonne/Hitze bringen, für Kühlung sorgen (feuchte, kühle Tücher, Kleidung ablegen), Oberkörper erhöht lagern (Ausnahme bei Schocksymptomatik), Flüssigkeitszufuhr, je nach Ausmaß Atem- und Kreislauffunktion sichern und Arzt rufen

Geben Sie einen Überblick über Lagerungsarten und ihre Indikationen.

Lagerungsart	**Indikation**
stabile Seitenlage	Bewusstlose mit erhaltener Atem- und Kreislauffunktion
entspannte Seitenlage	Atemnot (Oberkörper hoch) oder je nach Wunsch (Bauchschmerzen)
entspannte Rückenlage mit Knierolle	Bauchschmerzen
Oberkörper hoch, Beine flach oder tief	Luftnot, Lungenödem
Oberkörper tief, Beine hoch	Schocklagerung
Flachlagerung	kardiogener Schock

1 *Wie lagern Sie einen Patienten mit Atemnot (1), bei Bewusstlosigkeit (2), mit Volumenmangelschock (3), mit akuten Bauchschmerzen (4)?*

Ordnen Sie die Ziffern den Lagerungsarten zu.

a. stabile Seitenlage ____

b. Oberkörper tief, Beine hoch ____

c. entspannte Seitenlage oder Rückenlage mit Knierolle ____

d. Oberkörper hoch, Beine flach oder tief ____

2 *Eine junge Frau hat sich beim Kochen den Unterarm mit kochendem Wasser verbrüht. Welche Erstmaßnahmen kann sie bis zum Eintreffen des Arztes durchführen?*

a. als bewährtes Hausmittel Mehl auftragen ____

b. kurz unter fließendes Kaltwasser halten ____

c. 15 Minuten unter kaltes Wasser halten ____

d. mit einem Spüllappen umwickeln ____

3 *Sie sind mit einer Freundin im Freibad und sie ist dabei in der Sonne eingeschlafen. Als sie wieder wach wird, ist ihr Kopf stark gerötet, sie fühlt sich benommen und schwindlig, hat Kopfschmerzen. An was denken Sie?*

a. Sonnenstich ____

b. Bienenstich ____

c. Hyperventilation ____

d. Krampfanfall ____

4 *Welche Hilfsmaßnahmen können sie ergreifen?*

a. Sie sollte sofort in den Schatten. ____

b. Oberkörper flach lagern ____

c. Oberkörper leicht erhöht lagern ____

d. Wasser trinken lassen ____

e. für Kühlung sorgen ____

5 *Einer Ihrer langjährigen Patienten hat eine schwere Verbrennung erlitten und liegt in einem Spezialkrankenhaus. Sie erfahren, dass bei dem 61-Jährigen beide Beine, der Genitalbereich und der rechte Arm schwer verbrannt sind. Wie viel Prozent der Körperoberfläche entspricht das?*

a. 27 % ____

b. 28 % ____

c. 46 % ____

d. 64 % ____

6 *Zum Einschätzen der Prognose werden der Anteil der Verbrennung an der Oberfläche und das Alter des Patienten addiert. Welchen Wert erhalten Sie und wie schätzen Sie die Überlebenschancen des Patienten ein?*

a. 88, schwierig, da über 50 ____

b. 89, schwierig, da über 50 ____

c. 107, schlecht, da über 100 ____

d. 125, schlecht, da über 100 ____

7 *Ein dreijähriges Mädchen wird von seiner Mutter in die Praxis gebracht. Es hat Verbrühungen am vorderen Köperstamm und dem linken Arm erlitten. Wie können Sie das Ausmaß der Verbrühung abschätzen?*

a. mit der Neuner-Regel ____

b. mit der Handflächen-Regel ____

c. mit der Handteller-Regel ____

d. Bei Kindern ist keine Regel anwendbar. ____

8 *Welche Einteilung über die Tiefenausdehnung gibt es?*

Ordnen Sie die Grade der Schädigung den Anzeichen zu: Grad I (1), Grad II (2), Grad III (3).

a. Nekrose ____

b. Wundheilung in ca. zwei Wochen ____

c. Rötung ____

d. leichte Narbenbildung ____

e. Blasenbildung ____

f. Wundheilung in ca. einer Woche ____

g. Hautanhänge teilweise zerstört ____

h. Behandlung Spezialklinik ____

i. Haare erhalten ____

j. Schädigung des darunterliegenden Muskelgewebes ____

9 *Eine Mutter ruft bei Ihnen an, da ihr Sohn versehentlich ein ätzendes Reinigungsmittel getrunken hat. Was kann sie bis zum Eintreffen des Rettungsdienstes tun?*

a. Erbrechen provozieren, damit der Magen nicht weiter verätzt ____

b. kein Erbrechen provozieren, damit die Flüssigkeit nicht noch einmal durch die Speiseröhre muss und diese doppelt schädigt ____

c. den Sohn schluckweise Wasser trinken lassen (Verdünnungseffekt) ____

d. den Sohn Milch trinken lassen (bindet Säuren und Laugen) ____

Welche Geräte gehören zur Laborausstattung?	
Gerät	**Anwendungsbeispiel**
Zentrifuge	Herstellung von Serum, Plasma, Urinsediment
Mikroskop	Betrachtung von Urinsediment, Differenzial-BB (Blutbild)
Reflexionsfotometer	Teststreifen-Analyse, z. B. Cholesterin, BZ (Blutzucker)
Absorptionsfotometer	kapillare Hb-Bestimmung

Web

Welche Hilfsmittel benötigt man für Laborarbeiten?		
Hilfsmittel	**Beschreibung**	**Anwendungsbeispiel**
Reagenzgläser	aus Glas oder Kunststoff, mit rundem oder spitzem Boden	Herstellung von Urinsediment, Zentrifugieren
Vorratsbehälter	Schraubglasflaschen aus weißem oder braunem Glas	Langzeitaufbewahrung von Chemikalien
Erlenmeyerkolben	Glasgefäße mit einem nach oben länger werdendem Hals	dienen als Laborgeräte
Bechergläser	einfache zylindrische Glasgefäße	dienen als Laborgeräte
Messbehälter	Messzylinder oder -kolben zum exakten Abmessen von Flüssigkeiten	Abmessen und Mischen von Flüssigkeiten
Petrischalen	flache Deckelschalen aus Glas oder Kunststoff	mikrobiologische Nährböden
Küvetten	aus Glas oder Kunststoff, für Fotometer	Hb-Bestimmung
Objektträger und Deckgläser	aus Glas zum Auftragen und Abdecken von mikroskopischen Präparaten	Differenzialausstrich
Zählkammern	Neubauer-Kammern aus Glas	Auszählung von Blutzellen
Pipetten	IN-Pipetten, EX-Pipetten, Kolbenhubpipetten	Aufnehmen definierter Flüssigkeitsmengen

Erläutern Sie die Eigenschaften und Besonderheiten von IN-Pipetten.	
Eigenschaften	dünne (Glas- oder) Kunststoffröhrchen, Einmalmaterial
Größe	Volumen von 5 bis 200 µl, Kapazität markiert durch einen farbigen Ring (Farbe je nach Volumen)
Einsatzgebiet	kapillare Blutentnahme
Anwendung/Umgang	▸ Pipette horizontal halten, Blutstropfen ohne Luftblasen aufziehen (Blut saugt sich selbst durch Kapillarwirkung in die Pipette ein) ▸ Pipette weiter horizontal halten, mit Tupfer außen abwischen ▸ Pipette in die Verdünnungslösung halten und auslaufen lassen ▸ mit der Mikropipettierhilfe Pipette komplett entleeren und ▸ mit der Verdünnungslösung mehrfach durchspülen

Beschreiben Sie die Eigenschaften und den Umgang mit EX-Pipetten.	
Eigenschaften	Glasröhrchen in verschiedenen Größen, wiederverwendbar; man unterscheidet: ▸ Messpipetten → gleichmäßige Röhren mit Graduierung/Teilstrichen ▸ Enzymatpipetten → wie Messpipetten, aber mit dünner Spitze ▸ Vollpipetten → Röhren mit einer Verdickung, keine Teilstriche, sondern nur Gesamtvolumen
Größe	Volumen von 0,1 bis 50 ml, genormt auf bestimmte Temperatur
Einsatzgebiet	Transfer von Flüssigkeiten beim Mischen oder Ansetzen von Lösungen
Umgang	▸ mit Pipettierhilfe oder Peleusball ohne Luftblasen aufziehen ▸ Pipette außen mit einem Tupfer abwischen ▸ Meniskus (Flüssigkeitsstand) auf die gewünschte Markierung einstellen ▸ beim Ablassen schräg an den Rand des Reagenzglases halten, sodass die Flüssigkeit auslaufen kann ▸ kurz abwarten, dann die Pipette entfernen, der noch in der Pipette befindliche Rest wird verworfen

Was sind Kolbenhubpipetten?		
Eigenschaften	Mehrfach-Kunststoffpipetten mit Einmal-Pipettenspitzen; für ein festes Volumen oder für einen Volumenbereich; bei variabler Volumeneinstellung lässt sich an einem Drehrad das gewünschte Volumen µl-genau einstellen	
Größe	von 5 µl bis 1 000 µl; farblich codiert gelb bis 100 µl, darüber blau → entsprechend farblich abgestimmt sind die passenden Pipettenspitzen	
Einsatzgebiet	exaktes Pipettieren kleiner Flüssigkeitsmengen	
Umgang	▸ passende Spitze aufsetzen, ggf. Volumen einstellen ▸ Kolben drücken bis zu einem leichten Widerstand ▸ Pipettenspitze in die Lösung halten und durch langsames Loslassen des Kolbens die Flüssigkeit aufziehen ▸ Pipettenspitze abwischen ▸ beim Ablassen die Pipettenspitze an die Wand des Reagenzglases halten	▸ Ablassen durch Druck auf den Kolben, warten, weiterdrücken bis zum zweiten Widerstand und die restliche Flüssigkeit aus der Pipette drücken ▸ Pipettenspitze durch Druck bis zum Anschlag entfernen und verwerfen

Nehmen Sie zur Lösung auch die Folgeseite zur Hand.

1 *Ordnen Sie den folgenden Geräten jeweils ein Anwendungsbeispiel zu. Zentrifuge (1), Mikroskop (2), Reflexionsfotometer (3), Absorptionsfotometer (4)*

a. Cholesterin-Teststreifen ☐
b. Differenzial-Blutbild ☐
c. Hb-Bestimmung ☐
d. Plasmagewinnung ☐

2 *Was gehört nicht zu den Hilfsmitteln im Labor?*

a. Pipetten ☐
b. Stethoskop ☐
c. Dunkelkammern ☐
d. Zählkammern ☐

3 *Welche der folgenden Hilfsmittel sind zur Langzeitaufbewahrung von Chemikalien geeignet?*

a. Reagenzgläser ☐
b. Schraubdeckelgläser ☐
c. Petrischalen ☐
d. Erlenmeyerkolben ☐
e. Deckgläser ☐

4 *Sie sollen 4 ml NaCl-Lösung pipettieren, welche der nachfolgenden Pipettengrößen können Sie verwenden?*

a. 2-ml-Vollpipette ☐
b. 10-ml-Vollpipette ☐
c. 5-ml-Messpipette ☐
d. 20-ml-Messpipette ☐

5 *Wie sollten Sie Flüssigkeiten* nicht *in eine Pipette aufnehmen?*

a. mit Peleusball ☐
b. mit Mikropipettierhilfe ☐
c. mit Mundstück ☐
d. mit Wasserstrahlpumpe ☐

6 *Sie möchten 120 µl Flüssigkeit pipettieren. Welche Pipettenart ist angebracht?*

a. Vollpipette ☐
b. Messpipette ☐
c. EX-Pipette ☐
d. Kolbenhubpipette ☐

7 *Zu welcher Pipettenart gehören die Kapillarpipetten, die bei der kapillaren Blutentnahme verwendet werden?*

a. IN-Pipette ☐
b. Messpipette ☐
c. EX-Pipette ☐
d. Kolbenhubpipette ☐

8 *Welche Aussagen zur IN-Pipette sind falsch?*

a. In den IN-Pipetten bleibt immer ein Rest Flüssigkeit, der im Volumen aber mit eingerechnet ist. ☐
b. Bei IN-Pipetten ist das Fassungsvolumen durch einen Farbring angegeben. ☐
c. IN-Pipetten können beliebig oft aufbereitet und wiederverwendet werden. ☐
d. IN-Pipetten werden zur kapillaren Blutentnahme verwendet. ☐

9 *Welche Aussagen zu den EX-Pipetten sind korrekt?*

a. Der Meniskus gibt den Füllungsstand an. ☐
b. Beim Entleeren der Pipette muss die gesamte Flüssigkeit durch Spülen mit der Verdünnungslösung aus der Pipette entfernt werden. ☐
c. Zu den EX-Pipetten gehören Voll- und Messpipetten. ☐
d. EX-Pipetten sind grundsätzlich Einmal-Material. ☐

10 *Ordnen Sie die folgenden Begriffe den entsprechenden Pipetten zu.*

IN-Pipetten (1), Messpipetten (2), Vollpipetten (3), Kolbenhubpipetten (4)

a. Mikropipettierhilfe ☐ ☐
b. Skalierung ☐ ☐
c. Kapillarblut ☐ ☐
d. gewölbter Pipettenbauch ☐ ☐
e. abwerfbare Pipettenspitze ☐ ☐
f. Einmalmaterial ☐ ☐
g. zur Abmessung von Volumina im ml-Bereich geeignet ☐ ☐
h. zur Abmessung von Volumina im µl- bis 1-ml-Bereich geeignet ☐ ☐

Welche allgemeinen Regeln sollten Sie beim Pipettieren beachten?
▸ Nie mit dem Mund pipettieren! ▸ Angemessene Pipettengröße wählen (wenn Sie 2 ml aufziehen wollen, sollten Sie keine 50-ml-Pipette verwenden)! ▸ Richtige Pipettenart wählen (Messpipette für variable Volumina, Vollpipetten nur für die angegebene Flüssigkeitsmenge)!

Welche weiteren Pipetten kennen Sie?	
Mischpipetten	▸ geben den Verdünnungsfaktor an, z. B.: Markierung 0,5 bedeutet eine Verdünnung 1 : 20 ▸ finden Anwendung in der Blutzellzählung, dienen dem Verdünnen von Blut mit einer Verdünnungslösung ▸ Achtung: Pipette immer gründlich abwischen, bevor sie in die Verdünnungslösung getaucht wird, wegen Verunreinigungsgefahr
Beispiele	Leukozytenpipetten (weiße Kugel, Markierung 0,5/1/11), Erythrozytenpipette (rote Kugel, Markierung 0,5/1/101)

Was ist ein Dilutor oder Dispenser?

Dilutoren oder Dispenser werden auf Vorratsflaschen aufgeschraubt und funktionieren wie große Kolbenhubpipetten. Mit ihnen können größere Volumina (ml-Bereich) zügig und exakt abgemessen werden. Sie sind innerhalb ihres Volumenbereichs beliebig einstellbar.

Wie bereiten Sie Glaspipetten wieder auf?

1. stets auf geeignete Schutzkleidung achten
2. sofort nach Gebrauch ggf. **Vorreinigen** und in geeigneter Desinfektionslösung aufbewahren
3. **Reinigen**: mit einem aldehydfreien, selbsttätig reinigenden Desinfektionsmittel durchspülen (Wasserstrahlpumpe), ggf. vorsichtig bürsten, Zwischenspülung
4. **Desinfizieren**: in Desinfektionsbad einlegen (Konzentration und Einwirkzeit beachten, alle Hohlräume müssen bedeckt sein), dann erst mit Leitungswasser, danach ggf. mit destilliertem Wasser **gründlich durchspülen**
5. **Trocknen**
6. **Sicht- und Funktionskontrolle**
7. ggf. **kennzeichnen, verpacken, autoklavieren**

Was sollte man beim Umgang mit einer Zentrifuge beachten?	
feste Standfläche	Die Zentrifuge sollte waagerecht und auf einem festen Untergrund stehen (Tisch, Unterschrank).
Austarieren	Die Zentrifuge sollte gleichmäßig beladen (austariert) werden, d. h., zu jeder Probe muss gegenüber ein gleich schweres „Gegengewicht" mit zentrifugiert werden. Das bedeutet, dass bei einer ungeraden Anzahl Proben ein Zentrifugenröhrchen mit der entsprechenden Menge an Wasser mit zentrifugiert werden muss.
Rotationsgeschwindigkeit	Achten Sie auf die Vorgaben, ob die Zahlen in rpm oder g sind.
Deckel verschlossen halten	Während der Zentrifugation sollte der Deckel fest verschlossen sein und nicht geöffnet werden (neuere Zentrifugen haben eine eingebaute Sperre).
Wartung	Wie jedes Arbeitsgerät sollte auch eine Zentrifuge regelmäßig gewartet werden.

Wie wird die Rotationsgeschwindigkeit einer Zentrifuge angegeben?

Oft werden Umdrehungen pro Minute (rpm = rounds per minute) angegeben. Je nach Durchmesser der Zentrifuge können die Proben aber unterschiedliche Geschwindigkeiten annehmen, daher wird oft die g-Zahl angegeben. Die g-Zahl gibt die Zentrifugalbeschleunigung an, der die Proben ausgesetzt sind. Diese ist bei gleicher Drehzahl je nach Zentrifugendurchmesser unterschiedlich. Proben in Zentrifugen mit großem Durchmesser sind einer hohen Beschleunigung ausgesetzt, Proben in kleinen Zentrifugen einer geringeren. Folglich müssen bei einer großen Zentrifuge weniger rpm eingestellt werden als bei einer kleineren, um die Proben der gleichen Beschleunigung auszusetzen.

Berechnung von g bei bekannter rpm-Zahl	$g = \left(\frac{rpm}{1\,000}\right)^2 \cdot \text{radius} \cdot 1{,}118$
Berechnung von rpm bei bekannter g-Zahl	$rpm = \sqrt{\frac{g}{r \cdot 1{,}118}} \cdot 1\,000$

Welche Hygienemaßnahmen ergreifen Sie bei der venösen Blutabnahme?	
Hygienemaßnahmen lassen sich generell in zwei Kategorien einteilen:	
Eigenschutz	**Fremdschutz (Patientenschutz)**
Handschuhe, Kanülen nicht in Kappe zurückstecken (kein Re-capping), s. auch nächste Tabelle	Hautdesinfektion, Einmalmaterial

Wie schützen Sie sich bei der Blutentnahme und beim Umgang mit Probenmaterial?	
Handschuhe	Bei jedem Umgang mit Blut oder Körperflüssigkeiten **immer geeignete flüssigkeitsdichte Handschuhe** tragen!! Auch bei Patienten, die anscheinend nicht infektiös sind.
weitere Schutzkleidung	im Labor: geschlossener Kittel, Schutzbrille als Spritzschutz
Desinfektion	alle benutzten Geräte, Materialien und Oberflächen regelmäßig und nach Kontamination reinigen
fachgerechte Entsorgung	Kanülen und Ampullen in feste Abwurfbehälter, andere Materialien nach Hygieneplan/Entsorgungsplan

1 Wie sind Mischpipetten skaliert?

a. in ml

b. in cm

c. in Verdünnungsfaktoren

d. nur Gesamtvolumenangabe

2 Woran erkennen Sie eine Erythrozytenpipette?

a. rote Kugel, Skalierung 11

b. rote Kugel, Skalierung 101

c. weiße Kugel, Skalierung 11

d. weiße Kugel, Skalierung 101

3 Wozu werden Dilutoren eingesetzt?

a. zum exakten Abmessen kleinster Flüssigkeitsmengen

b. zum exakten Abmessen größerer Flüssigkeitsmengen (ml-Bereich)

c. zum Abmessen einer fest eingestellten Menge

d. zum Abmessen einer frei einstellbaren Menge innerhalb des Volumenbereichs

4 Worauf sollten Sie beim Zentrifugieren achten?

a. Standfläche

b. Lichteinstrahlung

c. Deckelverschluss

d. Raumtemperatur

e. Austarieren

5 Was versteht man unter Austarieren einer Zentrifuge?

a. waagerechtes Ausrichten auf dem Unterstand

b. Wiegen der Zentrifuge und des Inhaltes

c. Abschätzen der Umdrehungszahl in rpm

d. gleichmäßiges Beladen der Zentrifuge

e. Verriegelung des Deckels mit einer Sperre

6 Welche Pipettierhilfe benutzen Sie zum Transfer von 5 ml Verdünnungslösung aus einer Vorratsflasche?

a. Peleusball

b. Kolbenhubpipette

c. Schlauch mit Mundstück

d. Dilutor/Dispenser

7 Welche Eigenschutzmaßnahmen ergreifen Sie bei der Blutentnahme?

a. Hautdesinfektion

b. Handschuhe

c. Re-capping

d. Einmalmaterial

8 Ein älterer Patient, den Sie schon seit Jahren kennen und der im gleichen Ort wohnt wie Sie, kommt zur BB-Kontrolle. Benötigen Sie auch bei diesem Patienten Handschuhe?

a. Nein, denn er ist schon lange Patient und hat bestimmt keine ansteckenden Krankheiten.

b. Ja, denn Blut kann immer infektiös sein.

9 Sie haben zwei Zentrifugen im Labor: eine mit einem Durchmesser von 20 cm und eine größere mit einem Durchmesser von 26 cm. Sie sollen zur Serumgewinnung mit etwa 3000 g zentrifugieren. Welche Aussagen zur Rotationsgeschwindigkeit sind korrekt?

a. Je größer der Durchmesser, desto größer müssen die rpm eingestellt werden.

b. Je kleiner der Durchmesser, desto größer sollten die rpm eingestellt werden.

c. g-Zahl und rpm Zahl sind identisch.

d. g-Zahl und rpm sind nicht identisch, aber relativ gleichwertig, sodass die gleiche Einstellung gewählt werden kann.

10 Bringen Sie die Schritte zur Aufbereitung von Glaspipetten in die richtige Reihenfolge.

Vergeben Sie die Zahlen 1–5 für richtige Aussagen und für nicht passende Aussagen eine 0.

a. Funktionsprüfung, ggf. autoklavieren

b. Desinfektion

c. Spülung und Trocknung

d. Einweichen in Aldehyd-Lösung

e. Reinigung und Zwischenspülung

f. vorreinigen, sammeln

g. Heißluftsterilisation

11 Welche hygienischen Maßnahmen ergreifen Sie im Umgang mit Körperflüssigkeiten (z. B. Blut, Urin)?

a. Schürze tragen

b. Sterilisation der Arbeitsoberflächen nach Kontamination

c. Handschuhe tragen

d. geschlossenen Laborkittel tragen

Was versteht man unter Qualitätssicherung im Labor?
Laboruntersuchungen sind eine wichtige Stütze für die Diagnosestellung, daher ist es wichtig, korrekte Befunde zu erhalten. Diese müssen verlässlich sein und vergleichbar mit anderen Labors. Alle Labors müssen sich regelmäßigen Qualitätskontrollen nach Vorgaben der Bundesärztekammer unterziehen. Die Nachweise für Qualitätskontrollen müssen fünf Jahre aufbewahrt werden.

Welche Arten der Qualitätskontrolle kennen Sie?

interne Qualitätskontrollen	Darunter versteht man die Kontrolle von Richtigkeit und Genauigkeit der Messergebnisse mithilfe von Kontrollseren. Die Ergebnisse müssen innerhalb einer festgelegten Toleranzgrenze liegen und werden in einem Protokoll festgehalten, das fünf Jahre aufbewahrt werden muss.
externe Qualitätskontrollen	Mehrere Labore nehmen an Ringversuchen teil, die von einer externen Stelle beurteilt werden.

Was sind externe Qualitätskontrollen?
Unter externen Qualitätskontrollen versteht man die Teilnahme an Ringversuchen, die zu einer Zertifizierung führen. Eine zentrale Stelle (z. B. DGKC) versendet Testseren, deren Inhalte dem Labor nicht bekannt sind und die mit den Routineproben zusammen analysiert werden. Die Ergebnisse werden dann an die DGKC geschickt, die die Genauigkeit der Labors im Vergleich untereinander überprüft. Wenn die Ergebnisse den Anforderungen entsprechen, wird das Zertifikat ausgestellt. Ein Zertifikat ist jeweils ein Jahr gültig.

Was passiert, wenn die Qualitätsanforderungen nicht erfüllt werden?
Die Praxis bzw. das Labor liefert keine zuverlässigen Werte und kann dementsprechend die erbrachten Leistungen nicht abrechnen.
Die Fehlerquelle muss gesucht und beseitigt werden, dann muss der Ringversuch wiederholt werden.

Welche Fehlerarten gibt es?

zufällige Fehler	Bei zufälligen Fehlern liegen die Ergebnisse weit verstreut, d. h., sie können zu groß oder zu klein sein. Häufige Ursachen sind Pipettierfehler oder nicht beeinflussbare Spannungsschwankungen in den Geräten.
systematische Fehler	Bei systematischen Fehlern liegen alle Ergebnisse dicht beieinander, sind aber gleichermaßen zu hoch oder zu niedrig. Ursache für systematische Fehler sind oft verfallene Reagenzien (z. B. zu lange offen, nicht ordnungsgemäß gelagert) oder ein Gerätefehler (z. B. Pipette ist auf 1 ml eingestellt, aber die tatsächliche Menge weicht davon ab).

Oft werden auch noch „grobe Fehler“ unterschieden, die jedoch systematisch (falsche Gerätebedienung) oder zufällig (Verwechslung von Testlösungen) sein können.
Beispiel: Eine MTA hat für eine Versuchsreihe eine falsche Berechnung zugrunde gelegt. Wenn die falschen Ergebnisse auf einer falschen Formel beruhen, handelt es sich um einen systematischen Fehler, da alle Ergebnisse mit der falschen Formel berechnet wurden. Hat sie jedoch die richtige Formel angewendet und sich im Taschenrechner vertippt, so ist es ein zufälliger Fehler, denn selbst wenn sie sich öfter vertippt, müssen es nicht immer die gleichen „Vertipper“ sein.

Welche Anforderungen werden an die Probenidentifizierung gestellt?
Jede Probe muss mindestens drei Angaben enthalten, um eindeutig identifizierbar zu sein (z. B. Name, Vorname, Geburtsdatum, Geschlecht). Meist werden jedoch weitere Angaben verlangt, die zur Interpretation der Werte wichtig sind:

weitere Angaben	warum?
Abnahme-Uhrzeit	Einschätzung des Probenalters, tageszeitliche Schwankungen vieler Werte
Kulturen/Abstriche: Art des Materials, Entnahmestelle	Einschätzung des Ergebnisses
Kennzeichnung infektiösen Materials	Schutz der Mitarbeiter/-innen
Angaben zum Versicherungsträger	Abrechnung der Leistungen

Welche Untersuchungsmaterialien kennen Sie und was kann daraus bestimmt werden?

Material	Untersuchungsmöglichkeiten
Vollblut	Blutbild, Blutkultur
Plasma	Gerinnungswerte, Medikamentenspiegel
Serum	Enzyme, Stoffwechselprodukte, Medikamente, Antikörper, Hormone
Urin	Urinstatus, mikrobiologische Diagnostik, Clearance, Medikamente/Drogen, Hormone
Stuhl	pathogene Keime, Pilze, Wurmeier, okkultes Blut
Liquor	Liquorstatus, mikrobiologische Diagnostik
Sputum	mikrobiologische Diagnostik, Zytologie
Biopsat (Gewebeprobe)	Zytologie
Punktat (z. B. aus Aszites)	Zytologie, mikrobiologische Diagnostik
Abstriche	mikrobiologische Diagnostik (z. B. Wundabstrich), Zytologie (z. B. Zervixabstrich), DNA-Vergleich (z. B. Wangenschleimhautabstrich)
Ejakulat	Fruchtbarkeitsuntersuchungen

1 *Was sind externe Qualitätskontrollen?*

a. Teilnahme an Ringversuchen ____

b. Messung mit Kontrollseren ____

c. regelmäßige Wartung der Geräte durch externe Techniker ____

d. Externe Prüfer kommen und lassen ihr Blut bei Ihnen untersuchen. ____

2 *Was sind Ringversuche?*

a. morgendliche Testreihen vor der Routine-Analytik ____

b. Externe Prüfer führen Testreihen an den Geräten durch. ____

c. Sie bekommen ein Testserum zugeschickt, dessen Bereich Sie kennen, und dürfen maximal 10% über oder unter den vorgegebenen Ergebnissen liegen. ____

d. Sie bekommen ein unbekanntes Serum zugeschickt, das Sie zu analysieren haben, und übermitteln das Ergebnis an eine externe Institution, die das Ergebnis bewertet. ____

3 *Wie lange muss die Dokumentation über Qualitätskontrollen aufbewahrt werden?*

a. ein Jahr ____

b. drei Jahre ____

c. fünf Jahre ____

d. zehn Jahre ____

4 *Nennen Sie eine zentrale Stelle, die externe Qualitätskontrollen durchführt und überwacht.*

a. HPLC ____

b. DGKC ____

c. TLC ____

d. DGKH ____

5 *Welche Konsequenzen kann es haben, wenn Ihre Praxis die Qualitätsanforderungen nicht erfüllt?*

a. Entzug der Promotion ____

b. Entzug der Approbation ____

c. Untersuchungen können nicht abgerechnet werden. ____

d. Untersuchungen können nur mit dem halben Satz abgerechnet werden. ____

6 *Was versteht man unter einem systematischen Fehler?*

a. einen Fehler im EDV-System ____

b. Spannungsschwankungen im Gerätesystem ____

c. einen Fehler, der alle Proben gleichermaßen betrifft ____

d. einen Fehler, der nur einmal aufgetreten ist ____

7 *Ordnen Sie die folgenden Fehler den Fehlerkategorien systematisch (1) oder zufällig (2) zu.*

a. Sie messen mit einem nicht geeichten RR-Gerät und erhalten ungewöhnlich hohe Messwerte. ____

b. Sie verwenden auch bei sehr adipösen Patienten eine normale RR-Manschette, da Sie nur eine Standardmanschette in der Praxis haben. ____

c. Aufgrund von Spannungsschwankungen in einem Analysegerät erhalten Sie ungewöhnlich weit gestreute Ergebnisse. ____

d. Eine Kollegin stellt den Brutschrank grundsätzlich auf 39 °C anstatt auf 37 °C ein. ____

8 *Welches Material wird häufig für mikrobiologische Untersuchungen verwendet?*

a. Abstriche ____

b. Biopsate ____

c. Blutplasma ____

d. Vollblut ____

e. Serum ____

9 *Welches Material wählen Sie für Gerinnungsuntersuchungen?*

a. Vollblut ____

b. Serum ____

c. Plasma ____

d. Liquor ____

10 *Bei einem Patienten mit Durchfällen und Abgeschlagenheit nach einem Tropenaufenthalt sollen Leberenzyme untersucht und ein Blutbild gemacht werden. Welche Materialien benötigen Sie dafür?*

a. Vollblut ____

b. Urin ____

c. Stuhlgang ____

d. Serum ____

e. Plasma ____

f. Leberbiopsat ____

11 *Außerdem soll ... auf pathogene Keime untersucht werden.*

a. Urin ____

b. Stuhl ____

c. Liquor ____

d. Ejakulat ____

Beschreiben Sie die Technik der venösen Blutentnahme.		
Material	Handschuhe, Hautdesinfektionsmittel (Alkoholbasis), mehrere Tupfer, Stauschlauch, Butterfly/Kanüle, entsprechende Monovetten/Vacutainer, je nach System Adapter, Pflaster, ggf. Lagerungskissen, Kanülenbox	
geeignete Blutentnahmestellen	Ellenbeuge, Unterarm oder Handrücken	
Durchführung	▸ Patient am besten auf eine Liege legen lassen ▸ Materialien griffbereit legen ▸ Arm lagern ▸ Handschuhe anziehen ▸ Vene tasten ▸ desinfizieren, 30 Sek. warten ▸ Stauschlauch anlegen, Patient soll eine Faust machen, nicht „pumpen" ▸ Kanüle/Butterfly im spitzen Winkel einstechen	▸ Monovette bzw. Vacutainer aufsetzen ▸ Stauung lockern ▸ Röhrchen bis zur Markierung füllen und zur Durchmischung schwenken ▸ Kanüle/Butterfly entfernen und in stichfeste Kanülenbox entsorgen ▸ Tupfer auf die Einstichstelle drücken ▸ Pflaster auflegen

In welcher Reihenfolge sollte das Blut entnommen werden?

1. Blutkultur (mit 10-ml-Spritze)
2. Serum (da ohne Zusatz)
3. Citrat-Röhrchen
4. Heparin-Röhrchen
5. EDTA-Röhrchen
6. Fluorid-Röhrchen

Welche Fehler können bei der Blutentnahme auftreten?

Fehler	**Ursache**
Hämolyse	zu lange/feste Stauung, zu dünne Kanüle, zu starker Sog (Monovette), falsch zentrifugiert
Gerinnung	Blut und Antikoagulans im Röhrchen nicht richtig gemischt
falsches Mischungsverhältnis	Röhrchen nicht bis zur Markierung gefüllt, liefert falsche Werte
falsches Antikoagulans	nicht auf die Röhrchenfarbe geachtet

Welche Zusätze werden für welche Untersuchungen benötigt?

Zusatz	**Zweck/Untersuchung**	**Monovettenfarbe**	**Vacutainerfarbe**
Gel (Trennung von Serum und Blutkuchen)	Serumgewinnung für klinische Chemie (z. B. Na, K, Krea, GOT, LDH, CK)	braun	apricot/orange
Na-Citrat (Antikoagulans)	▸ Plasmagewinnung für Gerinnungsuntersuchungen (Q, PTT) ▸ BSG	grün (spezielle BSG-Monovette: lila)	hellblau
Heparin (Antikoagulans)	Vitaminbestimmungen, Metalle (z. B. Kupfer)	blau	grün
EDTA (Antikoagulans)	Vollblut für Blutbild, HbA1c, Ammoniakbestimmung	rot	lila
Fluorid	Blutzuckerbestimmung	gelb	grau

Was ist ein Antikoagulans?

Unter einem Antikoagulans versteht man einen Gerinnungshemmer, der das Blut ungerinnbar macht. Dies ist für Vollblutuntersuchungen und zur Plasmagewinnung wichtig.

Was versteht man unter Präanalytik?

Unter Präanalytik versteht man den Zeitraum von der Blutentnahme bis zur Untersuchung im Labor. Dabei gibt es viele Einflussfaktoren auf die Ergebnisse und mögliche Fehlerquellen.

Was sind häufige Fehlerquellen in der Präanalytik und wie lassen sie sich vermeiden?

Fehlerquelle/Einflussfaktor	**Beispiele (je nach Untersuchungen verschieden)**
Patient	aufklären über Ernährung (z. B. Patient muss nüchtern bleiben)
Identifizierung der Proben	einwandfrei beschriften mit Vor- und Nachnamen, Geburtsdatum, Barcode
Probenentnahme	am besten im Liegen, nicht zu lange stauen, Patient nicht „pumpen" lassen, am besten morgens
Probenverarbeitung	korrekt zentrifugieren (z. B. Serum, Plasma) und vorschriftsmäßig lagern (z. B. Ammoniak auf Eis)
Probenversand	so schnell wie möglich, korrekt gekennzeichnet und bruchsicher verpackt

1 Welche Materialien benötigen Sie für eine venöse Blutentnahme?

a. Pflaster ______
b. Verbandmaterial ______
c. Kanüle Größe 12 (schwarz) oder 18 (braun) ______
d. Butterfly ______
e. Desinfektionsmittel mit PVP-Jod ______
f. Desinfektionsmittel auf Alkoholbasis ______
g. Handschuhe ______
h. Stauschlauch ______
i. Spritzen in verschiedenen Größen ______

2 Was sollten Sie bei der Blutentnahme beachten?

a. Desinfektionsmittel muss komplett verdunsten. ______
b. Desinfektionsmittel muss noch auf der Haut sichtbar sein. ______
c. Kanülen sofort nach Gebrauch entsorgen ______
d. Kanülen in die Hülle zurückstecken bis zum Abwurf ______
e. nicht länger als nötig stauen ______

3 Was sind im Normalfall geeignete Stellen für die venöse Blutentnahme?

a. Kniekehle ______
b. Ellenbeugen ______
c. Pfortader ______
d. Handrücken ______
e. Fußrücken ______
f. Oberarm ______

4 Durch welche Maßnahmen werden die Venen gefüllt und punktierbar?

a. „Pumpen" ______
b. Stauung über zwei Minuten ______
c. Stauung unter zwei Minuten ______
d. „Faust ballen" ______

5 Bei der Blutentnahme sollte die Reihenfolge nicht wahllos geschehen, da einige Untersuchungen besonders sensibel für Hämolyse sind, und um Verunreinigungen zu vermeiden.

Bringen Sie die folgenden Monovetten (bzw. Vacutainer) in die richtige Reihenfolge, indem Sie die Ziffern 1 bis 6 in die Kästchen eintragen.

a. Heparin-Monovette ______
b. Fluorid-Monovette ______
c. Citrat-Monovette ______
d. EDTA-Monovette ______
e. Blutkultur ______
f. Serum ______

6 Welchen Zusatz (Monovetten bzw. Vacutainer) verwenden Sie für die folgenden Untersuchungen? EDTA (1), Gel (2), Citrat (3) Tragen Sie die entsprechenden Ziffern ein.

a. Quick/INR ______
b. kleines Blutbild ______
c. Na, K, Krea ______
d. BSG ______

7 Unter einem Antikoagulans versteht man ...

a. einen Gerinnungsfaktor. ______
b. jegliche Zusätze in Monovetten/Vacutainern. ______
c. Zusätze für Vollblutuntersuchungen. ______
d. einen Gerinnungshemmer. ______

8 Welche der folgenden Zusätze sind Antikoagulanzien?

a. Trenngel ______
b. EDTA ______
c. Heparin ______
d. Na-Citrat ______

9 Was versteht man unter Präanalytik?

a. die Zeit vor den modernen Laboranalysen ______
b. die Zeit vor der Blutentnahme ______
c. die Zeit von der Blutentnahme bis zur Untersuchung im Gerät ______
d. die Zeit von der Blutentnahme bis zur Befunderstellung ______

10 Bei einem Patienten mit Verdacht auf Hepatitis sollen die Leberwerte (GPT, GOT, γ-GT) und ein Blutbild gemacht werden. Welche Röhrchen richten Sie (bezogen auf Monovetten, Analoges gilt für Vacutainer)?

a. Heparin-Monovette ______
b. Fluorid-Monovette ______
c. Citrat-Monovette ______
d. EDTA-Monovette ______
e. Serum-Monovette ______

11 Hämolyse kann zu falsch erhöhten Kalium-Werten im Serum führen. Wie lässt sich Hämolyse vermeiden?

a. Stauung über zwei Minuten ______
b. Monovetten mit starkem Sog füllen ______
c. Röhrchen gut schütteln ______
d. Kanüle mit ausreichend großem Lumen verwenden ______
e. vorschriftsmäßig zentrifugieren ______

Erläutern Sie die BSG-Bestimmung (BSG = Blutkörperchensenkungsgeschwindigkeit) nach Westergren.	
Messprinzip	Die Blutkörperchen folgen der Schwerkraft und setzen sich vom Blutplasma ab.
Probenmaterial	2 ml Vollblut in Na-Citrat (3,8 %), Monovettenaufsatz oder Senkungspipette, Westergrenständer, Zeituhr
Durchführung	▸ durch Drehen des Röhrchens Blut und Antikoagulans mischen ▸ Monovette bzw. Blutröhrchen mit Aufsatz oder Pipette versehen ▸ Blut luftblasenfrei bis zur Markierung aufziehen ▸ Röhrchen mit Aufsatz in den Westergrenständer stellen ▸ nach einer und nach zwei Stunden den Blutstand in der Pipette ablesen
Messeinheit	mm n. W. (mm nach Westergren)

Wie ist der Normalwert für die BSG?

nach einer Stunde: Frauen = 3 bis 8, Männer = 2 bis 8
nach zwei Stunden: Frauen = 5 bis 20, Männer = 4 bis 18

Was sagt die BSG aus?

Die BSG ist ein unspezifischer Wert, dessen Erhöhung auf **Entzündungsreaktionen** oder **Tumoren** hinweisen kann, sie ist jedoch auch bei **Schwangerschaft** oder in **höherem Lebensalter** erhöht. Die BSG ist dann beschleunigt durch eine erhöhte Anwesenheit von „schweren Stoffen" wie Eiweißen oder besonders vielen weißen Blutkörperchen (Leukozytose), die den Absenkungsprozess beschleunigen.

Welche Fehlerquellen können die Messung verfälschen?

- falsches Mischungsverhältnis von Na-Citrat zu Blut (besonders bei selbst angesetzten Mischungen)
- Na-Citrat und Blut waren nicht richtig gemischt (kann zu Gerinnseln führen).
- Wärme (z. B. Ständer steht in der prallen Sonne)
- Ständer nicht senkrecht aufgestellt

Beschreiben Sie Ihr Vorgehen bei der kapillaren Hb-Bestimmung.	
Indikation	Kinder, Schwangere, immer wenn nur wenig Material zur Verfügung steht oder der Wert sehr oft kontrolliert werden muss
Entnahmestellen	seitliche Fingerkuppe des Mittel- oder Ringfingers, Ohrläppchen, Ferse (Säuglinge)
Material	Hautdesinfektionsmittel (Alkoholbasis), zwei Tupfer, sterile Lanzette, Kapillarpipette oder Microvette
Durchführung	▸ Hautstelle mit Alkoholtupfer desinfizieren/trocknen lassen ▸ senkrecht ca. 2 mm tief einstechen ▸ ersten Tropfen mit trockenem Tupfer abwischen/verwerfen ▸ zweiten Tropfen mit der Pipette aufnehmen

Worauf sollten Sie bei der Kapillarblutentnahme achten und warum?	
Alkohol verdunsten lassen	Alkohol kann die Werte verfälschen.
ausreichend tief stechen	Zu wenig Blut kann zu Blasenbildung beim Aufziehen in die Pipette führen.
ersten Tropfen trocken abwischen	vermeidet, dass Gewebswasser oder Alkohol sich mit Blut vermischen
nicht zu fest drücken	fördert zu viel Gewebswasser, das die Messergebnisse verfälscht
zügig arbeiten	Bei längerer Dauer kann bereits die Gerinnung eintreten.

Beschreiben Sie die Anfertigung eines Blutausstriches.

Das Differenzial-Blutbild dient vor allem der Unterscheidung der Leukozyten anhand ihrer Färbungseigenschaften. Eosinophile erscheinen rot, basophile blau. Sie können außerdem auf ihren Reifegrad, ihre Gestalt und Größe untersucht werden. Dabei wird prozentual angegeben, wie viele Leukozytenarten auf 100 gezählte Leukozyten auftreten.

Material	zwei fettfreie Objektträger, Bleistift, EDTA-Blut (ggf. Ausstrichhilfe von Vacutainer, nach Produktbeschreibung)
Durchführung	▸ einen Tropfen Blut auf eine Seite des Objektträgers geben ▸ den zweiten Objektträger vor den Blutstropfen setzen, etwas zurücksetzen, bis er an den Blutstropfen stößt ▸ den Objektträger im 45°-Winkel zügig und in einem Schwung nach vorne schieben, das Blut wird „mitgenommen" ▸ zum Ende hin sollte sich ein „Bürstchen" bilden ▸ mit Bleistift beschriften ▸ trocknen lassen

Welche Fehler können bei einem Blutausstrich auftreten?

Fehler	**Auswirkung**
Objektträger nicht fettfrei	Ausstrich perlt ab, wird ungleichmäßig
Ausstrich nicht gleichmäßig oder zwischendurch abgesetzt	„Stufen" im Ausstrich
Ausstrich zu dick	Zellen liegen übereinander
zu altes Blut (mehr als 4 Stunden)	Zellen degenerieren und verändern sich
Blut wurde geschoben oder Objektträger hinter dem Blutstropfen angesetzt	Zerstörung von Zellen

1 Welche Aussagen zur BSG sind korrekt?

a. Die BSG ist ein Maß für die Menge an schweren Teilchen wie Zellen oder Eiweißen im Blut. ____

b. Die BSG kann bei Stress erniedrigt sein. ____

c. Die BSG kann bei Tumoren und Entzündungen erhöht sein. ____

d. Die BSG ist ein relativ unspezifischer Wert. ____

e. Die BSG ist bei Frauen höher als bei Männern. ____

2 Welcher Zusatz ist im BSG-Röhrchen enthalten?

a. Na-Citrat 3,8% ____

b. Na-Citrat 38% ____

c. K-Citrat 38% ____

d. Ca-Citrat 3,8% ____

3 In welcher Einheit wird die BSG gemessen?

a. mmH_2O ____

b. mmHg ____

c. mm n.W. ____

d. mm ü.NN ____

4 Welche Fehlerquellen können das Messergebnis entscheidend beeinflussen?

a. Mischungsverhältnis von Blutmenge zu Na-Citrat ____

b. Teilgerinnselbildung ____

c. schräg stehend Ständer ____

d. pralle Sonne ____

5 Neben der venösen Blutentnahme gibt es auch die Möglichkeit, Untersuchungen aus Kapillarblut durchzuführen. Wann wird von dieser Möglichkeit Gebrauch gemacht?

a. bei Kindern ab zwölf Jahren ____

b. bei häufigen Untersuchungen ____

c. bei Schwangeren ____

d. bei älteren Menschen ____

6 Was sind geeignete Punktionsstellen für die kapillare Blutentnahme?

a. mittig in der Daumenkuppe ____

b. seitliche Ringfingerkuppe ____

c. Ohrläppchen ____

d. Großzeh ____

e. Ferse ____

7 Ein 48-jähriger, gestresster Manager hat einen BSG-Wert von 10/22 mm n. W. Wie beurteilen Sie diesen Wert?

a. Stress sollte zu einer Erniedrigung des BSG führen, sicher hat er einen Infekt. ____

b. Bei einer Erhöhung der Werte sollten stets eine Infektabklärung und ein Tumorscreening stattfinden. ____

c. Stress und Rauchen können die BSG erhöhen, daher hat der BSG-Wert alleine keine Aussagekraft. ____

d. Der Wert muss in Zusammenhang mit anderen Laborergebnissen beurteilt werden. ____

8 Beschreiben Sie Ihr Vorgehen bei der Herstellung eines Blutausstriches in der richtigen Reihenfolge (1 bis 6). Für nicht zutreffende Aussagen vergeben Sie eine 0.

a. zweiten Objektträger hinter den Blutstropfen setzen ____

b. den Objektträger mit einem Zug nach vorne schieben ____

c. Blutstropfen auf den Objektträger geben ____

d. trocknen lassen ____

e. den aufgesetzten Objektträger im spitzen Winkel halten ____

f. Ausstrich beschriften ____

g. den aufgesetzten Objektträger etwas zurücksetzen, bis er an den Blutstropfen stößt und das Blut sich an der Kante verteilt ____

9 Warum sollte Blut, das älter als vier Stunden ist, nicht mehr zum Blutausstrich verwendet werden?

a. Die Erythrozyten sterben ab. ____

b. Der pH-Wert verändert sich. ____

c. Die Zellen degenerieren. ____

d. Die Zellen verklumpen. ____

10 Durch die Anfärbung des Ausstriches können bestimmte Zellen gut nach ihren Färbeeigenschaften differenziert werden. Welche sind das?

a. Leukozyten ____

b. Erythrozyten ____

c. Thrombozyten ____

d. Hepatozyten ____

11 Wie färbt sich das Zellplasma von eosinophilen Granulozyten (1) und wie von basophilen (2)?

Tragen Sie für nicht zutreffende Antworten eine (0) ein.

a. rot ____

b. grün ____

c. schwarz ____

d. blau ____

12 Welche Ursachen kann ein BSG-Wert von 43/122 haben?

a. Lungenentzündung ____

b. Erkältung ____

c. Aspirin-Einnahme ____

d. Tumor ____

Erläutern Sie die Vorgehensweise der Pappenheim-Färbung

Material	Blutausstriche, Färbebank, Giemsa-Lösung, Aqua dest., May-Grünwald-Lösung, Messzylinder
Durchführung	▸ 1 bis 2 Tropfen Giemsa-Lösung mit 1 ml Aqua dest. verdünnen ▸ Ausstriche auf die Färbebank legen ▸ Ausstriche mit May-Grünwald-Lösung bedecken, drei Minuten einwirken lassen ▸ mit Aqua dest. verdünnen, noch einmal drei Minuten einwirken lassen ▸ Lösung abkippen ▸ Ausstriche 15 Minuten mit verdünnter Giemsa-Lösung bedecken ▸ mit Aqua dest. abspülen ▸ Ausstriche trocknen lassen
Fehlerquellen	Farblösungen nicht korrekt abgespült → metallische Partikel Aqua dest. war nicht neutral → rotstichig (wenn sauer) oder blaustichige Färbung (wenn basisch)

Erläutern Sie Ihr Vorgehen bei der Durchführung der Auszählung des Differenzial-Blutbildes

Material	gefärbter Blutausstrich, Mikroskop (Objektive 10x und 100x), Immersionsöl, Alkohol und Reinigungstuch, Zählgerät oder Zählbogen
Durchführung	▸ Objektträger im Mikroskop einspannen ▸ Blende und Kondensor weit stellen ▸ mit dem 10x-Objektiv die Ebene suchen ▸ einen Tropfen Öl auf das Präparat geben ▸ auf das 100x-Objektiv wechseln ▸ von der Mitte zum Rand hin 100 Leukozyten mäanderförmig auszählen (siehe Grafik), dabei notieren, um welche Zellart es sich handelt, und Besonderheiten notieren ▸ mit Alkohol und Reinigungstuch das Objektiv reinigen 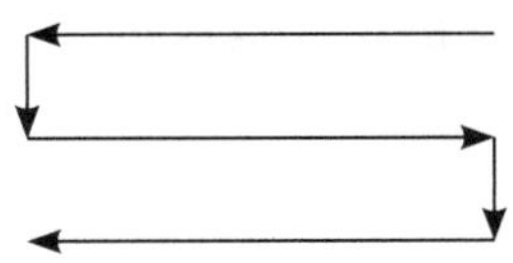
Fehlerquellen	Nur randständige oder nur mittige Zählungen könneneine falsche prozentuale Verteilung liefern.

Wie sind die Normalwerte für ein Differenzial-Blutbild?

neutrophile Granulozyten	50 % bis 70 % (bis 65 % segmentkernige und 5 % stabkernige [= jugendliche] Granulozyten)
eosinophile Granulozyten	0 % bis 4 %
basophile Granulozyten	0 % bis 1 %
Lymphozyten	20 % bis 40 %
Monozyten	2 % bis 8 %

Beschreiben Sie das allgemeine Vorgehen mit einer Zählkammer (z. B. nach Neubauer).

Material	Zählkammer, Verdünnungslösung, Blut, Mischpipette, Deckglas, Mikroskop
Durchführung	▸ Stege anfeuchten, Deckglas leicht aufdrücken, bis es haftet (Newtonringe müssen sichtbar sein) ▸ einen Tropfen der Blutlösung in die Zählkammer geben (nur mittlere Vertiefung) ▸ zwei bis drei Minuten warten ▸ Zählkammer ins Mikroskop einspannen, mit dem 10x-Objektiv die Bildebene suchen ▸ mehrere Quadrate (à 16 kleine Quadrate) der Zählkammer auszählen, Kammerhöhe 0,1 mm ▸ Anzahl der Zellen pro Quadrat notieren ▸ Summe der Zellen mit dem Umrechnungsfaktor multiplizieren
Regeln beim Zählen	▸ Die einzelnen Quadrate müssen mäanderförmig (s. oben) gezählt werden. ▸ Zellen, die auf der linken oder unteren Begrenzungslinie eines Quadrates liegen, werden mitgezählt (L-förmig).
Fehlerquellen	falsche Verdünnungen, Abstand zwischen Deckglas und Zählkammer nicht richtig

Wozu dienen die Verdünnungslösungen?

Je nachdem, welche Zellart gezählt werden sollen, müssen hypotone oder isotone Verdünnungslösungen verwendet werden.

Lösung	Wirkung	Verwendung
hypotone Lösung (z. B. Essigsäure 3 %, Novocain)	Erythrozyten hämolysieren und können das Zählergebnis nicht stören.	Leuko- und Thrombozytenzählung
isotone Lösung (Hayemsche Lösung)	Erythrozyten bleiben erhalten.	Erythrozytenzählung

1 Welche Lösungen werden in der Pappenheimfärbung verwendet?

a. Hayemsche Lösung

b. May-Grünwald-Lösung

c. Pappenheim-Lösung

d. Giemsa-Lösung

2 Was kann die Ursache sein, wenn das Differenzial-Blutbild blaustichig erscheint?

a. Aqua dest. war basisch.

b. Farblösung wurde nicht korrekt abgespült.

c. Farblösung war nicht korrekt verdünnt.

d. Aqua dest. war nicht neutral.

3 Wie sollen die Zellen ausgezählt werden?

a. im Zickzack

b. L-förmig

c. M-förmig

d. mäanderförmig

4 Wie werden die Zellzahlen angegeben?

a. in Prozent, bezogen auf die Gesamtzahl der Zellen in 1 ml Blut

b. in absoluten Zahlenwerten

c. in Prozent, bezogen auf 100 ausgezählte Leukozyten

d. in Prozent, bezogen auf 100 ausgezählte Blutzellen

5 Es gibt mehrere Arten von Leukozyten. Dazu gehören auch die Granulozyten. Welche der folgenden Aussagen sind korrekt?

a. Granulozyten stellen den kleinsten Anteil an Leukozyten im Blut.

b. Jugendliche Granulozyten haben einen stabförmigen Kern.

c. Man unterscheidet drei Formen von Granulozyten: neutrophile, neophile und basophile.

d. Mit fortschreitender Reife wird der Kern zunehmend segmentiert.

6 Ordnen Sie die folgenden Normalwerte den einzelnen Zelltypen zu.
0 bis 1 % (1), 0 bis 4 % (2), 2 bis 8 % (3), 20 bis 40 % (4), 50 bis 70 % (5)

a. neutrophile

b. eosinophile

c. basophile

d. Monozyten

e. Lymphozyten

7 Welche Aussagen zur Zählkammer sind richtig?

a. Das Blut muss verdünnt werden.

b. Das mittlere Quadrat muss immer ausgezählt werden.

c. Die Newtonringe müssen sichtbar sein.

d. Die Blutlösung wird in eine der äußeren Vertiefungen gegeben.

8 Mit welchem Objektiv werden die Leukozyten ausgezählt?

a. 10x

b. 40x

c. 100x

d. 400x

9 Welche und wie viele Quadrate werden ausgezählt?

a. vier kleine Quadrate

b. vier große Eckquadrate

c. 16 kleine Quadrate

d. ein Mittelquadrat

10 Wie muss die Verdünnungslösung bei einer Erythrozytenzählung beschaffen sein?

a. isoton

b. hypoton

c. hyperton

d. monoton

11 Wie groß ist die Kammerhöhe einer Zählkammer?

a. 0,1 mm

b. 1,0 mm

c. 1,0 cm

d. 10 mm

e. 100 µm

f. 100 mm

12 Welche Zellen gehören zu den Leukozyten?

a. Lymphozyten

b. Thrombozyten

c. Lipozyten

d. Granulozyten

e. Retikulozyten

Wie gehen Sie bei der Leukozyten- und Erythrozytenzählung vor?		
	Leukozytenzählung	**Erythrozytenzählung**
Verdünnungslösung	Essigsäure 3 %	Hayemsche Lösung (quecksilberhaltig)
Verdünnung	1 : 10 oder 1 : 20	1 : 100 oder 1 : 200 (standardmäßig)
Mischpipette	weiße Kugel, Markierung 11	rote Kugel, Markierung 101
Schüttelzeit	drei Minuten	drei Minuten
Objektive	10x zum Suchen der Bildebene und Auszählen	▸ 10x zur Suche der Ebene ▸ 40x zum Auszählen der Erythrozyten
Auszählung	vier große Eckquadrate mit je 1 mm^2 Fläche	fünf der Gruppenquadrate zu je 0,04 mm^2 Fläche

Wie gehen Sie bei der Thrombozytenzählung vor?	
Verdünnungslösung	Thrombopur, Novocain
Verdünnung	1 : 20
Mischpipette	weiße Kugel, Markierung 11 (oder End-to-end-Kapillare)
Schüttel- und Setzungszeit	▸ 20 bis 30 Minuten im Schüttler ▸ 15 Minuten Sedimentzeit in der Zählkammer
Objektive	▸ 10x zur Suche der Ebene ▸ 40x zum Auszählen der Thrombozyten
Auszählung	fünf der Gruppenquadrate zu je 0,04 mm^2 Fläche

Berechnen Sie die Leukozyten.	
Beispiel für eine Leukozytenzählung	
Auszählen der vier Eckquadrate (à 1 mm^2) mit je 16 Kleinquadraten	4 mm^2 Gesamtfläche
Anzahl Zellen	28, 31, 30, 29
Kammertiefe	0,1 mm
Verdünnung (1 : 20) Faktor	20x
Umrechnungsfaktor auf 1 mm^3 (Mit wie viel muss ich 0,4 multiplizieren, damit ich auf 1 komme?)	2,5
Multiplikationsfaktor (= Verdünnungsfaktor · Umrechnungsfaktor)	20 · 2,5 = 50
Anzahl der Zellen gesamt	28 + 30 + 29 + 31 = 120
Zellen pro µl	120 · 50 = 6 000 pro µl

Wie sind die Normalwerte für Blutzellen?		
Zelltyp	**Normwert**	**pathologische Veränderungen**
Erythrozyten	Frauen: 4 bis 5 Mio./µl Männer: 4,5 bis 5,5 Mio./µl	Zahl ↓: oft bei Blutarmut (Anämie)
Leukozyten	4 000 bis 10 000/µl	▸ Zahl ↑: bei Rauchern, bakteriellen Infekten und bestimmten Leukämien ▸ Zahl ↓: bei HIV/AIDS, nach Chemotherapie, führt zu Infektanfälligkeit
Thrombozyten	150 000 bis 400 000/µl	▸ Zahl ↑: Thrombosegefahr ▸ Zahl ↓: Blutungsgefahr

Erläutern und berechnen Sie den Hb- und MCH-Wert.

Neben dem Hb-Wert, der die Gesamtmenge des roten Blutfarbstoffes pro 100 ml Blut angibt, wird oft auch der MCH-Wert angegeben. MCH steht für mittleres korpuskuläres Hämoglobin und ist ein Maß für die durchschnittliche Hb-Beladung der Erythrozyten. Mithilfe des MCH können sich Anämien differenzieren lassen.

Normalwert Hb	Frauen: 12 bis 16 g/dl Männer: 14 bis 18 g/dl	Hb ↓, niedriger MCH	Eisenmangelanämie, chronischer Blutverlust
		Hb ↓, normaler MCH	bei akuter Blutung
Normalwert MCH	27 bis 32 pg (Pikogramm)	Hb ↓, hoher MCH	Vitamin-B_{12}-Mangel-Anämie (perniziöse Anämie)

Berechnung: $\text{MCH(pg)} = \frac{\text{Hb(g/dl)} \cdot 10}{\text{Ery(Mio./µl)}}$

1 Wann benutzen Sie die weiße Mischpipette?
a. bei der Leukozytenzählung
b. bei der Monozytenzählung
c. bei der Erythrozytenzählung
d. bei der Thrombozytenzählung

2 Welche Verdünnungslösung wählen Sie für die Leukozytenzählung?
a. Essigsäure 3 %
b. Gentianaviolett
c. Hayemsche Lösung
d. NaCl 0,9 %

3 Warum ist Hayemsche Lösung schädlich?
a. Sie ist stark sauer.
b. Sie ist stark alkalisch.
c. Sie ist arsenhaltig.
d. Sie ist quecksilberhaltig.

4 Ordnen Sie die angegebenen Verdünnungen den Zellzählungen zu und schreiben Sie die entsprechende Kennziffer in das Kästchen. Mehrfachnennungen sind möglich.
1 : 20 (1), 1 : 50 (2), 1 : 100 (3), 1 : 200 (4), 1 : 10 (5)
a. Erythrozytenzählung
b. Thrombozytenzählung
c. Leukozytenzählung

5 Welche Größen fließen in die Berechnung des Multiplikationsfaktors mit ein?
a. Gesamtfläche der Zählkammer
b. Tiefe der Zählkammer
c. Verdünnungsvolumen
d. Verdünnungsfaktor
e. Umrechnungsfaktor auf 1 mm^2

6 Wie groß ist der Multiplikationsfaktor einer Erythrozytenzählung, wenn eine Verdünnung von 1 : 200 angewendet wurde?
a. 1000
b. 5000
c. 10000
d. 50000

7 Sie führen eine Leukozytenzählung durch und erhalten 32, 35, 30 und 28 Zellen bei einer Verdünnung von 1 : 20, einer Kammertiefe von 0,1 mm und einer Quadratfläche von 1 mm^2. Wie viele Leukozyten sind pro µl Blut enthalten?
a. 6000
b. 6250
c. 6500
d. 7000

8 Wann kann die Zahl der Leukozyten erhöht sein?
a. bei Rauchern
b. bei Alkoholikern
c. bei AIDS-Patienten
d. bei einer bakteriellen Lungenentzündung

9 Wie ist der Normalwert für Hb bei Frauen?
a. 10 bis 12 g/dl
b. 12 bis 16 g/dl
c. 14 bis 16 g/dl
d. 14 bis 18 g/dl

10 Was sagt Ihnen ein niedriger Hb-Wert in Verbindung mit einem hohen MCH-Wert?
a. Eisenmangelanämie
b. akute Blutung
c. chronische Blutung
d. perniziöse Anämie

11 Patienten mit einer starken Erniedrigung der Thrombozytenzahl (unter 100000/µl Blut) haben ein erhöhtes Risiko für ...
a. Thrombose.
b. Infekte.
c. Blutungen.
d. Anämie.

12 Beurteilen Sie das folgende Blutbild. Leukos 6200/µl, Ery 3 Mio./µl, Thrombo 270000/µl, Hb 9 g/dl.
a. Normalbefund
b. Leukopenie
c. Anämie
d. Leukämie
e. Thrombopenie

13 Woran erkennt man eine Erythrozytenmischpipette?
a. weiße Mischperle und Markierung 101
b. weiße Mischperle und Markierung 11
c. rote Mischperle und Markierung 101
d. rote Mischperle und Markierung 11

Was ist der Hämatokritwert (HKT)?	
Das Blut besteht aus festen (Zellen) und flüssigen Bestandteilen (Wasser mit gelösten Stoffen). Nach dem Zentrifugieren des Blutes setzen sich die Zellen unten ab, während die flüssigen Bestandteile den Überstand bilden. Der prozentuale Anteil der Blutzellen in Bezug auf die Gesamtblutmenge (100 %) wird mit dem Hämatokritwert angegeben.	
Material	EDTA-Blut
Normalwert	Männer: 40 bis 52 % Frauen: 36 bis 48 %
pathologisch	↓ bei Anämien

Was versteht man unter einem Blutbild oder Blutstatus?	
kleines Blutbild	Hb, Erythrozytenzahl, Hämatokrit, MCV (mittleres korpuskuläres Volumen), MCH, MCHC (mittlere korpuskuläre Hb-Konzentration), Leukozytenzahl, Thrombozytenzahl
großes Blutbild (Blutstatus)	zusätzlich noch ein Differenzial-Blutbild (Ausstriche)

Welche Stoffe sind im Serum nachweisbar?	
Stoffgruppen	**Beispiele**
Eiweiße	Albumin, Gesamteiweiß
Fette	Cholesterin, Triglyceride
Kohlenhydrate	Glukose
Elektrolyte	Natrium, Kalium
Enzyme	GOT (= AST), GPT (= ALT), CK, Amylase, Lipase
Vitamine	Vitamin B_{12}
Stoffwechselprodukte	Harnstoff, Kreatinin
Hormone	T3, T4, Östrogene
Medikamente	Digitoxin, Digoxin, Benzodiazepine

Was sind Serum und Plasma?	
Plasma	Der wässrige Anteil des Blutes mit den gelösten Teilen (Eiweiße, Elektrolyte) wird auch Plasma genannt. Plasma ist geeignet, um das Gerinnungssystem zu untersuchen.
Serum	Durch Entzug des Fibrinogens wird aus Plasma Serum. Dies geschieht durch Gerinnenlassen von Blut. Dadurch gelöstes Fibrinogen wird zu Fibrinfäden, die verklumpen und den Blutkuchen bilden.

Wie wird Serum hergestellt?	
Material	Serummonovette oder -vacutainer, Pipette, Transferröhrchen, Zentrifuge
Durchführung	▸ nach der Blutentnahme Serum ca. 30 Minuten gerinnen lassen ▸ zentrifugieren bei 3000 g für 10 bis 15 Minuten ▸ Serum (Überstand) möglichst sofort nach Zentrifugation in das Transferröhrchen abpipettieren ▸ aus einer gefüllten 7,5-ml-Monovette erhält man ca. 3 ml Serum
Aussehen	hellgelb, klar
Lagerung	▸ Serum sollte gekühlt, fest verschlossen und dunkel gelagert werden ▸ Enzyme und Elektrolyte sind in der Regel bis zu sechs Tagen bei 4 °C stabil ▸ besondere Lagerungs- und Transportvorschriften für bestimmte Untersuchungen beachten ▸ Serum kann einmal tiefgefroren werden
Fehlerquellen	zu kurze Gerinnungszeit, zu spät nach Zentrifugation abpipettiert

Warum kann Hämolyse die Serumuntersuchungen beeinträchtigen?	
Aussehen	Bei starker Hämolyse ist das Serum rötlich gefärbt.
Ursachen für hämolytisches Serum	zu feste Stauung, zu starker Sog, Schütteln, schnelles Abkühlen oder Erwärmen, nicht zeitig nach Zentrifugation abpipettiert, nicht korrekt zentrifugiert
Störungen folgender Messwerte möglich	Kalium, Glukose, Eisen, CK, Phosphatasen

Wie kann Serum noch verändert sein?	
lipämisches Serum	Serum ist milchig, trüb durch enthaltene Blutfette; tritt auf bei stark erhöhten Blutfetten.
ikterisches Serum	Serum erscheint dunkelgelb durch Erhöhung des Bilirubins.

Wie wird Plasma hergestellt?	
Material	Monovette oder Vacutainer mit Antikoagulans, Zentrifuge, Pipette, Transferröhrchen
Durchführung	▸ Blutröhrchen bis zur Markierung füllen, sanft mischen ▸ Zentrifugieren bei 3000 g für 10 bis 15 Minuten ▸ Überstand (Plasma) vorsichtig abpipettieren und ins Transferröhrchen übertragen
Lagerung	Plasma sollte frisch verarbeitet werden (binnen Stunden) oder je nach Laborangaben tiefgefroren gelagert werden.
Fehlerquellen	nicht korrekt zentrifugiert oder zu spät abpipettiert, zu lange Lagerung oder Transport

1 Was misst der Hämatokrit?

a. Er misst den absoluten Wert aller Zellbestandteile. ____

b. Er gibt an, wie viel Prozent des Gesamtblutvolumens aus Blutzellen bestehen. ____

c. Er gibt an, wie viel Prozent des Blutes aus flüssigen Stoffen bestehen. ____

d. Er gibt den absoluten Wert der wässrigen Bestandteile im Blut an. ____

2 Wie wird Serum hergestellt?

a. gerinnen lassen, zentrifugieren, abpipettieren ____

b. zentrifugieren, gerinnen lassen, abpipettieren ____

c. Neuere Röhrchen brauchen wegen des Trenngels nicht mehr zentrifugiert werden, es muss nur noch abpipettiert werden. ____

d. Neuere Röhrchen brauchen wegen des Trenngels nicht mehr abpipettiert werden, es muss nur noch zentrifugiert werden. ____

3 Welche der folgenden Untersuchungen können aus Serum nicht gemacht werden?

a. CK ____

b. GOT (= AST) ____

c. PTT ____

d. HKT ____

4 Was ist mit Plasma gemeint?

a. die flüssigen Bestandteile des Blutes ohne Fibrinogen ____

b. die festen Bestandteile des Bluts (Blutkuchen) ____

c. die flüssigen Bestandteile mit Fibrinogen ____

d. Serum ohne Gerinnungsstoffe ____

5 Wie lange sollte Plasma stehen, bevor es zentrifugiert wird?

a. mind. 20 Minuten ____

b. mind. eine Stunde ____

c. max. zwei Stunden ____

d. Es kann sofort zentrifugiert werden. ____

6 Wie sollte Plasma zentrifugiert werden?

a. 30 Minuten bei 100 rpm ____

b. 10 Minuten bei 300 g ____

c. 10 bis 15 Minuten bei 3000 g ____

d. 10 bis 15 Minuten bei 3000 rpm ____

7 Durch Abwesenheit welchen Bestandteils wird Plasma zu Serum?

a. Fibrinogen ____

b. Kalium ____

c. Erythrozyten ____

d. Leukozyten ____

8 Welche Messwerte können unter anderem durch Hämolyse gestört werden?

a. Kalium ____

b. Glucose ____

c. Natrium ____

d. CK ____

9 Wie sieht hämolytisches Serum aus?

a. klar, durchsichtig ____

b. milchig, trüb ____

c. hellgelb, klar ____

d. deutlich gelb ____

e. rötlich ____

10 Ein Patient mit deutlicher Gelbsucht (Ikterus) kommt zur Blutabnahme. Wie denken Sie, wird sein Serum aussehen?

a. klar, durchsichtig ____

b. milchig, trüb ____

c. hellgelb, klar ____

d. dunkelgelb ____

e. rötlich ____

11 Sie stellen fest, dass aus Versehen eine Plasma- und eine Serumprobe nicht mit ins Labor geschickt worden sind. Wie verfahren Sie mit den Proben? Plasma (1), Serum (2)

a. Serum kann beliebig oft eingefroren werden. ____

b. Das Serum kann für Elektrolytbestimmungen dunkel und kühl bis zu sechs Tagen gelagert werden. ____

c. Da Plasma möglichst frisch verarbeitet werden sollte, kann es sein, dass die Probe evtl. neu abgenommen werden muss. ____

d. Es sind keine besonderen Maßnahmen zu ergreifen, die Proben können problemlos mit der nächsten Sendung ins Labor geschickt werden. ____

e. Plasma kann bei Raumtemperatur bis zu zwei Tagen gelagert werden. ____

Welche Bestandteile sind in der Nahrung und wozu werden sie benötigt?

Grundnährstoffe	Eiweiße (Proteine) in Fisch, Fleisch, Milch, Eiern	Aufbau von Körpersubstanzen, z. B. von Zellbestandteilen, Enzymen
	Kohlenhydrate (Saccharide) in Getreide, Beilagen, Brot	Energiegewinnung
	Fette (Lipide) in Fetten, Ölen oder versteckt in Wurst und Käse	Zellaufbau, Energiegewinnung
Vitamine	Beteiligung an vielen Körperabläufen, Bestandteil von Enzymen	
Mineralstoffe (Salze)	z. B. Kalium: Reizleitung im Herzen, Natrium: Wasserhaushalt, Calcium: Knochenaufbau	
Spurenelemente	z. B. Zink für gute Abwehr, Jod ist Bestandteil des Schilddrüsenhormons	
Ballaststoffe	pflanzliche Fasern, wie Cellulose, die nicht verdaut werden können und die Darmpassage beschleunigen	
Wasser	Hauptbestandteil des menschlichen Körpers, zum Transport und zur Lösung der festen Stoffe	
DNA/RNA	Bestandteile von Zellkernen in Tieren und Pflanzen/wird zum körpereigenen Zellaufbau benötigt oft sind auch Farb-, Geschmacks- und Konservierungsstoffe enthalten, die der Körper nicht benötigt	

Was sind die Grundnährstoffe und was passiert mit ihnen bei der Verdauung?

Grundnährstoffe	**... werden z. T. über Zwischenstufen in ihre Bausteine zerlegt:**	**Kauen, Muskelbewegungen des Magens und spezifischer Abbau durch Enzyme in den Verdauungssäften zerkleinern die Nährstoffe:**
Eiweiße (Proteine)	Peptide → Aminosäuren	▸ Magensaft: Magensäure und das Enzym Pepsin ▸ Bauchspeichelenzyme: Trypsin, Chymotrypsin
Kohlenhydrate (Saccharide)	Oligo- und Disaccharide → Monosaccharide	▸ Mundspeichelenzym: Ptyalin ▸ Bauchspeichelenzym: Amylase
Fette (Lipide)	Fettsäure und Glycerin, man unterscheidet: ▸ essenzielle, ungesättigte Fettsäuren („gute" Fette, die der Körper nicht selbst aufbauen kann), z. B. in Pflanzenöl ▸ gesättigte, nicht essenzielle Fettsäuren in tierischer Nahrung (oft zusammen mit Cholesterin, daher auch „schlechte" Fette)	▸ Gallensäuren emulgieren Fetttröpfchen ▸ Bauchspeichelenzym: Lipase

Welche Vitamine kennen Sie?

Einteilung	**Vitamin**	**Funktion**	**enthalten in**	**Mangelerscheinungen**
fettlösliche Vitamine	A	Sehkraft, Hautpigmente	Lebertran, Milch, Milchprodukten, Karotten (Vorstufe Carotin)	Nachtblindheit
	D	Knochenaufbau	Lebertran, Makrelen, Heringen, Eigelb	verminderte Knochen-stabilität, Rachitis
	E	Zellschutz	pflanzlichen Ölen, z. B. Sonnenblumenöl	nicht bekannt
	K	Blutgerinnung; wird z. B. bei Marcumar®-Patienten als „Gegenmittel" vor Operationen gegeben	in Leber und grünem Gemüse (Spinat); wird auch von körpereigenen Bakterien im Dickdarm gebildet	verminderte Blutgerinnung
wasser-lösliche Vitamine	B_1	Bestandteil von Enzymen	Leber, Getreide, Kartoffeln	Polyneuropathie
	B_2	Bestandteil von Enzymen	Milch, Käse, Eiern, Getreide	Haut- und Schleim-hautentzündungen
	B_6	Bestandteil von Enzymen	Leber, Milch, Getreide	Krämpfe
	B_{12}	Bestandteil von Enzymen, Aufbau von roten Blutkörperchen	Leber, Milch, Eiern; zur Aufnahme in den Körper wird Intrinsic Factor aus dem Magen benötigt	perniziöse Anämie
	C	Immunabwehr und viele andere Funktionen	Obst (Kiwi, Zitrusfrüchte) und Gemüse	Infektanfälligkeit, Skorbut

Wie werden Kohlenhydrate unterschieden?

Einteilung nach Anzahl der Kettenglieder	**Beispiele**	**Besonderheiten**
Einfachzucker (Monosaccharide) 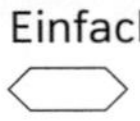	Traubenzucker (Glucose), Fruchtzucker (Fruktose)	Einfachzucker sind besonders schnell im Körper verfügbar; Traubenzucker benötigt als Blutzucker Insulin, um in die Zellen transportiert zu werden; Fruchtzucker ist nicht insuli-nabhängig und daher für Diabetiker geeignet.
Zweifachzucker (Disaccharide) 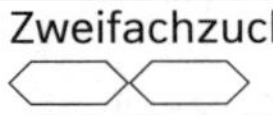	Industriezucker (Saccharose)	wird sehr schnell in Traubenzucker und Fruchtzucker zerlegt und ist daher im Blut schnell verfügbar
Vielfachzucker (Polysaccharide) 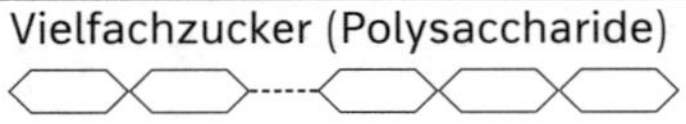	pflanzliche Stärke → tierische Stärke (Glykogen) → Cellulose →	besonders in Kartoffeln, Hülsenfrüchten und Getreide Speicherform für Kohlenhydrate in der Leber, kann nicht verdaut werden und gilt daher als Ballaststoff

1 Wo beginnt die Kohlenhydrat-Verdauung?
a. im Mund
b. im Magen
c. im Dünndarm durch Bauchspeichel
d. im Dickdarm

2 Zu den Grundnährstoffen gehören ...
a. Eiweiße.
b. Geschmacksstoffe.
c. Vitamine.
d. Fette.

3 Wichtige Nahrungsbestandteile sind ...
a. Ballaststoffe.
b. Konservierungsstoffe.
c. Spurenelemente.
d. Vitamine.

4 Pepsin ist ein ... Enzym.
a. eiweißspaltendes
b. zuckerspaltendes
c. fettspaltendes
d. colaspaltendes

5 Sie haben Mittagspause und essen unten stehendes Menü.
Kennzeichnen Sie die Hauptbestandteile mit den Ziffern in Klammern. Es können mehrere Bestandteile enthalten sein.
Eiweiß (1), Kohlenhydrate (2), Fett (3), Vitamine (4), Mineralstoffe (5), Ballaststoffe (6)
a. ein Hamburger
b. ein Portion Pommes frites
c. ein Glas Limonade
d. ein Muffin

6 Ihre Kollegin nimmt ebenfalls ihre Pause, kennzeichnen Sie wie in Frage 5) beschrieben.
a. ein kleiner Salat mit Joghurt-Dressing
b. ein Vollkornbrot, belegt mit
c. gegrillte Hühnerbrust
d. ein Glas Mineralwasser

7 Eine weitere Kollegin isst eine große Portion Rohkost, vorwiegend Karotten, aber keine weiteren Beilagen oder Dressing. Sie möchte damit einem Vitamin-A-Mangel vorbeugen. Stimmt das?
a. Ja, denn so viel Rohkost ist gesund und gerade Karotten sind gut für die Augen.
b. Nein, denn um Vitamin A aufnehmen zu können, muss sie wenigstens ein Tröpfchen Öl oder Dressing zu sich nehmen, sonst nutzen die Vitamine nichts.

8 Zu den fettlöslichen Vitaminen gehören ...
a. Vitamin A, C, D
b. Vitamin A und B
c. Vitamin A, D, K und E
d. Vitamin-B-Komplex

9 Eiweiße werden abgebaut zu ...
a. Monosacchariden.
b. Eigelb.
c. Peptiden.
d. Aminosäuren.

10 Bauchspeichel enthält viele Enzyme.
Ordnen Sie die richtigen Ziffern/Funktionen dem jeweiligen Enzym zu:
Eiweißspaltung (1), Kohlenhydratspaltung (2), Fettspaltung (3)
a. Amylase
b. Lipase
c. Trypsin
d. Chymotrypsin

11 Warum ist Industriezucker für Diabetiker nicht geeignet?
a. Industriezucker wird in Fruchtzucker und Traubenzucker gespalten.
b. Fruchtzucker benötigt Insulin, um in die Zellen zu gelangen.
c. Traubenzucker benötigt Insulin, um in die Zellen zu gelangen.
d. Industriezucker wird in Fruchtzucker und Milchzucker gespalten.

12 Ein Vitamin-B_{12}-Mangel führt zu ...
a. Nervenentzündungen.
b. Anämie.
c. Untergewicht.
d. Übergewicht.

13 Glykogen ist ...
a. pflanzliche Stärke.
b. tierische Stärke.
c. ein Hormon.
d. ein Polysaccharid.

14 Wie heißen die Bausteine in Kohlenhydraten?
a. Polysaccharide
b. Monosaccharide
c. Peptide
d. Glycerin

Warum ist Übergewicht gefährlich?

Starkes Übergewicht ist Risikofaktor für viele Stoffwechsel- und Gefäßerkrankungen, z. B.:

- Arteriosklerose, mit erhöhter Gefahr für Schlaganfall und Herzinfarkt,
- Bluthochdruck (Hypertonie),
- Diabetes mellitus Typ II,
- Verschleiß im Bewegungsapparat (Arthrose).

Erläutern Sie Möglichkeiten, eine gesunde Gewichtsreduzierung zu erreichen.

Eine gesunde Gewichtsabnahme basiert auf zwei Säulen: ausgewogene Ernährung und Erhöhung des Energieverbrauchs durch regelmäßige Bewegung/Sport. Beispiele dafür sind:

- gelenkschonende Bewegung wie Schwimmen oder Radfahren,
- ausdauernde Bewegung kurzen, extremen Belastungen vorziehen,
- Umstellung der Ernährung auf ausgewogene Mischkost,
- Reduzierung von (gesättigten) Fetten und Industriezucker,
- ballaststoffreiche, vitaminreiche Kost.

Beschreiben Sie Ihr Vorgehen beim Wiegen von Patienten.

- Schuhe, schwere Kleidung ausziehen, Unterwäsche sollte er anbehalten
- möglichst immer unter gleichen Bedingungen wiegen (Uhrzeit, Kleidung, gleiche Waage)
- Waage auf festem Boden (nicht auf Teppich)

Was versteht man unter Normalgewicht und Idealgewicht?

Normalgewicht (nach Broca)	Idealgewicht	Übergewicht
Größe [cm] – 100 Normalgewicht [kg] Beispiel: Patient ist 1,62 m → Normalgewicht [kg]: 162 [cm] – 100 = 62 kg Gewicht über 62 kg gilt als Übergewicht.	Normalgewicht – 15 % bei Frauen (10 % bei Männern) = Idealgewicht [kg] Beispiel: Ein Mann ist 1,82 m, dann ist sein Idealgewicht: 82 kg – 8,2 kg = 73,8 kg	Übergewicht > Normalgewicht + 10 %, Als gesundheitsschädigend gilt Übergewicht von mehr als 20 % über dem Normalgewicht.

Welche anderen Beurteilungsmethoden des Gewichts kennen Sie?

Um das Gewicht eines Menschen zu beurteilen, bietet sich auch der BMI (Body-Mass-Index) an. Dieser berücksichtigt das Gewicht in Bezug auf die Körpergröße im Quadrat. Je größer ein Mensch ist, desto eher darf er auch über dem „Normalgewicht“ wiegen. Allerdings ist der BMI etwas schwieriger zu berechnen und man benötigt meist einen Taschenrechner (es gibt aber auch viele Ablesegrafiken). Daneben kann auch der Taillen- oder Bauchumfang zur Risikobeurteilung für Herzkreislauferkrankungen herangezogen werden. Deutlich erhöht ist das Erkrankungsrisiko für Frauen ab 88 cm und bei Männern 102 cm. Auch Körperfettmessungen können durchgeführt werden.

Was ist der BMI?

- Der Body-Mass-Index gibt Aufschluss über das Gewichts-Körperverhältnis.
- Altersabhängig und angelehnt an die WHO gilt:
  Untergewicht: weniger als 18,5 kg/m²
  Normalbereich: 20 bis 24,9 kg/m²
  Übergewicht: 25 bis 29,9 kg/m²
  starkes Übergewicht: ab 30 kg/m²

$$\text{BMI} = \frac{\textbf{Körpergewicht (kg)}}{\textbf{Körperlänge (m}^2\textbf{)}}$$

z. B. 60 kg bei 1,60 m = $\frac{60\ \text{kg}}{1{,}6 \cdot 1{,}6} = 23{,}4\ \text{kg/m}^2$

Warum ist übermäßiger Alkoholgenuss gefährlich?

Alkohol wird in der Leber zu neurotoxischen Zwischenformen abgebaut, die zu den Rauschzuständen führen. Neben den kurzfristigen Wirkungen wie Betrunkenheit und „Kater“ hat Alkohol ein hohes Suchtpotenzial für seelische und körperliche Abhängigkeit (Zittern, Unruhe, Entzugskrämpfe, Halluzinationen). Langfristiger, übermäßiger Alkoholgenuss kann zu Leberzirrhose und schweren Gehirnschädigungen führen.

Wie können Selbsthilfegruppen Betroffenen helfen?

Selbsthilfegruppen können

- Kontakte zu Mitbetroffenen herstellen,
- dienen dem Erfahrungsaustausch,
- können Informationen geben,
- helfen aus der Isolation (Geselligkeit).

Beispiele sind: Anonyme Alkoholiker, ILCO (Betroffene mit künstlichem Darmausgang)

Beschreiben Sie Möglichkeiten der Vorbeugung (Prävention) für folgende Krankheiten:

Bandscheibenvorfall	Muskeltraining/Sport, rückenfreundliches Arbeiten
Bronchial-Karzinom	Verzicht auf Rauchen
Leberzirrhose	Verzicht auf übermäßigen Alkoholgenuss
Hypertonie	salzarme Kost, Gewichtsnormalisierung
Diabetes mellitus Typ II	Bewegung, Verzicht auf übermäßigen Genuss von Industriezucker und kurzkettige Kohlenhydrate (z. B. Süßigkeiten, weiße Mehle)

Benutzen Sie für die Berechnungen ggf. einen Taschenrechner.

1 ***Welche Krankheiten werden durch Übergewicht begünstigt?***

a. Schilddrüsenunterfunktion

b. Arteriosklerose

c. Skoliose

d. Diabetes mellitus

e. Hypotonie

f. Hypertonie

g. Gelenksverschleiß

h. Magengeschwüre

2 ***Ab wann gilt jemand als übergewichtig? Wenn sein Gewicht ...***

a. über dem Idealgewicht liegt.

b. über dem Normalgewicht liegt.

c. 20 % über dem Idealgewicht liegt.

d. 10 % über dem Normalgewicht liegt.

3 ***Eine Frau wiegt 80,5 kg bei einer Körpergröße von 1,75 m. Wie beurteilen Sie das Gewicht nach dem BMI?***

a. untergewichtig

b. normalgewichtig

c. übergewichtig

d. stark übergewichtig

4 ***Auf was sollten Sie beim Wiegen achten?***

a. Patient sollte Kleidung komplett anlassen.

b. Patient sollte die Schuhe ausziehen.

c. Patient sollte die Überkleidung ausziehen.

d. Die Waage sollte auf möglichst weichem Grund stehen (z. B. Teppich).

5 ***Warum ist Alkohol im Übermaß gefährlich?***

a. Suchtpotenzial

b. akute Nierenschädigungen

c. Leberschäden

d. Lungenschädigungen

e. Gehirnschäden

6 ***Regelmäßiger Alkoholgenuss kann zu Abhängigkeit führen. Diese hat eine seelische Komponente (Verlangen, Gefühl des „Es geht nicht ohne"), aber auch eine körperliche. Wie macht sich die körperliche Abhängigkeit bei Entzug bemerkbar?***

a. Müdigkeit

b. Leistungsabfall

c. Krampfanfälle

d. Zittern

e. Halluzinationen

7 ***Alkohol löst Veränderungen im Gehirn aus. Dies basiert auf Abbauprodukten, die das Gehirn schädigen. Wie nennt man solche Stoffe?***

a. neurotoxisch

b. nephrotoxisch

c. neurologisch

d. nephrologisch

8 ***Bei Suchtkrankheiten und anderen chronischen Erkrankungen können Selbsthilfegruppen den Betroffenen helfen. Wie?***

a. durch medizinische Diagnostik

b. durch Rehabilitation

c. durch Erfahrungsaustausch

d. durch Informationsaustausch und -weitergabe

e. durch Kontakte zu Arbeitgebern und Fachärzten

f. durch Kontakte zu Mitbetroffenen

9 ***Welche Selbsthilfegruppen kennen Sie?***

a. ILCO

b. BALKO

c. Anonyme Alkoholiker

d. Anonyme Diabetiker

10 ***Welchen Krankheiten kann durch ausreichend Bewegung/Sport und gesunde Ernährung vorgebeugt werden?***

a. Nierenschäden

b. Leberschäden

c. Herz-Kreislauf-Erkrankungen

d. Osteoporose

e. Diabetes mellitus

f. Bronchial-Karzinom

11 ***Bandscheibenschäden treten bei Mitarbeitern im Gesundheitswesen sehr oft auf. Wie können Sie sich davor schützen?***

a. gesunde Ernährung

b. Muskeltraining

c. Verzicht auf Rauchen

d. rückenschonendes Arbeiten

12 ***Ihre Kollegin wiegt 65 kg bei 1,60 m Körpergröße. Wie ist ihr BMI (gerundet)?***

a. 20

b. 25

c. 30

Welche Veränderungen finden mit zunehmendem Alter statt?	
Alterung beruht auf irreversiblen, körperlichen Veränderungen, ...	**... die zu Problemen führen können**
Abbau der Stoffwechselaktivität	Gewichtszunahme
Reduzierung der Muskelmasse, Knochenbrüchigkeit, Gelenksverschleiß	Abnahme der körperlichen Leistungsfähigkeit, Anstieg der Verletzungsgefahr
Rückgang der Sinnesleistungen (Sehen, Hören, Schmecken, Riechen)	Rückzug aus dem sozialen Leben, Appetitlosigkeit
Abbau der Gehirnmasse und -durchblutung	Vergesslichkeit, Verwirrtheit
Abnahme der Nierenleistung	verlangsamte Ausscheidung von Medikamenten
Abnahme der Lungenfunktion	Leistungsminderung, Kurzatmigkeit, eingeschränkte OP-Fähigkeit
Alterung an Haut und Haaren	Veränderung von Pigmentflecken, evtl. Entartung
seelische Veränderungen	Schlafstörungen, Veränderungen der Gefühlslage, Depressionen

Welche Möglichkeiten gibt es, gesund älter zu werden?

Der Alterungsprozess lässt sich nicht vermeiden, aber es gibt einige Grundprinzipien, mit denen man vielen Krankheiten vorbeugen kann:

- auf gesunde Ernährung achten,
- für genügend körperliche Bewegung/Sport sorgen,
- auch das Gedächtnis trainieren und fordern,
- für seelischen Ausgleich/Stressabbau sorgen.

Nennen Sie typische Krankheitsbilder des höheren Lebensalters und deren Präventionsmöglichkeiten.	
Krankheiten	**Prävention**
geistiger Abbau, Demenz	Gedächtnistraining, „lebenslanges“ Lernen, reichlich Flüssigkeitszufuhr
Arteriosklerose mit Folgeerkrankungen wie Herzinfarkt und Schlaganfall	Verzicht auf Rauchen, Gewichtsnormalisierung, Reduzierung von tierischen Fetten in der Nahrung
Osteoporose	gesunde, calciumreiche, ausgewogene Ernährung, Sport/Bewegung, ggf. Hormontherapie
Hypertonie	Gewichtsnormalisierung, ausgewogene Ernährung, Stressbewältigung/Entspannung, Verzicht auf Rauchen, Ursachenbekämpfung (bei organischen Ursachen)
Diabetes mellitus	gesunde, ausgewogene Ernährung, Einschränkung von Industriezucker, Sport/Bewegung, Gewichtsnormalisierung
Brustkrebs	regelmäßige Kontrollen (Früherkennung)
Darmkrebs	regelmäßige Kontrollen, ausgewogene Ernährung, ballaststoffreiche Kost
krankhafte Prostataveränderungen	regelmäßige Kontrollen (Früherkennung)

Warum ist Rauchen so gefährlich?

Rauchen führt durch **Teer** zu zahlreichen Veränderungen im Körper:

- Lungenfunktionseinschränkungen (chronische Bronchitis, „Raucherhusten“, Lungenemphysem)
- Risikofaktor für viele Krebserkrankungen (z. B. Bronchial-, Kehlkopf-, Mundhöhlen-, Magen- und Blasenkrebs)

Kohlenmonoxid bindet stärker an das Hb als Sauerstoff und führt daher zu:

- Sauerstoffmangel im Gewebe, damit auch zu Leistungsabfall und vorzeitiger Hautalterung.

Nikotin ist ein hochwirksames Gift, das verantwortlich ist für:

- Suchtentwicklung/Abhängigkeit
- Arteriosklerose mit Folgeerkrankungen wie Herzinfarkt, Schlaganfall, AVK („Raucherbein“)
- Gefäßengstellung

Als besonders schlaganfall- und thrombosegefährdet gelten Frauen ab 30, die rauchen und die Pille nehmen.

Welche Früherkennungsuntersuchungen kennen Sie?	
Rektum-Karzinom	Test auf verstecktes Blut (iFOBT), rektale Untersuchung (Rektoskopie)
Prostata-Karzinom	PSA-Wert, rektale Untersuchung
Mamma-Karzinom	Abtasten der Brust, Mammografie
Zervix-Karzinom	Abstrich und Färbung nach Papanicolaou

Web

Ab wann haben gesetzlich Versicherte Anspruch auf Früherkennungsuntersuchungen[1]	
Lebensjahre	
bis 25	nur Frauen: einmalig: Beratung, jährlich: Chlamydien-Screening
ab 30	nur Frauen: jährliche zusätzlich Untersuchung der Brust und der regionalen Lymphknoten, Untersuchung auf Hautveränderungen und Anleitung zur Selbstuntersuchung der Brust, (Pap)-Abstrich, Beratung
ab 35	alle zwei Jahre: Früherkennung Hautkrebs (Anamnese, Untersuchung, Beratung)
	alle zwei Jahre: Check-up 35 auf Herzkreislauf- und Stoffwechselveränderungen (Anamnese, Risikoprofil, körperliche Untersuchung, Blutdruckmessung, Labor: Serum-Cholesterin und Zucker im Urin; Beratung
ab 45	nur Männer: Anamnese, jährliche Tastuntersuchung der Prostata, der äußeren Genitalien, der regionalen Lymphknoten, Beratung
ab 50	Darmkrebsfrüherkennung: jährlicher Test auf verstecktes Blut im Stuhl (iFOBT), gezielte Beratung
	bei Frauen: alle zwei Jahre bis zum 75. Lebensjahr: Mammografie (gilt ab 01.07.2024)
ab 55	alle zwei Jahre: gezielte Beratung und Test auf verstecktes Blut im Stuhl (iFOBT) oder zwei Darmspiegelungen im 10-Jahresabstand

Was sollte ein Patient, der einen längeren Tropenaufenthalt plant, mitbringen?

Für die Abklärung, welche Impfungen notwendig sind, sollte der Patient seinen Impfausweis mitbringen, damit sein Impfstatus (gegen welche Krankheiten ist er schon geschützt?) festgestellt werden kann. Im Impfausweis werden Datum und Art des Impfserums (mit Chargennummer) dokumentiert.

[1] Die gesamten Früherkennungsuntersuchungen der gesetzlichen Krankenversicherung finden Sie online unter https://www.kbv.de/media/sp/Kopiervorlage_Vorsorge-Checker.pdf

1 Was ist unter Alterung(sprozess) zu verstehen?

a. reversible Veränderungen

b. irreversible Veränderungen

c. vermeidbare Veränderungen

d. unvermeidbare Veränderungen

2 Welche Veränderungen führen zu verminderter geistiger Leistungsfähigkeit?

a. Abbau der Hormontätigkeit

b. Abbau der Stoffwechselaktivität

c. Reduktion der Gehirndurchblutung

d. Reduktion der Hirnmasse

3 Viele ältere Menschen müssen eine Vielzahl an Medikamenten nehmen. Warum kann dies manchmal zu Problemen mit der Dosierung führen?

a. Viele Medikamente werden über die Leber verstoffwechselt, die durch Zirrhose nicht mehr voll funktionsfähig ist.

b. Viele Medikamente werden über die Niere ausgeschieden, deren Leistungsfähigkeit im Alter abnimmt.

c. Viele ältere Menschen sind kleiner und brauchen nicht so hohe Dosierungen.

d. Ältere Menschen sind sparsamer und nehmen daher weniger Medikamente als nötig wären.

4 Welche der folgenden Krankheiten sind typische Erkrankungen des höheren Lebensalters?

a. Demenz

b. Hodenkrebs

c. Diabetes mellitus I

d. Diabetes mellitus II

e. Arteriosklerose

f. Schlaganfall

5 Sehr viele Krankheiten, die oft auch als „Zivilisationskrankheiten“ bezeichnet werden, sind durch schlechten Lebensstil bedingt. Welche Gewohnheiten können dies begünstigen?

a. ausgewogene Ernährung

b. sitzende Tätigkeiten/wenig Bewegung

c. Stressabbau, z. B. durch Yoga

d. Übergewicht

6 Rauchen ist ein großer Risikofaktor für schnellere Alterung, aber auch für zahlreiche andere Erkrankungen. Welche?

a. Lungenkrebs

b. Osteoporose

c. Schlaganfall

d. Skoliose

7 Welche Stoffe spielen bei durch Rauchen bedingten Krankheiten eine besondere Rolle?

a. Nikotin

b. Teer

c. Kohlendioxid

d. Kohlenmonoxid

8 Auf welche Früherkennungsuntersuchungen hat eine 48-jährigen Frau Anspruch (neben Anamnese und Beratung)?

a. Abtastuntersuchung der Brust

b. Abtastuntersuchung des Mastdarms

c. Abtastuntersuchung des Dickdarms

d. Test auf verstecktes Blut im Stuhl

e. Test auf verstecktes Blut im Urin

f. Ultraschall der Ovarien

g. Zervix-Abstrich

h. Rachen-Abstrich

i. Untersuchung auf Hautveränderungen

j. Untersuchung auf Schleimhautveränderungen

9 Welche allgemeinen Möglichkeiten zur Krebsfrüherkennung bei Männern gibt es?

a. urethrale Abtastuntersuchung

b. rektale Abtastuntersuchung

c. PSA-Wert im Blut

d. Test auf verstecktes Blut im Stuhl

e. Test auf verstecktes Blut im Urin

f. Abstrich des Rachens

g. Untersuchung auf Schleimhautveränderungen

h. Untersuchungen der Hoden und der Leistenregion

10 Welche Früherkennungsuntersuchungen übernimmt die gesetzliche Krankenversicherung bei einem 44-jährigen Mann?

a. urethrale Abtastuntersuchung

b. rektale Abtastuntersuchung

c. PSA-Wert im Blut

d. Test auf verstecktes Blut im Stuhl

e. Test auf verstecktes Blut im Urin

f. Abstrich des Rachens

g. Untersuchung auf Hautveränderungen

h. Untersuchungen der Hoden und Leistenregion

i. Untersuchung auf Schleimhautveränderungen

j. nur b, c und d

k. keine

Welche Arten von Impfungen gibt es?	
aktive Impfung	Abgeschwächte oder abgetötete Erreger, deren Bestandteil oder Erbinformation werden geimpft, um im Körper eine Immunantwort (Antikörper, T-Zellen) hervorzurufen. Das dauert eine Weile, der Schutz ist aber dann sehr effektiv und langdauernd. Wenn der Patient zu einem späteren Zeitpunkt Kontakt mit den Erregern hat, ist er bereits „gewappnet", d. h., er erkrankt nicht (= Immunität). Sinnvoll zur Vorbeugung späterer Infektionen.
passive Impfung	Erreger sind in den Körper eingedrungen, sodass eine sofortige Gabe von fertigen Antikörpern notwendig ist, um den Ausbruch der Krankheit zu verhindern. Dieser Schutz ist sofort wirksam, hält aber nur wenige Wochen vor; sinnvoll als Sofortschutz bei erfolgtem Erregerkontakt.

Was ist eine Simultanimpfung?

Im Fall, dass bereits Erregerkontakt stattgefunden hat, aber kein Impfschutz vorliegt, können aktive und passive Impfung zeitgleich an verschiedenen Körperstellen durchgeführt werden. Diese Form der Impfung bietet Sofort- und Langzeitschutz. Beispiel: Ein Patient mit einer Verletzung hat keinen ausreichenden Tetanus-Schutz. In diesem Fall wird er passiv geimpft, damit er für eine aktuelle mögliche Infektion einen Sofortschutz hat. Zusätzlich erhält er eine aktive Impfung für spätere eventuelle Erregerkontakte.

Was versteht man unter folgenden Begriffen?	
Grundimmunisierung	drei bis vier Injektionen von Antigenen zu den Zeitpunkten null, nach vier bis acht Wochen und nach einem Jahr; die zweite und dritte Impfung dienen der Intensivierung des Impfschutzes, da eine Dosis allein keinen ausreichenden Schutz gewährleisten könnte
Auffrischimpfung	eine Injektion nach fünf bis zehn Jahren, die das Immungedächtnis „anschubsen" soll

Welche Argumente sprechen für und welche gegen eine aktive Impfung?

Vorteile	**Nachteile**
▸ langjähriger Schutz vor vielen Infektionskrankheiten	▸ Impfreaktionen wie Fieber, Infektzeichen, allergische Reaktionen
▸ durch konsequentes Impfen konnten die Pocken ausgerottet werden ▸ viele „Kinderkrankheiten" können schwerwiegende Folgen haben (z. B. Mumps → Hodenentzündung, Polio → Lähmungen)	▸ Erkrankung an der Krankheit (sehr selten, nur bei Impfungen mit Lebendimpfstoff; daher wurde von Polio-Schluckimpfung auf Salk-Impfserum umgestellt)

Was ist ein Impfkalender?

Ein Impfkalender gibt an, in welchem Alter Kinder gegen welche Krankheiten geimpft werden sollten. Es handelt sich jedoch um Empfehlungen und keinen starren Impfplan. Entwickelt und aktualisiert wird der Impfkalender von der Ständigen Impfkommission (STIKO) am Robert Koch-Institut.

Welche Schutzimpfungen sind für Kinder und Jugendliche vorgesehen?

Der folgende Impfkalender beruht auf Empfehlungen der Ständigen Impfkommission (STIKO) vom September 2024. Je nach verwendeten Impfstoffen könen die Abstände variieren. Details und aktuelle Infos unter: www.rki.de (Impfempfehlungen, STIKO)

Alter	**Impfung gegen ...**
6. Woche + 3. Lebensmonat + 4. Lebensmonat 2. Lebensmonat 4. Lebensmonat + ab 11. Lebensmonat 11. Lebensmonat + 15. Lebensmonat	G1 – G3 Rotaviren G1: Tetanus, Diphtherie, Pertussis, Hämophilus influenza B, Poliomyelitis, Hepatitis B, Pneumokokken, Meningokokken B G2 und G3 G1 und G2: Masern; Mumps, Röteln, Varizellen
12. Lebensmonat	G1 Meningokokken C
5. – 6. Lebensjahr + 9. – 16. Lebensjahr	A1 + A2 Tetanus, Diphtherie, Pertussis A1 Poliomyelitis
9. – 14. Lebensjahr	G1 + G2 HPV
Ab 18. Lebensjahr	Nachhol- und Auffrischimpfungen, COVID 19 (3 Kontakte, mind. 1 Impfung)
Ab 60. Lebensjahr	Pneumokokken, COVID-19, G1 + G2 Herpes zoster, Influenza (jährlich)

G = Grundimpfung, A = Auffrischimpfung

Was versteht man unter einer Kombi-Impfung?

Um die Anzahl der Injektionen bei Kleinkindern möglichst niedrig zu halten, werden häufig Kombi-Impfstoffe verwendet, die mehrere Antigene enthalten, z. B. enthält DTaP Antigene gegen Diphtherie, Tetanus und Keuchhusten (= Pertussis).

1 Wie können Sie eine Mutter, die Angst vor Nebenwirkungen hat, vom Nutzen der Schutzimpfungen überzeugen?

a. Viele Kinderkrankheiten können Komplikationen mit sich führen. ____

b. Das Kind könnte an Pocken erkranken. ____

c. langjähriger, wirksamer Schutz für das Kind ____

d. Wenn Kleinkinder geimpft sind, brauchen sie nie wieder geimpft zu werden. ____

2 Welche unerwünschten Wirkungen kann eine aktive Impfung haben?

a. Fieber ____

b. allergische Reaktion ____

c. Erkrankung an der Krankheit ____

d. Verschlimmerung bei späterem Erregerkontakt ____

3 Was versteht man unter einem Impfkalender?

a. individueller Impfplan, der bei der Geburt erstellt wird ____

b. Impfplan des Gesundheitsamtes mit allen aktuellen verfügbaren Impfungen ____

c. Empfehlungen, in welchem Alter Kinder gegen bestimmte Infektionskrankheiten geimpft werden können ____

d. Impfstunden der Kinderärzte und Notfallpraxen ____

4 Welche Impfung(en) ist/sind nicht im Impfkalender aufgeführt?

a. Scharlach ____

b. Diphtherie ____

c. Masern ____

d. Röteln ____

5 Wer legt den Impfkalender fest?

a. STIKO ____

b. ILCO ____

c. WHO ____

d. Gesundheitsamt ____

6 Wie viele Impfungen umfasst in der Regel die Grundimmunisierung?

a. eine ____

b. zwei ____

c. drei bis vier ____

d. vier bis fünf ____

7 In welchem (vollendeten) Lebensmonat oder -jahr sollte die Grundimmunisierung gegen Tetanus abgeschlossen sein?

a. im dritten Lebensmonat ____

b. im 11. Lebensmonat ____

c. im sechsten Lebensjahr ____

d. im 18. Lebensjahr ____

8 Gegen welchen Hepatitis-Erreger sollten Kinder laut Impfkalender geimpft sein?

a. Hepatitis A ____

b. Hepatitis B ____

c. Hepatitis C ____

d. gegen alle Hepatitis-Erreger ____

9 Welche Aussagen zur Simultanimpfung sind richtig?

a. Aktive und passive Impfung sind im selben Impfstoff enthalten. ____

b. Aktive und passive Impfung werden zeitgleich verabreicht. ____

c. Aktive und passive Impfung werden nacheinander an der gleichen Stelle injiziert. ____

d. Aktiver und passiver Impfstoff zusammen sollen die Immunantwort des Körpers verstärken. ____

10 Was ist eine Kombi-Impfung?

a. Es handelt sich um eine Kombination aus aktiven und passiven Impfstoffen. ____

b. Es handelt sich um eine Kombination aus verschiedenen Antigenen. ____

c. Es handelt sich um eine Kombination aus verschiedenen Antiseren. ____

d. Es handelt sich um eine kombinierte Anwendung aus Schluck- und Injektionsimpfung. ____

11 Ordnen Sie die folgenden Aussagen der aktiven oder passiven Impfung zu.
aktive Impfung (1), passive Impfung (2)

a. Gabe von Antigenen ____

b. Gabe von Antikörpern ____

c. Langzeitschutz ____

d. Sofortschutz ____

12 Was sollte ein Patient, der in den Kongo reisen möchte, mitbringen?

a. sein Visum ____

b. einen gültigen Reisepass ____

c. seinen Impfpass ____

d. Nachweis der Reisekrankenversicherung ____

13 Was wird im Impfpass dokumentiert?

a. bereits durchgeführte Impfungen ____

b. noch ausstehende Impfungen ____

c. alle Impfungen im Kindesalter ____

d. alle Impfungen im Erwachsenenalter ____

Was ist Gesundheit?
Die WHO (World Health Organisation) definiert Gesundheit als Zustand körperlichen, geistigen, seelischen und sozialen Wohlbefindens. Diese Definition geht weit über eine rein körperliche Definition von Gesundheit hinaus.

Was bedeutet Hygiene?
Die Hygiene ist benannt nach der Tochter des Asklepios, dem Gottarzt, der im alten Griechenland in Tempeln verehrt wurde. Sie war für die Gesundheitsvorsorge zuständig. Heute versteht man unter Hygiene alle Maßnahmen, die der Gesunderhaltung und der Vorbeugung (Prävention) von Krankheiten dienen.

Wer regelt Hygiene (und Arbeitsschutz) in der Arztpraxis?
Arbeitsschutz und Hygienemaßnahmen unterliegen verschiedenen Gesetzen und Regelungen. Wichtige sind u.a.:
- verbindliche Unfallverhütungsschriften der Berufsgenossenschaft (u.a. Hygieneplan, BGR 250)
- Abfallentsorgungsgesetz, Biostoffverordnung
- Empfehlungen des Robert Koch-Instituts (RKI) und der DGHM (Deutsche Gesellschaft für Hygiene und Mikrobiologie)
- Medizinische Geräteverordnung (MedGV) und Medizinproduktegesetz (MPG)
- Infektionsschutzgesetz (IfSG)
- Arbeitssicherheitsgesetz sowie ggf. Verordnung der Länder und auf EU-Ebene

Welche Arten von Hygiene kennen Sie?

individuelle/persönliche Hygiene	Maßnahmen der Körperhygiene und der Gesunderhaltung des Menschen
soziale Hygiene	Gesundheitsmaßnahmen, die die Gesellschaft betreffen, z.B. Gesundheitserziehung, Lebensgewohnheiten
Psychohygiene	Maßnahmen zur Erhaltung der seelischen Gesundheit, z.B. Entspannung
Umwelthygiene	Maßnahmen zum Schutz der Umwelt vor dem Menschen (z.B. Umweltschutz), aber auch Schutz des Menschen vor der Umwelt (z.B. Lärm)

Was gehört zur persönlichen Hygiene?
Zur persönlichen Hygiene gehören alle Maßnahmen, die das eigene Wohlbefinden fördern und Krankheiten vorbeugen. Dazu gehören vor allem die Körperpflege und regelmäßige Reinigung.
Beispiel: Regelmäßige Zahnpflege fördert das Wohlbefinden durch gepflegte Zähne und beugt Krankheiten wie Karies vor.

Was versteht man unter Psychohygiene?
Dieser Begriff ist im normalen Sprachgebrauch etwas ungewöhnlich, da Hygiene meist mit Reinigung oder Sauberkeit assoziiert wird. Definitionsgemäß versteht man unter Psychohygiene Maßnahmen, die dem seelischen (psychischen) Wohlbefinden und der Vorbeugung seelischer Krankheiten dienen. Diese Maßnahmen können individuell verschieden sein. Allgemein könnte man dies auch als „Chillen“ oder „Wellness“ bezeichnen. Dazu gehören ausreichend Schlaf, Entspannungsübungen, Sport, Hobbys, eben alles, was das Wohlbefinden der Seele fördert und Stress abbaut.

Nennen Sie Beispiele für Umwelthygiene in der Arztpraxis.
Zur Umwelthygiene gehören auch Maßnahmen des Umweltschutzes wie das richtige Entsorgen von Abfällen. Diese Maßnahmen sind bestimmten Gesetzen und Vorschriften unterworfen:
- Abfall-Entsorgungs- und Vermeidungs-Gesetz, Laga-Richtlinien
- Berufsgenossenschaftliche Regeln (BGR 250/TRBA 250)

Umgesetzt sind diese Vorschriften im Hygieneplan, der auch die Abfallentsorgung regelt.
Beispiel: Mülltrennung, sparsamer Umgang mit Verbrauchsmaterial

Wie gehen Sie mit dem anfallenden Müll um?

Hausmüll, desinfizierte Abfälle, Glas, Papier	wird wie im Privatleben nach Restmüll, Glas, Papier getrennt
benutzte Tupfer, Verbandmaterialien, Kanülen, Skalpelle, Teststreifen	in fest verschlossene Abfallsäcke; spitze/scharfe Gegenstände werden in (gelben) Plastikdosen entsorgt, sodass sich niemand verletzen kann
Materialien, die mit meldepflichtigen Krankheitserregern kontaminiert sind (z.B. Blutkulturen, Urinkulturen)	müssen desinfiziert und ggf. autoklaviert werden, dann in Hausmüll oder Spezialmüll zur Verbrennung gegeben werden
Batterien, Röntgenfilme, Medikamente	müssen an entsprechende Entsorgungsbetriebe weitergeleitet bzw. Medikamente zurück an die Apotheken gegeben werden
Organe, Amputate, Blutkonserven	Entsorgung wird in den Bundesländern unterschiedlich geregelt

1 Was versteht die WHO unter Gesundheit?

a. Wohlbefinden an Körper, Geist und Seele ☐

b. Wohlbefinden an Körper und Geist ☐

c. Wohlbefinden an Körper, Geist, Seele und sozialem Umfeld ☐

d. seelisches und soziales Wohlbefinden ☐

2 Welche Formen von Hygiene kennen Sie?

a. Psychohygiene ☐

b. Physiohygiene ☐

c. Umwelthygiene ☐

d. Individualhygiene ☐

e. Sozialhygiene ☐

3 Was bedeutet Hygiene?

a. Gesundheitswiederherstellung ☐

b. Gesundheitserhaltung ☐

c. Therapie ☐

d. Prävention ☐

4 Was gehört zur persönlichen Hygiene?

a. genügend Schlaf ☐

b. Sport ☐

c. Zahnpflege ☐

d. Körperpflege ☐

5 Geben Sie Beispiele für Umweltschutz in der Arztpraxis.

a. geeignete Abfallentsorgung ☐

b. sinnvolle Materialwirtschaft ☐

c. Lärmschutz ☐

d. Mitgliedschaft in einem Umweltverband ☐

6 Sind Umweltschutz und Umwelthygiene das Gleiche?

a. Ja, denn die Sauberhaltung der Umwelt ist auch Umweltschutz. ☐

b. Ja, denn eine gesunde Umwelt erhält auch den Menschen gesund. ☐

c. Nein, denn Umwelthygiene enthält auch die Rückwirkungen der Umwelt auf den Menschen. ☐

d. Nein, denn „Schutz" und „Hygiene" haben nichts miteinander zu tun. ☐

7 Welche Maßnahmen zur Psychohygiene kennen Sie?

a. Entspannungsübungen ☐

b. Fernsehen ☐

c. Hobbys ☐

d. ausreichend Schlaf ☐

8 Wie gehen Sie mit alten Medikamenten um?

a. Sie werden in den Hausmüll entsorgt. ☐

b. Sie werden an bedürftige Patienten verteilt. ☐

c. Sie werden an Apotheken zurückgegeben. ☐

d. Sie werden an die Außendienstmitarbeiter der Pharmaindustrie zurückgegeben. ☐

9 Wie entsorgen Sie Röntgenfilme?

a. Röntgenfilme müssen nicht speziell entsorgt werden. ☐

b. Röntgenfilme kommen in den Recyclinghof. ☐

c. Röntgenfilme müssen wegen der Strahlenbelastung eingeschweißt und als radioaktiv speziell entsorgt werden. ☐

d. Röntgenfilme werden an den Lieferanten oder eine Entsorgungsfirma gegeben. ☐

10 Wie entsorgen Sie ein Skalpell nach einem Eingriff?

a. in eine Schutzhülle ☐

b. in einen Glasbehälter ☐

c. in den Restmüll ☐

d. in einen durchstichfesten und bruchsicheren, verschließbaren Behälter ☐

11 Durch wen sind die Hygienemaßnahmen in der Arztpraxis geregelt?

a. Abfallentsorgungsgesetz ☐

b. Gewerkschaften ☐

c. Berufsgenossenschaft ☐

d. Ärztekammer ☐

12 Was gehört zur Sozialhygiene?

a. Maßnahmen zur Erhaltung der seelischen Gesundheit ☐

b. Maßnahmen zur Gesundheitserziehung ☐

c. Lärmschutz an stark bewohnten Autobahnen ☐

d. öffentliche Toiletten ☐

Was regelt der Hygieneplan?

Nach den Vorschriften der Berufsgenossenschaft muss ein Hygieneplan alle Maßnahmen zur Müllentsorgung, Desinfektion und Sterilisation regeln. Dort sind die Objekte (was?), Durchführung (wie?, womit?), Häufigkeit (wann?, wie oft?) festgelegt, aber auch wer zuständig ist (wer?). Außerdem sollte es einen Desinfektionsplan geben, der auflistet, wie Hände und Gegenstände desinfiziert werden sollen:

Was und wer?	Wie?	Womit?	Wann?
Hände (alle Mitarbeiter)	hygienische Händedesinfektion	Händedesinfektionsmittel aus dem Spender	vor und nach Behandlungstätigkeiten
	chirurgische Händedesinfektion	Handwaschmittel, Händedesinfektionsmittel	vor chirurgischen Eingriffen
Arbeitsflächen (Assistenzpersonal)	Wischdesinfektion	Flächendesinfektionsmittel	einmal täglich und bei Verschmutzung
Instrumente (Assistenzpersonal)	Desinfektionsbad	vollständig in Desinfektionslösung legen, angegebene Einwirkzeit beachten	nach Gebrauch
Böden (Reinigungspersonal)	Wischdesinfektion	Flächendesinfektionsmittel	einmal täglich und bei sichtbarer Verschmutzung

Dabei ist auch der genaue Name und Menge bzw. Konzentration des Desinfektionsmittels angegeben, das verwendet werden soll.

Was ist Desinfektion?	***Was ist Sterilisation?***
alle Maßnahmen, die Krankheitserreger unschädlich machen sollen → Schutz vor Ansteckung	Maßnahmen, die alle Mikroorganismen abtöten sollen → völlige Keimfreiheit
Instrumente aus dem Desinfektionsbad sind nicht mehr infektiös, enthalten aber noch Keime und sind für OPs ungeeignet.	Sterile Instrumente sind keimfrei und können daher für Operationen verwendet werden.

Welche Arten von Desinfektion kennen Sie und wann werden sie angewendet?

chemische Desinfektion	Bei der chemischen Desinfektion werden Chemikalien eingesetzt, die die Inaktivierung der Erreger bewirken. Sie wird angewendet für Hände, Flächen (Wischdesinfektion), Instrumente (Desinfektionsbad), Geräte (Sprüh- oder Schnelldesinfektion).
	▸ Alkohole (z. B. Ethanol, Propanol) → Hände, Haut, ca. 30 Sek. Einwirkzeit beachten ▸ Aldehyde → Flächen, Instrumente ▸ Ammoniumverbindungen → Flächen- und Instrumente ▸ Phenole → Ausscheidungen ▸ Halogene → z. B. PVP-Jod zur Schleimhautdesinfektion ▸ Tenside → Reinigungsmittel
physikalische Desinfektion	Keime werden durch Hitze unschädlich gemacht.
	▸ Thermodesinfektoren → Spülautomaten, die hitzebeständige Instrumente desinfizieren und reinigen ▸ Auskochen ▸ Dampfdesinfektion ▸ Pasteurisieren → Lebensmittel, z. B. Milch ▸ UV-Strahlen → Luft im OP

Welche Regeln sind bei der Desinfektion zu beachten?

- richtiges Mittel für den richtigen Zweck verwenden (z. B. Händedesinfektionsmittel nicht zur Schleimhautdesinfektion)
- richtige Dosierung (Angaben auf der Packung beachten, viel hilft hier nicht viel, es schädigt aber die Umwelt und evtl. Ihre Gesundheit)
- richtige Einwirkzeit (zu kurze Einwirkzeit hat eine mangelnde Desinfektion zur Folge, eine zu lange kann das Material schädigen)
- Eigenschutz beachten (Vinyl-Handschuhe schützen die Hände vor aggressiven Desinfektionsmitteln, wie z. B. Aldehyden, Phenolen)
- Wischen geht vor Sprühen (auch wenn Sprühen einfacher ist, wenn möglich die Wischdesinfektion vorziehen)
- Desinfektionsbad: alle Teile müssen bedeckt sein, Scheren geöffnet

Was ist der Eiweißfehler von Desinfektionsmitteln?

Viele Desinfektionsmittel haben einen Eiweißfehler. Das heißt, dass bei Verschmutzung mit Eiweißen (z. B. Blut, Eiter) die desinfizierende Wirkung nicht erreicht wird. Daher sind grobe Verschmutzungen vor dem Desinfektionsbad zu entfernen. Ansonsten sollten die Instrumente nach der Desinfektion gereinigt werden. In der Thermodesinfektion werden beide Schritte vom Spülautomat übernommen.

Welche Sterilisationsverfahren kennen Sie und wann werden sie angewendet?

Verfahren	Erklärung
Dampfsterilisation	Wasser wird unter Druck erhitzt, sodass es erst bei höheren Temperaturen sieden kann. Dementsprechend hat der entstehende Dampf über 100 °C. Man nennt dies gespannten Dampf. Das Gerät, das nach diesem Verfahren arbeitet, ist der Autoklav.
Heißluftsterilisation	Durch heiße Luft werden die Keime abgetötet. Jedoch muss die Temperatur hier höher sein als bei der Dampfsterilisation. Man erhitzt auf 180 °C (für 30 Minuten) oder 200 °C (für 10 Minuten). Geeignet für Metallinstrumente und hitzebeständiges Glas.
Gassterilisation	Bei 55 °C wird Ethylenoxid zum Sterilisiergut gegeben. Das Gas tötet die Mikroorganismen ab; geeignet für alle hitzeempfindlichen Materialien.
Strahlensterilisation	Gammastrahlen töten ebenfalls Mikroorganismen ab; wird angewendet bei OP-Handschuhen, Einmalkathetern und anderen hitzeempfindlichen Artikeln, kann aber Hautreizungen verursachen, muss gut abgasen können.
Sterilfiltration	Je nach Filtergröße bleiben Bakterien und Viren im Filter hängen. Geeignet für Flüssigkeiten, Klimaanlagen.

1 Wer gibt vor, was im Hygieneplan stehen soll?

a. die Gesetze der Landesärztekammer ☐
b. die Hersteller von Desinfektionsmitteln ☐
c. die Vorschriften der Berufsgenossenschaft ☐
d. die Vorschriften des Gesundheitsamtes ☐

2 Was steht im Desinfektionsplan?

a. Dort ist festgelegt, mit welchem Desinfektionsmittel welche Desinfektionsarbeiten durchgeführt werden sollen. ☐
b. Dort steht, welche Mitarbeiter für die jeweiligen Tätigkeiten zuständig sind. ☐
c. Dort ist der Arzt als Inhaber der Praxis für die Desinfektionsarbeiten als Verantwortlicher festgelegt. ☐
d. Dort stehen Vorschläge, die aber nicht bindend sind. ☐
e. Dort ist die Häufigkeit der Maßnahmen festgelegt. ☐
f. Dort sind Desinfektionsverfahren bzw. -technik vorgeschrieben. ☐

3 Welche Desinfektion ist für Arbeitsflächen geeignet?

a. Sprühdesinfektion ☐
b. Wischdesinfektion ☐
c. Thermodesinfektion ☐
d. Heißluftdesinfektion ☐

4 Welche Desinfektionsverfahren kennen Sie?

a. chemische ☐
b. immunologische ☐
c. physikalische ☐
d. biologische ☐

5 Arbeitsflächen sollten immer bei Kontamination desinfiziert werden. Wie oft sollten sie ansonsten routinemäßig desinfiziert werden?

a. einmal pro Monat ☐
b. einmal pro Woche ☐
c. einmal pro Tag ☐
d. einmal pro Stunde ☐

6 Welche Aussagen zur Desinfektion sind richtig?

a. Durch eine Desinfektion soll absolute Keimfreiheit erreicht werden. ☐
b. Durch eine Desinfektion soll die Übertragung von Krankheitserregern vermieden werden. ☐
c. Je höher die Konzentration des Desinfektionsmittels, desto mehr Reinigungskraft hat es. ☐
d. Wenn das Desinfektionsmittel höher konzentriert ist, dann ist die Einwirkzeit verkürzt. ☐
e. Desinfektion bezieht sich immer auf Instrumente und Arbeitsflächen. ☐

7 Welche Regeln sind bei der Desinfektion zu beachten?

a. Um sparsam zu arbeiten, sollte die Desinfektionswanne so voll wie möglich gepackt sein. ☐
b. Wischdesinfektion geht vor Sprühdesinfektion. ☐
c. Die Einwirkzeit muss genau eingehalten werden. ☐
d. Die Einwirkzeit gibt nur die Mindestzeit an, längere Zeiten sind kein Problem. ☐
e. Scheren sollten aus Platzgründen geschlossen sein. ☐
f. Scheren sollten immer geöffnet im Instrumentenbad liegen. ☐

8 Händedesinfektionsmittel trocknen leicht die Hände aus und enthalten daher oft noch Pflege- und Schutzstoffe. Was aber ist der desinfizierende Wirkstoff (Überbegriff)?

a. Aldehyd ☐
b. Phenol ☐
c. Alkohol ☐
d. Propanol ☐
e. Methanol ☐

9 Was ist der Unterschied zwischen Desinfektion und Sterilisation?

a. Bei der Sterilisation sollen pathogene Keime abgetötet werden. ☐
b. Bei der Sterilisation sollen alle Keime abgetötet werden. ☐
c. Bei der Desinfektion werden alle Keime abgetötet. ☐
d. Bei der Desinfektion geht es um Schutz vor Ansteckung. ☐

10 Was versteht man unter dem Eiweißfehler?

a. Viele Desinfektionsmittel enthalten Eiweiße, die nicht immer wirken. ☐
b. Die Eiweiße im Desinfektionsmittel flocken bei 40 °C aus und sind daher für Thermodesinfektoren nicht geeignet. ☐
c. Desinfektionsmittel können an eiweißbelegten Stellen nicht richtig wirken. ☐
d. Wegen des Eiweißfehlers müssen blutverschmierte Instrumente grob vorgereinigt werden. ☐

11 Welche chemischen Stoffe werden zur Herstellung von Desinfektionsmitteln verwendet?

a. Phenole ☐
b. Pheromone ☐
c. Aldehyde ☐
d. Alkohole ☐
e. Aqua dest. ☐
f. Dioxine ☐

Wie arbeitet ein Autoklav?

Nach der Anheizzeit (Zeit bis zum Erreichen von 100 °C) entweicht die Luft aus dem Gerät. Wenn alle Luft entwichen ist (Entlüftungszeit), wird ein Ventil geschlossen und der Dampf kann sich nicht mehr ausdehnen, der Druck und die Temperatur steigen (Steigzeit) bis zum Erreichen der Arbeitstemperatur von 121 °C (bei doppeltem Luftdruck) und 134 °C (bei dreifachem Luftdruck). Wenn die gesamte Luft entwichen ist und das Gerät komplett mit Dampf ausgefüllt ist, nennt man das gesättigten Dampf. Die Ausgleichzeit gibt die Zeit an, die vom Erreichen der Betriebstemperatur bis zum Ausgleich der Temperatur auf dem Sterilgut notwendig ist. Erst dann kann die Keimabtötung erfolgen. Dies dauert bei 121 °C etwa 20 Minuten bei 134 °C nur fünf Minuten (Abtötungszeit). Bevor das Gerät wieder geöffnet werden darf, muss die Temperatur auf 80 °C abkühlen (Abkühlzeit).

Was ist beim Einräumen des Autoklaven zu beachten?

Das Sterilisiergut sollte möglichst auf Sieben angeordnet sein, damit sich keine Wasserpfützen bilden können. Die Instrumente sollten nicht gestapelt sein, damit der Wasserdampf überallhin gelangen kann. Die Instrumente nicht bis an die Autoklavenwand schichten, da sonst das Erreichen der Temperatur schwierig ist.

Was darf autoklaviert werden?

Metallinstrumente, Textilien, Gummi, Glas, Porzellan, einige Kunststoffe, Watte

Warum werden bei der Sterilisation Sporenpäckchen mit ins Gerät gelegt?

Dies dient zur biologischen Qualitätskontrolle und wird zweimal jährlich durchgeführt. Die Päckchen werden mitsterilisiert und anschließend in einem Labor ausgewertet. So kann die Leistung des Gerätes überprüft werden. Bei eingeschweißten Einmalartikeln erkennt man an einem kleinen farbigen Feld (Indikatorstreifen), ob sie korrekt sterilisiert sind.

Was ist eine hygienische Händedesinfektion?

Die Hände sind der Hauptüberträger von Keimen, daher sollte eine Händedesinfektion immer durchgeführt werden, wenn eine Verunreinigung mit möglicherweise pathogenen Keimen stattgefunden hat oder vermutet wird. Die Händedesinfektion dient dem eigenen Schutz vor Erregern, aber auch dem Schutz der Patienten und der Vermeidung einer Verschleppung von Keimen von einem Patienten auf den anderen.

Wann?	Zum Beispiel bei Arbeitsbeginn, vor und nach Verbandswechsel, nach Kontakt mit benutzten Geräten, Instrumenten oder Wäsche, vor Eingriffen, vor Kontakt mit immungeschwächten Patienten.
Wie?	Circa 3 bis 5 ml Händedesinfektionsmittel auf die Handfläche geben, gründlich verteilen und 30 bis 60 Sekunden in die Hände einmassieren. Dabei auch die Fingerzwischenräume und Fingerkuppen nicht vergessen.

Was ist der Unterschied zwischen der hygienischen und der chirurgischen Händedesinfektion?

hygienische Händedesinfektion	chirurgische Händedesinfektion
Alle Keime, die durch Tätigkeiten an den Händen haften, sollen unschädlich gemacht werden (Anflugkeime, transiente Flora).	Neben den Anflugkeimen sollen auch die natürlicherweise in den Hautrillen lebenden (dort unschädlichen) Keime unschädlich gemacht werden (residente Flora). Dies ist vor allem vor chirurgischen Eingriffen nötig.

Was ist eine chirurgische Händedesinfektion?

Vor chirurgischen Eingriffen sollen die Hände so keimarm wie möglich sein. Eine komplette Keimfreiheit ist allerdings nicht zu erreichen.

Wann?	vor chirurgischen Eingriffen
Wie?	Waschen der Hände und Unterarme mit einem entsprechenden Waschmittel für eine Minute die Nägel mit einer weichen Bürste reinigen. Gut abtrocknen. Dann ca. 10 ml Händedesinfektionsmittel auf die Handfläche geben, gründlich verteilen und nach Herstellerangaben in die Hände und Unterarme einmassieren.

Und was ist mit Händewaschen?

Bei starken Verschmutzungen können diese mit einem Papiertuch entfernt werden oder die Hände vor dem Desinfizieren gewaschen werden. Ansonsten sollte immer erst eine **Händedesinfektion** erfolgen, dann kann ggf. ein Händewaschen durchgeführt werden. So können evtl. pathogene Keime nur in inaktiver Form in das Abwasser gelangen.

Bringen Sie Waschen und Desinfizieren in die richtige Reihenfolge.

Die Reihenfolge von Desinfektionsmittel und Händewaschen hängt von der Art der Händedesinfektion ab:

hygienische Händedesinfektion	chirurgische Händedesinfektion
erst desinfizieren, dann waschen (bei optischen Verunreinigungen)	erst waschen, dann desinfizieren

Bitte nehmen Sie für die folgenden Fragen ggf. die beiden vorhergehenden Seiten zur Hygiene zur Hand.

1 Welche der folgenden Materialien sind für die Heißluftsterilisation geeignet?

a. Verbandmull

b. Skalpell

c. Latexhandschuhe

d. Vinylhandschuhe

e. Spekula

f. Verbandsschere

2 Ein Gerät, das mit gespanntem, gesättigtem Wasserdampf sterilisiert, nennt man ...

a. Oktav.

b. Autoklav.

c. Spülautomat.

d. Vapomat.

3 Ordnen Sie den Materialien das angemessene Sterilisationsverfahren zur Wiederaufbereitung zu. Heißluft (1), Autoklav (2), Ethylenoxid (3), Gammastrahlen (4), Sterilfilter (5), keines ist zutreffend (6)

a. Textilien

b. Einmalkatheter

c. Verbandsmaterial

d. Luft

e. Hände

f. Metallinstrumente

4 Bei Sterilisiergeräten werden bestimmte Begriffe zur Beschreibung der Vorgänge und Zeiten benutzt.

Ordnen Sie die folgenden Begriffe den passenden Definitionen zu.

Anheizzeit (1), Ausgleichzeit (2), Abtötungszeit (3), Steigzeit (4), Abkühlzeit (5), Entlüftungszeit (6)

a. die Zeitspanne, bis die gesamte Luft aus dem Autoklaven entwichen ist

b. die Zeitspanne bis zum Erreichen der Arbeitstemperatur von 121 °C oder 134 °C

c. die Zeitspanne, bei der die Mikroorganismen abgetötet werden

d. die Zeitspanne, bis auch das Sterilisiergut die Arbeitstemperatur angenommen hat

e. die Zeitspanne am Ende des Sterilisierverfahrens, bis die Temperatur auf 80 °C gefallen ist

f. die Zeitspanne, bis 100 °C erreicht sind und der Wasserdampf die Luft im Gerät verdrängt

5 Sterilisationsgeräte werden etwa zweimal im Jahr mit Sporenpäckchen bestückt, die mitsterilisiert werden. Bei Sporen handelt es sich um besonders hartnäckige Überlebensformen einiger Bakterien. Wozu dient dies?

a. zur Überwachung der Ausgleichzeit

b. zur Überwachung der Sterilisierleistung des Gerätes

c. zur Überwachung des Luftdrucks

d. zur Meldung an das Gewerbeaufsichtsamt

6 In welcher Reihenfolge behandeln Sie benutzte und infizierte Instrumente?

a. desinfizieren, reinigen, sterilisieren

b. reinigen, desinfizieren, trocknen

c. sterilisieren reinigen, desinfizieren

d. reinigen, desinfizieren, sterilisieren

7 Wann wenden Sie die hygienische Händedesinfektion an?

a. nach Erledigung der Quartalsabrechnung

b. nach Verbandswechsel

c. vor der Blutentnahme

d. nach Kontamination mit pathogenen Keimen

e. wenn eine Kontamination mit pathogenen Keimen vermutet wird

8 Welche Aussagen zur Händedesinfektion sind korrekt?

a. Bei der hygienischen Händedesinfektion soll die residente Flora beseitigt werden.

b. Bei der hygienischen Händedesinfektion werden ca. 5 ml Alkohol benötigt.

c. Zur chirurgischen Händedesinfektion gehört auch das gründliche Abbürsten der Unterarme.

d. Zur Händedesinfektion sollten nur spezielle Händedesinfektionsmittel mit Pflegestoffen verwendet werden.

9 In welcher Reihenfolge waschen und desinfizieren Sie Ihre Hände?

a. Bei der hygienischen Händedesinfektion werden die Hände erst gewaschen, dann desinfiziert.

b. Bei der chirurgischen Händedesinfektion werden die Hände erst gewaschen, dann desinfiziert.

c. Bei der hygienischen Händedesinfektion werden die Hände erst desinfiziert, dann gewaschen

d. Bei der chirurgischen Händedesinfektion werden die Hände erst desinfiziert, dann gewaschen

10 Welche Verfahren zur Sterilisation kennen Sie?

a. Behandlung mit UV-Strahlen

b. Behandlung mit Ethanol

c. Behandlung mit Ethylenoxid

d. Behandlung mit Heißluft

e. Behandlung mit Spülautomat

f. Behandlung mit gesättigtem Dampf

g. Behandlung mit destilliertem Wasserdampf

Wie und durch wen ist der Arbeitsschutz geregelt?	
Berufsgenossenschaft (BG) für Gesundheitsdienst und Wohlfahrtspflege	Der Träger der Unfallversicherung gibt verbindliche Unfallverhütungsvorschriften heraus, sog. BG-Regeln.
Arbeitssicherheitsgesetz (AsiG)	Es muss für jede Praxis einen zuständigen Arbeitsmediziner geben.
Arbeitsstättenverordnung (ArbStättV)	Betriebsräume, z. B. Brandschutz, Raumklima, Beleuchtung, Nichtraucherschutz
Gerätesicherheitsgesetz, MedGV, Medizinproduktegesetz	Es muss ein Bestandsverzeichnis und Gerätebuch für alle Geräte geben, Bedienung nur nach Einweisung an den Geräten, regelmäßige Eichung und Wartung.

Was besagen die Regeln der BG?	
Die BGR 250/TRBA 250 regelt viele Bereiche des Arbeitsschutzes, z. B.	
Geltungsbereich	Praxen, Krankenhäuser, Pflegeheime
Behandlungsgeräte	dürfen nur nach Einweisung bedient werden
Schutzimpfungen	freiwillige Hepatitis-B-Schutzimpfung für Angestellte
Übertragbare Krankheiten	müssen an Arbeitsmediziner gemeldet werden
Schutzkleidung	Arbeitgeber muss Schutzkleidung zur Verfügung stellen (oder mitfinanzieren) und für Reinigung/Ausbesserung sorgen; Spind, um Kontakt von Straßenkleidung mit Arbeitskleidung zu vermeiden.
Pipettieren	nicht mit dem Mund pipettieren
Hygieneplan	Für jede Praxis muss ein genauer Hygieneplan erstellt werden.
Reinigung	Oberflächen feucht reinigen, Instrumente vor Reinigung desinfizieren, Oberflächen und Geräte müssen desinfizierbar sein.
Abfall	Alle spitzen und scharfen Dinge wie Nadeln, Skalpelle, Glas-Ampullen müssen in festen, stichfesten Behältern entsorgt werden.
Medikamente und Desinfektionsmittel	Gesundheitsschäden durch Medikamente und Desinfektionsmittel müssen vermieden werden.
Für besondere Einsatzbereiche wie Labor, OP oder Dialyse gelten zusätzliche Regeln.	

Welche Gefahren bestehen im Umgang mit Desinfektionsmitteln?

- Reizung der Hände/Allergien → Handschuhe tragen (aus Vinyl oder Nitril)
- Reizung der Atemwege → für gute Lüftung sorgen, besser Wisch- als Sprühdesinfektion

Was sollten Sie bei Ihrer Arbeitskleidung beachten?

- Material sollte bei mindestens 60 °C, besser bei 95 °C waschbar sein, z. B. Baumwolle.
- ausreichende Anzahl zum regelmäßigen Wechsel (mindestens zweimal pro Woche und bei Bedarf)
- Der Körperrumpf sollte bedeckt sein, die Unterarme möglichst frei (außer bei Laborkitteln oder zum Eigenschutz).
- bequeme Schuhe, vorne geschlossen und hinten zumindest mit Riemchen oder ebenfalls geschlossen
- Arbeitskleidung getrennt von Straßenkleidung aufbewahren
- Handschuhe gehören zur Schutzkleidung!

Welche besonderen Schutzmaßnahmen gelten im Labor?

- geeignete, flüssigkeitsdichte Handschuhe tragen (Chemikalien, Infektionsgefahr)
- Im Umgang mit Körperflüssigkeiten sollten immer Handschuhe getragen werden (Schutz vor HBV-, HCV- und HIV-Infektion).
- langärmeliger, zugeknöpfter Kittel (zum Schutz vor ätzenden Chemikalien und Infektion)
- Material der Schutzkleidung sollte schwer entflammbar sein.
- Laborkleidung nicht in Pausenräumen tragen
- Schutzbrille, Haare zusammenbinden, kein Schmuck an Händen und Unterarmen
- keine Nahrung und Getränke im Labor oder Probenkühlschrank aufbewahren
- im Labor nicht essen, trinken oder rauchen
- Geräte staubgeschützt abdecken, feucht abwischen

Welche Regeln gelten in Bezug auf Infektionsschutz im Umgang mit Patienten?

Bei Fieber und Hautausschlag ist von einer Infektionskrankheit auszugehen. Bis die Ursache geklärt ist und eine mögliche Übertragung ausgeschlossen ist, muss der Patient als potenziell infektiös behandelt werden. Die Vorsichtsmaßnahmen erstrecken sich vor allem auf die Vermeidung einer Tröpfcheninfektion:

- Patient sollte nicht im Wartezimmer mit den anderen Patienten warten (potenzielle Ansteckungsgefahr), sondern im Sprechzimmer oder gesonderten Wartebereich
- nahen Kontakt vermeiden, Kontakt auf möglichst wenige Mitarbeiter beschränken
- wenn möglich, am Ende oder außerhalb der Sprechzeiten, wenn möglichst wenig Patienten in der Praxis sind
- Arzt informieren
- nach der Behandlung den Raum gut lüften und Oberflächen desinfizieren
- bei Untersuchungen oder engerem Kontakt Mundschutz tragen
- Bei Blutentnahme oder Kontakt mit Körperflüssigkeiten sollten generell Handschuhe getragen werden.

Was sollten Sie im Umgang mit Durchfallerkrankungen beachten?

Durchfallerkrankungen werden oft über Schmierinfektionen weitergetragen. Daher sollten Sie besonders darauf achten, dass der Betroffene eine separate Toilette benutzt und für gute Händehygiene sorgen. Außerdem sollte der Kontakt auf möglichst wenige Mitarbeiter beschränkt bleiben.

1 ***Wer ist für die Regelung des Arbeitsschutzes zuständig?***

a. jede Praxis ____
b. Gaststättenverordnung ____
c. Tierschutzgesetz ____
d. Vorschriften der BG ____

2 ***Wo gelten die Vorschriften der BG?***

a. Krankenhäuser ____
b. Arztpraxen ____
c. Hotels ____
d. Heime für Menschen mit Behinderung ____
e. Seniorenheime ____

3 ***Welche Schutzimpfungen müssen für Mitarbeiter im Gesundheitswesen kostenlos angeboten werden?***

a. Polio-Schutzimpfung ____
b. DTP-Schutzimpfung ____
c. HAV-Schutzimpfung ____
d. HBV-Schutzimpfung ____

4 ***Für besonders infektionsgefährdete Bereiche gelten zusätzliche Vorschriften. Welche Bereiche gehören dazu?***

a. Wartebereich ____
b. Untersuchungszimmer ____
c. Labor ____
d. OP ____
e. Pausenraum ____

5 ***Die BG-Vorschriften verlangen auch den Schutz der Mitarbeiter vor Schädigung durch Medikamente und Desinfektionsmittel. Warum können Desinfektionsmittel gefährlich sein? Sie können ...***

a. die natürliche Hautflora komplett abtöten. ____
b. Allergien auslösen. ____
c. die Haut reizen. ____
d. die Atemwege reizen. ____
e. Antibiotikaresistenzen auslösen. ____

6 ***Wie sollte Ihre Praxiskleidung beschaffen sein?***

a. waschbar bei mind. 60 °C ____
b. weiß ____
c. bequeme, gut durchlüftete Schuhe ____
d. Rumpf und Extremitäten müssen komplett bedeckt sein. ____
e. ausreichende Menge zum regelmäßigen Wechsel ____

7 ***Der Schutz vor spritzenden Chemikalien und infektiösen Flüssigkeiten steht bei Laborarbeiten im Vordergrund. Wie sollte daher Laborschutzkleidung beschaffen sein?***

a. möglichst kurzärmelig ____
b. Kittel sollte zugeknöpft werden. ____
c. Schutzbrille, Kopfschutz und Handschuhe gehören mit zur Schutzkleidung. ____
d. Kleidung sollte schwer entflammbar sein. ____
e. Schutzhandschuhe gehören nur bei HIV-Patienten dazu. ____

8 ***Wo sind geeignete Orte, um Ihre Mittagsmahlzeit einzunehmen und aufzubewahren?***

a. Im Labor darf verschlossene Nahrung aufbewahrt werden. ____
b. Pausenraum ____
c. Labor ____
d. Wartezimmer ____

9 ***Eine junge Frau ruft an und bittet um einen Termin. Sie leidet seit einigen Tagen unter Fieber und juckendem Hautausschlag. Wie gehen Sie vor, wenn die Patientin eintrifft?***

a. Ich setze sie in eine geschützte Ecke im Wartezimmer. ____
b. Ich teile den Umgang mit möglichst vielen Kolleginnen, um das Risiko für jede Einzelne so gering wie möglich zu halten. ____
c. Ich setze sie in einen freien Behandlungsraum und informiere den Arzt. ____
d. Bei Erwachsenen ist nicht von einer Infektionskrankheit auszugehen, daher sind keine weiteren Maßnahmen nötig. ____

10 ***Ein junger Mann mit Durchfall kommt in die Praxis. Welche Schutzmaßnahmen ergreifen Sie?***

a. Mundschutz ____
b. Schutzbrille ____
c. Handschuhe beim Blutdruckmessen ____
d. ihn auf separate Toilette schicken ____

11 ***Bei welchen Patienten sollten Sie Handschuhe bei der Blutentnahme tragen?***

a. Influenza-Patienten ____
b. HIV-Patienten ____
c. HAV-Patienten ____
d. HBV-Patienten ____
e. bei allen Patienten, da man nie weiß, ob ein Patient infektiös ist oder nicht ____

Was sind Mikroorganismen?

Zu den Mikroorganismen (Kleinlebewesen) zählen Organismen, die mit dem bloßen Auge nicht sichtbar sind. Sie lassen sich im Mikroskop oder Elektronenmikroskop sichtbar machen. Zu den Mikroorganismen gehören Bakterien, Viren, Pilze und Protozoen. Die Lehre von den Kleinlebewesen ist die Mikrobiologie.

Was sind pathogene Keime?

Mikroorganismen existieren überall um uns herum. Man unterscheidet harmlose (apathogene) Mikroorganismen und solche, die Krankheiten auslösen. Solche pathogenen Keime werden als Krankheitserreger bezeichnet, z. B. Tuberkelbakterien.

Welche weiteren Krankheitserreger gibt es außer Viren und Bakterien?

Neben Viren und Bakterien können auch Pilze (z. B. Fußpilz), Protozoen (z. B. Plasmodium → Malaria), Würmer (z. B. Schweinebandwurm) oder sog. Ektoparasiten (z. B. Läuse) Krankheiten übertragen.

Was sind Bakterien?

Bakterien sind einzellige Lebewesen, die über eigene Erbsubstanz (DNA) und einen eigenen Stoffwechsel verfügen. Das bedeutet, dass sie sich bei geeigneter Umgebung und Nahrung selbst vermehren können. Umgeben sind die Bakterien von einer Membran und einer Zellwand, die als Schutz vor der Umwelt dient. Je nach Aufbau dieser Schicht färben sich Bakterien in der Gramfärbung unterschiedlich an.

Gehören Bakterien zu den Pflanzen oder Tieren?

Weder noch, sie bilden eine eigene Gruppe, die sog. Prokaryonten. Im Gegensatz zu Pflanzen und Tieren (gehören zu den Eukaryonten) haben sie keinen Zellkern. Die Erbsubstanz liegt ohne gesonderte Membran in der Zelle. Außerdem verfügen die Bakterien nicht wie wir über verschiedene Chromosomen, sondern die Erbsubstanz liegt als ein einziges Ringchromosom vor.

Welche Arten/Unterscheidungen/Einteilungen von Bakterien kennen Sie?

Bakterien lassen sich nach vielfältigen Kriterien einteilen. Die häufigste Unterteilung ist nach Gramfärbung und Form. Daneben kann man aber auch nach Beweglichkeit, Stoffwechseleigenschaften und Säurefestigkeit sowie Wachstumsverhalten oder Reaktion auf Sauerstoff unterscheiden.

Form	grampositiv (blaugefärbt)	gramnegativ (rotgefärbt)
kugelig (Kokken)	Staphylokokken (z. B. Wundinfektionen), Streptokokken (z. B. Scharlach)	Gonokokken (Gonorrhö), Meningokokken (Hirnhautentzündung)
stäbchenförmig (Bazillen)	Mykobakterien (z. B. Tbc), Clostridien (z. B. Tetanus, Gasbrand)	E. coli (Darmbakterien, verursachen oft Harnwegsinfekte)
spiralförmig (Spirochäten)	Treponema (Syphilis) wird nicht nach grampositiv oder -negativ unterschieden.	

Können Bakterien auch ohne Sauerstoff leben?

Ja. Bakterien haben fast alle Lebensräume der Erde besiedelt. Es gibt Bakterien, die nur ohne Sauerstoff leben können (strikte Anaerobier). Es gibt aber auch solche, die mit oder ohne Sauerstoff überleben können, diese nennt man fakultativ anaerob. Bakterien, die Sauerstoff benötigen, sind aerob.

Was sind Sporen?

Bei ungünstigen Umweltbedingungen (Hitze, Kälte, Trockenheit, Nahrungsmangel) können einige Bakterien (z. B. Clostridien) sog. Dauerformen oder Sporen (auch Endosporen genannt, um sie von Pilzsporen abzugrenzen) bilden. Sie treten in eine Art Ruhezustand, verkapseln sich und stellen den Stoffwechsel ein. So können sie sehr lange Zeit bei ungünstigen Bedingungen überdauern und in „besseren Zeiten" wieder in ihre normale Lebensform wechseln. Die Sporen sind sehr resistent und überstehen auch viele Desinfektionsmaßnahmen.

Was sind Viren, wie vermehren sie sich?

Viren sind um ein Vielfaches kleiner als Bakterien. Sie stehen an der Grenze des Lebens, da sie über keinen eigenen Stoffwechsel verfügen. Sie bestehen aus einer Eiweißhülle und Erbsubstanz (je nach Virus entweder RNA oder DNA). Sie müssen an eine Zielzelle andocken (z. B. für Hepatitisviren ist die Zielzelle eine Leberzelle), werden dann von der Zelle verschluckt und „hacken" sich in den Stoffwechsel der Zelle ein. Dann bildet die Zielzelle mit ihrem eigenen Stoffwechsel aus der viralen Erbsubstanz neue Viren und sorgt so für ihren eigenen Untergang.

Wie unterscheiden sich Bakterien und Viren?

Eigenschaften	Bakterien	Viren
Größe	im µm-Bereich	winzig klein, im nm-Bereich
Mikroskop	lichtmikroskopisch sichtbar	nur im Elektronenmikroskop sichtbar
Eiweißmantel	nein	ja
Stoffwechsel	ja	nein
Zellmembran	ja	nein
Zellwand	ja	nein
Nukleinsäuren	DNA als Erbsubstanz und RNA	DNA oder RNA als Erbsubstanz
Vermehrung	eigenständig durch Zellteilung	nur innerhalb einer Wirtszelle möglich

1 Welche Gruppen von Mikroorganismen kennen Sie?

a. Protozoen ______
b. Bakterien ______
c. Viren ______
d. Würmer ______
e. Läuse ______
f. Pilze ______

2 In unserer Umwelt gibt es sehr viele nützliche Bakterien, z. B. Kulturen zur Joghurtherstellung oder Sauerkrautgewinnung. Daneben gibt es aber auch Erreger von Krankheiten. Wie nennt man diese Keime?

a. pathogen ______
b. apathogen ______
c. pathologisch ______
d. pathetisch ______

3 Der dänische Arzt Gram hat eine Färbemethode entwickelt, die je nach Aufbau der Zellwand Bakterien unterschiedlich anfärbt und eine Einteilung in zwei Gruppen erlaubt. Welche Aussagen zur Färbung sind korrekt?

a. Gramnegative Bakterien sind blau. ______
b. Gramnegative Bakterien sind grün. ______
c. Gramnegative Bakterien sind rot. ______
d. Grampositive Bakterien sind blau. ______
e. Grampositive Bakterien sind grün. ______
f. Grampositive Bakterien sind rot. ______

4 Was kann außer Viren und Bakterien noch Erreger von Infektionskrankheiten sein?

a. Pilze ______
b. Immunschwäche ______
c. Pflanzen ______
d. Würmer ______
e. Protozoen ______

5 Welche Aussagen zu Bakterien sind korrekt?

a. Bakterien besiedeln nur unhygienische Lebensräume. ______
b. Bakterien haben im Gegensatz zu Eukaryonten einen Zellkern, daher nennt man sie Prokaryonten. ______
c. Bakterien haben ein ringförmiges Chromosom. ______
d. Die Erbsubstanz der Bakterien ist RNA. ______
e. Bakterien haben eine Zellwand. ______
f. Bakterien haben eine Zellmembran. ______

6 Ordnen Sie den folgenden Bakterien die passenden Eigenschaften zu.
kugelig (1), stäbchenförmig (2), spiralig (3)

a. Treponema ______
b. Clostridien ______
c. Tbc-Erreger ______
d. Streptokokken ______
e. E. coli ______

7 Ordnen Sie die folgenden Eigenschaften den Bakterien (1) oder den Viren (2) zu.

a. nur sichtbar im Elektronenmikroskop ______
b. enthält DNA und RNA ______
c. sichtbar im Lichtmikroskop ______
d. eigenständige Vermehrung ______
e. eigener Stoffwechsel ______
f. Zellwand ______
g. kein eigener Stoffwechsel ______
h. enthält DNA oder RNA ______
i. Eiweißhülle ______

8 Was versteht man unter Sporen?

a. kleine fädige Ausläufer von Bakterien ______
b. Dauerformen von Viren ______
c. Dauerformen von Bakterien ______
d. Dauerformen von Protozoen ______

9 Welche Aussagen zu Sporen sind korrekt?

a. Alle Bakterien können Sporenformen bilden. ______
b. Sporen sind die Überwinterungsform von Bakterien. ______
c. Sporen sind besonders resistent. ______
d. Sporen können Jahrzehnte überdauern und bei günstigen Bedingungen wieder in „normale“ vegetative Bakterien auskeimen. ______

10 In verdorbenen Konservendosen kann das Bakterium Clostridium botulinum wachsen, das Erreger des Botulismus ist. Es produziert eines der stärksten Gifte der Natur und ist in kleinsten Mengen tödlich. Es kann aber nur ohne Sauerstoff wachsen. Wie nennt man Bakterien mit dieser Eigenart?

a. strikt aerob ______
b. strikt anaerob ______
c. fakultativ anaerob ______
d. fakultativ aerob ______

Wie sind Pilze gekennzeichnet?

Pilze sind größer als Bakterien und Viren. Sie besitzen einen Zellkern, eine Zellmembran und eine Zellwand. Sie ähneln den Pflanzenzellen, bilden jedoch eine eigene Gruppe. Pilze haben einen eigenen Stoffwechsel und vermehren sich über Zellteilung. Dies kann als Sprossung (bei Hefen) oder über Hyphen (Fadenstrukturen, bei Schimmelpilzen) geschehen. Pilze verfügen über DNA (im Zellkern) und RNA. **Pilze lieben es warm, feucht und dunkel.** Dies gilt für Pilze im Wald (warmer, feuchter Herbst, an schattigen Plätzen) genauso wie für medizinisch relevante Pilze (Handtücher, Seifenschalen, schlecht gelüftete, dunkle Bäder). Alle drei Kriterien werden in Schuhen erfüllt, daher sind Füße ein so beliebtes Ziel für Fußpilz. Durch konsequentes Abtrocknen zwischen den Zehen, tägliches Wechseln der Strümpfe und gut belüftetes Schuhwerk kann Fußpilz vorgebeugt werden.

Was ist eine Mykose?

Bei einer Mykose handelt es sich um eine Pilzerkrankung. Das kann Fußpilz sein oder aber auch Soor. Besonders gefährdet sind immunschwache Patienten (nach Transplantation, Chemotherapie oder AIDS-Patienten).

Was ist eine Infektion?

Unter Infektion wird das Eindringen von Mikroorganismen in den Körper und deren Vermehrung verstanden. Es gibt zahlreiche Erregerreservoire (Infektionsquellen), von denen die Erreger durch verschiedene Übertragungswege in den Körper gelangen können.

Welche Stadien einer Infektion werden unterschieden?

Ansteckung	Eindringen der Erreger in den Körper
Inkubationszeit	Zeitspanne vom Eindringen der Erreger bis zum Ausbruch von Symptomen
Krankheitsphase	Patient zeigt Symptome.
Überwindungsphase	Durch die Immunantwort des Körpers werden die Erreger bekämpft und eliminiert.
Dauerausscheider	Bei einigen über Ausscheidungen übertragenen Krankheiten wird der Patient symptomfrei, aber das Immunsystem hat es nicht geschafft, alle Erreger abzutöten. Daher scheidet der Betroffene über Monate oder Jahre noch Erreger aus, ohne selbst Symptome zu zeigen. Dadurch bleibt er eine Infektionsquelle.

Was versteht man unter Virulenz?

Die Virulenz bezeichnet die Stärke der krank machenden Eigenschaften eines Erregers. Virulente Erreger haben sehr starke krank machende Eigenschaften und sind daher gefährlich.

Welche Infektionsquellen gibt es?

Handtücher, Hände, verunreinigtes Wasser, Nahrungsmittel, Personen, Kleidung, Untersuchungsmaterial und Ausscheidungen, Instrumente, Geräte, Abfälle, in geringerem Maße auch Wände und Fußböden

Welche Übertragungswege kennen Sie?

Um eine Infektion auslösen zu können, müssen die Erreger in den Körper gelangen. Dazu stehen ihnen verschiedene Übertragungsmöglichkeiten zur Verfügung.

Übertragungsweg	Erklärung	Beispiel
Tröpfcheninfektion	Die Erreger werden mit kleinen Tröpfchen, die in der Luft „schweben", beim Niesen, Husten, Sprechen in die Atemwege übertragen.	Tbc, Grippe, Diphtherie, Windpocken
Schmierinfektion	Durch „Verschmieren" infizierter Sekrete wie Eiter, Bläschenflüssigkeit oder Sputum gelangen die Erreger in den Körper.	Windpocken/ Herpes zoster
fäkal-oral (enteral)	Die Erreger werden über den Stuhl von Kranken ausgeschieden und über Hände oder verunreinigte Nahrungsmittel in den Magen-Darm-Trakt aufgenommen.	Hepatitis A, Salmonellen-Enteritis
parenteral (unter Umgehung des Darmes)	Die Erreger gelangen über Körpersekrete in die Blutbahn des Betroffenen (Nadelstichverletzung, Bluttransfusion, Geschlechtsverkehr).	Hepatitis B und C, HIV
perkutan	Die Erreger gelangen durch einen Stich oder Biss in den Körper.	Malaria, Schlafkrankheit
sexuell	Erreger gelangen durch Geschlechtsverkehr und -flüssigkeiten in den Körper, „Geschlechtskrankheiten".	Lues, Gonorrhö

Welche Schutzmöglichkeiten vor Infektionskrankheiten gibt es?

Generell gibt es zwei Möglichkeiten, sich vor Infektionen zu schützen:

- Übertragungskette unterbrechen (z. B. Schutzhandschuhe, Mundschutz, Händedesinfektion)
- wo vorhanden: Schutzimpfungen (z. B. Tetanus: aktive Impfung als Vorbeugung oder passive Impfung bei Erregerkontakt)

Unterstützend kann das Immunsystem durch gesunde Ernährung, Bewegung an der frischen Luft und genügend Schlaf gestärkt werden.

Abhängig vom Übertragungsweg kann die Infektionskette unterbrochen werden durch:	
Tröpfcheninfektion	Mundschutz, nicht über offenen Wunden sprechen
Schmierinfektionen, fäkal-oral	flüssigkeitsdichte Schutzhandschuhe, gründliche Hygiene (Intimhygiene, Hände), getrennte Sanitäranlagen für Kranke, Abkochen oder Schälen von Obst und Gemüse, getrenntes Geschirr, Geflügel im Kühlschrank aufbewahren, Fleisch gut durchbraten
parenteral	Schutzhandschuhe, Kondome
perkutan	Moskitonetz, Repellent (Insektenschutzmittel)

1 Orte, an denen Pilze gut wachsen, haben meist besondere Eigenschaften, welche sind das? Bevorzugte Plätze für Pilze sind ...

a. kalt.
b. warm.
c. feucht.
d. trocken.
e. hell.
f. dunkel.

2 Anhand dieser Kriterien, was glauben Sie, wo Pilze lauern können?

a. in Seifenschalen
b. in Badezimmern ohne Fenster
c. in Handtüchern
d. in Gardinen
e. in Schuhen

3 Ein Patient leidet unter wiederkehrenden Fußpilzinfektionen, was können Sie ihm empfehlen? Er sollte ...

a. besonders gründlich die Zehenzwischenräume abtrocknen.
b. bequeme Turnschuhe tragen.
c. die Strümpfe mindestens einmal wöchentlich wechseln.
d. gut belüftetes Schuhwerk tragen.

4 Was versteht man unter der Virulenz eines Erregers?

a. die Menge, die nötig ist, um sich zu infizieren
b. den Verwandtschaftsgrad mit Viren
c. den Grad an krank machenden Eigenschaften

5 Wo können sich krank machende Erreger in der Praxis aufhalten?

a. Verbandsets
b. Papiermüll
c. Arbeitskleidung
d. Einmalhandtücher
e. Frotteehandtücher
f. Wundsekrete

6 Es gibt verschiedene Erreger für Leberentzündungen. Während Hepatitis A fäkal-oral übertragen wird, werden B und C parenteral übertragen. Daraus ergeben sich unterschiedliche Vorsichtsmaßnahmen.

Ordnen Sie wirksame Schutzmaßnahmen den Krankheiten zu. HAV (1), HBV/HCV (2), kein wirksamer Schutz (0)

a. Mundschutz bei normalem Kontakt
b. Handschuhe bei Blutentnahme
c. auf Salat und ungeschältes Obst verzichten
d. Obst und Gemüse mindestens dreimal gründlich waschen
e. Moskitonetz
f. geschützter Geschlechtsverkehr (Kondome)
g. getrennte Sanitäranlagen

7 Ordnen Sie den folgenden Krankheiten den passenden Übertragungsweg zu: Tröpfcheninfektion (1), fäkal-orale Infektion (2), Schmierinfektion (3), parenterale Infektion (4), perkutane Infektion (5)

a. Malaria
b. Diphtherie
c. Salmonellen-Enteritis
d. HIV-Infektion
e. Windpocken

8 Wie können Sie sich im Winter vor einer eventuellen Grippeinfektion schützen?

a. regelmäßige Blutbild-Kontrollen
b. Abwehrkräfte stärken
c. aktive Impfung
d. passive Impfung

9 Bei einer Tröpfcheninfektion dringen die Erreger über ... ein.

a. Wunden
b. die Atemwege
c. den Magen-Darm-Trakt
d. den Austausch von Körperflüssigkeiten
e. die Haut

10 Unter einer Mykose versteht man eine ...

a. Pilzvergiftung.
b. Pilzerkrankung.
c. Pilzvermehrung.
d. Pilzspezialität.

11 Wie vermehren sich Pilze?

a. durch Sprossung
b. durch Teilung
c. durch Hyphen
d. durch Ausnutzen einer Wirtszelle

12 Was ist die Inkubationszeit?

a. die Zeit von der Infektion bis zur Heilung
b. die Zeit vom Ausbruch der Krankheit bis zur Heilung
c. die Zeit von der Infektion bis zum Ausbruch
d. die Zeit von der Infektion bis zur Immunantwort

Was sind aktive und passive Immunisierung?	
aktive Immunisierung	**passive Immunisierung**
Bei einer aktiven Immunisierung werden dem Patienten antigentragende abgetötete oder abgeschwächte Erreger bzw. Bestandteile oder Erbinformation eingeimpft. Dadurch wird eine Immunantwort des Körpers hervorgerufen, die der bei einer richtigen Infektion gleicht. Es dauert zwar einige Zeit, bis diese Immunantwort kommt, aber sie bringt bei vielen Impfungen langjährige Immunität. Kommt es später zu Kontakt mit den „echten" Erregern, erkennt der Körper diese wieder, und das Immunsystem reagiert sofort, ohne dass die Krankheit ausbricht. COVID-19-Impfungen stellen einen Sonderfall dar. Gekennzeichnet sind aktive Impfungen auch dadurch, dass sie mehrfach verabreicht werden, um sicherzugehen, dass der Körper genügend Antikörper bildet.	Bei der passiven Impfung werden dem Patienten fertige Antikörper gegen einen Erreger gespritzt. So kann ein bereits eingedrungener Erreger sofort bekämpft werden. Jedoch werden die Antikörper nach etwa drei Monaten vom Körper abgebaut und der Schutz ist verloren. Die Impfung wird nur einmal gegeben, wenn ein Eindringen von Erregern vermutet wird und schneller Schutz erforderlich ist.
Beispiel: Tetanus-Aktiv-Impfstoff (Tetanol®), Rotaviren-Schluckimpfung (Rotarix®, RotaTeq®)	Beispiel: Tetanus-Passiv-Impfstoff (Tetagam®)

Wie wehrt sich der Körper gegen Mikroorganismen?

Jede Infektion ist ein Wettlauf mit der Zeit. Der Erreger möchte sich in möglichst angenehmer Umgebung möglichst stark vermehren. Der Körper dagegen möchte sich schützen und den „Quälgeist" loswerden.

unspezifischer Schutz	▸ Die Atemwege sind mit Schleim und Flimmerhärchen ausgekleidet, die die tieferen Atemwege und die Lunge vor Infektion schützen sollen. ▸ Augenflüssigkeit und Speichel enthalten keimabtötende Stoffe. ▸ Wimpern fangen Partikelchen ab. ▸ In der Vagina herrscht ein saures Milieu. ▸ Magen-Darm-Trakt: Magensäure tötet die meisten Mikroorganismen ab; die Bauhinsche Klappe verhindert ein Aufsteigen von Bakterien aus dem Dickdarm in den Dünndarm. ▸ Fresszellen und Immunstoffe in Haut und Geweben, die Eindringlinge bekämpfen ▸ Granulozyten
spezifischer Schutz	Neben den unspezifischen Maßnahmen gibt es noch die spezifische Abwehr, die wie Schlüssel und Schloss gegen bestimmte Eindringlinge hochwirksam ist und von den Lymphozyten gebildet wird. Dazu zählen die Antikörper im Blut (humorale Abwehr) und spezielle Abwehrzellen im Blut (T-Zellen, zelluläre Abwehr).

Ein gut funktionierendes Immunsystem ist also wichtig, um beim Wettlauf gegen eine Infektion die Nase vorn zu behalten. Dies kann durch genügend Schlaf, Bewegung an der frischen Luft, ausgewogene Ernährung und gesunde Lebensweise erreicht werden. Besonders wertvolle Unterstützung liefern frisches Obst und Gemüse.

Was bedeuten bakterizid und bakteriostatisch?

Bei Desinfektionsmitteln und Antibiotika können zwei Gruppen unterschieden werden:

bakteriostatisch	**bakterizid**
→ Nur die Vermehrung wird gehemmt, die Bakterien können sich nicht mehr teilen; z. B. Sulfonamide.	→ Die Bakterien werden aktiv abgetötet.
Medikamente, die die Virenvermehrung hemmen, sind virostatisch.	Analog hierzu gibt es z. B. auch Desinfektionsmittel, die viruzid (virenabtötend) oder fungizid (pilzabtötend) sind.

Das Wirkungsspektrum ist auf der Desinfektionspackung vermerkt, sodass Sie gleich ablesen können, ob es für Ihre Zwecke geeignet ist.

Was sind Antibiotika?

Seit 1944 sind mit dem Einsatz von Penicillin Antibiotika bekannt. Es handelt sich um Stoffe, die Bakterien bekämpfen, gegen Viren sind sie jedoch machtlos. Da sich Bakterien sehr schnell vermehren können und es immer wieder zu spontanen Veränderungen in der Erbsubstanz kommt (Mutationen), tauchen immer mehr resistente Keime auf. Diese Keime reagieren nicht mehr auf die Antibiotika und führen so zu sehr schweren Infektionen. Besonders in Krankenhäusern sind die multiresistenten (= gegen viele Antibiotika resistent) Staphylokokken gefürchtet (MRSA = Methicillin-resistenter Staphylokokkus aureus), gegen die es fast kein wirksames Antibiotikum mehr gibt. Daher sollten Antibiotika nur, wenn es wirklich notwendig ist, eingenommen werden und die Einnahmedauer und -dosis genau beachtet werden.
Anmerkung: Die Begriffe „Methicillin-resistent" und „multiresistent" werden oft gleichwertig verwendet, da Staphylokokken, die gegen Methicillin resistent sind, auch gegen viele andere Antibiotika resistent sind.

Welche Nachteile haben Antibiotika?

Zu den Nachteilen bzw. Nebenwirkungen von Antibiotika gehören allergische Reaktionen, die von Hautausschlag bis hin zum anaphylaktischen Schock reichen können. Außerdem töten Antibiotika oft auch die nützlichen Darmbakterien ab, sodass es zu schweren Durchfällen kommen kann. Der Darm kann dann von Pilzen (Candida) oder schädlichen Bakterien besiedelt werden, die gegen das eingenommene Antibiotikum unempfindlich sind.

Warum sind Antibiotika gegen Viren unwirksam?

Antibiotika greifen in den Stoffwechsel der Bakterien ein oder greifen die Zellwand an. Da Viren weder eine Zellwand noch einen Stoffwechsel besitzen, können die Antibiotika sie nicht angreifen.

1 Welche Vorteile bietet die aktive gegenüber der passiven Impfung?

a. Sie wird nur einmal gegeben. ____

b. Sie gewährleistet langen Schutz. ____

c. Sie ist sofort wirksam. ____

d. Bei späterem Kontakt mit dem Erreger wird dieser vom Immunsystem wiedererkannt. ____

2 Was bedeutet Immunität?

a. Der Körper ist durch ein starkes Immunsystem geschützt. ____

b. Der Körper bildet spezifische Abwehrstoffe gegen einen bestimmten Erreger. ____

c. Immunität heißt Resistenz von Keimen. ____

d. Der Körper hat ein schwaches Immunsystem. ____

3 Bei Patienten mit unklarem Impfstatus oder ohne Impfschutz, die sich verletzt haben, werden zeitgleich zwei Injektionen (Simultanimpfung) an verschiedenen Stellen verabreicht: eine mit Tetanol, eine mit Tetagam. Welchen Zweck will man damit erfüllen?

a. Man kann den erhöhten Notfallsatz abrechnen. ____

b. Mit der einen Impfung gibt man Sofortschutz, mit der anderen langfristigen Schutz. ____

c. Der Körper bildet mehr Antikörper als nur mit einer Injektion. ____

d. Der Schutz bleibt länger bestehen, als wenn nur eine von beiden gegeben werden würde. ____

4 Körpereingänge und -öffnungen sind besonders beliebte Eintrittspforten für Krankheitserreger. Welche unspezifischen Schutzmechanismen hat der Körper dort installiert?

a. Antikörper im Blut ____

b. Mundspeichel ____

c. Wimpern, Tränenflüssigkeit ____

d. Magensäure ____

e. Bauchspeichel ____

f. Flimmerepithel im Atemtrakt ____

5 Welche Aussagen zu Antibiotika sind korrekt?

a. Antibiotika gibt es seit über hundert Jahren. ____

b. Das erste entdeckte Antibiotikum war Ampicillin. ____

c. Antibiotika wirken gegen Pilze und Viren. ____

d. Antibiotika wirken gegen Bakterien. ____

6 Seit Entdeckung der Antibiotika konnten viele Menschen mit schweren Infektionen gerettet werden. Aber es gibt auch Nachteile bzw. Gefahren von Antibiotika, welche?

a. Antibiotika können die körpereigene Immunantwort schwächen. ____

b. Antibiotika können Allergien auslösen. ____

c. Immer mehr Bakterienstämme werden resistent. ____

d. Es kann zur falschen Darmbesiedlung kommen. ____

7 Besonders in Krankenhäusern machen resistente Stämme Probleme. Welche Keime sind die gefürchtetsten?

a. multiresistente E. Coli ____

b. MRSA ____

c. multiresistente Streptokokken ____

d. MRCA ____

e. multiresistente Candida ____

f. multiresistente Staphylokokken ____

8 Ordnen Sie den folgenden Fachbegriffen die richtige Erklärung zu.

bakterizid (1), fungizid (2), viruzid (3), bakteriostatisch (4)

a. bakterienhemmend ____

b. bakterientötend ____

c. Viren abtötend ____

d. Pilze abtötend ____

9 Welche Möglichkeiten der spezifischen Abwehr hat der Körper?

a. Antigene ____

b. Antikörper ____

c. Fresszellen in der Haut ____

d. Magensäure ____

e. Lymphozyten ____

f. Granulozyten ____

10 Seit wann gibt es Antibiotika?

a. seit dem 14. Jahrhundert ____

b. seit dem 18. Jahrhundert ____

c. seit dem 19. Jahrhundert ____

d. seit dem 20. Jahrhundert ____

11 Was versteht man unter humoraler Abwehr?

a. Es handelt sich um den medizinischen Fachausdruck für „Humor ist die beste Medizin“. ____

b. Unter humoraler Abwehr versteht man die Antikörper im Blut. ____

c. Die Lymphozyten im Blut werden als humorale Abwehr bezeichnet. ____

d. Unter humoraler Abwehr versteht man Körperflüssigkeiten wie Tränen und Speichel, die der Abwehr dienen. ____

Übersicht über die wichtigsten bakteriellen Infektionskrankheiten, Erreger und Impfungen

Krankheit	Erreger	Übertragungsweg	Inkubationszeit	Symptome	Impfung?	Meldepflicht
Diphtherie	Corynebacterium diphtheriae	Tröpfcheninfektion	1 bis 7 Tage	Entzündung von Mund, Nase, Rachen, weißliche Beläge, evtl. Myokarditis durch Bakteriengift, Fieber, Luftnot, Erstickungsgefahr	aktiv (als Kombi mit Tetanus und Pertussis)	V, E, T
Keuchhusten (Pertussis)	Bordetella pertussis	Tröpfcheninfektion	7 bis 14 Tage	Stadium catarrhale (1 bis 2 Wochen): zunehmender Husten, Fieber Stadium convulsivum (ca. 4 Wochen): bellender Husten, Luftnot Stadium decrementi: Abklingen der Symptome	aktiv	–
Wundstarrkrampf (Tetanus)	Clostridium tetani	Schmierinfektion (in Wunden)	4 bis 14 Tage (oder mehr)	Muskelkrämpfe zuerst der Mimik, dann später am ganzen Körper auf geringste Reize (z. B. Licht) bei vollem Bewusstsein	aktiv und passiv	–
Scharlach	β-hämolysierende Streptokokken der Gruppe A	Tröpfcheninfektion	2 bis 5 Tage	hohes Fieber, Himbeerzunge, Wangenrötung, feinfleckiges, stecknadelgroßes Exanthem, Gaumenmandelentzündung mit eitrigen Belägen, Gefahr von Folgeerkrankungen mit Herz- und Nierenbeteiligung	–	–
Lyme-Borreliose	Borrelia burgdorferi	perkutan durch Zeckenbiss	wenige Tage bis ca. 6 Wochen	1. Stadium: Erythema migrans (Wander-Röte), grippale Symptome 2. Stadium: rheumatische Entzündung von Herz, Gelenken, Hirnhaut 3. Stadium: Entzündungen aus dem zweiten Stadium werden chronisch	–	–
Salmonellen-Enteritis	verschiedene Salmonella-Arten	fäkal-oral	Stunden bis 3 Tage	Übelkeit, Erbrechen, wässrige Durchfälle, bei älteren Menschen und Kindern die Gefahr von Kreislaufversagen wegen Wasserverlusts	–	EN
Tuberkulose (Tbc)	Mycobacterium tuberculosis (Tuberkelbakterium)	Tröpfcheninfektion	ca. 6 Wochen	Nachtschweiß, Husten, brauner Auswurf, Gewichtsverlust, bei Immunschwäche schwerer Verlauf mit vielfachem Organbefall	aktiv (BCG-Impfung)	E, T
Lues (Syphilis)	Treponema pallidum	parenteral (Geschlechtsverkehr, über die Plazenta an das Ungeborene)	1 bis 5 Wochen	▸ Stadium I: Geschwür an der Eintrittsstelle ▸ Stadium II (2 bis 3 Monate nach Infektion): Hautausschlag, Lymphknotenschwelllungen, Leber-, Lungen- oder Hirnhautbeteiligung ▸ Stadium III (Monate bis Jahre nach Infektion): braune Hautknoten, Sattelnase, Veränderungen an fast allen Organen ▸ Stadium IV (10 bis 15 Jahre nach Infektion): neurologische Symptome und Demenz	–	EN
Gonorrhö (Tripper)	Neisseria gonorrhoeae	Geschlechtsverkehr, bei der Geburt	2 bis 10 Tage	Frauen: Harnwegs- und Zervix-Entzündungen mit Ausfluss (Fluor); Männer: Harnröhrenentzündung mit Rötung, Brennen beim Wasserlassen, Ausfluss Neugeborene: Bindehautentzündungen	–	–

Was ist die Meldepflicht?

Viele Infektionskrankheiten sind dem Gesundheitsamt meldepflichtig bei Verdacht (V), Erkrankung (E) und/oder Tod (T). Einige sind meldepflichtig bei Erregernachweis (EN), wiederum andere auch gar nicht. Die Meldepflicht wird geregelt in § 6 und § 7 des Infektionsschutzgesetzes (IfSG) sowie über Verordnungen auf Landes- und Bundesebene.

1 ***Gegen welche bakteriellen Krankheiten kann man sich vorbeugend impfen lassen?***

a. Scharlach ______

b. Salmonellen-Enteritis ______

c. Gonorrhö ______

d. Tbc ______

e. Tetanus ______

2 ***Es gibt Kombi-Impfungen, die in einer Injektion drei verschiedene Antigene enthalten. Eine davon ist „DTP". Welche Antigene enthält dieses Präparat?***

a. Diphtherie ______

b. Keuchhusten ______

c. Tuberkulose ______

d. Polio ______

e. Tetanus ______

3 ***Wie im Kapitel Mikrobiologie bereits erwähnt, können Clostridien in verdorbenen Konservendosen wachsen und Botulismus hervorrufen. Es gibt andere, verwandte Clostridien-Arten, die ebenfalls krank machend sind. Welche Krankheit geht noch auf Clostridien zurück?***

a. Enteritis ______

b. Lues ______

c. Tetanus ______

d. Pertussis ______

4 ***Es gibt sog. meldepflichtige Krankheiten, die vom Arzt gemeldet werden müssen. An welche Behörde?***

a. Finanzamt ______

b. Ärztekammer ______

c. Gesundheitsamt ______

d. Berufsgenossenschaft ______

5 ***Welche der folgenden Krankheiten sind bereits bei Krankheitsverdacht meldepflichtig?***

a. Keuchhusten ______

b. Salmonellen-Enteritis ______

c. Syphilis ______

d. Gonorrhö ______

e. Diphtherie ______

f. Tuberkulose ______

6 ***Vor einigen Hundert Jahren kursierte eine Krankheit in Europa, die oft als „französische Krankheit" oder „spanische Krankheit" bezeichnet wurde (je nachdem, wer von ihr sprach). Diese begann mit einem Geschwür an der Eintrittsstelle und zeigte nach Monaten und Jahren Hautveränderungen mit braunen Knoten, Sattelnase und sehr viel später auch geistigen Verfall. Welche Krankheit könnte gemeint sein?***

a. Gonorrhö ______

b. Lepra ______

c. Lyme-Borreliose ______

d. Lues ______

e. Tuberkulose ______

7 ***Ein Patient kommt in die Praxis und klagt über Rötung an der Harnröhrenmündung, Brennen beim Wasserlassen und Ausfluss aus der Harnröhre. Was vermuten Sie?***

a. Syphilis ______

b. Lues ______

c. Tripper ______

d. Pertussis ______

8 ***Neben der FSME gibt es noch eine weitere Krankheit, die durch Zecken übertragen wird. Welche ist das und wie kann man sich schützen?***

a. Diphtherie ______

b. Lyme-Borreliose ______

c. Lues ______

d. Es gibt eine Schutzimpfung. ______

e. Es gibt keine Impfung, nur die Vermeidung von Zeckenbissen (durch festes Schuhwerk, lange Hosen, Repellent). ______

f. Es gibt eine passive Impfung, die innerhalb von 24 Stunden nach Zeckenbiss angewendet werden kann. ______

9 ***Welche der folgenden Erkrankungen sind keine bakteriellen Erkrankungen?***

a. Masern ______

b. Mumps ______

c. Scharlach ______

d. Syphilis ______

e. Hepatitis A ______

f. FSME ______

g. Lyme-Borreliose ______

10 ***Wenn Krankheiten fast ausschließlich über ungeschützten Geschlechtsverkehr übertragen werden, spricht man von Geschlechtskrankheiten. Welche gehören dazu?***

a. Morbilli ______

b. Gonorrhö ______

c. Diarrhö ______

d. Lues ______

e. Herpes zoster ______

Übersicht über die wichtigsten viralen Infektionskrankheiten, Erreger und Impfungen

Krankheit	Erreger	Übertragungsweg	Inkubationszeit	Symptome	Impfung	Meldepflicht
Polio(myelitis)	Poliovirus	fäkal-oral	1 bis 3 Wochen	grippeartige Symptome, evtl. Hirnhautbeteiligung, schlaffe Lähmungen, Gefahr der Atemlähmung	aktive Impfung (i. m.), Schluckimpfung obsolet	V, E, T
Masern (Morbilli)	Masernvirus	Tröpfcheninfektion	10 bis 14 Tage	Prodromalstadium (4 Tage): Fieber, Lichtscheu, Bindehautentzündung, Husten, Schnupfen, Koplik-Flecken (weiße Stippchen mit rotem Hof in der Wangenschleimhaut), dann Exanthemstadium (4 bis 5 Tage) mit großfleckigem Hautauschlag von hinter den Ohren über Gesicht und Hals zum Rumpf ausbreitend, erneuter Fieberanstieg; Komplikationen sind Mittelohr- oder Lungenentzündung, Hirnbeteiligung	aktiv (Kombi-Impfung „MMR" mit Mumps und Röteln)	V, E, T
Röteln (Rubeola)	Rötelnvirus	Tröpfcheninfektion	2 bis 3 Wochen	kurzes Initialstadium mit Fieber, dann feinfleckiger Hautausschlag von den Ohren zum Rumpf hin ausdehnend; Komplikationen sind Schädigung des Embryos bei Schwangeren im ersten Drittel	aktiv	bei Infektion unter der Geburt
Mumps	Mumpsvirus	Tröpfcheninfektion	2 bis 3 Wochen	Fieber, Kopfschmerzen, Schwellung der Ohrspeicheldrüsen; Komplikationen: Meningitis, Orchitis (Hodenentzündung) mit bleibender Sterilität	aktiv	–
Pfeiffersches Drüsenfieber (infektiöse Mononukleose)	Epstein-Barr-Virus (EBV)	Speichel (daher auch „kissing disease" genannt)	1 bis 3 Wochen	Fieber, Hals-Rachenentzündung, Lymphknotenschwellung, Milzvergrößerung; Komplikationen: Myokard- und Hirnhautbeteiligung, Thrombozytenmangel, Milzruptur	–	–
Windpocken	Varizella-zoster-Virus	Tröpfchen- und Schmierinfektion	1 bis 2 Wochen	Fieber, krustenbildende Bläschen, Juckreiz; Komplikationen: bakterielle Infektion der Bläschen, Embryoschädigung in der Frühschwangerschaft, Lungen- und Hirnhautentzündung	aktiv und passiv	–
Herpes zoster		Reaktivierung des Virus	Der Virus verbleibt nach Abklingen der Windpocken im Körper und kann nach Jahrzehnten wieder reaktiviert werden.	sehr schmerzhafte Bläschen entlang eines Nerven, bricht meist bei Immunschwächung aus (z. B. ältere Menschen, Krebspatienten, AIDS oder immunsuppressive Therapie)	–	–
Herpes simplex	Herpes-simplex-Virus	Schmier- und Tröpfcheninfektion	2 bis 7 Tage	zwei Formen: Lippen- oder Genitalherpes, beide mit Bläschenbildung; kann unter Stress oder Immunschwäche wieder ausbrechen; schwere Krankheitsverläufe bei immunschwachen Patienten	–	–
FSME (Frühsommer-Meningoenzephalitis)	FSME-Virus	perkutan durch Zeckenbiss	5 bis 14 Tage	Phase I mit Fieber, eine Woche fieberfrei, dann Phase II wieder mit Fieber, Hirnhautentzündung	aktiv	EN
Tollwut (Rabies)	Rabiesvirus	perkutan durch Biss- und Kratzverletzungen	bis zu 6 Monaten (selten auch länger)	▶ Prodromalstadium: Fieber, Übelkeit, Kopfschmerzen ▶ Erregungsstadium: Unruhe, Krämpfe, wasserscheu ▶ Lähmungsstadium: Lähmungen, Koma	aktiv und passiv	V, E, T
„echte" Grippe (Influenza)	Influenza-Virus	Tröpfcheninfektion	1 bis 5 Tage	Kopfschmerzen, Fieber, Hals- und Gliederschmerzen, Husten, Schüttelfrost, evtl. Magen-Darm-Beteiligung; Komplikationen: Lungen-, Hirnhaut, Nasennebenhöhlen-, Mittelohrentzündungen	aktiv	EN

Bitte nehmen Sie für die folgenden Fragen auch die vorhergehenden Seiten zu Infektionskrankheiten zu Hilfe.

1 ***Welche der folgenden Krankheiten gehen mit Hautausschlag einher?***

a. Scharlach

b. Röteln

c. Mumps

d. Keuchhusten

e. Windpocken

2 ***Eine Mutter kommt mit ihrem Kind in die Praxis, das bereits vor einigen Tagen Fieber hatte und lichtscheu war und nach einer Besserung nun wieder auffiebert. Hinzu kommen rote Flecken, die sich vom Kopf zum Rumpf ausgebreitet haben, und eine begleitende Mittelohrentzündung. An welche Krankheit denken Sie?***

a. Masern

b. Röteln

c. Pocken

d. Windpocken

e. Scharlach

3 ***Es gibt mehrere Kinderkrankheiten, die Exantheme (Hautauschlag) hervorrufen. Ordnen Sie die folgenden Merkmale den passenden Krankheiten zu. Scharlach (1), Masern (2), Röteln (3), Windpocken (4)***

a. großfleckiges Exanthem

b. stecknadelkleine Flecken

c. verkrustende Bläschen

d. feine Flecken

e. Lichtscheu, Bindehautentzündung

f. Himbeerzunge

g. Koplik-Flecken

h. hohes Fieber bis 40 °C

i. zwei Fieberspitzen mit einigen Tagen Fieberpause dazwischen

j. Die Bläschen sind flüssigkeitsgefüllt und infektiös.

k. kurzes Initialstadium mit mäßigem Fieber

4 ***Welche Viruskrankheiten müssen bereits im Verdachtsfall gemeldet werden?***

a. Herpes zoster

b. Herpes simplex

c. Röteln

d. Mumps

e. Masern

f. Tollwut

g. Grippe

5 ***Manche Viren verbleiben nach Abheilen der Symptome im Körper, werden aber durch das Immunsystem „in Schach gehalten", sodass keine Symptome entstehen. Sie können aber bei Immunschwäche durch Krankheit, Alter oder Stress wieder hervorbrechen. Welche Erreger sind das?***

a. Varizella-zoster-Virus

b. Rötelnvirus

c. Herpes-simplex-Virus

d. Influenza-Virus

e. FSME-Virus

f. Poliovirus

6 ***Die Polioschluckimpfung wurde mittlerweile auf eine i.m. Injektion (intramuskuläre Injektion; enthält abgetötete Erreger) umgestellt, da es immer wieder Polio-Erkrankungen aufgrund der Impfung gab. Was glauben Sie, um welche Art von Impfung es sich bei der Schluckimpfung gehandelt hat? (Nehmen Sie ggf. die Seiten 146 und 164 zur Hilfe.).***

a. Es muss eine Passiv-Impfung gewesen sein, die aber nicht genügend Antikörper enthalten hat.

b. Es muss eine verunreinigte Passivimpfung gewesen sein, was allerdings bei guter Aufbereitung nicht mehr vorkommen sollte.

c. Es muss eine Aktiv-Impfung gewesen sein, da dabei Antigene gespritzt werden.

d. Es muss eine Aktiv-Impfung gewesen sein, da manche auch abgeschwächte Erreger enthalten, die mutieren und die Krankheit auslösen können.

7 ***Welche der folgenden Erkrankungen zeichnet sich durch eine sehr lange Inkubationszeit aus?***

a. Salmonellen-Enteritis

b. Herpes simplex

c. Tollwut

d. Mumps

e. Grippe

8 ***Welche der nachfolgenden Erkrankungen werden als Tröpfcheninfektion übertragen?***

a. Masern

b. FSME

c. Tollwut

d. Influenza

Was ist HIV/AIDS?

Das HI-Virus ist der Erreger der Immunschwächekrankheit AIDS. Es gehört zu den sog. Retroviren und wird in HIV-1 und HIV-2 unterteilt. Dabei vermehrt sich das HI-Virus in den Zellen des menschlichen Immunsystems (sog. T-Helferzellen), die dadurch zerstört werden und so zu einer allgemeinen Immunschwäche führen. Daher können alltägliche Krankheiten wie Schnupfen oder Bronchitis bei HIV-Infizierten zu lebensbedrohlichen Komplikationen führen.
HIV = Humanes Immundefizienz-Virus
AIDS = aquired immune deficiency syndrome (erworbene Immunschwächekrankheit)

Wie wird HIV übertragen?

HI-Viren befinden sich in allen Körperflüssigkeiten von Infizierten, z. B. Stuhl, Urin, Erbrochenem, Speichel, Sputum und Muttermilch.
Die größte Viruskonzentration findet sich jedoch in **Blut und Sperma**. Es haben sich drei Hauptübertragungswege herauskristallisiert:
- ungeschützter Geschlechtsverkehr (Vaginal-, Anal-, Oralverkehr ohne Kondom)
- Übertragung durch Blut oder Blutprodukte (Transfusionen, Nadelstichverletzungen, Austausch von Nadeln bei i. v.-Drogen)
- Mutter auf Kind vor, während oder nach der Geburt (durch Stillen)

Wie ist der Verlauf einer HIV-Infektion?

Zeitverlauf	Stadien	Symptome
ca. eine bis sechs Wochen nach Infektion	Stadium I, T-Helferzellen: ≥ 500/µl	grippeähnliche Symptome (Fieber, Halsschmerzen, Muskelschmerzen), Lymphknotenschwellungen
Latenzzeit		keine oder wenige Symptome, evtl. Lymphknotenschwellungen, Milzvergrößerung, HIV-Antikörper sind im Blut nachweisbar (Serokonversion ab ca. 8 bis 12 Wochen nach Infektion)
nach fünf bis 15 Jahren (stark variabel je nach Lebensweise, Konstitution, Alter und Therapie)	Stadium II, T-Helferzellen: 200 bis 500/µl	Durch den Abfall der T-Helferzellen-Anzahl kommt es zu HIV-assoziierten Erkrankungen, dazu gehören wiederkehrender Soorbefall, häufige Durchfälle oder Gürtelrose.
Vollbild-AIDS	Stadium III, T-Helferzellen < 200/µl	Das Vollbild ist gekennzeichnet durch sog. „AIDS-definierende Erkrankungen“, d. h., wenn diese auftreten, spricht man von „AIDS“. Zu diesen Infektionen gehören z. B.: ▸ Lungenentzündung durch Pneumocystis carinii (Pilzinfektion) ▸ Toxoplasmose mit Gehirnbeteiligung ▸ Kaposi-Sarkom (bösartiger Tumor) ▸ ausgedehnter Candida-Befall in der Speiseröhre oder im Bronchialsystem ▸ HIV-assoziierte Enzephalopathie (Gehirnveränderung)

Wie können Sie sich vor einer HIV-Infektion schützen?

Da oft nicht bekannt ist, wer HIV-positiv ist (Gleiches gilt für HBV und HCV), muss jeder Umgang mit Körpersekreten als potenziell infektiös angesehen werden. Daher sollte jeder direkte Kontakt mit Blut oder anderen Körperflüssigkeiten vermieden werden:
- Beim Umgang mit Blut oder Körperflüssigkeiten (z. B. chirurgische Eingriffe, Laborarbeiten) sind geeignete Schutzhandschuhe zu tragen. Bei Spritzgefahr sollten auch Schutzbrille und Mundschutz getragen werden.
- Hygienische Händedesinfektion mit einem viruziden Händedesinfektionsmittel
- Scharfe und spitze Gegenstände (z. B. Nadeln, Skalpelle) müssen in durchstichsicheren Behältern entsorgt werden.
- Kein Re-capping (Aufsetzen der Hülle auf die gebrauchte Nadel)! Sofort Nadeln nach Gebrauch in geeignete Behälter entsorgen.
- Benutzte Instrumente sofort ins Instrumentenbad einlegen und desinfizieren, nicht zwischenlagern oder unnötig anfassen.

Was ist eine Postexpositionsprophylaxe (= PEP)?

Bedeutung	Wörtlich übersetzt bedeutet dies: post = nach exposition = Kontakt prophylaxe = Vorbeugung oder: Was tun, wenn man doch Kontakt mit HIV-Erregern hatte (z. B.: Stichverletzung)?
Maßnahmen	Allgemein gilt: ▸ betroffene Areale desinfizieren (Haut/Schleimhaut mit hochprozentigem Alkohol, Augen mit isotonischer Kochsalzlösung oder Wasser spülen) ▸ Bei Verletzungen (durch Stich oder Schnitt) sollte die Blutung gefördert werden und die Wunde mit einem geeigneten Desinfektionsmittel desinfiziert werden. ▸ Meldung an den Arzt und die BG (Aufnahme als Arbeitsunfall), HIV-AK-Test, Hepatitis-Serologie ▸ Einnahme von antiviralen Medikamenten (ärztliche Verordnung nach den aktuellen Empfehlungen des RKI: www.rki.de)

Ist AIDS heilbar?

Die HIV-Infektion ist nach dem jetzigen Stand der Forschung nicht heilbar. Es gibt aber Medikamente, die die Vermehrung des Virus hemmen und die Infektion unterdrücken, somit wird der Ausbruch der Krankheit verzögert. Diese Medikamente sind sehr teuer und haben zum Teil schwerwiegende Nebenwirkungen. Problematisch ist die Situation für Infizierte in Entwicklungsländern, die sich die Medikamente nicht leisten können und somit sehr viel früher an AIDS sterben.

1 Wofür steht die Abkürzung AIDS?

a. allgemeines Immundefektsyndrom

b. erworbenes Immundefektsyndrom

c. akutes Immundefektsyndrom

d. angeborenes Immundefektsyndrom

2 Zu welcher Gruppe von Viren gehört HIV?

a. Herpesviren

b. Picornaviren

c. Retroviren

d. Adenoviren

3 An welcher Stelle des Immunsystems greift das HIV an?

a. Cytotoxische T-Zellen

b. T-Hauptzellen

c. T-Killerzellen

d. T-Helferzellen

4 Ab wann können Antikörper gegen HIV nachgewiesen werden?

a. ca. 1 bis 2 Tage nach der Infektion

b. ca. 1 bis 2 Wochen nach Infektion

c. ca. 2 bis 3 Monate nach Infektion

d. ca. 8 bis 12 Monate nach Infektion

5 Welche Krankheiten gehören zu den AIDS-definierenden Krankheiten?

a. Pneumocystis-carinii-Pneumonie

b. Pneumokokken-Pneumonie

c. Gehirnabszess durch Toxoplasmose

d. Kaposi-Sarkom

e. kleinzelliges Bronchialkarzinom

f. Soorbefall in der Mundhöhle

6 Zu welcher Kategorie von Organismen gehört Pneumocystis carinii?

a. Viren

b. Bakterien

c. Pilze

d. Parasiten

7 Was zählt zu den Hauptübertragungswegen einer HIV-Infektion?

a. Küssen

b. Kontakt mit Stuhl und Urin

c. Stillen

d. Geschlechtsverkehr

e. Eindringen von Blut oder Blutprodukten in die Blutbahn

f. fäkal-oraler Übertragungsweg

g. Tröpfcheninfektion

8 Welche Hygieneregeln sollten Sie beachten?

a. Nadeln sofort nach Gebrauch recappen

b. Skalpelle und Nadeln nur in durchstichsichere Behälter entsorgen

c. beim Umgang mit Körpersekreten und Blut geeignete Handschuhe tragen

d. Instrumente nach Gebrauch ins Desinfektionsbad legen

9 Wie wird die HIV-Infektion behandelt?

a. mit Antibiotika

b. mit Antimykotika

c. mit antiretroviralen Medikamenten

d. mit Zytostatika

10 Nach der Infektion kann das Virus im Körper leben und sich vermehren, ohne dass signifikante Symptome auftreten. Wie lange kann diese Latenzzeit dauern?

a. Tage bis Wochen

b. Wochen bis Monate

c. Monate bis ein Jahr

d. viele Jahre

11 Die Dauer der Latenzzeit ist abhängig vom/von der ...?

a. Übertragungsweg

b. Alter

c. Lebensweise

d. Nationalität

e. Konstitution

12 Welchen weiteren Infektionen kann mit den Hygiene-Maßnahmen gegen HIV noch vorgebeugt werden?

a. HAV

b. HBV

c. HCV

d. Polio-Infektion

13 Welche Aussagen sind richtig?

a. Wenn die T-Helferzellen unter 500/µl fallen, spricht man vom Vollbild AIDS.

b. Zu den AIDS-definierenden Krankheiten gehören das Kaposi-Sarkom und die HIV-assoziierte Enzephalopathie.

c. Da HIV über Blut übertragen wird, gehören i. v.-Drogenabhängige, die ihre Spritzbestecke teilen, zu den Hauptrisikogruppen.

d. HIV ist mit teuren Medikamenten heilbar, jedoch nur unter starken Nebenwirkungen.

Was versteht man unter Pharmakologie?

Pharmakologie heißt die Lehre von den Arzneien. Als Arzneimittel gelten Stoffe, die heilen (z. B. Antibiotika gegen bakterielle Infekte), lindern (z. B. Schmerzmittel), vorbeugen (z. B. Impfstoffe, Vitamine) können oder zur Diagnose von Krankheiten eingesetzt werden (z. B. Kontrastmittel). Außerdem können Arzneien körperliche oder seelische Zustände und Abläufe verändern.

Welche Begriffe sollten Sie in Zusammenhang mit Arzneimitteln kennen?

Indikation	= Anzeige, Anwendungsgebiet, d. h., bei welchen Krankheiten ein Medikament gegeben werden sollte (indiziert ist); dementsprechend ist die Kontraindikation die Gegenanzeige. Diese gibt an, wann ein Medikament nicht verabreicht werden sollte. Viele Medikamente sind bei Unverträglichkeiten, Leber- oder Nierenschäden und in der Schwangerschaft oder Stillzeit kontraindiziert.
Dosis	= Verabreichungsmenge, diese ist abhängig vom Alter und Gewicht. Kinder oder alte Menschen benötigen oft nicht so viel Wirkstoff wie ein junger Erwachsener.
Nebenwirkungen	= unerwünschte Wirkungen, fast alle Medikamente haben mehrere Wirkungen, von denen aber nicht alle erwünscht sind (oder die weitere Schäden anrichten können). Bsp.: Antibiotika töten Bakterien ab, was bei pathogenen Erregern einer Lungenentzündung erwünscht ist, aber sie töten auch die (erwünschten) Kolibakterien im Dickdarm ab und führen so häufig zu Durchfällen (Nebenwirkung).
Wechselwirkungen	Viele Medikamente können sich bei gleichzeitiger Gabe gegenseitig beeinflussen, sodass höhere oder niedrigere Dosen eingesetzt werden müssen. Bsp.: Alkohol verändert die Abbaurate vieler Stoffe in der Leber, so wirken Schlafmittel sehr viel stärker bei gleichzeitiger Einnahme mit Alkohol; Cumarin verliert durch Johanniskrautextrakte an Wirkung.

Welche Arzneimittelformen gibt es?

Arzneimittelform	Erklärung	Beispiele
feste Formen		
Tabletten	pulverförmiger Wirkstoff und Hilfsstoffe sind zu einer Tablette gepresst	ASS-Tabletten, ACC-Brausetabletten®
Retardtabletten	Tabletten, die den Wirkstoff nur verzögert abgeben	ACC long®
Dragee	gepresste Form, die mit einem Zuckerguss überzogen ist, meist um angenehmer zu schmecken oder als Schutz der Wirkstoffe vor der Magensäure	„Pille“
Kapsel	Wirkstoff ist als Pulver, Flüssigkeit oder Granulat in der Kapselhülle enthalten.	Adalat®
Pulver, Granulat, Tee	Wirkstoffe sind nicht gepresst, sondern liegen in loser Form vor.	Agiolax® (Laxans, Granulat), Vitamin-C (Pulverform)
Suppositorium (Zäpfchen)	Medikament von cremeartiger oder bonbonartiger Konsistenz. Bei Raumtemperatur fest, nach Einführen in den Körper (rektal oder vaginal) schmilzt das Zäpfchen.	Paracetamol-Zäpfchen (rektal), PVP-Jod-Zäpfchen (vaginal)
halbfeste Formen		
Salben, Pasten	Arzneistoff ist in eine Fettsubstanz eingerührt.	Heparin-Salbe
Creme	Arzneistoff ist in eine Öl-Wasser-Mischung eingerührt.	Antifaltencremes
Gel	Arzneistoff ist in eine fettfreie Lösung eingerührt, wirkt kühlend.	Heparin-Gel
flüssige Formen		
Lösung	Wirkstoff ist in einem Lösungsmittel gelöst (meist Wasser oder Alkohol).	Braunol-Lösung®, Medikamentenlösungen zur Injektion (in Ampullen)
Tinktur	alkoholischer Auszug von Arzneistoffen, meist aus Pflanzen	Arnikatinktur
gasförmige Formen		
Aerosol	Wirkstoff ist in kleinste Tröpfchen verteilt, die inhaliert werden.	Sprays
Gas	Wirkstoff wird als Gas inhaliert.	Lachgas (Narkosegas)

Welche Applikationsformen kennen Sie?

lokal	wird auf ein bestimmtes Areal oder Organ aufgetragen und entfaltet seine Wirkung auch nur dort, z. B. Augentropfen, Salben	
systemisch	Das Medikament entfaltet seine Wirkung auf den ganzen Körper, dementsprechend können auch mehr Nebenwirkungen auftreten. Es kann enteral oder parenteral verabreicht werden.	
enteral	Medikamente, die über den Magen-Darm-Trakt aufgenommen werden; man kann die Anwendungsform weiter unterscheiden in:	
	sublingual	unter die Zunge, meist dünne Tabletten, die unter der Zunge zergehen, sehr schneller Wirkungseintritt, z. B. bei hypertensiver Krise oder bei psychischen Ausnahmezuständen
	oral (= per os)	über den Mund, z. B. Tabletten, Tropfen, Kapseln
	rektal	Einführung über den Mastdarm, z. B. Zäpfchen
parenteral	Medikamente, die nicht über den Magen-Darm-Trakt aufgenommen werden, dazu gehören:	
	Injektionen („Spritzen“)	man unterscheidet: in die Vene (intravenös, i. v.), in den Muskel (intramuskulär, i. m.), unter die Haut (subkutan, s. c.), in die Haut (intradermal, i. d.)
	Inhalationen	Einatmen von Spray, kleinsten Dampftröpfchen oder gasförmigen Medikamenten
	Pflaster	perkutane Aufnahme des Medikaments, z. B. Hormonpflaster

1 Wie heißt die Lehre von den Arzneistoffen?

a. Pharmazie

b. Toxikologie

c. Pharmakologie

d. Radiologie

2 Bei welchen der folgenden Stoffe handelt es sich um Arzneimittel?

a. Vitamin-C-Pulver

b. Handcreme

c. Tetanol® (Tetanus-Aktivimpfstoff)

d. Tetagam® (Tetanus-Passivimpfstoff)

e. Bariumsulfat (Kolonkontrasteinlauf)

f. Baldriandragees

g. Lachgas

3 Was versteht man unter Nebenwirkungen eines Medikamentes?

a. fiebersenkende Wirkungen

b. unerwünschte Wirkungen

c. abführende Wirkungen

d. entwässernde Wirkungen

4 Warum sollte man nicht Medikamente mit Alkohol zusammen einnehmen?

a. Alkohol verändert den Medikamentenabbau in der Leber.

b. Alkohol macht für die Wirkungen des Medikamentes unempfindlich.

c. Rauschzustände führen oft zu Erbrechen, sodass das Medikament wieder aus dem Körper entfernt wird.

d. Bier wirkt entwässernd, so wird das Medikament zu früh über die Niere ausgeschieden.

5 Welche der folgenden ASS-Wirkungen gelten als Nebenwirkungen bei einer fieberhaften Erkältung?

a. blutverdünnende Wirkung

b. fiebersenkende Wirkung

c. schmerzlindernde Wirkung

d. Reizung der Magenschleimhaut

6 Wie lautet der Fachbegriff für „Anwendungsgebiet"?

a. Injektion

b. Inzision

c. Indikation

d. Indoktrination

7 Was ist das Gegenteil, die „Gegenanzeige"?

a. Projektion

b. Exzision

c. Kontraindikation

d. Antidoktrination

8 Was sind allgemeine Kontraindikationen für viele Medikamente?

a. Schwangerschaft

b. Alter unter 21 Jahren

c. Alter über 60 Jahre

d. Leberschäden

e. Niereninsuffizienz

f. Immunschwäche

g. Tage um den Eisprung

h. Stillzeit

i. Unverträglichkeiten des Wirkstoffs

j. Allergie auf Penicillin

9 Was ist eine Tinktur?

a. eine wässrige Lösung zur Injektion

b. ein Konzentrat verschiedener Wirkstoffe

c. ein Auszug von Wirkstoffen auf Alkoholbasis

d. eine Zubereitung auf Cremebasis

10 Was versteht man unter „systemischer Applikation" eines Medikamentes? Das Medikament ...

a. wirkt systematisch gegen alle eindringenden Krankheitserreger.

b. wirkt nur, wenn es systematisch und regelmäßig eingenommen wird.

c. verteilt sich im ganzen Körper.

d. wird von einem Computersystem zusammengestellt.

11 Ordnen Sie die Begriffe einander zu. Nicht zutreffende Antworten lassen Sie bitte frei. intradermal (1), subkutan (2), i. v. (3), rektal (4), parenteral (5)

a. durch die Scheide

b. in die Haut

c. unter die Haut

d. in den Muskel

e. in eine Ader

f. über den Mastdarm

g. unter Umgehung des Magen-Darm-Trakts

h. über den Magen-Darm-Trakt

Welche Injektionsarten kennen Sie?

Abkürzung	Injektionsart (und Übersetzung)	Beispiel
i.c.	intrakutan (in die Haut)	Tbc-Testung, Allergietests
s.c.	subkutan (unter die Haut)	Heparin, Insulin
i.m.	intramuskulär (in den Muskel)	Impfungen
i.v.	intravenös (in die Vene) – ärztliche Tätigkeit	Infusionen
seltenere Injektionsarten mit besonderer Indikation, ärztliche Tätigkeit		
i.a.	intraartikulär (in das Gelenk)	im Rahmen von Arthroskopien
i.a.	intraarteriell (in die Arterie)	Kontrastmittel bei Angiografien
	intratracheal (in die Luftröhre)	Notfälle, gilt als obsolet
i.k.	intrakardial (in das Herz)	wird nicht mehr angewendet

Beschreiben Sie die s.c. Injektion.

Anwendungsbeispiele	▸ Heparin- oder Insulin-Injektionen ▸ Medikamente von wässriger Konsistenz, max. 1 bis 2 ml
Material	Spritze, 18er Kanüle (braun), Tupfer, Hautdesinfektionsmittel
Injektionsstellen	Bauch, Oberarm, Oberschenkel
Technik	Einstich im 45°-Winkel
Vorgehen	▸ desinfizieren, trocknen lassen ▸ Hautfalte zwischen Daumen und Zeigefinger der einen Hand ▸ Einstich im 45°-Winkel mit der anderen Hand ▸ langsam injizieren ▸ Ausnahme: Bei Insulinpens und Fertigspritzen wird meist senkrecht injiziert, da diese eine besonders kurze Kanüle tragen.
Gefahren/Hinweise	Nicht jedes Medikament kann s.c. injiziert werden. Die Ampullen müssen für die subkutane Injektion gekennzeichnet sein, sonst besteht die Gefahr einer Nekrose (Gewebetod).

Was versteht man unter „Aspirieren" bzw. „Aspirationsprobe"?

Mit Aspirieren oder der Aspirationsprobe ist das Anziehen des Spritzenkolbens gemeint. Damit saugt man erst etwas Luft an, um sicherzugehen, dass nicht versehentlich ein Blutgefäß getroffen wurde. Die Aspirationsprobe wird bei der s.c. und i.m. Injektion angewendet. Wurde doch ein Blutgefäß getroffen, so darf an dieser Stelle nicht injiziert werden, sondern mit einer neuen, sterilen Kanüle muss eine erneute Injektion erfolgen.

Erläutern Sie die i.m. Injektion.

Anwendung	vor allem bei Impfungen; Medikamente (z.B. Valium®) oder Vitamine können i.m. injiziert werden, meist ölige Konsistenz, max. 5 ml sollten appliziert werden
Material	Spritze, Kanüle (gelb oder grün, für Adipöse gibt es extra lange Nadeln), Hautdesinfektionsmittel, Tupfer, ggf. Pflaster
Injektionsstellen	Gesäßmuskel, Oberarm, Oberschenkel
Technik	▸ ventrogluteal nach von Hochstetter ▸ Patient liegt auf der linken Seite, der Medizinischen Fachangestellten zugewendet ▸ Handfläche auf den Trochanter ▸ linker Mittelfinger am Darmbeinkamm und der Zeigefinger am vorderen Darmbeinstachel ▸ im Dreieck zwischen Finger und Handfläche wird injiziert
Vorgehen	▸ Injektionsstelle suchen ▸ Stelle mit Fingernagel oder verschlossener Kanüle markieren ▸ desinfizieren, trocknen lassen ▸ Haut spreizen und festhalten ▸ senkrecht und zügig einstechen ▸ aspirieren ▸ langsam injizieren ▸ Spritze zügig herausziehen und Tupfer aufdrücken, ggf. Pflaster
Gefahren/Hinweise	▸ Falls ein Gefäß getroffen wurde, muss eine neue Stelle gesucht werden. ▸ Falls die Nadel auf den Knochen trifft, etwas zurückziehen. ▸ Bei plötzlichen Schmerzen oder Kribbeln im Bein kann der Ischiasnerv getroffen sein, dann Nadel sofort entfernen (bei der V.-Hochstetter-Technik sehr selten). ▸ Einige Medikamente (z.B. Vitamine) können bei der Injektion ein Brennen hervorrufen. ▸ Nicht in gelähmte Muskel injizieren (z.B. bei Halbseitenlähmung, Querschnittlähmung).

Welche Komplikationen können bei einer i.m. Injektion auftreten?

Schädigung des Ischiasnerven	meist bei veralteter Technik („oberer äußerer Quadrant" des Gesäßes)
Spritzenabszess	Eindringen von Keimen durch unsterile Nadel oder unsaubere Arbeitsweise
Nekrose	Einstich war nicht tief genug, Medikament wurde ins Unterhautfettgewebe injiziert, wo es nicht resorbiert werden kann und zum Absterben von Gewebe führt.
Bluterguss (Hämatom)	Muskeln sind stark durchblutet, es kann daher zu Einblutungen in den Muskel kommen, besonders bei Patienten mit Gerinnungsstörungen.

1 Geben Sie zu den aufgeführten Abkürzungen den Fachbegriff und die deutsche Übersetzung an.

	Fachbegriff	Übersetzung
a. s.c.		
b. i.m.		
c. i.v.		

2 Wie werden die folgenden Medikamente verabreicht? Ordnen Sie die entsprechenden Ziffern zu. s.c. (1), i.m. (2), i.v. (3), i.c. (4)

a. Tetanol® ____

b. 500 ml Ringer-Lösung ____

c. Mono-Embolex® Fraxiparin® ____

d. Tuberkulintest ____

3 Welche der folgenden Injektionsarten gehört/gehören zu den häufigen Techniken?

a. intrakardial ____

b. intraarteriell ____

c. intravenös ____

d. intramuskulär ____

4 In welchem Winkel sollte der Einstich bei der s.c. Injektion in der Regel erfolgen?

a. 30° ____

b. 45° ____

c. 55° ____

d. 60° ____

e. 90° ____

5 Bei der s.c. Injektion soll ins Unterhautfettgewebe appliziert werden. Wo sind geeignete Einstichstellen für die s.c. Injektion?

a. Oberschenkel ____

b. Bauchspeck ____

c. Hüfte ____

d. Doppelkinn ____

6 Worauf sollten Sie bei der s.c. Injektion achten?

a. Das Medikament muss für die subkutane Injektion gekennzeichnet sein. ____

b. Die Hautstelle sollte vor dem Einstich gestrafft werden. ____

c. Aspirationsprobe durchführen ____

d. Das Medikament sollte von öliger Konsistenz sein. ____

e. Es sollten nicht mehr als 5 ml injiziert werden. ____

7 Welche Aussagen zur Aspirationsprobe sind korrekt?

a. Aspirieren heißt, dass vor dem Einstich die Luft aus der Spritze herausgedrückt werden sollte. ____

b. Nach dem Einstich sollte der Spritzenkolben zügig eingedrückt werden. ____

c. Nach dem Einstich sollte Luft angesaugt werden. ____

d. Die Aspirationsprobe sollte bei der s.c. und i.m. Injektion angewendet werden. ____

8 Welche Technik sollte für die i.m. Injektion in den Gesäßmuskel angewendet werden?

a. Methode nach von Weizsäcker ____

b. Methode nach von Hochstetter ____

c. Methode des oberen äußeren Quadranten ____

d. Alle Methoden sind gleichwertig und abhängig von der individuellen Konstitution des Patienten. ____

9 In welchem Winkel erfolgt die Injektion bei der i.m. Injektion?

a. 30° ____

b. 45° ____

c. 55° ____

d. 60° ____

e. 90° ____

10 Welche Komplikationen können aus einer i.m. Injektion entstehen?

a. Furunkulose ____

b. Nekrose ____

c. Arthrose ____

d. Abszessbildung ____

e. Hämatom ____

f. Schädigung des Facialis-Nerven ____

g. Schädigung des Ischias-Nerven ____

11 Eigentlich dürfen keine Medikamente intraarteriell gespritzt werden, da sonst eine Nekrose droht. Was darf aber intraarteriell injiziert werden?

a. Schmerzmittel ____

b. Kontrastmittel bei Angiografien ____

c. Notfallmedikamente ____

d. Heparin ____

Was ist der First-pass-Effekt?
Medikamente, die durch den oberen Verdauungstrakt eingenommen werden, werden im Darm resorbiert und über die Pfortader zur Leber geleitet, bevor sie von dort zum Herzen und in den Körperkreislauf verteilt werden. Bei diesem „first pass“ (= erster Durchlauf) in der Leber wird bereits ein Teil des Wirkstoffes verstoffwechselt und abgebaut. Applikationsformen, die die Pfortader umgehen, haben diesen „First-pass-Effekt“ nicht, d. h., sie wirken bei geringerer Dosierung. Dies gilt auch für Zäpfchen, denn die Resorption über den Mastdarm führt nicht über die Pfortader.

Welche Arzneimittelgruppen gibt es und wie erfolgt die Namensgebung?		
Arzneimittelbezeichnung (im Singular enden die Bezeichnungen auf -um, im Plural auf -a)		
Vorsilbe An-, bedeutet so viel wie „ohne“ oder „-los“		
Anästhetika	Betäubungsmittel („gefühllos machend“)	
Analgetika	Schmerzmittel („ohne Schmerz“)	
Vorsilben Anti- und Kontra- bedeuten so viel wie „gegen“, d. h. Medikamente, die etwas hemmen oder unterbinden		
Antazida	(magen-)säurebindende Mittel	
Antibiotika	bakterienhemmende oder -tötende Mittel	
Antiphlogistika	entzündungshemmende Mittel	
Antikonzeptiva	empfängnisverhütende Mittel	
Antidepressiva	Mittel gegen Depressionen	
Antikoagulantia	gerinnungshemmende Mittel	
Antitussiva	Mittel, die den Husten unterdrücken	
Antimykotika	Mittel gegen Mykosen (Pilzerkrankungen)	
Antiepileptika	Mittel gegen Krampfanfälle (Epilepsie)	
Endsilbe -statika steht für „stoppende“ Mittel		
Zytostatika	Krebstherapie, Mittel, die das Zellwachstum hemmen/stoppen	
Endsilbe -lytika steht für „lösende“ Medikamente		
Sekretolytika	schleimlösende Mittel (bei Atemwegsinfekten)	
Spasmolytika	krampflösende Mittel (bei krampfartigen Schmerzen und Koliken)	
Einteilung nach Zielorgan oder Wirkung		
Kardiaka	Herzmittel	
Diuretika	entwässernde Mittel (= die Diurese steigernde Mittel)	
Laxantia (Singular: Laxans)	Abführmittel	
Immunsuppressiva	Immunreaktionen unterdrückende Mittel	
Psychopharmaka	Mittel, die auf die Psyche wirken; hier kann weiter unterschieden werden:	
	Sedativa	Beruhigungsmittel
	Tranquilizer	Beruhigungs- und spannungslösende Mittel
	Hypnotika	Schlafmittel

Was sind häufige Nebenwirkungen von Medikamenten?	
Alle bekannten Nebenwirkungen eines jeden Medikamentes müssen auf dem Beipackzettel vermerkt sein. Häufig tauchen auf:	
	Beispiele
Überempfindlichkeitsreaktionen	Allergien auf den Inhaltsstoff, oft begleitet von Juckreiz, Hautausschlag, aber auch anaphylaktischer Schock ist möglich
Durchfälle	treten häufig bei Antibiotika-Einnahme auf
Gerinnungsveränderungen	häufig bei ASS (gerinnungshemmend) oder auch bei Kontrazeptiva („Pille“ wirkt gerinnungsverstärkend)
Magenreizung	typisch für entzündungshemmende Arzneien und Schmerzmittel, z. B. ASS, Diclofenac
Leber- und Nierenbelastung	die meisten Medikamente werden über die Leber abgebaut, aber auch die Niere ist an der Ausscheidung beteiligt und kann in Mitleidenschaft gezogen werden, z. B. führen Antiepileptika oft zu Leberwerterhöhungen

Was ist bei der Medikamenteneinnahme zu beachten?	
Zeitpunkt	▸ meist zu den Mahlzeiten wegen der besseren Verträglichkeit (z. B. ASS), jedoch gibt es Ausnahmen: ▸ Antazida im Abstand zu Mahlzeiten ▸ Antibiotika meist eine halbe Stunde vor den Mahlzeiten (schnellere Resorption)
Art	▸ Kapseln und Dragees sollten nicht zerkaut werden, da sonst der Wirkstoff durch die Magensäure zerstört werden kann. ▸ vorzugsweise Medikamente mit Wasser einnehmen

1 ***Wie heißen Medikamente, die das Wachstum von Krebszellen unterbinden sollen?***

a. Chemotherapie ______
b. Zytostatika ______
c. Antibiotika ______
d. Tuberkulostatika ______

2 ***Was versteht man unter einem Laxans? Ein Mittel, das ...***

a. entwässert. ______
b. stopft. ______
c. abführt. ______
d. Schleim löst. ______

3 ***Bei welcher der folgenden Bezeichnungen ist die Namensgebung nach dem Zielorgan benannt?***

a. Anästhetikum ______
b. Antibiotikum ______
c. Antiphlogistikum ______
d. Antitussivum ______
e. Kardiakum ______

4 ***Welche der folgenden Mittel zählen zu den Psychopharmaka?***

a. Sedativa ______
b. Sekretolytika ______
c. Hypnotika ______
d. Diuretika ______
e. Analgetika ______

5 ***Welche Silbe steht für „gegen“?***

a. An- ______
b. Contra- ______
c. -stat ______
d. Anti- ______

6 ***Welche Mittel würden Sie zur Bekämpfung von Fußpilz einsetzen?***

a. Zytostatika ______
b. Analgetika ______
c. Kardiaka ______
d. Antimykotika ______
e. Antazida ______

7 ***Bei Herzinsuffizienz werden meist herzstärkende Mittel (1) und entwässernde Mittel (2) verordnet. Welche sind das? Lassen Sie falsche Aussagen frei.***

a. Sedativa ______
b. Kardiaka ______
c. Antidepressiva ______
d. Antitussiva ______
e. Laxantien ______
f. Diuretika ______
g. Kontrazeptiva ______

8 ***Welche Aussagen sind richtig?***

a. Der First-pass-Effekt betrifft alle enteral angewendeten Medikamente. ______
b. Der First-pass-Effekt bedeutet, dass die Medikamente im ersten Körperdurchlauf die höchste Wirksamkeit erreichen. ______
c. First-pass-Effekt bedeutet, dass Medikamente nur im ersten Durchlauf wichtig sind. ______
d. Der First-pass-Effekt bedeutet, dass oral aufgenommene Medikamente beim ersten Durchgang durch die Leber einen Teil der Wirksamkeit verlieren. ______
e. First-pass-Effekt bezieht sich auf Medikamente, die im Dünndarm resorbiert werden und erst über die Pfortader zur Leber transportiert werden, bevor sie über den Körperkreislauf verteilt werden. ______

9 ***Nennen Sie mögliche Nebenwirkungen von ASS.***

a. allergische Reaktion ______
b. Durchfall ______
c. Nierenschädigung ______
d. Gerinnungshemmung ______
e. Magenreizung ______

10 ***Welche Aussagen zur Medikamenteneinnahme sind richtig?***

a. Alle Medikamente sollten nüchtern eingenommen werden. ______
b. Bei allen Medikamenten ist im Beipackzettel angegeben, wann sie eingenommen werden sollten. ______
c. Der Zeitpunkt der Medikamenteneinnahme ist irrelevant. ______
d. Medikamente sollten am besten mit Wasser eingenommen werden. ______
e. Kapseln sollten nicht zerkaut werden. ______

Web

Was ist im Umgang mit Betäubungsmitteln zu beachten?	
Betäubungsmittel	Medikamente, die starkes Suchtpotenzial haben, fallen unter das Betäubungsmittelgesetz (BtMG), z. B. Opiate, wie Opiumtinktur oder Temgesic®. Sehr oft werden diese Medikamente zur Behandlung von Tumorschmerzen eingesetzt.
Aufbewahrung	Die Aufbewahrung erfolgt in einem gesonderten, fest verschließbaren Schrank („Safe"), der Schlüssel wird von einer verantwortlichen Person getragen. Über den Bestand muss genau Buch geführt werden.
Verschreibung	Entsprechend der BtMVV (Betäubungsmittel-Verschreibungsverordnung) gelten für BtM-Rezepte besondere Regeln. Es müssen spezielle Vordrucke mit zwei Durchschlägen verwendet werden: ▸ Original (Teil I) und ein Durchschlag (Teil II) gehen an die Apotheke, ▸ ein Durchschlag (Teil III) verbleibt drei Jahre beim Arzt. Gültigkeit eines BtM-Rezeptes: Ausstellungstag + 6 Tage Die Vordrucke werden beim Bundesinstitut für Arzneimittel und Medizinprodukte (BfArM/Bundesopiumstelle) bestellt und müssen diebstahlsicher aufbewahrt werden, Anwendung ankreuzen („In-Label" oder „Off-Label").

Welche allgemeinen Anforderungen gelten für ein Rezept?	
Rezept	Verschreibung eines Medikamentes, das ohne schriftliche Anweisung des Arztes an den Apotheker nicht an den Patienten ausgehändigt werden darf.
Urkunde	Dem Wesen nach ist ein Rezept eine Urkunde und sollte leserlich sein, es darf daher nicht mit Bleistift geschrieben werden und es muss handschriftlich unterschrieben sein.
Format	Es gibt kein bestimmtes Format, in dem ein (Privat-)Rezept geschrieben sein muss, jedoch gibt es für Kassenrezepte und BtM-Rezepte besondere Vordrucke.
Pflichtangaben	Ein Rezept **muss** für seine Gültigkeit folgende Angaben enthalten: ▸ Angaben des Arztes (Name, Adresse, Telefon, Bezeichnung) ▸ Arzneimittel (mit Menge und Darreichungsform) ▸ Patientenangaben (Name und Adresse) ▸ Ausstellungsdatum ▸ Unterschrift
Zusatzangaben	Einnahmehinweise sind freiwillig und werden Signatur genannt, z. B. noctu (nachts), cito (eilig).

Was gilt für ein Kassenrezept?	
Für Kassenrezepte gibt es spezielle Vordrucke, die neben den oben genannten Angaben noch folgende enthalten müssen:	
Patienten-Angaben	Name, Vorname, Adresse und Geburtsdatum, Versicherten-Nummer, Status
Kassen-Angaben	Name der Krankenkasse, Kassen-Nummer, Gültigkeitsdauer der Karte
Arzt-Angaben	Vertragsarzt-Nummer und -stempel
Zuzahlungsangaben	z. B. Gebührenbefreiung

Wie sollten Medikamente aufbewahrt werden?	
verschließbarer Medikamentenschrank	Medikamente möglichst licht- und staubgeschützt in einem verschließbaren Schrank aufbewahren
einheitliche Ordnung	mehrere Möglichkeiten, bewährt hat sich z. B.: alphabetisch (oder nach Arzneimittelgruppen) und nach Darreichungsform (Tropfen, Tabletten, Ampullen)
Lagerungshinweise beachten	empfindliche Medikamente müssen entsprechend den Angaben in einem verschließbaren Kühlschrank (mit regelmäßiger Temperaturkontrolle) gelagert werden (Insulin, Zäpfchen, Impfstoffe)
Packung und Beipackzettel	Das Medikament sollte nicht aus seiner Verpackung entfernt werden und die Beipackzettel sollten in der Packung belassen werden, auch dürfen nicht Restbestände aus mehreren Packungen zusammengefügt werden

Welche Angaben sind einer Packung zu entnehmen?

Neben Herstellerangaben, Namen des Medikaments, Zulassungs-Nummer, Inhalt und Wirkstoffangaben (Name, Menge) sind auf der Packung noch folgende Angaben zu finden:

Chargenbezeichnung	Eine „Charge" bedeutet Herstellungsgang, alle Medikamente aus einer Zubereitung haben die gleiche Chargennummer.
Darreichungsform	Salbe, Tropfen, Tabletten Viele Medikamente sind in verschiedenen Darreichungsformen erhältlich, daher muss die Form auf der Packung gekennzeichnet sein.
Verfallsdatum	gibt an, wie lange das Medikament verwendet werden darf
Lagerungshinweise	z. B. im Kühlschrank bei +2 bis +8 °C lagern, dunkel lagern Insuline und viele Impfstoffe müssen im Kühlschrank gelagert werden.
Verfügbarkeitshinweise	z. B. apothekenpflichtig, verschreibungspflichtig
Anwendungshinweise	z. B. „Darf nur subkutan verabreicht werden"
Packungsgröße	N1 → kurze Einnahmedauer N2 → mittelfristige Einnahmedauer N3 → Dauereinnahme

Zusätzlich liegt jeder Packung ein Beipackzettel bei, auf dem die Angaben ebenfalls zu finden sind. Außerdem enthält er Informationen zu Indikation, Kontraindikation, Wechselwirkung, Nebenwirkung, Dosierung und Hinweise bei Überdosierung/falscher Einnahme.

1 Was sollte man bei der Lagerung von Insulin beachten?

a. zwischen 10 und 12 °C aufbewahren ☐

b. nicht unter 8 °C lagern ☐

c. zwischen +2 und +8 °C lagern ☐

d. zwischen −2 und +8 °C lagern ☐

2 Wo finden Sie die Lagerungshinweise?

a. auf der Packung ☐

b. auf dem Beipackzettel ☐

c. auf dem Rezept ☐

d. auf dem Lieferschein von der Apotheke ☐

3 Was bedeutet N3?

a. Packungsgröße mit drei Tabletten ☐

b. nachts (noctu) drei Tabletten ☐

c. Zuzahlung 3,00 € ☐

d. größte Packungsgröße ☐

4 Ein neues Medikament mit verbesserter Verträglichkeit ist auf dem Markt. Ein Patient soll darauf neu eingestellt werden. Welche Packungsgröße ist geeignet?

a. N1 ☐

b. N2 ☐

c. N3 ☐

5 Was versteht man unter einer Charge?

a. eine Herstellungsserie ☐

b. ein Medikament mit abgelaufenem Patent ☐

c. eine Fehlproduktion ☐

d. das Fremdwort für Rezeptgebühr ☐

6 Welche allgemeinen Angaben müssen auf einem Rezept mindestens zu finden sein?

a. Diagnose ☐

b. Unterschrift ☐

c. Name, Anschrift des Arztes ☐

d. Name, Anschrift des Patienten ☐

e. Öffnungszeiten der Praxis ☐

f. Berufsbezeichnung des Patienten ☐

g. Berufsbezeichnung des Arztes ☐

h. Medikamentenangaben ☐

i. Nebenwirkungen ☐

j. Einnahmehinweise ☐

k. Gültigkeitsdauer ☐

l. Ausstellungsdatum ☐

7 Wie lange ist ein BtM-Rezept gültig?

a. eine Woche ☐

b. einen Monat ☐

c. ein Quartal ☐

d. ein Jahr ☐

8 Wie lange muss der Durchschlag beim Arzt aufbewahrt werden?

a. sechs Monate ☐

b. ein Jahr ☐

c. drei Jahre ☐

d. fünf Jahre ☐

e. zehn Jahre ☐

9 Was muss bei einem Kassenrezept zusätzlich angegeben werden?

a. Versichertenstatus ☐

b. Vertragsarzt-Nummer ☐

c. Gültigkeitsdauer des Rezepts ☐

d. Zuzahlungsvermerke ☐

e. Einnahmehinweise ☐

f. Vertragsarztstempel ☐

g. Krankenkasse ☐

h. Kassen-Nummer ☐

i. Zahlungsrückstände bei der Praxisgebühr ☐

10 Welche allgemeinen Anforderungen gelten für die Aufbewahrung von Medikamenten?

a. in übersichtlichen Regalen lagern ☐

b. dunkel lagern ☐

c. in verschließbaren Schränken lagern ☐

d. getrennt nach Anwendungsgebieten lagern ☐

e. übersichtlich und geordnet lagern ☐

11 Welche Aussagen zu BtM-Medikamenten sind richtig?

a. Die Vordrucke haben zwei Durchschläge. ☐

b. BtM-Medikamente sind Medikamente mit lebensgefährlichen Nebenwirkungen. ☐

c. Das Original und Teil II müssen zum Apotheker. ☐

d. BtMs dürfen nur an Tumorpatienten ausgegeben werden. ☐

e. Über den Bestand muss genau Buch geführt werden. ☐

f. Die Vordrucke können bei der KV bestellt werden. ☐

g. Die Vordrucke müssen diebstahlsicher aufbewahrt werden. ☐

h. Die BtMs müssen in einem verschließbaren Kühlschrank gelagert werden. ☐

Was ist ein Generikum?

Medikamentenforschung ist sehr teuer und sehr langwierig. Daher wird für neue Medikamente ein Patentschutz erteilt, der dem Hersteller das alleinige Produktionsrecht zusichert. Medikamente, bei denen der Patentschutz ausgelaufen ist, dürfen auch von anderen Firmen produziert werden. Diese Medikamente sind dann günstiger als das Original. Beispiel: Acetylsalicylsäure ist der Wirkstoff von Aspirin® und wurde von Bayer vor über 100 Jahren entwickelt. Mittlerweile darf Acetylsalicylsäure auch von anderen Firmen hergestellt werden, allerdings unter anderem Namen, z. B. ASS-ratiopharm. Oft haben daher Generika den Namen des Wirkstoffes und der Herstellerfirma. Generika können sich in den Zusatzstoffen von den Originalmedikamenten unterscheiden. Diese Generika sind inhaltlich gleichwertig. Sofern auf einem Rezept nicht ausdrücklich das „aut idem"-Feld durchgestrichen ist, muss der Apotheker ein gleichwertiges, rabattiertes Medikament abgeben.

Wie viel muss ein Patient zum Rezept zuzahlen?

Die Rezeptgebühr ist in Deutschland gesetzlich geregelt. Seit der Gesundheitsreform gelten folgende Sätze:

verschreibungspflichtige Medikamente	10 % der Kosten müssen zugezahlt werden, mindestens jedoch 5,00 € und max. 10,00 €. Beispiele:	
	Medikamentenpreis	Zuzahlung
	10,00 €	5,00 €
	29,95 €	5,00 €
	79,95 €	7,99 €
	179,95 €	10,00 €
nicht verschreibungspflichtige Medikamente	müssen komplett selbst bezahlt werden Ausnahme: bei schweren Erkrankungen und Kindern Bsp.: schleimlösende Mittel (ACC long®)	
Heilmittel	10,00 € Rezeptgebühr und 10 % der Kosten Bsp.: 6 Massagen à 38,00 €	
	Rezeptgebühr	10,00 €
	10 % von 6 · 38,00 €	22,80 €
	Gesamtzuzahlung	32,80 €
Hilfsmittel	10 %, mindestens jedoch 5,00 € und max. 10,00 € bei Verbrauchsartikel 10 % je Einheit, aber max. 10,00 € pro Monat Bsp.: Inkontinenzversorgung; eine Einheit kostet 68,00 € Die Zuzahlung liegt bei 6,80 €, wenn aber zwei Packungen pro Monat benötigt werden (136,00 €), so beträgt die Zuzahlung 10,00 €.	

Wann wird man von der Zuzahlung befreit?

Kinder und Jugendliche bis 18 Jahre sind grundsätzlich von der Zuzahlung befreit.

chronisch Kranke	Wenn die Zuzahlungen 1 % des Jahreseinkommens übersteigen, kann bei der Krankenkasse eine Befreiung beantragt werden. Bsp.: Ein Diabetiker hat ein Jahreseinkommen von 24 000,00 € und bereits im März 240,00 € an Krankheitskosten ausgegeben, dann kann er für den Rest des Jahres von der Zuzahlung befreit werden.
alle anderen bis 2 % des Jahreseinkommens	Bei nicht chronisch Kranken liegt die Belastungsgrenze bei 2 % pro Jahr. Bsp.: Jahreseinkommen beträgt 30 000,00 €, so liegt die Belastungsgrenze bei 600,00 €, erst wenn er durch Zuzahlungen diese Grenze erreicht, kann er für alle weiteren Zuzahlungen befreit werden.

Was versteht man unter Heilmitteln?

Beschreibung	Heilmittel und Heilhandlungen nehmen direkt auf das Krankheitsgeschehen Einfluss; meist werden dabei **persönliche Leistungen** erbracht.
Beispiele	▸ Massagen ▸ Sprachtherapie (Logopädie) ▸ Krankengymnastik, Anwendungen wie Elektrobehandlung, Wärme- oder Kältebehandlungen ▸ podologische Behandlungen (z. B. medizinische Fußbehandlung bei Diabetikern) ▸ Ergotherapie

Was versteht man unter Hilfsmitteln?

Beschreibung	Hilfsmittel sollen bei Einschränkungen der Körperfunktionen bei Krankheit und Behinderung helfen → Sachmittel
Beispiele	Hörgeräte, Brillen, Inhalationsgeräte, Gehstützen, Rollstuhl, Inkontinenzversorgung

1 *Welche der folgenden Artikel sind Hilfsmittel?*

a. Fangopackung

b. Massage

c. Hörgerät

d. Sondenkost

e. Rollstuhl

2 *Welche Aussagen sind richtig?*

a. Generika sind Medikamente ohne Patentschutz.

b. Von jedem Wirkstoff dürfen jederzeit Generika angefertigt werden.

c. Generika dürfen nicht genau den gleichen Wirkstoff beinhalten wie das Original, sondern nur einen ähnlichen.

d. Generika müssen mit dem Original exakt übereinstimmen, auch in den Zusatzstoffen.

e. Aspirin® ist ein Generikum.

f. Generika sind meistens teurer als das Original.

g. Die Mehrzahl von Generikum heißt Generika.

3 *Was bedeutet es, wenn „aut idem" auf einem Rezept nicht markiert ist?*

a. Der Apotheker darf nur das verordnete Medikament aushändigen.

b. Der Apotheker darf keine Rezeptgebühr verlangen.

c. Der Apotheker darf ein gleichwertiges Medikament aushändigen. (Rabattverträge haben Vorrang.)

d. Das Rezept ist ein Notfallrezept.

4 *Wie hoch ist im Allgemeinen die Zuzahlung zu Medikamenten?*

a. Bei rezeptpflichtigen Medikamenten gibt es keine Zuzahlung.

b. 5 %

c. 10 %

d. 15 %

e. Medikamente müssen selbst bezahlt werden.

5 *Wie ist die Zuzahlung bei sehr teuren Medikamenten geregelt?*

a. Bei Medikamentenpreis ab 100,00 € müssen 10,00 € zugezahlt werden.

b. Die maximale Zuzahlung beträgt 1 % des Bruttoeinkommens.

c. Die maximale Zuzahlung beträgt 10 % des Medikamentenpreises.

d. Bei einem Medikamentenpreis ab 200,00 € müssen nur noch 10,00 € zugezahlt werden.

6 *Wie viel muss ein Patient zuzahlen, dessen Medikament 129,95 € kostet?*

a. 5,00 €

b. 10,00 €

c. 12,99 €

d. Die Zuzahlung ist abhängig von seinem Einkommen

7 *Was versteht man unter einem Heilmittel?*

a. Medikamente, die der Heilung dienen

b. Sachmittel, die den Zustand des Patienten verbessern

c. persönliche Leistungen durch Therapeuten, z. B. Masseure, Physiotherapeuten, Podologen

d. Heilhandlungen, die direkten Einfluss auf die Erkrankung nehmen

8 *Was macht ein Podologe?*

a. Podologen sind speziell ausgebildete Ärzte.

b. Podologen handeln mit Hilfsmitteln.

c. Podologen führen medizinische Fußbehandlungen durch.

d. „Podologe" ist ein Fremdwort für Kosmetik und Fußpflege.

9 *Wie hoch ist die jährliche Belastungsgrenze bei einem 30-jährigen, gesunden Mann, der etwa 35 000,00 € jährlich verdient?*

a. 35,00 €

b. 70,00 €

c. 350,00 €

d. 500,00 €

e. 700,00 €

10 *Ein Diabetiker bekommt vier podologische Behandlungen verordnet. Eine Behandlung kostet 28,00 €. Wie viel muss er insgesamt zuzahlen?*

a. 10,00 €

b. 11,20 €

c. 12,80 €

d. 21,20 €

Web

Was umfassen die allgemeinen Leistungen der GKVs?	
Allgemeines	▸ Die meisten GKV-Leistungen sind Sach- oder Dienstleistungen. ▸ Geldleistungen beschränken sich auf Kranken- und Mutterschaftsgeld. ▸ Bei vielen Leistungen müssen die Versicherten Zuzahlungen leisten (z. B. Arzneimittel, Heil- und Hilfsmittel, Krankenhausaufenthalt, Reha-Maßnahmen, häusliche Pflege, Haushaltshilfe und Fahrkosten). ▸ Die Höhe der Zuzahlung gilt bis zu einer bestimmten Belastungsgrenze (2 % des Bruttoeinkommens bzw. 1 % bei chronisch Kranken). ▸ Die EBM-Abrechnung erfolgt nach Punkten, Orientierungswert seit 01.01.2022: 11,2662 ct pro Punkt. Für die Abrechnung in der Geriatrie gibt es neue EBM-Ziffern (siehe BPW). ▸ Bestandteile des ärztlichen Honorars: → Die **morbiditätsbedingte Gesamtvergütung** ist ein fester Betrag, der pro Quartal für die Ärzte einer bestimmten Region zur Verteilung bereitsteht. Diese Verteilung wird nach dem Honorarverteilungsmaßstab (HVM) geregelt („Budget") oder „Deckelung der Leistungen"). Diese „Deckelung" errechnet sich aus den demografischen Eckdaten der Region (Krankheitshäufigkeiten, Alter etc.) Die Morbiditätsbedingte Gesamtvergütung steigt 2022 um ca. 60 Mio. € an. → Der **Budgetverteilungsschlüssel** wird von den regionalen KVen festgelegt. → Extrabudgetäre Gesamtvergütung: Gelder, die für nicht gedeckelte Leistungen wie Früherkennungsuntersuchungen, Schutzimpfungen oder ambulante OPs gezahlt werden → freie Leistungen (z. B. IGeL-Leistungen etc.)
Pflichtleistungen	z. B. Prävention, Früherkennung, Behandlung und Rehabilitation
Ermessensleistungen (freiwillig)	z. B. Erstattung homöopathischer Arzneien

Worin unterscheiden sich die folgenden Fälle (nur EBM)?

	Arztfall	Betriebsstättenfall	Krankheitsfall
	derselbe Versicherte, dieselbe Krankenkasse, in einem Quartal		
Definition	derselbe Vertragsarzt, unabhängig von Betriebs- oder Nebenbetriebsstätte	dieselbe Betriebs- oder Nebenbetriebsstätte unabhängig vom behandelnden Arzt	Aktuelles + drei nachfolgende Quartale der krankheitsfallbezogenen GOP
	relevant bei z. B. MVZ, BAGs oder Praxen mit angestellten Ärzten, Relevanz bei Abgrenzung zum Behandlungsfall, z. B. Abrechnung von Bereitschaftsdiensten (GOP 01435)	Die Betriebsstätte ist der Vertragsarztsitz. Es können mehrere Arztfälle entstehen, aber es bleibt ein Behandlungsfall.	Bsp. hausärztliches Basisassessment nach GOP 03360

Worin unterscheidet sich ein Behandlungsfall in EBM und GOÄ?

	Behandlungsfall EBM	Behandlungsfall GOÄ
Definition	derselbe Versicherte, dieselbe Arztpraxis, dieselbe Krankenkasse, in einem Quartal	Behandlung **einer** Erkrankung im Zeitraum eines Monats
Fazit	Patienten, die in einer Praxis pro Quartal behandelt werden, unabhängig von der Anzahl der Erkrankungen und Praxisbesuche	▸ Jede Diagnose ist ein separater Behandlungsfall. ▸ Wechsel jeden Monat +1 Tag (z. B. 15.01. → Behandlungsfall am 16.02.)

Web

Warum ist die Unterscheidung relevant?

Die Unterscheidung ist insbesondere relevant, wenn verschiedene Ärzte kooperieren (z. B. MVZ). Für Ziffern im EBM gibt es unterschiedliche Mengenbegrenzungen zur Abrechnung, in der GOÄ nur bezogen auf Behandlungsfall.

Was versteht man unter einem Arztgruppenfall (EBM)?

Die Behandlung desselben Versicherten durch dieselbe Arztgruppe einer Arztpraxis in demselben Quartal zu Lasten derselben Krankenkasse. Als Arztgruppe zählen Ärzte, denen jeweils ein Kapitel bzw. bei Kapitel 13 ein Unterkapitel gewidmet ist. Der Arztgruppenfall wurde im Rahmen des TSVG eingeführt. Die Leistungen sind extrabudgetär. Dazu muss in der Abrechnung unter „Vermittlungsart" die Behandlung als „TSS-Terminfall" gekennzeichnet sein.

Welche Arzt-Patienten-Kontakte gibt es im EBM?

- Ein **persönlicher Arzt-Patienten-Kontakt** setzt die räumliche und zeitgleiche Anwesenheit von Arzt und Patient und die direkte Interaktion (ggf. über Bezugsperson) voraus.
- Andere Arzt-Patienten-Kontakte sind z. B. Telefon- oder Videosprechstunde und Teil der Pauschalen.
- Mittelbare Kontakte sind v. a. die Interaktion des Vertragsarztes mit Bezugsperson(en) und setzen nicht die unmittelbare Anwesenheit von Arzt, Bezugsperson(en) und Patient an demselben Ort voraus.

Wann ist die GOÄ Grundlage der Abrechnung?

Die GOÄ ist Grundlage für privatärztliche Leistungen (analog gilt die GOZ für Zahnärzte). Sie kann angewendet werden bei: Versicherten privater KV (z. B. Selbstständige, Unternehmer, Angestellte mit einem Einkommen oberhalb der Versicherungspflichtgrenze, beihilfeberechtigte Beamte und deren Familien), GKV-Versicherten ohne Nachweis oder bei IGeL-Leistungen, nicht-versicherten Personen bzw. Selbstzahlern, Bundesbahn- und Postbeamten, Untersuchungen nach dem JArbSchG.

Nehmen Sie zur Beantwortung bitte auch die Seiten 176 und 186 zur Hand.

1 Welche Leistungen werden bei den GKVs unterschieden?

a. Grundleistungen ______

b. Höchstleistungen ______

c. Pflichtleistungen ______

d. Ermessensleistungen ______

2 Bei welchen Leistungen handelt es sich um Geldleistungen der GKVs?

a. Arbeitslosengeld ______

b. Mutterschaftsgeld ______

c. Mütterrente ______

d. Krankengeld ______

3 Wie hoch ist die Belastungsgrenze bei chronisch Kranken?

a. 1 % des Jahreseinkommens ______

b. 2 % des Jahreseinkommens ______

c. 10 % des Jahreseinkommens ______

d. 100 % des Jahreseinkommens ______

4 Welche Kostenträger rechnen nach EBM ab?

a. Privatkassen ______

b. gesetzliche Krankenkassen ______

c. Berufsgenossenschaften ______

d. Bundeswehr ______

e. Postbeamte A ______

f. Postbeamte B ______

5 Wie ist ein Krankheitsfall nach EBM definiert? Er umfasst ...

a. das aktuelle Quartal. ______

b. das aktuelle und nachfolgende Quartal. ______

c. das aktuelle sowie das vor- und nachfolgende Quartal. ______

d. das aktuelle und drei Folgequartale. ______

e. Ein Behandlungsfall ist nie quartalsgebunden. _

6 Was sind Ermessungsleistungen?

a. freiwillige Leistungen, die von der Arztpraxis aus eigenem Ermessen abgerechnet werden

b. freiwillige Leistungen, die nach eigenem Ermessen des Patienten durchgeführt werden

c. Leistungen, die freiwillig nach Ermessen der GKVs übernommen werden

d. alle Leistungen, die der Prävention und Früherkennung dienen

7 Welche der im Folgenden aufgeführten Patienten sind von Arzneimittelzuzahlungen befreit (vgl. S. 176)?

a. alle Schüler bis zum Schulabschluss, unabhängig vom Alter ______

b. Kinder und Jugendliche bis zum 18. Lebensjahr ______

c. alle schwangeren Frauen ______

d. schwangere Frauen in Zusammenhang mit Schwangerschaftsbeschwerden ______

e. Härtefälle ______

f. Patienten mit BG-Unfällen ______

8 Wie oft dürfen Sie Sprechstundenbedarf bestellen (vgl. S. 180)?

a. 1x pro Woche ______

b. 1x pro Monat ______

c. 1x pro Quartal ______

d. 1x pro Jahr ______

e. jederzeit ______

Hinweis

Bitte achten Sie auf kurzfristige Änderungen und informieren Sie sich in der Praxis, in der Schule oder auf den Webseiten der Kassenärztlichen Vereinigung.

Welche häufigen Mustervordrucke kennen Sie und was müssen Sie beachten?

Mustervordruck-Nummer und Bezeichnung	Besonderheiten
1 AU-Bescheinigung	▸ bei Arbeitsunfall: ggf. D-Arzt-Überweisung ▸ stets vermerken: Erst- oder Folgebescheinigung und Beginn der AU ▸ bei Erstbescheinigung darf der AU-Beginn max. zwei Tage zurückliegen ▸ Folgebescheinigung: kann frei bleiben ▸ Feld „Feststellung“: nie umdatieren, immer Datum der ärztlichen Feststellung ▸ Enddatum: Datum oder „stationäre Krankenhausbehandlung“ ▸ eAU wird an GKV übermittelt, der Arbeitgeber ruft sie von GKV ab: Kopie für Patient
2 Krankenhausbehandlung	▸ ggf. markieren: Unfall(-folgen), Belegarzt ▸ ggf. AU-Bescheinigung ▸ Teil A geht an die GKV, Teil B ist für den Krankenhausarzt (ggf. im verschlossenen Umschlag dem Patienten mitgeben), Teil C verbleibt beim ausstellende Arzt ▸ Zuzahlungsregelung für Patienten: 10,00 €/Tag, max. 28 Tage/Jahr
4 Krankenbeförderung	▸ Anpassung des Formulars an die neuen Pflegegrade; Taxifahrten ab Pflegegrad 3 werden vereinfacht
5 Abrechnungsschein ambulante Behandlung	▸ ambulant/Belegarzt (ggf. zwei Abrechnungsscheine für ambulant/stationär, ggf. Zeitraum stationärer. Behandlung) eintragen ▸ ggf. Unfallfeld ▸ Leistungsfeld: Datum, Gebühren-Nr./Symbol-Nr. nach KV-Angaben
6 Überweisungsschein	Leistungsanforderung vermerken: ▸ Auftragsleistung: nur konkret angeforderte Leistungen ▸ Konsiliaruntersuchung: Grund vermerken; für diagnostische Leistungen, Konsil-Arzt entscheidet über Untersuchungen; führt aber keine Therapie durch ▸ Mit-/Weiterbehandlung: Begleitung und Ergänzung diagnostischer und therapeutischer Maßnahmen, gilt auch für ambulante OPs
8 Sehhilfen	muss von einem Augenarzt verordnet werden, Optiker sind nicht befugt
10 und 10A Labor	**im Identifikationsteil vermerken:** ▸ Laborleistungen dürfen nur angefordert werden, wenn eGK vorgezeigt wurde ▸ kurativ/Prävention/Belegarzt/Unfall/Familienplanung ▸ Details zu Probe und Geschlecht des Patienten, bei Kontrolluntersuchung bekannte Infektionen für Erregernachweis **im Auftragsteil vermerken:** ▸ Diagnose (ICD) und konkrete Leistungsanforderung ▸ Laborarzt darf nur die angeforderte Leistung erbringen ▸ Muster 10A gilt für Laborgemeinschaften
19 Notfallvertretung	▸ ärztlicher Notfalldienst, Urlaubs-, Krankheitsvertretung ▸ Teil A für die Abrechnung mit der KV (z. T. geschwärzt), Teil B an den weiterbehandelnden Arzt, Teil C verbleibt beim ausstellenden Arzt.
16 Verordnung Arznei- und Hilfsmittel (ab 01.01.2024 eRezept; BtM-Rezepte erst ab 2025)	▸ gilt für max. drei Arznei- und Verbandmittel, Hilfsmittel; Rezepturen: nur eine ▸ nur auf der Vorderseite beschreiben, Unterschrift: Vorderseite; Vertragsarztstempel: Rückseite ▸ gilt nicht für Brillen, Hörgeräte oder BtM-Arzneimittel (nur auf BtM-Rezept!) ▸ „Aut idem“-Feld: nur markieren bei Ausschluss von wirkstoffgleichen Medikamenten ▸ ggf. markieren: Hilfsmittel oder Impfstoff ▸ Sprechstundenbedarf (z. B. Verbandmittel, Impfstoffe, Notfallmedikamente, Muster 16a) ▸ Feld 9, ggf. 7 und 8, nur einmal pro Quartal: ▸ Zuzahlung des Patienten: 10 %, mind. 5,00 €, max. 10,00 €, gebührenfrei, wenn: < 18. Lebensjahr, in Zusammenhang mit Schwangerschaftsbeschwerden oder Entbindung, BG-Unfälle, Härtefälle, Notdienstgebühr: 2,50 € (entfällt bei „noctu“-Vermerk)
13–18 Verordnung Heilmittel	▸ vermerken, ob Erst- oder Folgeverordnung, ▸ zweites (optionales) ICD-Feld für besondere Bedarfe (z. B. post-OP) ▸ Zuzahlungsregelung für Patient: 10 % der Kosten + 10,00 € Rezeptgebühr[1]

Web

Was muss bei allen Vordrucken ausgefüllt werden?

Personalienfeld mit Patientenstammdaten (Übertrag KV-Karte), Arzt-Nr., ggf. Betriebsstätten-Nr., Datum
Bei Mustervordrucken muss für „unbestimmt“ oder „intersexuell“ bei männlich und weiblich ein Sternchen gemacht werden.

1 Wann können Sie für GKV-Versicherte die GOÄ zur Abrechnung zugrunde legen?

a. für alle Leistungen ☐
b. für zahnärztliche Leistungen ☐
c. bei fehlendem Versicherungsnachweis ☐
d. bei Untersuchungen nach dem Mutterschutzgesetz ☐
e. bei IGeL-Leistungen ☐
f. bei keiner der genannten Möglichkeiten ☐

2 Wer meldet bei der eAU an den Arbeitgeber?

a. der Arzt ☐
b. die GKV ☐
c. der Patient ☐
d. das Gesundheitsamt ☐

3 Wie hoch ist die Zuzahlung bei stationärer Behandlung?

a. 10,00 € pro Aufenthalt ☐
b. 10 % der Gesamtkosten, max. aber 10,00 € pro Tag ☐
c. 10,00 € pro Tag, max. 28 Tage ☐
d. 28,00 €, max. 10 Tage ☐

4 Welche der folgenden Leistungsanforderungen können Sie auf einem Überweisungsschein vermerken?

a. Erstuntersuchung ☐
b. Konsiliaruntersuchung ☐
c. Mitbehandlung ☐
d. Weiterbehandlung ☐
e. Anschlussheilbehandlung ☐

5 Welcher Mustervorduck hat die Nummer 2?

a. AU-Bescheinigung ☐
b. Laboranforderung ☐
c. Krankenhausbehandlung ☐
d. Behandlungsschein ☐

6 Wie heißt die Grundlage für die Abrechnung privatärztlicher Leistungen?

a. GOZ ☐
b. GEZ ☐
c. GOÄ ☐
d. EBM ☐

7 Wie lange darf der AU-Beginn bei einer Erstbescheinigung max. zurückliegen?

a. zwei Tage ☐
b. zwei Wochen ☐
c. drei Tage ☐
d. drei Wochen ☐
e. einen Monat ☐

8 Welche Felder müssen auf den Mustervordrucken stets ausgefüllt werden?

a. Stammdaten ☐
b. Personalien ☐
c. Datum ☐
d. Ausstellungsort ☐
e. alle genannten Angaben ☐

9 Wann müssen Sie das „aut idem"-Feld ankreuzen?

a. immer ☐
b. nur wenn wirkstoffgleiche Medikamente abgegeben werden dürfen ☐
c. wenn wirkstoffgleiche Medikamente nicht abgegeben werden dürfen ☐
d. nie ☐

10 Wie hoch ist die maximale Zuzahlung auf ein Arzneimittel bei GKV-Versicherten?

a. 5 % ☐
b. 5,00 € ☐
c. 10 % ☐
d. 10,00 € ☐

11 Was darf nicht über eine Arzneimittelverordnung verordnet werden?

a. Brillen ☐
b. Betäubungsmittel ☐
c. Insulin ☐
d. blutdrucksenkende Arzneimittel ☐

12 Welche Leistungen darf ein Laborarzt erbringen?

a. alle in seinem Labor möglichen Untersuchungen ☐
b. alle automatisierten Laborleistungen ☐
c. nur die auf dem Laborschein angeforderten Leistungen ☐
d. alle Laborleistungen, für die er zertifiziert ist ☐

Was gehört zum Ganzkörperstatus?

Untersuchungen:
- Inspektion (Betrachtung): Augen, Mund, Haut, Intimbereich
- Palpation (Abtasten): Abdomen (Bauch), Knöchel, Lymphknoten
- Inspektion und Beweglichkeit von Wirbelsäule und Extremitäten
- Auskultation (Abhorchen) von Herz und Lunge
- Funktionstest: Reflexe
- häufig: Puls- und Blutdruckmessung

Material:
Stethoskop, Taschenlampe, Reflexhammer, ggf. Blutdruckmanschette

Abrechnungshinweise:
- Es müssen nicht alle genannten Systeme mit untersucht werden.
- Der Ganzkörperstatus ist abrechnungsfähig für praktische Ärzte, Allgemeinmediziner, Internisten und Kinderärzte.

Was müssen Sie bei der Abrechnung chirurgischer Eingriffe nach EBM beachten?
- kleine chirurgische Eingriffe und primäre Wundversorgung haben unterschiedliche GOPs für Kinder bis zum 12. Lebensjahr und Erwachsene
- Anzahl: nur 1 x pro Behandlungstag, aber mehrere für offene Wunden an verschiedenen Körperteilen (max. 5) oder bei unterschiedlicher Versorgung
- sekundärheilende Wunden: 1 x pro Behandlungsfall, bei mind. drei persönlichen Arzt-Patienten-Kontakten
- separate GOPs für Behandlung venöser Ulzera (pro Sitzung und Bein) und Kompressionstherapie
  Achtung: Fotodokumentation ist Pflicht.
- diabetisches Fußsyndrom: mit regionaler KV klären

Nennen Sie Unterschiede bei Kostenträgern in der Wundversorgung.

EBM	GOÄ	UV-GOÄ
definierte Wundgrößen	keine Definition für kleine bzw. große Wunden, aber Anlehnung an EBM	Festpreise, keine Steigerungssätze
Leistungen sind budgetiert.	keine Budgetierung	Bagatellverletzungen: allgemeine Heilbehandlung
Anzahl: nur 1x pro Behandlungstag, aber mehrere für offene Wunden an verschiedenen Körperteilen (max. 5) oder bei unterschiedlicher Versorgung	Abrechnung mehrerer Wunden (Wundlokalisation angeben)	
Verbandswechsel, Verbandmaterial und Anästhesie sind nicht gesondert abrechenbar	Wundverbände gelten als Bestandteil operativer Eingriffe, Anästhesie kann zusätzlich abgerechnet werden	
	separate Nummern, z. B. für Exzision, Fremdkörperentfernung oder Verbandswechsel	

Was ist ein D-Arzt?

Web

D-Arzt	Ein Durchgangsarzt (kurz: D-Arzt) ist i. d. R. (Unfall-)Chirurg oder Orthopäde mit Zusatz Unfallchirurgie und hat eine besondere Zulassung der gesetzlichen Unfallversicherung. Er ist ausschließlich zuständig für Arbeits- und Wegunfälle (z. B. Schulunfälle und Unfälle von Helfern im Straßenverkehr) über das BG-Verfahren. Bei Verdacht auf eine oder Vorliegen einer Berufskrankheit kann jeder Arzt aufgesucht werden, der Meldung an die zuständige Berufsgenossenschaft macht. Private Unfälle werden über die GKV oder eine private Unfallversicherung abgerechnet (GOÄ). Aufgaben des D-Arztes sind: ▸ Feststellung des Sachverhaltes und der medizinischen Diagnose ▸ fachärztliche Erstversorgung und Festlegung der weiteren Behandlung ▸ Verordnung von Heil- und Hilfsmitteln ▸ Durchgangsarztbericht für die Berufsgenossenschaft ▸ ggf. Konsultation und Koordination mit anderen Fachärzten ▸ Steuerung des Heilverfahrens

1. *Welche Untersuchungen gehören nicht zum Ganzkörperstatus?*

a. Inspektion von Augen, Mund und Haut ______ ☐
b. Sehkraft ______ ☐
c. Reflexe ______ ☐
d. Auskultation von Herz und Lunge ______ ☐
e. Akustik ______ ☐

2. *Welche Aussagen sind richtig?*

a. Bei kleinen Eingriffen gibt es unterschiedliche GOPs für Kinder und Erwachsene. ______ ☐
b. Wundversorgung darf generell nur einmal pro Behandlungsfall abgerechnet werden. ______ ☐
c. Wundversorgung darf in der Regel nur einmal pro Behandlungstag abgerechnet werden ______ ☐
d. Es darf aber mehrfach abgerechnet werden, wenn unterschiedliche Wundversorgung angewendet wird. ______ ☐
e. Für das diabetische Fußsyndrom gibt es Vereinbarungen mit der Bundesärztekammer. ______ ☐

3. *Ordnen Sie die folgenden Aussagen dem EBM bzw. der GOÄ zu.*

Aussage	
a. keine definierte Wundgröße	
b. Leistungen sind budgetiert.	
c. Wundgröße ist definiert.	
d. Anästhesie kann nicht separat abgerechnet werden.	
e. Es gibt unterschiedliche GOPs für Kinder und Erwachsene.	
f. Die Leistungen sind nicht budgetiert.	

4. *Welche der folgenden Materialien legen Sie für einen Ganzkörperstatus zurecht?*

a. Stethoskop ______ ☐
b. Blutentnahme-Set ______ ☐
c. Taschenlampe ______ ☐
d. Spekula ______ ☐
e. Reflexhammer ______ ☐
f. ggf. Blutdruckmanschette ______ ☐

5. *Wer kann einen Ganzkörperstatus nach EBM abrechnen? Kreuzen Sie an.*

a. Chirurgen ______ ☐
b. Internisten ______ ☐
c. Dermatologen ______ ☐
d. Praktische Ärzte ______ ☐
e. Allgemeinmediziner ______ ☐

6. *Ordnen Sie die Fachbegriffe Auskultation (1), Inspektion (2) und Palpation(3) der deutschen Übersetzung zu.*

a. Betrachtung ______ ☐
b. Abtasten ______ ☐
c. Abhorchen ______ ☐

Was sind DMPs (Disease-Management-Programme)?

GKVs bieten strukturierte Behandlungsprogramme zur optimalen Versorgung von Patienten mit chronischen Krankheiten an. So sollen Folgeerkrankungen vermieden und langfristig Kosten eingespart werden („Chronikerprogramme").
DMPs gibt es z. B. für Diabetes mellitus (Typ I und II), Brustkrebs, KHK, Asthma und COPD, Herzinsuffizienz.

Was gilt für die Abrechnung von DMPs?

- DMPs sind freiwillig für Patienten.
- Der durchführende Arzt (= koordinierender Arzt) muss bestimmte Qualifizierungen erfüllen.
- Er führt Dokumentationsbögen über Anamnese, Befunde, Behandlungsplan und -ziele, Schulungen.
- Die Abrechnung erfolgt außerhalb der budgetierten Gesamtvergütung nach Symbolnummern und ist regional unterschiedlich (→ Landes-KV).
- Die Übermittlung der Dokumentation erfolgt elektronisch (eDMP).

Was gibt es bei der Krebsfrühuntersuchung in der Gynäkologie zu beachten?

- Neben Gynäkologen dürfen auch Hausärzte, die schon mind. seit 2002 die Früherkennung abrechnen, diese nach EBM abrechnen.
- EBM: Zytologische Untersuchungen müssen vom Zytologen durchgeführt werden oder der untersuchende Arzt muss eine entsprechende Genehmigung der KV nachweisen. Die Dokumentation erfolgt auf einem speziellen Vordruck (#39), der zur Befundung und Abrechnung dient (Befundaufbewahrung: fünf Jahre).

Was besagt die „Chroniker-Richtlinie" (in Bezug auf den Bereich Gynäkologie)?

Die „Chroniker-Richtlinie" besagt, dass Frauen, die nach dem 1. April 1987 geboren sind, über Krebsfrüherkennungsmaßnahmen beraten werden (Merkblatt, Bescheinigung) müssen. Die Beratung ist abrechnungsfähig.

Was umfasst die Krebsfrühuntersuchung in der Gynäkologie laut GOÄ?

GOÄ umfasst die Tastuntersuchung der Brust, des Rektums und der Haut einschl. Anamnese, iFOBT, Urinstix.

Was gilt für die Abrechnung der gynäkologischen Krebsfrühuntersuchung bei GK-Versicherten?

- keine Altersabstufungen oder offizielle Vordrucke für Zytologie
- keine gesonderte Beratungsabrechnung
- Materialien sind eingeschlossen

Was ist bei der Abrechnung der Mutterschaftsvorsorge zu beachten?	
EBM	▸ Abrechnung nur 1x im Behandlungsfall ▸ es muss die Genehmigung der KV vorliegen ▸ Abrechnung pro Behandlungsfall nur von einem Vertragsarzt ▸ bei reiner Vorsorge kann die Leistung nicht mit der gynäkologischen Grundpauschale kombiniert werden
GOÄ	▸ erlaubt die separate Abrechnung von Ultraschall, CTG und bestimmte Laboruntersuchungen

Erläutern Sie Abrechnungshinweise nach dem Jugendarbeitsschutzgesetz.

- betrifft Jugendliche vom 16. bis 18. Lebensjahr
- umschließt die Erst- und mindestens eine Folgeuntersuchung
- benötigt wird ein Berechtigungsschein, der meist beim Einwohnermeldeamt abgeholt werden kann
- Kostenträger ist das Gewerbeaufsichtsamt
- Abrechnung erfolgt über GOÄ im einfachen Satz

Wie rechnen Sie Schutzimpfungen bzw. Impfleistungen ab?	
GKV	▸ Impfstoffe werden immer (produktspezifisch) verordnet. Für die Verordnungen über den Sprechstundenbedarf (SSB) sind die Institutionskennzeichen (IK) im Feld „Kostenträgerkennung" einzutragen. Patientenspezifisch: Hep. B und HPV-Impfung. Für Grippeimpfungen gelten Rabattverträge. ▸ Zusatzbuchstaben kennzeichnen, welche Dosis im Impfstatus erfolgte: A (erster oder unvollständiger Zyklus), B (Abschluss des Zyklus), C (Auffrischung) ▸ Vergütung erfolgt pauschal (inkl. Aufklärung, Dokumentation im Impfpass) ▸ Mehrfachimpfungen werden nicht separat abgerechnet ▸ Schutzimpfungen belasten nicht das Praxisbudget (extrabudgetäre Leistung) ▸ Impfstoffe werden über Sprechstundenbedarf (meist über regionale AOK) erworben
Abrechnung nach GOÄ	▸ Bei Impfleistungen sind Aufklärung, Beratung und Nachbeobachtung am Impftag und deren Dokumentation mit eingeschlossen ▸ Abrechnung über die Pos. 375–378 ▸ Allgemeiner Hinweis: Eine Novellierung ist in Bearbeitung.

Web

1 Können Sie für Krebsfrüherkennungen eine gesonderte Beratungspauschale bei GKV-Versicherten abrechnen?

a. ja

b. nein

c. nur, wenn es gesonderte Vereinbarungen mit der regionalen KV gibt

d. nur bei Versicherten ab dem 18. Lebensjahr

2 Was ist ein DMP?

a. ein strukturiertes Behandlungsprogramm für bestimmte chronische Erkrankungen

b. ein veraltetes Abrechnungsprogramm, das „Deutschmark-Programm"

c. ein strukturiertes Behandlungsprogramm für akute Notfälle und Grippeepidemien

d. strukturierte Programme zur Früherkennung von Krankheiten

3 Welche Aussagen zur Mutterschaftsvorsorge sind richtig?

a. Die Abrechnung nach GOÄ erfolgt nur einmal pro Behandlungsfall.

b. Die Abrechnung nach EBM erfolgt nur einmal pro Behandlungsfall.

c. Die reine Vorsorgeleistung kann nach EBM nicht zusammen mit der gynäkologischen Grundpauschale kombiniert werden.

d. Die GOÄ erlaubt die separate Abrechnung von CTG und Ultraschall.

4 Was ist bei der Abrechnung von Schutzimpfungen für GKV-Versicherte zu beachten?

a. Abrechnung erfolgt nach GOPs.

b. Abrechnung erfolgt nach bundesweiten Dokumentationsnummern.

c. Mehrfachimpfungen können berechnet werden.

d. Mehrfachimpfungen können nicht berechnet werden.

e. Schutzimpfungen belasten nicht das Praxisbudget.

f. Schutzimpfungen belasten das Praxisbudget.

5 Was besagt die Höchstwertregelung in der GOÄ?

a. Es darf immer nur die teuerste Untersuchung abgerechnet werden.

b. Es dürfen nur Untersuchungen von einer Höchstzahl an Patienten pro Tag abgerechnet werden.

c. Es darf nur die Untersuchung mit dem höchsten Messwert abgerechnet werden.

d. Bei mehreren Untersuchungen, die mit H1–H4 gekennzeichnet sind und deren Einzelleistungen über einem bestimmten Höchstwert liegen, darf nur dieser abgerechnet werden.

6 Welche Aussage trifft zu?

a. Laboruntersuchungen gliedern sich in Abschnitte M I bis M IV.

b. M-I-Untersuchungen dürfen nur von Spezialärzten abgerechnet werden.

c. M-II-Untersuchungen werden vom anfordernden Arzt abgerechnet, wenn dieser Mitglied in einer Laborgemeinschaft ist.

d. M-II-Untersuchungen werden vom anfordernden Arzt abgerechnet, wenn dieser nicht Mitglied in einer Laborgemeinschaft ist.

e. M-IV-Untersuchungen umfassen Untersuchungen zum Nachweis und zur Charakterisierung von Krankheitserregern.

7 Ordnen Sie die folgenden Beispiele den Abschnitten M I bis M IV zu.

a. Elektrolyte

b. Blut im Stuhl

c. Tumormarker

d. BSG

e. Keimzahlbestimmung (z. B. Uricult)

8 Die Bestimmung von Antikörpern gegen Thyreoglobulin steht in Abschnitt M III der GOÄ. Wer darf die Leistung in Rechnung stellen?

a. der Hausarzt

b. der veranlassende Arzt

c. der veranlassende Arzt, wenn er beim Blutentnehmen darauf hinweist, dass eine Rechnung folgt

d. der veranlassende Arzt, wenn er Mitglied in einer Laborgemeinschaft ist

e. der durchführende Laborarzt

Was fällt unter den Sprechstundenbedarf?

Dazu gehören:

- Material zur Wundversorgung,
- Haut- und Schleimhautdesinfektionsmittel,
- Hilfsmittel zur Diagnostik und Therapie (z. B. Mundspatel).
- Lokalanästhetika,
- Arzneimittel für Notfälle sowie Puder, Pulver, Salben,
- Sprechstundenbedarf darf einmal pro Quartal jeweils zum Quartalsende auf Kosten der Krankenkassen verordnet/bestellt werden.

Welche Kostenträger kennen Sie?

Kassen	Leistungen	Bemerkungen
gesetzliche Krankenkassen Primärkassen, z. B. AOK, Ersatzkassen, z. B. Barmer GEK	medizinische Versorgung der Versicherten und Vorsorgeleistungen, Kuren und Reha-Maßnahmen bei nicht rentenversicherten Mitgliedern	Die Abrechnung des Arztes erfolgt über die Kassenärztliche Vereinigung (KV), die mit den gesetzlichen Kassen einen Vertrag geschlossen hat.
private Krankenkassen		Der Arzt stellt eine Rechnung an den Patienten, der dann die Kosten zurückerstattet bekommt.
Pflegeversicherung	Pflegeleistungen, z. B. langfristige ambulante Pflege durch Pflegebedürftigkeit	Leistungen erfolgen nach der Feststellung der Pflegebedürftigkeit durch den MDK (Medizinischer Dienst der Krankenversicherung). Die Einteilung erfolgt in die Pflegestufen 1–5.
Rententräger (BfA, LVA)	Kuren und Reha-Maßnahmen bei Versicherten	Bei nicht rentenversicherten Personen werden gewisse Leistungen zur Rehabilitation durch die Krankenkassen übernommen.
BG (Berufsgenossenschaften)	Wege- und Arbeitsunfälle, Schulunfälle	Abrechnung erfolgt direkt mit der BG-Versicherung.
sonstige Kostenträger	z. B. Bundeswehr	Kostenträger für Bundeswehrangehörige

Erläutern Sie Funktion und Aufbau der elektronischen Gesundheitskarte (eGK).

Seit dem 01.01.2014 gilt die eGK als Versicherungsnachweis für Versicherte (Mitglieder, deren Familien und Rentner) bei den gesetzlichen Krankenkassen und der Postbeamten-A-Krankenkasse. Damit sollen medizinisch relevante Informationen schnell, sicher und vom Internet unabhängig verfügbar sein (Telematikinfrastruktur). Ziele: bessere Versorgung, Kostenersparnis, mehr Effizienz und Patientenselbstbestimmung.

Enthaltene Stammdaten und Kennzeichen:

- einheitliches Kartenlogo und -bezeichnung „Gesundheitskarte“
- Name, Vorname, Geschlecht, Geburtsdatum und Anschrift
- persönliche Kennnummer (= Versichertennummer), Kassennummer (Träger, Versicherung)
- Versichertenstatus (M = Mitglied, F = Familienversicherter, R = Rentner)
- Lichtbild (Ausnahmen: Kinder bis 15. Lebensjahr und bei schweren Einschränkungen)
- weiterhin: Karten-Kennnummer, Unterschriftenfeld, Ablaufdatum
- optional: EU-Emblem und Ausgabeland, Blindenschrift

In Umsetzung z.B. der

Wird die eGK nicht vorgelegt, so kann der Arzt nach zehn Tagen eine Privatrechnung ausstellen.

Beschreiben Sie einen Überweisungsschein bzw. einen Behandlungsschein

Formular	Auf der Rückseite des Abrechnungsscheins (blau) ist der Überweisungsschein (gelb).
Felder	▸ Patientenstammdaten ▸ Grund der Überweisung ▸ Auftragsart ▸ Fachrichtung (da Patienten das Recht der freien Arztwahl haben, darf nicht der Name eines Arztes oder der Praxis eingetragen werden!)
Auftragsarten	▸ Mit- oder Weiterbehandlung → der weiterführende Arzt ist in der Wahl von Diagnose- und Therapie nicht eingeschränkt ▸ Konsiliaruntersuchung → der weiterführende Arzt ist nur zur Diagnostik berechtigt, dabei aber nicht eingeschränkt ▸ Auftragsleistung → der weiterbehandelnde Arzt ist nur zur Durchführung der angegebenen Leistung berechtigt (z. B. Röntgen-Thorax)
Abrechnungsschein	▸ pro Quartal wird ein Abrechnungsschein benötigt

Welche weiteren Formulare sind wichtig?

Alle verwendeten Formulare für gesetzlich Versicherte sind bundesweit einheitlich gestaltet und können über die Kassenärztliche Vereinigung bezogen werden.	
Krankenhausbehandlung	Teil A → Krankenkasse (rosa, DIN A6), Teil B → Krankenhausarzt (rosa), Teil C → ausstellender Arzt (weiß); Teil A und B dem Patienten mitgeben, ggf. in einem verschlossenen Umschlag
Arbeitsunfähigkeitsbescheinigung (Formular 1 und 52)	Erst- oder Folgebescheinigung ankreuzen, Diagnosefeld, Krankengeldfeld ab siebter. AU-Woche 1a GKV, 1b Arbeitgeber, 1c Patient mit Krankengeldhinweis, 1d Arztpraxis, ab 2022: schrittweise Umsetzung der eAU
Notfall-/Vertretungsschein	Teil A → Abrechnung (rosa), Teil B → weiterbehandelnder Arzt (zur Info), Teil C → behandelnder Arzt (weiß)

1 Welcher Kostenträger gehört zu den Ersatzkassen?

a. AOK

b. Barmer GEK

c. LVA

d. BfA

2 Wann tritt die BG als Kostenträger auf?

a. bei Schulunfällen

b. für Reha-Maßnahmen bei Rentnern

c. bei Krebsfrüherkennungs untersuchungen

d. bei Wege- und Arbeitsunfällen

3 Wie wird mit den Privatpatienten abgerechnet?

a. Der Arzt erstellt eine Rechnung über die erbrachten Leistungen und rechnet direkt mit dem Patienten ab.

b. Der Arzt erstellt eine Rechnung über die erbrachten Leistungen und rechnet mit der Privatkasse des Patienten ab.

c. Der Arzt rechnet die erbrachten Leistungen über die KV ab, die dann eine Rechnung an den Patienten stellt.

d. Der Arzt erhält eine Pauschale für jeden Privatpatienten von der KV.

4 Wer legt den Grad der Pflegebedürftigkeit fest?

a. der Hausarzt

b. der verordnende Arzt

c. der MDK

d. der betreuende Pflegedienst

5 Ein Patient erhält eine Überweisung zum Röntgen-Thorax mit der Auftragsart „Auftragsleistung". Was bedeutet dies?

a. Der weiterbehandelnde Arzt muss zuerst ein Röntgen-Thorax durchführen, danach hat er freie Hand in der Wahl der Diagnostik. Für die Behandlung muss der Patient jedoch zu dem ausstellenden Arzt.

b. Nach der Durchführung des Röntgen-Thorax hat der Arzt Entscheidungsfreiheit über weitere Diagnostik und die anschließende Therapie.

c. Der weiterbehandelnde Arzt darf nur das Röntgen des Brustkorbs durchführen.

d. Nach Durchführung des Röntgen-Thorax darf der Arzt keine weiteren Untersuchungen durchführen, darf aber die entsprechenden therapeutischen Leistungen durchführen.

6 Ein Patient hat keine eG-Karte vorgelegt. Wann darf der Arzt eine Privatrechnung ausstellen?

a. nach 7 Tagen

b. nach 10 Tagen

c. nach 14 Tagen

d. zum Quartalsende

e. nach der dritten. Anmahnung, die eG-Karte vorzuzeigen

7 Welche der folgenden Angaben sind nicht auf der eG-Karte zu finden?

a. Versichertenstatus

b. Ausstellungsort

c. Kassen-Nummer

d. Ausstellungsdatum

e. Gültigkeitsdauer

8 Was gehört zum Sprechstundenbedarf?

a. Röntgenkontrastmittel

b. Schmerzmittel, z. B. Paracetamol

c. Fieberthermometer

d. Schleimhautdesinfektionsmittel

e. Mullbinden

9 Wann kann Sprechstundenbedarf bestellt werden?

a. jederzeit

b. einmal pro Monat

c. alle drei Monate

d. einmal im Quartal, zum Ende des Quartals

10 Wie wird Sprechstundenbedarf abgerechnet?

a. durch den Arzt und dessen Budget

b. indirekt über die zuständige KV als Kostenträger

c. direkt mit der GKVs

d. direkt mit dem Patienten

11 Welche der folgenden Aussagen sind richtig?

a. Die Abrechnung für Kassenärzte erfolgt über die Kassenärztliche Vereinigung.

b. Formulare können über die Kassenärztlichen Vereinigungen bestellt werden.

c. Vordrucke für Verordnungen, z. B. Krankentransport oder Krankenhausbehandlung sind regional unterschiedlich.

d. Der Vordruck zur AU-Bescheinigung besteht aus vier Teilen, von denen der erste (1a) beim Arzt verbleibt.

e. Bei den gängigen Vordrucken mit mehreren Durchschlägen verbleibt in der Regel Teil C beim ausstellenden Arzt.

Welche Aufgaben hat das öffentliche Gesundheitswesen?
▸ Schutz der Menschen → durch Gesetzgebung, Arzneimittelzulassung ▸ Vorsorge → Gesundheitsaufklärung (z. B. Schutz vor sexuell übertragbaren Krankheiten)

Wie ist das öffentliche Gesundheitswesen aufgebaut?	
Bundesebene	**Zuständigkeiten**
Bundesministerium für Gesundheit	Gesundheitsgesetzgebung, Übersicht über die anderen Bundeseinrichtungen und Landesministerien
Bundeszentrale für gesundheitliche Aufklärung (BZgA)	Gesundheitsaufklärung und -erziehung (z. B. Broschüren, Plakate)
Bundesinstitut für Arzneimittel und Medizinprodukte (BfArM)	Zulassung von Arzneimitteln
Robert Koch-Institut (RKI)	Seuchenkontrolle, Überwachung und Auswertung epidemiologischer Daten, Nachweis von Erregern, STIKO (ständige Impfkommission am RKI, legt Impfkalender fest)
Paul-Ehrlich-Institut	Forschung, Prüfung und Zulassung von Impfstoffen
Landesebene	**Zuständigkeiten**
Landesministerium für Gesundheit	Aufsicht über die Einrichtungen, Organisation des Rettungsdienstes
regionale Ebene (Stadt oder Landkreis)	**Zuständigkeiten**
Gesundheitsamt	Aufsicht über Mitarbeiter im Gesundheitswesen, Impfungen, Seuchenbekämpfung (Meldestelle für meldepflichtige Krankheiten), Gesundheitsaufklärung und -beratung, Schuluntersuchungen und -impfungen, AIDS-Beratung, Suchthilfe, Gutachten durch den Amtsarzt
Gewerbeaufsichtsamt	Überwachung des Arbeitsschutzes und der Hygienevorschriften (Hessen: Hier übernimmt das Amt für Arbeitsschutz und Sicherheitstechnik die genannten Aufgaben.)

Wie erfolgt die Versorgung der Bevölkerung?	
stationär	Akutkrankenhäuser („normale“ Krankenhäuser für stationäre Diagnostik und Behandlung von Krankheiten)
	Fachkrankenhäuser (z. B. Herzzentren)
	Reha-Einrichtungen (Kurkliniken, Reha-Kliniken, z. B. nach schweren Krankheiten oder Unfällen zur Wiederherstellung der Arbeitsfähigkeit und Integration)
	psychiatrische Krankenhäuser (Kurz- und Langzeitbehandlung und -betreuung von psychisch Kranken)
ambulant	Einzelpraxis (ein Arzt, der in seiner Praxis alleine tätig ist)
	Praxisgemeinschaft (mehrere Ärzte, die jedoch getrennt abrechnen und über einen eigenen Patientenstamm verfügen)
	Gemeinschaftspraxis ((Berufsausübungspraxis) mehrere Ärzte, die die Patienten gemeinsam behandeln, Räumlichkeiten, Personal und Geräte teilen und gemeinsam abrechnen
	Apparate- oder Laborgemeinschaft (Ärzte, die eine eigenständige Praxis besitzen, aber über ein gemeinsames Labor oder z. B. Röntgeneinrichtung verfügen)

Welche Berufe gibt es im Gesundheitswesen?	
Ärzte und Apotheker	▸ Ärzte ▸ Zahnärzte ▸ Tierärzte Ausbildung: Studium, nach der Approbation dürfen Ärzte praktizieren und als „praktischer Arzt“ tätig werden oder eine Facharztausbildung (z. B. Innere Medizin, Chirurgie) anstreben ▸ Apotheker (Studium der Pharmazie)
nichtärztliche Heilberufe	▸ Heilpraktiker (Zulassungsprüfung durch das Gesundheitsamt, darf in eingeschränktem Maß heilend tätig sein)
Assistenzberufe	▸ MFA (medizinische Fachangestellte) ▸ ZMF (Zahnmedizinische Fachangestellte) ▸ Tiermedizinische Fachangestellte
Pflegeberufe	▸ Gesundheits- und Krankenpfleger ▸ Gesundheits- und Kinderkrankenpfleger ▸ Altenpfleger ▸ Heilerziehungspfleger ▸ Hebammen und Entbindungspfleger ▸ Pflegefachmann/-frau
diagnostisch-technische Berufe	▸ MTA (medizinisch-technische Assistenten) ▸ MTRA (medizinisch-technische Radiologieassistenten) ▸ Veterinärärztliche Assistenten
therapeutisch-rehabilitative Berufe	▸ Physiotherapeuten (Krankengymnastik) ▸ Ergotherapeuten (Beschäftigungstherapie) ▸ Masseure (Massagen) ▸ Logopäden (Sprachtherapeuten)

1 Was gehört zu den diagnostisch-technischen Berufen?

a. Krankenschwester mit intensivmedizinischer Weiterbildung ☐
b. Heilpraktiker ☐
c. Radiologe ☐
d. MTA ☐
e. ZMF ☐

2 Was versteht man unter einer Praxisgemeinschaft?

a. eine Praxis mit mehreren gemeinsam arbeitenden Ärzten ☐
b. ein Gebäude mit mehreren Arztpraxen ☐
c. eine Vereinbarung zweier Ärzte zur gegenseitigen Urlaubsvertretung ☐
d. eine Praxis mit mehreren Ärzten bei getrennter Abrechnung ☐

3 Welches der folgenden Organe arbeitet auf Kreisebene?

a. BZgA ☐
b. Paul-Ehrlich-Institut ☐
c. Ministerien ☐
d. Gesundheitsamt ☐

4 Welche Aufgaben gehören nicht zu den Aufgaben des Gesundheitsamts?

a. Reihenuntersuchungen und Impfungen in Schulen ☐
b. Abrechnung mit den Kassenärzten ☐
c. Meldestelle für meldepflichtige Infektionskrankheiten ☐
d. Prüfung von Impfstoffen ☐

5 Wer übernimmt auf Bundesebene die Überwachung von Infektionskrankheiten?

a. Gesundheitsministerium ☐
b. Gesundheitsamt ☐
c. Robert Koch-Institut ☐
d. Paul-Ehrlich-Institut ☐

6 Wer ist für die Zulassung von Arzneimitteln zuständig?

a. Ministerium für Gesundheit ☐
b. RKI ☐
c. BfArM ☐
d. BZgA ☐

7 Welche Möglichkeiten für Ärzte gibt es, die der ambulanten Behandlung von Patienten dienen?

a. Einzelpraxis ☐
b. Stationsarzt ☐
c. Gemeinschaftspraxis (Berufsausübungspraxis) ☐
d. Arzt in einer Reha-Einrichtung ☐

8 Wer darf neben Ärzten noch heilend tätig sein?

a. Medizinische Fachangestellte ☐
b. Heilerziehungspfleger ☐
c. Sprachtherapeuten ☐
d. Heilpraktiker ☐

9 Wer überwacht den Arbeitsschutz?

a. Arbeitsagentur ☐
b. Gewerbeaufsichtsamt ☐
c. Landesministerien für Gesundheit ☐
d. Bundesministerium für innere Sicherheit ☐

10 Welche Berufsgruppen im Gesundheitswesen müssen ein Studium absolvieren?

a. Ärzte ☐
b. Apotheker ☐
c. Tierärzte ☐
d. Heilpraktiker ☐

11 Was gehört zu den therapeutisch-rehabilitativen Berufen?

a. Physiotherapeuten ☐
b. Masseure ☐
c. Heilpraktiker ☐
d. Hebammen ☐

12 Was macht ein Ergotherapeut?

a. Krankengymnastik ☐
b. tierärztliche Assistenz ☐
c. Sprachtherapie ☐
d. Beschäftigungstherapie ☐

13 Der Beruf der Medizinischen Fachangestellten gehört zu den ...

a. pflegerischen Berufen. ☐
b. medizinisch-technischen Berufen. ☐
c. Assistenzberufen. ☐
d. therapeutisch-rehabilitativen Berufen. ☐

14 Welche Aussagen zur Berufsausübungspraxis sind richtig?

a. Jeder Arzt hat eigene Medizinische Fachangestellte angestellt. ☐
b. Nur die Abrechnung wird gemeinsam durchgeführt, alles andere läuft getrennt. ☐
c. Jeder Arzt verfügt über eine eigene Praxis, aber die Geräte (z. B. EKG, Sono, Röntgen) werden gemeinsam genutzt. ☐
d. Die Ärzte behandeln gemeinsam und rechnen gemeinsam ab. ☐
e. Beide Ärzte nutzen die gleichen Praxisräume. ☐

Wie sind Ärzte ausgebildet?

Nach dem Studium (Staatsexamen) mit PJ (prakt. Jahr) erhält der Arzt seine Zulassung (Approbation) und darf sich als praktischer Arzt niederlassen. Jedoch können sich Ärzte auch auf eine Fachrichtung spezialisieren:

Fachgebietsbezeichnung	
Internist	Facharzt für Innere Medizin Schwerpunktbezeichnungen (Teilgebietsbezeichnungen) für z. B. Gastroenterologie, Kardiologie, Nephrologie sind nach entsprechender Weiterbildung möglich.
Chirurg	Facharzt für Chirurgie (operative Eingriffe) Schwerpunktqualifikation wie Unfallchirurgie, Gefäßchirurgie sind möglich.
Neurologe, Psychiater	Facharzt für Erkrankungen des Nervensystems (Neurologie) und für seelische und geistige Krankheiten (Psychiatrie), die Qualifizierung wird meist gemeinsam erworben.
Radiologe	Facharzt für Strahlenkunde
Urologe	Facharzt für Nieren- und Harnwegserkrankungen
Orthopäde	Facharzt für Erkrankungen des Bewegungsapparates
weitere Bezeichnungen	
Dr. med.	Der Erwerb eines „Doktortitels" (Promotion) kann unabhängig von der Approbation oder der Facharztqualifikation erworben werden.
Zusatzbezeichnungen	Neben der Facharztweiterbildung kann ein Arzt auch Zusatzqualifikationen für bestimmte Gebiete erwerben, z. B. Naturheilverfahren, Tropenmedizin, Umweltmedizin.

Was ist die Ärztekammer und welche Aufgaben hat sie?	
Erklärung	Die Ärztekammer ist ein staatlich beauftragtes Organ (= Körperschaft des öffentlichen Rechts), in dem alle Ärzte Pflichtmitglieder sind (wird oft auch als Standesorganisation der Ärzte bezeichnet).
Aufbau	Man unterscheidet: ▸ Bundesärztekammer ▸ Landesärztekammer (zentrales Organ für die jeweiligen Bundesländer) ▸ Bezirksstellen (Untergruppen der Landesärztekammer)
Aufgaben	▸ Berufsordnung für Ärzte (Rechte und Pflichten eines Arztes) ▸ Weiter- und Fortbildungsverordnung ▸ Streitschlichtung (zwischen Arzt/Arzt, Arzt/Patienten, Arzt/Auszubildenden) ▸ Regelung der Ausbildung zur Medizinischen Fachangestellten (Ausbildungs- und Prüfungsordnung) ▸ Durchführung der Prüfungen

Welche Aufgaben hat die Kassenärztliche Vereinigung (KV)?	
Erklärung	Die KV ist die Vertretung der Kassenärzte, die die Abrechnung für Kassenpatienten übernimmt. Jeder Kassenarzt ist hier Pflichtmitglied.
Aufbau	hierarchischer Aufbau: ▸ Kassenärztliche Bundesvereinigung ▸ regionale und lokale kassenärztliche Vereinigungen
Aufgaben	▸ ärztliche Versorgung der Bevölkerung (d. h., die KV muss dafür sorgen, dass genügend Ärzte jeder Fachrichtung zur Verfügung stehen, dass aber auch kein Überschuss an Ärzten herrscht) ▸ Planung von Notfalldiensten ▸ Abrechnung mit den Krankenkassen ▸ Verteilung und Überprüfung der Honorare ▸ Interessenvertretung der Ärzte gegenüber den Krankenkassen ▸ Wirtschaftlichkeitsprüfung ▸ Fortbildung

Welche Interessensvereinigungen gibt es für Medizinische Fachangestellte?	
Berufsverbände	Verband medizinischer Fachberufe e. V. Gesundheitscampus-Süd 33 44801 Bochum www.vmf-online.de
Aufgaben	▸ Prägung des Berufsbildes und Öffentlichkeitsarbeit ▸ Fort- und Weiterbildung ▸ Mitarbeit an politischen Fragen zum Berufsbild
Gewerkschaften	Ver.di (Vereinte Dienstleistungsgewerkschaft) Hauptsitz Stuttgart, Vertretungen in fast allen Orten www.verdi.de → weniger berufsspezifisch, da viele Berufsbilder vertreten werden, aber tarifliche Vertretung für Arbeitnehmer
Aufgaben	▸ Tarifpartner bei Tarifverhandlungen, Streikgeld ▸ Rechtschutzversicherung, Beratung von Mitgliedern ▸ Schulungen ▸ politische Arbeit bei arbeitsrechtlichen Themen

1 Welche Ausbildungen muss ein Arzt durchlaufen, bis er sich niederlassen darf?

a. Studium bis zum Staatsexamen ______

b. Facharztausbildung ______

c. dreijährige Tätigkeit als Arzt im Praktikum ______

d. Promotion ______

2 Wie nennt sich die Erlaubnis, als Arzt praktizieren zu dürfen?

a. Staatsexamen ______

b. Approbation ______

c. Promotion ______

d. Habilitation ______

3 Was sagt das folgende Praxisschild aus?

Dr. Thomas Muster
Orthopäde
Naturheilverfahren

a. Der Arzt ist approbiert. ______

b. Der Arzt ist promoviert. ______

c. Der Arzt hat sich nach dem AiP niedergelassen und arbeitet seither im Bereich Orthopädie mit homöopathischen Mitteln. ______

d. Der Arzt hat eine Facharztausbildung in der Orthopädie. ______

e. Der Praxisinhaber ist kein Arzt, sondern Heilpraktiker mit viel Erfahrung in der Orthopädie. ______

f. Der Praxisinhaber hat neben seiner Facharztausbildung eine Weiterbildung für Naturheilverfahren. ______

4 Mit was beschäftigt sich ein Orthopäde?

a. mit Sprachstörungen ______

b. mit Erkrankungen der Hormondrüsen ______

c. mit Erkrankungen des Bewegungsapparates ______

d. mit der Anfertigung von Spezialschuhen bei Fehlbildung der Füße ______

5 Welche Schwerpunktbezeichnungen gibt es für Internisten?

a. Kardiologe ______

b. Radiologe ______

c. Gastroenterologe ______

d. Urologe ______

6 Was ist die KV?

a. Krankenhausversorgung ______

b. Kassenvertrag ______

c. Krankheitsvorsorge ______

d. Kassenärztliche Vereinigung ______

7 Welche Aufgaben hat die Ärztekammer?

a. Vertretung der Ärzte als Berufsgruppe ______

b. Vertretung der Kassenärzte ______

c. Regelung der Weiterbildung für Ärzte ______

d. Regelung der Ausbildung für Medizinische Fachangestellte ______

e. Abrechnung mit den Krankenkassen ______

f. Überwachung des Arbeitsschutzes ______

8 Was ist eine Körperschaft des öffentlichen Rechts?

a. Eine Organisation, die vom Staat mit Aufgaben beauftragt wurde. ______

b. Alle Gerichte im Gesundheitswesen, z. B. das Sozialgericht ______

c. eine Reklamationsstelle für Beschwerden gegen Ärzte ______

d. eine Praxis, in der gesetzlich versicherte Patienten behandelt werden. ______

9 Nennen Sie Beispiele für eine Körperschaft öffentlichen Rechts.

a. Bundesgesundheitsministerium ______

b. Ärztekammer ______

c. Kassenärztliche Vereinigung ______

d. Praxisgemeinschaft ______

e. Einzelpraxis ______

10 Wer ist Mitglied in der Ärztekammer?

a. Alle Ärzte sind Pflichtmitglieder. ______

b. Alle Ärzte können Mitglied werden. ______

c. Nur Kassenärzte sind Pflichtmitglieder. ______

d. Krankenhausärzte sind freiwillige Mitglieder. ______

e. Privatärzte sind von der Mitgliedschaft ausgeschlossen. ______

11 Unter welcher Bezeichnung kann sich ein Arzt nach der Approbation niederlassen?

a. Allgemeinmediziner ______

b. Hausarzt ______

c. Praktischer Arzt ______

d. Arzt im Praktikum ______

12 Welche Aussagen sind richtig?

a. Nach der Approbation darf sich der Arzt „Dr." nennen. ______

b. Ein Arzt darf sich nur nach erfolgreicher Approbation „Dr." nennen. ______

c. Ein Arzt kann unabhängig von der Approbation promovieren. ______

d. Ein Arzt muss erst Facharzt sein, um promovieren zu können. ______

e. Nur promovierte Ärzte dürfen sich „Dr." nennen. ______

Welche Tätigkeiten gehören zur Praxisorganisation?

Neben der reinen Assistenz bei ärztlichen Untersuchungen gehören viele Verwaltungstätigkeiten zum Arbeitsbild einer Medizinischen Fachangestellten, die einen reibungslosen Praxisablauf und die Kostenabrechnung mit einschließen. Zu den Verwaltungstätigkeiten gehören:

- Terminvergabe
- Bestellwesen
- Erledigung von Telefonaten
- Abrechnung
- Postein- und -ausgang

Nennen Sie Möglichkeiten der Informationsübermittlung.

Informationsübermittlung	Vor- und Nachteile
Brief	▸ relativ langsame Übermittlung schriftlicher Nachrichten ▸ dokumentenecht
Telefon	▸ schnelle, mündliche Übermittlung von Nachrichten ▸ weite Verbreitung (fast jeder ist telefonisch erreichbar) ▸ kein schriftlicher Nachweis über Inhalt des Telefongesprächs
Fax	▸ schnelle, kostengünstige Übermittlung schriftlicher Nachrichten ▸ dokumentenecht
E-Mail	▸ schnelle, kostengünstige Übermittlung schriftlicher Mitteilungen, jedoch nicht geeignet für Dokumente

Welche Einsatzmöglichkeiten hat das Telefon in der Praxis?

Telefonanlagen	▸ digitaler Anschluss mit schnellem Internetzugang: mehrere Leitungen können gleichzeitig genutzt werden, z. B. bei gleichzeitigem Telefongespräch und Internetverbindung, digitale Telefone verfügen auch über mehrere nützliche Funktionen (Anklopfen, Makeln)
Kosten	▸ fixe Kosten (monatliche Telefonanschlussgebühr) ▸ variable Kosten (Telefongespräche)
Einsatz	▸ gut geeignet für schnelle Rückfragen, wenn Sie gleich eine Antwort benötigen oder sichergehen wollen, dass der Empfänger den Inhalt der Nachricht auch kennt, z. B. kurzfristige Terminänderungen

Welche Vor- und Nachteile bietet ein Faxgerät?

Einsatz	Ein Fax ist gut geeignet, um dringende Dokumente zu übermitteln, z. B. Vorbefunde an eine weiterbehandelnde Praxis.
Vorteile	▸ dokumentenecht (= Fernkopie), Original bleibt bei Ihnen ▸ schnell ▸ kostengünstig ▸ zu jeder Tages- und Nachtzeit möglich ▸ Dokumentation der Übermittlung durch Faxjournal
Nachteile	▸ bei Privatpersonen nicht so verbreitet wie Telefon ▸ bei Übermittlung ins Ausland oft schlechte Leitungen ▸ keine sofortige Rückmeldung wie beim Telefon

Welche Einsatzmöglichkeiten bieten Internet und E-Mail?

Internet	schnelle Recherche über aktuelle Information
E-Mail (elektronische Post)	**Vorteil:** sehr kostengünstige und schnelle Möglichkeit, um Nachrichten weltweit zu versenden **Nachteile:** ▸ nicht geeignet für Dokumente (fehlende Unterschrift) oder wichtige Informationen ▸ kann bei großen Datenmengen problematisch werden ▸ nicht jeder verfügt über E-Mail und nicht alle Benutzer überprüfen regelmäßig ihren elektronischen Briefkasten
elektronischer Brief	digital zugestellte Briefe und Dokumente **Vorteile:** papierlos, sicher, schnell **Nachteil:** kostenpflichtig Nach dem sog. E-Health-Gesetz müssen E-Arztbriefe sicher über ein VPN-Netzwerk erfolgen, die Software muss KBV-zertifiziert sein (Übergangsfrist).
SMS	für schnelle, informelle Kurzmitteilungen **Nachteile:** ▸ evtl. kostenpflichtig ▸ nicht für offizielle Kommunikation

Web

Wie lassen sich Telefonkosten in der Praxis sparen?

Festnetz- vor Mobilnummern	Telefonverbindungen zu Mobiltelefonen sind meist teurer als Festnetzverbindungen.
günstigen Anbieter auswählen	▸ „Call by Call"-Vorwahl: besonders geeignet für Fern- und Auslandsgespräche ▸ ggf. einen anderen Anbieter für den Telefonanschluss wählen (Flatrate)
Fax/E-Mail	▸ Viele Mitteilungen lassen sich auch schriftlich formulieren, z. B. Bestellungen, je nach Firma kann es lange dauern, bis Sie durchgestellt werden, dann bietet sich eine Fax-Nachricht oder E-Mail an. ▸ Faxe können auch auf Nachtversendung programmiert werden.
auf Service-Nummern achten	▸ Wenn Firmen eine 0800er-Nummer anbieten, ist der Anruf für Sie kostenlos, jedoch bei Service-Nummern wie 0900er-Nummern immer auf die Preisansage achten. Auch 0180- oder 01805-Service-Nummern kosten, wenn sie auch meist seriös sind (Service- oder Auskunftsnummern von Katalogen, Direktbanken).

1 *Welche Tätigkeiten einer Medizinischen Fachangestellten gehören zur Praxisorganisation?*

a. Instrumentendesinfektion
b. Terminvergabe
c. Bestellwesen
d. Assistenz bei Sonografie

2 *Welche Möglichkeiten haben Sie, eine dringende schriftliche Mitteilung zu machen (ca. eine DIN-A4-Seite)?*

a. Brief
b. Telegramm
c. Fax
d. SMS

3 *Ihr Chef muss am Wochenende zu einem Kongress. Er möchte dazu die Bahn nutzen. Wie finden Sie am schnellsten eine geeignete Verbindung?*

a. Internetsuche
b. Faxanfrage bei der Bahn
c. E-Mail-Anfrage bei der Bahn
d. persönlich am Bahnschalter

4 *Was versteht man unter E-Mail?*

a. elektrische Post
b. elektronische Post
c. Express-Post
d. Empfangs-Post

5 *Sie sollen einen Untersuchungsbefund schnellstmöglich an den weiterbehandelnden Arzt senden. Welche Möglichkeit nutzen Sie?*

a. Ich rufe an und gebe den Befund durch, somit weiß ich, dass der Inhalt bekannt ist.
b. Ich faxe den Befund, somit behalte ich das Original, aber dem weiterbehandelnden Arzt liegt das Dokument in Kopie vor.
c. Ich maile die Ergebnisse an die Internetadresse der Praxis.
d. Ich kopiere den Befund und verschicke die Kopie per Post.

6 *Wegen eines Notfalls müssen mehrere Termine der Nachmittagssprechstunde verschoben oder abgesagt werden. Welche Möglichkeit nutzen Sie, um die Patienten zu informieren?*

a. Rundschreiben
b. E-Mail an die Patienten, die über eine geeignete Mailadresse verfügen
c. Fax
d. Telefonanruf

7 *Welche Vorteile hat ein Fax?*

a. Die Übermittlung ist schnell und originalgetreu.
b. Wer über einen Telefonanschluss verfügt, kann auch Faxe empfangen.
c. Es erfolgt eine sofortige Rückmeldung des Empfängers.
d. Sendenachweis mit Uhrzeit und Übermittlungsstatus via Faxjournal
e. Übermittlung auch außerhalb der Sprechzeiten möglich

8 *Wie können Sie Telefonkosten in der Praxis senken?*

a. auf Briefpost ausweichen
b. vermehrt den Anrufbeantworter nutzen
c. Flatrate-Verträge nutzen
d. wo sinnvoll auf Faxe ausweichen
e. Service-Nummern mit 0800er-Vorwahl meiden

9 *Welche der nachfolgenden Kosten gehören nicht zu den Fixkosten eines Telefonanschlusses?*

a. Monatsgrundpreis
b. Internetflatrate
c. Flatrate in alle deutschen Netze
d. kostenpflichtige Servicenummern

10 *Auf was müssen Sie bei der Übermittlung von elektronischen Arztbriefen nach dem E-Health-Gesetz achten?*

a. Einhaltung der DIN 5008
b. VPN Netz, das von der KV zugelassen ist, z. B. KV-Safe-Net
c. Versendung vor 17 Uhr
d. Übermittlung per Fax

Welche Möglichkeiten der Terminplanung kennen Sie?	
Bestellsystem	Patienten werden zeitlich gestaffelt einbestellt.
Sprechstundensystem	Patienten können während der Sprechstunden ohne Anmeldung kommen und werden der Reihenfolge ihres Eintreffens nach behandelt.
Mischsystem	Mischung aus den beiden oben genannten Systemen, z. B. Einbestellung für Vorsorgeuntersuchungen, aber genügend Pufferzeiten für nicht einbestellte Patienten mit akuten Anliegen

Was sind drei Vorteile eines Bestellsystems?	
Reduktion von Wartezeiten	Durch die Terminvergabe können lange Wartezeiten vermieden werden.
bessere Auslastung der Sprechstunden	Der „Ansturm“ kann entzerrt werden, durch die gleichmäßigere Auslastung der einzelnen Tageszeiten und Wochentage werden Leerlaufzeiten vermieden.
Personalplanung	An Tagen mit Spezialuntersuchungen oder besonders vielen Einbestellungen können entsprechend mehr Mitarbeiter eingeplant werden, in ruhigeren Zeiten können Überstunden abgebaut werden.
Materialvorbereitung	Bei Laboruntersuchungen oder an bestimmten Untersuchungstagen kann das benötigte Material bereits gerichtet werden.

Was sollten Sie bei der Terminvergabe beachten?	
Dringlichkeit	Vorsorgeuntersuchungen können auf ruhigere Tage gelegt werden, da sie meist nicht dringlich sind.
Beschwerden und Untersuchungen erfragen	Bereits bei der Terminvergabe nach Vorerkrankungen, aktuellen Beschwerden oder evtl. geplanten Untersuchungen fragen (bei Überweisungen) und ins Terminbuch eintragen
genügend Zeit einplanen	z. B. für Kinder im Vorfeld schon mehr Zeit einplanen, Erstuntersuchungen dauern auch meist länger.
Abwechslung	Wechseln Sie kurze und längere Termine ab.
Spezialuntersuchungen bündeln	z. B. kleine OPs, Allergietestungen an bestimmten Tagen oder Zeiten einplanen
Zeitpuffer zwischen den Terminen einplanen	Die Termine sollten nicht zu kurz hintereinander vergeben werden, sonst können sich durch einen kleinen Zwischenfall oder einen Notfall alle nachfolgenden Termine verschieben und Wartezeiten aufstauen.
Vorrang von Terminpatienten	Patienten sollten den Sinn der Einbestellung erkennen, daher sollten Terminpatienten vorrangig behandelt werden; Ausnahme: Notfälle haben immer Vorrang!

Wie können Sie die Praxisabläufe optimal gestalten?	
tage- oder wochenweiser Einsatzplan	Geeignet für große Praxen, so werden die Mitarbeiter für bestimmte Bereiche eingeteilt (z. B. Anmeldung, Assistenz, Abrechnung, Springer).
gute Einarbeitung	Je besser neue Kolleginnen und Auszubildende eingearbeitet sind, desto schneller können sie eigenständig und zuverlässig arbeiten.
Vertretungsplan	Es sollte festgelegt werden, welche Tätigkeiten von wem übernommen werden, falls eine Kollegin kurzfristig ausfällt, z. B. die Kollegin der Abrechnung übernimmt die Anmeldung.
gute interne Kommunikation	Verhindert Informationslücken und verbessert die Zusammenarbeit, aktuelle Informationen können durch ein schwarzes Brett oder kurze schriftliche Mitteilungen weitergegeben werden.
Aufbau der Praxis	Eine geschickte Raumaufteilung und Materiallagerung kann Wege verkürzen und Zeit einsparen.

Wie kann die Einarbeitungsphase erleichtert werden?	
feste Ansprechpartner	In der Praxis sollte der neuen Mitarbeiterin eine feste Ansprechpartnerin zugeordnet werden, die für alle Fragen eine kompetente Ansprechpartnerin ist.
Einarbeitungsplan	Die Einarbeitung kann erleichtert werden, wenn ein fester Plan vorliegt, wann welche Themen eingearbeitet werden, z. B. erste/zweite Woche Assistenz, dritte/vierte Woche Anmeldung, ... und festgelegt wird, wann die Einarbeitungsphase abgeschlossen sein sollte.
Einarbeitungsordner	Oft ist es hilfreich, wenn ein Ordner mit den typischen Tätigkeiten in der Praxis vorliegt, in dem Sie bei Bedarf nachschauen können (z. B. in einer gastroenterologischen Praxis: Ablauf einer Gastroskopie und deren Assistenz).

Was versteht man unter Praxismarketing?

Praxismarketing beschäftigt sich mit der Darstellung der Praxis nach außen. Dies dient der Neugewinnung von Patienten und Erhaltung des bereits bestehenden Patientenstamms.

kurze Wartezeiten	Lange Wartezeiten führen zu Frust und Ärgernis, da Zeit ein besonders knappes Gut ist.
angenehme und praktische Gestaltung der Praxis und der Wartebereiche	Eine angenehme Gestaltung der Wartebereiche und Bereitstellung von Zeitschriften können eventuelle. Wartezeiten erleichtern, dagegen ist eine praktische Gestaltung vor allem für Mitarbeiter wichtig.
Erscheinungsbild der Praxis	z. B. Ordnung, Sauberkeit, ruhige Atmosphäre
Freundlichkeit der Mitarbeiter und des Arztes	Die Personen vermitteln die „Stimmung“ in der Praxis; Patienten, die sich nicht ernst genommen oder unfreundlich behandelt fühlen, werden sich eher eine andere Praxis suchen als zufriedene Patienten.
Zusatzangebote	z. B. Gesundheitskurse, günstige Parkplätze, verlängerte Abendsprechstunde für Berufstätige, Telefonsprechstunde

1 ***Welche Möglichkeiten der Terminplanung kennen Sie?***

a. Bestellsystem ____
b. Abholsystem ____
c. Sprechstundensystem ____
d. Telefonbetreuung ____
e. Mischsystem ____

2 ***Nach welchen Kriterien sollten Sie Termine vergeben?***

a. Alter und Geschlecht ____
b. Dringlichkeit ____
c. nach der Dauer der Praxiszugehörigkeit des Patienten ____
d. Sympathie ____

3 ***Wie können Sie einen Terminstau und lange Wartezeiten vermeiden?***

a. Pufferzeiten zwischen den Terminen einplanen ____
b. für eine Untersuchung nicht mehr als 10 Minuten einplanen ____
c. gleich lange Untersuchungen abwechseln ____
d. gleichartige Untersuchungen bündeln ____

4 ***Eine Patientin ruft an und möchte noch am selben Tag einen Termin. Welche Angaben sind für Sie bei der Terminvergabe wichtig?***

a. Art der Beschwerden ____
b. Alter der Patientin ____
c. Wohnort ____
d. Art der anstehenden Untersuchung ____
e. Versichertenstatus auf der KV-Karte ____

5 ***Durch welche Zusatzangebote kann eine Praxis ihre Attraktivität steigern?***

a. durch vermehrte Werbung ____
b. Angebot von freien Parkplätzen ____
c. Telefonsprechstunde ____
d. Gesundheitsschulungen ____

6 ***Wie können Sie die Einarbeitung neuer Mitarbeiter verbessern?***

a. kollektive Einarbeitung durch alle Mitarbeiter ____
b. festen Einarbeitungsplan ____
c. Einarbeitungsordner ____
d. Einarbeitungsphasen von max. zwölf Monaten festlegen ____

7 ***Wie kann in einer Praxis mit mehreren Mitarbeitern und verschiedenen Einsatzbereichen der Praxisablauf optimiert werden?***

a. Einsatzpläne ____
b. tägliche Einsatzbesprechungen ____
c. wichtige Nachrichten an ein internes schwarzes Brett hängen ____
d. Vertretungsplan aufstellen ____

8 ***Was sind die Vorteile des Bestellsystems?***

a. bessere Koordination des Arbeitsanfalls ____
b. maximale Flexibilität für den Kunden (Patienten) ____
c. Verkürzung der Wartezeiten ____
d. bessere Pausennutzung ____
e. erleichterte Personalbedarfsplanung ____

9 ***Warum ist ein reines Bestellsystem schwer umsetzbar?***

a. Man muss immer mit Notfällen rechnen. ____
b. Man braucht ein paar unangemeldete Patienten zur Abrechnung als Notfall. ____
c. Eine Praxis ohne Wartezeiten wirkt unprofessionell. ____
d. Vorsorgeuntersuchungen sind schwer planbar. ____

10 ***Welche Art von Behandlungen eignen sich, um sie zu bündeln und bestimmte Zeiten dafür einzuplanen?***

a. Laboruntersuchungen ____
b. Notfallbehandlungen ____
c. Routine-EKGs ____
d. Allergietestungen ____
e. kleine Operationen ____

11 ***Welche Faktoren tragen neben der Kompetenz des Arztes zur Attraktivität einer Praxis bei?***

a. Zeitungen und kleine Erfrischungen, um die langen Wartezeiten zu überbrücken ____
b. Hektische Betriebsamkeit demonstriert die Professionalität des Teams. ____
c. Ordnung und Sauberkeit ____
d. kurze Wartezeiten ____

12 ***Was versteht man unter Praxismarketing?***

a. großflächige Werbeplakate und Werbespots im Fernsehen zur Kundengewinnung ____
b. alle Maßnahmen, die zum besseren Erscheinungsbild nach außen beitragen ____
c. Maßnahmen, die der Neukundengewinnung dienen ____
d. Zusammenschluss mehrerer Praxen im Rahmen der Globalisierung ____

Welche Möglichkeiten des Briefversands kennen Sie? Achtung: Bitte entnehmen Sie die aktuellen Konditionen und Preise entweder der Preisliste der Deutschen Post AG (in jeder Filiale erhältlich) oder der Homepage www.deutschepost.de bzw. für Paketversand www.dhl.de; für Kostenersparnis ggf. auch andere Paketversender oder lokale Briefdienste anfragen.	
Einsatzgebiet	**Versandart**
schnelle, schriftliche Kurzmitteilung	Telegramm (teuer und veraltet), durch Fax oder E-Mail ersetzt
Versand von Mitteilungen (z. B. nicht dringliche Arztberichte, Mahnungen)	Brief, bzw. elektronischer Brief, ggf. als Einschreiben → Standardbrief (bis 20 g bzw. 20 MB), Kompaktbrief (bis 50 g), Großbrief (bis 500 g) oder Maxibrief (bis 1 000 g)
Versand von Rundschreiben (z. B. Einladung zur Praxiseröffnung)	Infobrief (Voraussetzung mind. 50 gleiche Briefe)
Versand von Büchern, Info-Broschüren ohne persönliche Nachricht	Büchersendung, gestaffelt bis 1 000 g
Versand von Waren (z. B. Kalender, Gratisproben ohne persönliche Nachricht), Rechnung oder Beschreibung ist erlaubt	Warensendung, gestaffelt bis 500 g
nicht versicherter Versand von Gegenständen (mit Nachricht)	Päckchen bis 2 kg (Abmessungen beachten)
versicherter Versand von Gegenständen (bis 500,00 €) oder Päckchengrößen über den angegebenen Maximalabmessungen	Postpaket (Deutsche Post DHL) → DHL-Paket, gestaffelt bis zu 31,5 kg, Maxitransport bis 4 m³, die Versicherungssumme kann gegen Aufpreis auf bis zu 25 000,00 € erhöht werden. → Einlieferungsbeleg, Sendung kann über Serviceauskunft und Internet verfolgt werden. → Nicht versichert sind Bargeld, Edelmetalle (z. B. Gold- oder Silbermünzen, Schmuck), Scheckkarten, Kreditkarten.
Geldanweisungen (Western-Union-Geldtransfer)	Minuten-Service der Post (für In- und Ausland) Sie zahlen einen bestimmten Geldbetrag am Schalter ein und erhalten eine Kontrollnummer. In einem speziellen Formular werden alle notwendigen Personalien von Absender und Empfänger festgehalten. Die Kontrollnummer müssen Sie dem Empfänger mitteilen, der sich dann das Geld unter Angabe der Kontrollnummer weltweit an jedem Postschalter auszahlen lassen kann, nachdem er sich ausgewiesen hat.

Wie sollten Sie bei der Postbearbeitung vorgehen?	
Posteingang	**Vorgehensweise**
Kontrolle der Post bei Übergabe	▸ Beschädigungen an Verpackungen oder Päckchen gleich vom Boten bestätigen lassen ▸ bei stark beschädigter Lieferung ggf. die Annahme verweigern
Vorsortieren	▸ Briefe nach privater und Praxispost (Praxis Dr. XY) trennen ▸ Kataloge und Zeitschriften gesondert behandeln ▸ je nach Anweisung: Werbesendungen gleich aussortieren
Öffnen der Post	▸ Privatpost (Dr. A. XY) und Sendungen mit Adresszusätzen wie „Dr. A. XY persönlich" gehen ungeöffnet an die genannte Person ▸ Adressbezeichnung „z. Hd." dürfen geöffnet werden
Entnahmekontrolle	▸ Inhalte entnehmen und auf Vollständigkeit überprüfen ▸ Anlagen und Brief ggf. zusammenheften ▸ überprüfen, ob die Umschläge auch wirklich leer sind
Eingangsvermerk	Vermerk von Datum und Namenskürzel oder Eingangsstempel
Sortieren und Verteilen	▸ in die Posteingangsmappe einsortieren und verteilen ▸ bei neuen Katalogen und Telefonbüchern die alten gleich austauschen

1 *Welche Versandart wählen Sie für eine Einladung zur Praxiseröffnung an ca. 100 Gäste?*

a. Infobrief ______

b. Standardbrief ______

c. Telegramm ______

d. Büchersendung ______

2 *Welche Zusatzvermerke gibt es zum Einschreiben?*

a. Eigenhändig ______

b. Rücknahme ______

c. postlagernd ______

d. Rückschein ______

e. stellvertretend ______

3 *Welche der folgenden Briefe würden Sie öffnen?*

Praxis Dr. Walter
Hauptstr. 1
12345 Hauptdorf

a. ______

z. Hd. Dr. Walter
Hauptstr. 1
12345 Hauptdorf

b. ______

Dr. Walter
Hauptstr. 1
12345 Hauptdorf

c. ______

Dr. Walter persönlich
Hauptstr. 1
12345 Hauptdorf

d. ______

S. Mustermann in
Praxis Dr. Walter
Hauptstr. 1
12345 Hauptdorf

e. ______

Praxis Dr. Walter
z. Hd. S. Mustermann
Hauptstr. 1
12345 Hauptdorf

f. ______

4 *Was sollten Sie bei der Übergabe von Sendungen beachten?*

a. dem Boten ein Trinkgeld geben fürs Hochbringen ______

b. alle Sendungen ins Büro bringen lassen, da die Posteingänge erst nach der Sprechstunde bearbeitet werden ______

c. Sendungen auf Beschädigungen überprüfen ______

d. stark beschädigte Ware gar nicht erst annehmen ______

5 *Nach welchen Kriterien wird die eingehende Post vorsortiert?*

a. nach Absender ______

b. nach Poststempel ______

c. nach Privat- und Praxispost ______

d. gesonderte Stapel für Kataloge und Zeitschriften ______

e. nach Versandart ______

6 *In welcher Reihenfolge bearbeiten Sie die Post? Beschriften Sie die einzelnen Schritte mit den Nummern 1 bis 6.*

a. vorsortieren ______

b. Entnahmekontrolle ______

c. öffnen ______

d. sortieren ______

e. Kontrolle auf Beschädigung ______

f. Eingangsvermerk ______

7 *Was überprüfen Sie bei der Entnahmekontrolle?*

a. Überprüfung auf Beschädigungen ______

b. Überprüfung des Portos ______

c. Überprüfung auf Vollständigkeit der Anlagen ______

d. Kontrolle der Briefumschläge, ob alles entnommen wurde ______

8 *Bis zu welchem Betrag haftet die Post bei einem Einschreiben?*

a. 10,00 € ______

b. 20,00 € ______

c. 25,00 € ______

d. 50,00 € ______

e. 75,00 € ______

f. 100,00 € ______

9 *Sie haben ein Porzellanservice für 120,00 € bei eBay ersteigert. Wie sollte der Verkäufer die Ware verschicken (das Service wiegt 1,75 kg)?*

a. Warensendung, da es sich um (ersteigerte) Ware handelt ______

b. Päckchen, da es unter 2 kg wiegt ______

c. Paket, da nur Pakete bis 500,00 € versichert sind ______

d. Paket, da es über 1,5 kg wiegt, muss es als Paket verschickt werden ______

10 *Welche Sendungen sind nachweisbar (Beleg)?*

a. Büchersendung ______

b. Briefe ______

c. Einschreiben ______

d. Päckchen ______

e. Pakete ______

Welche Zusätze kann ein Brief tragen?	
Vermerk/Zusatzleistung	**Bedeutung**
Einschreiben	▸ Haftung bis 25,00 € (Einwurfeinschreiben bis 20,00 €) ▸ Einlieferungsbeleg ▸ Empfänger oder Empfangsberechtigter bestätigt die Zustellung ▸ Sendung kann im Internet oder unter einer Auskunftsnummer verfolgt werden
Einschreiben – eigenhändig	▸ wie oben, jedoch zusätzlich: ▸ Zustellung nur an den Empfänger oder an einen besonders Bevollmächtigten
Einschreiben – Rückschein	▸ wie Einschreiben, zusätzlich: ▸ mit der Zustellung geht ein „Rückschein" an den Absender und benachrichtigt ihn
Einwurf-Einschreiben	Der Postbote dokumentiert, dass die Sendung eingeworfen wurde.
Nachnahme	Die Sendung wird nur zugestellt, wenn der Empfänger den angegebenen Nachnahmebetrag sofort an den Postboten zahlt.

Wie gehen Sie beim Postausgang vor? Bevor die Ausgangspost wirklich die Praxis verlässt, muss sie verschiedene Arbeitsschritte durchlaufen:	
Unterschriftenmappe oder -fach	Bevor ausgehende Briefe versandt werden können, müssen sie unterschrieben werden (z. B. Arztbriefe vom Arzt).
Vollständigkeitskontrolle	▸ Brief und Anlagen kontrollieren ▸ Unterschrift überprüfen ▸ Anschrift auf Vollständigkeit überprüfen ▸ Zusatzvermerke
Umschläge	beim Umschlag auf die richtige Größe achten, wichtige Dokumente (z. B. Verträge, Arbeitszeugnisse, Schulzeugnisse, Bewerbungen) nicht knicken oder falten
Sortieren	einzeln nach Sendungsarten und -formen (z. B. Briefe, die nur eingeworfen werden, und Sendungen, die am Schalter abgegeben werden müssen)
Porto	je nach Gewicht und Zusatzvermerke richtig frankieren und ggf. persönlich am Schalter gegen Beleg abgeben

Wie versenden Sie Probenmaterial? Die meisten Proben gehen über einen Labortransportdienst direkt ins Vertragslabor, manchmal jedoch lässt sich ein Posttransport bei Spezialuntersuchungen oder bei der Teilnahme an klinischen Studien nicht umgehen. Dann sind folgende Regeln einzuhalten:	
Verpackungsmaterial	
Probenröhrchen (z. B. Vacutainer, Monovette)	muss fest verschlossen und flüssigkeitsdicht sein
ausreichend absorbierendes Material	muss im Notfall die ganze Probenflüssigkeit (z. B. Blut) aufsaugen können
Schutzhülle	Probengefäß und Saugmaterial müssen in einer fest verschlossenen Schutzhülle aus bruchsicherem Kunststoff stecken.
Objektträger mit Abstrichen	müssen ebenfalls stoß- und bruchsicher in eine spezielle Schutzhülle verpackt werden
Karton	Kartonschachtel, kein Briefumschlag
Aufschrift	
Äskulapschlange und „Diagnostische Probe"	Kennzeichnung auf dem Karton als „diagnostisches Material"
Merke: ▸ Bei infektiösen Proben oder bei Verdacht auf Infektionsgefahr darf das Material nicht per Post verschickt werden! ▸ Die Sendung kann als Briefsendung erfolgen, eine Abgabe am Postschalter ist nicht nötig. ▸ Gewebeproben: Versandanforderungen des ausführenden Labors beachten.	

Nehmen Sie bitte für die folgenden Fragen auch die vorhergehende Seite zur Postbearbeitung zur Hand.

1 ***Ihre Freundin ist zum Urlaub in die Karibik geflogen. Nun stellt sie fest, dass ihr Geld nicht ausreicht. Wie können Sie ihr 200,00 € zukommen lassen?***

a. Geld per Einschreiben schicken ☐

b. Geld im Paket schicken ☐

c. das Geld einer vertrauenswürdigen Person am Flughafen mitgeben ☐

d. Western-Union-Bargeld-Service nutzen ☐

2 ***Wie funktioniert der Minuten-Service der Post? Markieren Sie die richtigen Aussagen.***

a. Vergabe einer PIN ☐

b. Anweisung über ein spezielles Formular Ihrer Bank ☐

c. Einzahlung am Postschalter, Ausfüllen eines speziellen Formulars ☐

d. Transfer über ein Onlinekonto (Homebanking) ☐

e. Auszahlung am lokalen Postschalter an den Empfänger ☐

f. Auszahlung nur in Niederlassungen der Deutschen Post

g. Auszahlung gegen Angabe der Kontrollnummer ☐

h. Auszahlung gegen Angabe der Kontrollnummer und nach erfolgter Identifikation ☐

3 ***Wo gilt der Minuten-Service der Deutschen Post?***

a. Deutschland ☐

b. Europa ☐

c. Europa und Amerika ☐

d. weltweit ☐

4 ***Was überprüfen Sie bei der Vollständigkeitskontrolle in der ausgehenden Post?***

a. Porto/Frankierung ☐

b. Verschluss der Umschläge ☐

c. Unterschrift ☐

d. Anschrift des Empfängers ☐

e. Anlagen ☐

5 ***Bringen Sie die Schritte der Postausgangsbearbeitung in die richtige Reihenfolge durch aufsteigende Nummerierung.***

a. Kontrolle der Briefe auf korrekte Anschrift, Unterschrift und Anlagen ☐

b. Unterschriftenmappe ☐

c. Briefe wiegen und korrekt frankieren ☐

d. Sortieren nach Sendungsart ☐

e. Briefe falten und eintüten ☐

6 ***Welche Dokumente sollten nicht gefaltet werden?***

a. Arztbriefe ☐

b. Bewerbungen ☐

c. Arbeitszeugnis ☐

d. Berufsschulzeugnis ☐

7 ***Wie dürfen Sie Proben nicht versenden?***

a. als Brief ☐

b. im Briefumschlag ☐

c. im Karton ☐

d. als Päckchen ☐

8 ***Welche Verpackungsmaterialien müssen Sie beim Versand eines Knochenmarkausstriches verwenden?***

a. bruchsichere Probenröhrchen ☐

b. festen Briefumschlag ☐

c. Kartonschachtel ☐

d. Kunststoffbox oder -schachtel ☐

e. Kunststoff-Schutzhülle ☐

9 ***Wie hoch sind Einschreiben versichert?***

a. 10,00 € ☐

b. 15,00 € ☐

c. 25,00 € ☐

d. 50,00 € ☐

Warum müssen Patientendaten verwaltet bzw. aufgezeichnet werden?	
Aufzeichnungspflicht	Der Arzt ist zur Aufzeichnung der Patientendaten durch seine Berufsordnung verpflichtet.
aktuelle Information	Bei der Visite oder dem Untersuchungstermin hat der Arzt sofort alle relevanten Informationen zum jeweiligen Patient zur Hand.
Kostenabrechnung	Die aufgezeichneten Daten sind Grundlage für die Abrechnung mit der Krankenkasse bzw. dem Patienten bei Privatleistungen. Es gilt, dass nur durchgeführt wurde, was auch dokumentiert ist.

Welche Anforderungen muss die Patientenverwaltung erfüllen?	
Ordnung	Die Akten müssen nach einem einheitlichen System geordnet, übersichtlich und griffbereit sein.
Schweigepflicht	Die Daten sollen für Außenstehende nicht einsehbar sein.
Vollständigkeit und Aktualität	Akten sind nur sinnvoll und erfüllen ihre Aufgaben, wenn alle Leistungen und Ergebnisse eingetragen sind, z. B. aktuelle Medikation oder Laborergebnisse.
Lesbarkeit	Die Eintragungen müssen gut lesbar und nachvollziehbar sein, damit sie auch bei Bedarf informieren können.

Wie lassen sich Patientendaten sinnvoll verwalten?	
Karteikarten, -taschen oder -mappen	Für jeden Patienten wird eine Karteimappe angelegt (oft DIN A5), in der alle Daten eingetragen werden, die Karten werden in Aktenschränken verwaltet. **Vorteile:** ▸ kein PC oder PC-Kenntnisse nötig
virtuelle Akten	Zunehmend werden Computer-Akten angelegt, die das Karteisystem ergänzen oder ganz ersetzen. **Vorteile:** ▸ schneller Zugriff ▸ platzsparend

Welche Daten werden unterschieden?	
Stammdaten	geben längerfristig gleichbleibende Daten an, z. B. Personalien, Versicherungsnummer, Krankenkasse
bewegliche Daten	aktuelle Daten wie Untersuchungen, Befunde, Beschwerden, Behandlungen, Arbeitsunfähigkeit, Verordnungen

Welche Ordnungsprinzipien kennen Sie?	
alphabetisch	Ordnung nach Buchstaben, diese Form wird meist für die Sortierung von Patientenakten benutzt.
alphanumerisch	Bei dieser Form werden Unterlagen nach dem Alphabet sortiert bzw. bei Zahlen nach aufsteigenden Nummern; eine alphanumerische Sortierung bietet sich für Untersuchungsbefunde an (z. B. Rö 123, Sono 004).
chronologisch	Hier sind die Unterlagen nach Datum sortiert, z. B. bei Schriftverkehr oder Bestellungen im Ordner Büromaterial können Sie die einzelnen Bestellungen chronologisch ordnen, so bleiben die Bestellungen nachvollziehbar.
sachlich	beschreibt eine Ordnung nach sachlichen Inhalten, z. B. im Bestellwesen, nach Labormaterial, Verbandsmaterial, Büromaterial oder Ordner für Schriftverkehr

Welche Ordnungsmittel gibt es?

Bei einer großen Anzahl von Karteikarten ist es wichtig, übersichtlich zu ordnen, damit ein schnelles Wiederfinden gewährleistet wird. Um die Übersichtlichkeit zu verbessern, gibt es verschiedene Hilfsmittel:

Reiter	werden aufgesteckt, z. B. bei jeden neuen Buchstaben oder für jedes Jahr (bei chronologischer Ordnung)
Leisten	Viele Karten verfügen bereits über eine Buchstabenleiste, die farblich markiert werden kann.
Farbe der Karteikarten	Es können z. B. für Männer und Frauen unterschiedliche Farben verwendet werden.

Welche Aufbewahrungsfristen gelten für ...?

Unterlagen	Dauer
AU-Bescheinigungen (Durchschlag) 1d	1 Jahr
Abrechnungsnachweise (Sicherungskopie Quartalsabrechnung)	4 Jahre
Betäubungsmittel-Rezepte (Teil III) und BTM-Karteikarten und -Bücher	3 Jahre
Laborqualitätskontrollen (externe und interne Qualitätssicherung)	5 Jahre
zytologische Präparate (z. B. Abstriche) zur Krebsfrüherkennung	10 Jahre
Patienten-Karteikarten (mit Untersuchungsbefunden, Arztbriefen ...)	10 Jahre
Röntgenbilder, Langzeit-EKG-Auswertungen, Sono-Bilder	10 Jahre
D-Arzt-Unterlagen, Dokumentation über Blutprodukte, DMP	15 Jahre
Aufzeichnungen zu Strahlenbehandlungen	30 Jahre

Was geschieht mit den Daten nach Ablauf der Aufbewahrungspflicht?	
Vernichtung der Daten	Geeignet ist die Vernichtung der Daten im Reißwolf, weil damit ein Lesen durch Unbefugte vermieden wird.

1 Wie lange müssen AU-Bescheinigungen aufbewahrt werden?

a. ein Jahr

b. drei Jahre

c. fünf Jahre

d. zehn Jahre

2 Welche Daten werden in der Patientenverwaltung unterschieden?

a. variable Daten

b. bewegliche Daten

c. Stammdaten

d. Zweigdaten

3 Welche Ordnungsprinzipien kennen Sie?

a. alphabetisch

b. sachlich

c. faktisch

d. zeitlich

e. virtuell

4 Was versteht man unter einer chronologischen Ordnung?

a. eine Ordnung nach Sachgebieten

b. eine Ordnung nach Zahlen

c. eine Ordnung nach Namen

d. eine Ordnung nach zeitlicher Reihenfolge

5 Für welche Art von Akten bietet sich eine chronologische Ordnung an?

a. Patientenakten (nach letztem Arztbesuch)

b. Korrespondenz mit Lieferanten (nach Datum der Briefe)

c. Röntgenbefunde (nach Erstellungsdatum)

d. Praxisbestand an Fachliteratur (nach Anschaffungsdatum)

6 Welche Unterlagen müssen 30 Jahre aufbewahrt werden?

a. Röntgenbefunde und -bilder

b. Patientenakten von Patienten mit Röntgenuntersuchungen

c. Jugendakten

d. Krebsfrüherkennungspräparate

e. Unterlagen zu Strahlenbehandlungen

7 Sie „verjüngen" Ihr Archiv. Bei einigen Unterlagen ist die gesetzlich vorbestimmte Aufbewahrungsfrist abgelaufen. Was tun Sie mit den Unterlagen?

a. Sie geben alte Akten an ein staatliches Archiv.

b. Sie vernichten die Akten im Reißwolf.

c. Sie führen die Akten ordnungsgemäß dem Papiermüll zu.

d. Sie verbrennen die Akten im Heißluftsterilisator.

8 Welche Anforderungen haben Sie an eine Patientenkartei?

a. Aktualität

b. öffentliche Zugänglichkeit

c. Ordnung

d. gute Verschlüsselung der Schriftzeichen

9 Warum müssen Aufzeichnungen über Patientendaten gemacht werden?

a. für die Abrechnung über die KV

b. Die Aufzeichnungen dienen dem Arzt als Gedächtnisstütze.

c. Alle relevanten Informationen sind auf einen Blick verfügbar.

d. Private Aufzeichnungen können als Beweis bei Ehestreitigkeiten herangeführt werden.

10 Welche Vorteile bieten virtuelle Akten?

a. Sie gewähren schnellen Zugriff.

b. Sie sind immer aktuell.

c. Sie sind übersichtlicher.

d. Sie sind platzsparend.

11 Welche Unterlagen zu Betäubungsmitteln müssen drei Jahre aufbewahrt werden?

a. Teil II des BTM-Rezepts

b. Teil III des BTM-Rezepts

c. BTM-Karteikarten über den BTM-Bestand in der Praxis

d. AU-Bescheinigungen, die in Zusammenhang mit BTM-Rezepten stehen

12 Sie finden auf einem ausgeliehenen Röntgenbild den Archiv-Vermerk „Rö Thx_1/2004". Wie nennt sich das Ordnungsprinzip, das sowohl Buchstaben als auch Zahlen verwendet?

a. chronologisch

b. alphabetisch

c. alphanumerisch

d. logisch

13 Was sind geeignete Methoden, um Akten zu entsorgen?

a. in den Papiermüll

b. selbst auf die Deponie bringen, damit kein anderer die Akten einsehen kann

c. im Reißwolf vernichten

d. in verschlossenen Beuteln in den Restmüll geben

Was sind Rollenerwartungen?

Jeder Mensch hat eine gewisse Funktion in seinem Umfeld, eine „Rolle". Dies kann im privaten Umfeld sein, z. B. Mutter, Tochter, Bruder, Freundin, aber auch im Berufsleben, z. B. als Kollegin, Auszubildende, Vorgesetzte, Mitarbeiterin. An jede Rolle sind bestimmte Erwartungen geknüpft, die man zu erfüllen versucht. Mit dem Erfüllen der Erwartungshaltung werden auch oft Gefühle wie Anerkennung, Wertschätzung und Zuneigung verknüpft.

Was versteht man unter Rollenkonflikt?

Sowohl die Patienten als auch Vorgesetzte und Kollegen und Ihre Familie haben gewisse Erwartungen an Sie. Da man meist nicht allen Erwartungen gerecht werden kann (aus Zeitdruck oder weil sich unterschiedliche Erwartungen überschneiden), kann dies zu Konflikten führen.

Patienten erwarten von Ihnen ...	Geduld, Aufmerksamkeit, Freundlichkeit, Einfühlungsvermögen, Trost, Zuwendung ...
Vorgesetzte und Kollegen erwarten ...	reibungslosen Ablauf, Einsatzbereitschaft, Fleiß, Kollegialität, Bereitschaft zu Überstunden, Selbstständigkeit, Belastbarkeit, Loyalität ...
Familie und Freunde erwarten ...	Zeit, gute Laune, Unternehmenslust, Zuwendung ...

Was bedeutet Kommunikation?

Kommunikation heißt, sich gegenseitig etwas mitzuteilen, Informationen auszutauschen. Kommunikation kann persönlich im Gespräch, durch Briefwechsel/E-Mails/Faxe oder Telefon stattfinden. Derjenige, der die Information oder Mitteilung abgibt, ist der „Sender", derjenige, der sie bekommt, der „Empfänger". Je nach Umfeld, Vorerfahrungen und Persönlichkeit kann die Nachricht oder Mitteilung beim Empfänger ganz anders ankommen, als sie losgeschickt worden ist (→ Missverständnis), das kann zu Konflikten führen.

Welche Formen von Kommunikation gibt es?

Man unterscheidet verbale (durch das Wort) und non verbale (nicht durch das Wort vermittelte) Kommunikation:

verbal	nonverbal
gesprochener oder geschriebener Text	▸ Körpersprache (Mimik, Gestik, Körperhaltung) ▸ äußeres Erscheinungsbild (Kleidung, Schmuck, Haare) ▸ Verhalten (Distanz, Gangbild) ▸ Erscheinungsbild eines Briefs (Papier, Schriftbild, Schreibfehler)

Was drückt die Mimik und Gestik von Menschen aus?

Wirkung auf andere	Gestik und Mimik
offen, freundlich	aufgeschlossen, gelöst, offener Blick, kontaktfreudig aufeinander zugehen
schüchtern, ängstlich, unsicher, niedergeschlagen	zurückhaltend, hängende Schultern, gesenkter Kopf, leise, monotone und zurückhaltende Sprache, sitzen oft in einem hinteren Winkel oder einer Ecke des Wartezimmers
arrogant, hochmütig	geltungsbedürftig, drängen in den Vordergrund, fordernd, zum Teil plump und anmaßend
nervös	unruhige Bewegungen, geräuschvolle Bewegungen, ungeduldig, schweifender, gehetzter Blick
verschlossen, abweisend	verschränkte Arme, geschlossener Mund

Was sind wichtige Einflussfaktoren auf ein Gespräch?

Wie ein Gespräch verläuft, hängt sehr stark auch von den äußeren Umständen ab, ganz egal, ob es sich um ein Gespräch in der Praxis oder im privaten Umfeld handelt. Je wichtiger oder ernster ein Gespräch (Vorstellungsgespräch, Aufklärung eines Patienten über eine ernste Krankheit, Trennung vom Partner) ist, desto mehr sollten diese Faktoren berücksichtigt werden:

- Zeit (ausreichende Zeitplanung, ggf. auch Tageszeit mit einkalkulieren)
- ruhige Atmosphäre (separater Raum, keine unerwünschten Zuhörer, helles, freundliches Licht, Gefühl von Hektik vermeiden)
- Störungen vermeiden (Telefon umschalten, Handy ausschalten)
- Konzentration auf Gesprächspartner (zuhören, evtl. auch nachfragen, Blickkontakt)

Welche Regeln sollten Sie im Umgang mit Patienten, Kollegen und Vorgesetzten beachten?

- Beachten Sie die Schweigepflicht und **Diskretion**.
- Jeder Mensch möchte ernst genommen werden → Vermeiden Sie Arroganz, konzentrieren Sie sich auf Ihren Gesprächspartner.
- Bleiben Sie **freundlich** und hören Sie Ihrem Gegenüber aufmerksam zu.
- Bewahren Sie **Geduld, Einfühlungsvermögen** und **Taktgefühl** (gilt für alle, aber ganz besonders bei Kindern, Menschen mit Behinderung oder älteren Menschen).
- Auch unter Zeitdruck oder in Konflikten sollten Sie versuchen, die **Höflichkeit** zu wahren (fällt oft schwer, kann aber verhindern, dass ein Konflikt eskaliert).
- Die kleinen Wörtchen „Bitte" und „Danke" nehmen einer Äußerung oft die Schärfe.
- Loben Sie Patienten (besonders Kinder) für gute Mitarbeit.
- Machen Sie keine falschen Versprechungen, die Sie nicht halten können.
- Lassen Sie Ärger oder Stress nicht an anderen aus (wenn Sie sich über einen Patienten geärgert haben, kann der nächste nichts dafür).
- Auch das Umfeld (Empfangsplatz, Warte-, Sprech- und Untersuchungszimmer) hat Einfluss auf Gespräche. Eine ordentliche, saubere Umgebung und ein gepflegtes Erscheinungsbild (nonverbale Aspekte) tragen mit dazu bei, wie andere Ihnen gegenübertreten.
- Bemühen Sie sich um eine **klare, deutliche Sprache**, sehen Sie Ihrem Gesprächspartner in die Augen **(Blickkontakt)**.

Bedenken Sie stets: So wie Sie behandelt werden möchten, so sollten Sie auch andere behandeln.

1 Welche Rollen haben Sie normalerweise in Ihrem Ausbildungsalltag zu erfüllen?

a. Tochter

b. Mitarbeiterin

c. Ansprechpartnerin für Patienten

d. Kollegin

e. Schülerin (Berufsschule)

f. Schulfreundin

2 Was erwarten Patienten oft von Medizinischen Fachangestellten?

a. Geduld

b. Unternehmungslust

c. Kollegialität

d. Einfühlungsvermögen

3 Was versteht man unter einem Rollenkonflikt?

a. einen Streit um die Führungsrolle in der Praxis

b. einen Konflikt unter Kollegen

c. einen Konflikt zwischen den verschiedenen Erwartungshaltungen

d. einen Konflikt durch Persönlichkeitsspaltung

4 Was versteht man unter Kommunikation?

a. Austausch von Information

b. Austausch von Faxgeräten gegen Computer

c. lange Monologe

d. Austausch von Smartphones

5 Welche Formen von Kommunikation kennen Sie?

a. legale

b. verbale

c. nonverbale

d. iIllegale

6 Wie kann es zu Missverständnissen kommen?

a. durch Absenden der Information

b. durch unterschiedliche Erfahrungen von Sender und Empfänger

c. durch ein magnetisches Umfeld

d. durch Monologe

7 Ordnen Sie die folgenden Begriffe der verbalen (1) oder nonverbalen (2) Kommunikation zu.

a. Text

b. Mimik

c. Schreibfehler

d. Papier

e. Wort

f. Kleidung

g. Gestik

h. Körperhaltung

8 Während der Sprechzeiten kommt eine Bewerberin zum Einstellungsgespräch. Welcher Raum wäre geeignet?

a. ein nicht genutztes Sprechzimmer

b. das abgedunkelte Sono-Zimmer

c. der Flur

d. am Empfangstresen

e. eine ruhige Ecke des Wartezimmers

9 Welche weiteren äußeren Faktoren können neben der Ortswahl Einfluss auf den Gesprächsverlauf nehmen?

a. Monologe

b. Telefonklingeln

c. Zeit

d. Körperhaltung

e. Schmuck

f. ruhige, freundliche Atmosphäre

10 Wie können Sie die Kommunikation im Berufsalltag verbessern?

a. kurze, klare Anweisungen geben

b. Ungeduld

c. Blickkontakt

d. Höflichkeit

e. Freundlichkeit

f. Einfühlungsvermögen

11 Was sollten Sie bei Ihrer täglichen Arbeit und im Umgang mit Patientendaten besonders beachten?

a. Hygiene beachten

b. Ordnung halten

c. Diskretion wahren

d. regelmäßiger Austausch mit Angehörigen

12 Ein etwa 55-jähriger Patient, der korrekt gekleidet ist, meldet sich mit leiser, etwas monotoner Stimme am Empfang. Er hat hängende Schultern und hält den Kopf gesenkt. Wie schätzen Sie ihn ein?

a. arrogant

b. übermüdet

c. aggressiv

d. depressiv

e. schüchtern

Web

Regeln beim Telefonieren

Beim Telefonieren entfällt der persönliche Kontakt, Sie können Ihrem Gesprächspartner nicht in die Augen sehen und die Gestik entfällt. Die Regeln zu Diskretion, Einfühlungsvermögen und Freundlichkeit gelten auch hier, aber darüber hinaus gelten beim Telefonieren besondere Regeln:

- Lassen Sie das Telefon nicht länger als nötig klingeln.
- Sprechen Sie klar und deutlich.
- Melden Sie sich mit Praxisnamen und Ihrem Namen.
- Merken oder notieren Sie sich den Namen des Anrufers.
- Ermitteln Sie den Grund des Anrufes, notieren Sie wichtige Informationen.
- Falls Sie das Anliegen nicht selbst erledigen können, aber der Arzt beschäftigt ist, notieren Sie Name, Telefonnummer, Anliegen des Anrufers und Uhrzeit des Anrufes, bieten Sie einen Rückruf an oder eine Uhrzeit, wann der Arzt sicher erreichbar ist.
- Geben Sie keine Informationen weiter, die der Schweigepflicht unterliegen (am Telefon können Sie die Identität des Anrufers nicht überprüfen).
- Wenn Sie einen Anruf planen, legen Sie sich alle erforderlichen Unterlagen zurecht (z. B. Bestellnummer, Akten).

Nennen Sie häufige Fehler in der Gesprächsführung.

Es lassen sich immer wieder häufige Fehler in der Gesprächsführung finden, die dann sehr leicht zu Missverständnissen, Gekränktsein und Konflikten führen. Zu diesen typischen Fehlern gehören:

Fehlerart und Situation	Beispiel	Wie kann man es anders machen?
Moralisieren, z. B.: ein Diabetiker „beichtet", dass er Süßes gegessen habe	Sie sollten als Diabetiker so etwas nicht tun. Warum tun Sie so etwas? Das sollten Sie auf keinen Fall tun! So etwas dürfen Sie aber nicht.	▸ Offenheit bestärken (Ich freue mich, dass Sie es mir sagen.) ▸ Ursachen erfragen, Alternativen suchen
Anklagen, z. B.: ein Patient hat einen Schein falsch ausgefüllt	Was haben Sie denn da gemacht? Warum haben Sie nicht aufgepasst? Warum fragen Sie denn nicht vorher?	▸ Ich-Botschaften vermitteln (Ich würde mich freuen, wenn ich Ihnen beim Ausfüllen helfen kann. Darf ich Ihnen zeigen, welche Felder auszufüllen sind?)
Bagatellisieren, d. h., Gesprächspartner und seine Gefühle nicht ernst nehmen, Ängste herunterspielen, z. B.: Angst vor einer Untersuchung	Na ja, so schlimm war das ja nun auch nicht. Stellen Sie sich nicht so an. Ja, ja, das sagten Sie schon.	▸ Verständnis zeigen (Ich kann Ihre Gefühle nachvollziehen.) ▸ beruhigen, trösten (Sie sind hier bei Dr. XX in guten Händen. Ich bleibe bei Ihnen während der Untersuchung, Sie sind nicht allein.)
„Emigrieren"	Ich an Ihrer Stelle würde ... Wenn ich Sie wäre ...	▸ Geben Sie nur dann einen Rat, wenn Sie wirklich danach gefragt werden. ▸ Bedenken Sie, Sie sind nicht an des anderen Stelle. ▸ zurückhalten mit Ratschlägen
Monologe halten	ununterbrochen reden	▸ Gesprächspartner auch zu Wort kommen lassen ▸ ggf. Fragen stellen ▸ Offene Fragen (warum?, wie?) laden zu längeren Antworten ein, Ja-/Nein-Fragen sind sehr schnell beantwortet.

Wie verhalten Sie sich, wenn es doch zu Konflikten kommt?

Auch bei der besten Gesprächsführung und unter optimalen Einflussfaktoren kann es zu Konflikten kommen. Ihr Ziel sollte es sein, aus der „Konfliktspirale" zu entkommen, damit der Konflikt nicht in einen handfesten Streit ausartet, aus dem einer oder alle Gesprächspartner wütend und enttäuscht herausgehen. Folgende Verhaltensweisen können dabei helfen:

- Bleiben Sie ruhig (Schreien fördert nicht ein besseres Verständnis).
- Bleiben Sie sachlich (persönliche Beleidigungen tragen nicht zur Lösung bei).
- Bleiben Sie höflich (auch wenn es schwerfällt, versuchen Sie, die Beherrschung und Umgangsformen zu wahren).
- Versuchen Sie, auf den Gesprächspartner einzugehen und Verständnis zu zeigen („Ich kann verstehen, dass Sie ungehalten sind.").
- Appellieren Sie an das Verständnis des anderen („Bitte haben Sie Verständnis, dass sich die Termine durch einen Notfall verschoben haben.").
- Erklären Sie Abläufe oder Gegebenheiten (Missverständnisse aus dem Weg räumen).
- Falls es ein Fehler Ihrerseits war, stehen Sie dazu und entschuldigen Sie sich (Offenheit kommt oft besser an als versuchte Vertuschungen).

Was kann zu aggressivem Verhalten bei Patienten führen?

Patienten können aus unterschiedlichen Gründen (für Mitarbeiter auch oft scheinbar grundlos) aggressiv reagieren:

- Stress (z. B. hat sich beeilt, um rechtzeitig zum Termin zu kommen, andere Termine vielleicht abgesagt)
- Ärger (dieser kann auch familiär oder beruflich bedingt sein, führt aber oft schon zu einer aggressiven Grundhaltung, wenn der Patient in die Praxis kommt)
- Schmerzen (wer starke Schmerzen hat, reagiert oft sehr viel schneller gereizt als „schmerzfreie" Menschen)
- Angst (besonders vor großen Untersuchungen, aber auch vor Aufklärungsgesprächen, Ergebnissen)
- lange Wartezeit (besonders ungeduldige Patienten neigen dann zu Aggressivität, sie sehen andere ein- und ausgehen, fühlen sich übergangen)
- Unzufriedenheit mit sich selbst (bedingt durch Behinderung, Gebrechlichkeit)
- krankheits- oder medikamentenbedingt (Unterzuckerung, psychische Störungen, Drogeneinfluss)
- äußere Einflüsse (chaotische Praxis, Unordnung, Unsauberkeit)
- unfreundliches Auftreten des Praxisteams (oft unbewusst, bedingt durch Zeitdruck oder anderweitigen Stress, Ärger)

1 Nennen Sie häufige Fehler bei der Gesprächsführung.

a. Moralisieren ______

b. Legalisieren ______

c. Verklagen ______

d. Bagatellisieren ______

2 Eine Patientin hat gerade eine Rektoskopie hinter sich und klagt über die unangenehme Untersuchung. Bei welcher der folgenden Reaktionsmöglichkeiten liegt Bagatellisieren vor?

a. So etwas sollten Sie nicht behaupten! ______

b. Aber es war doch nur eine Rektoskopie (Mastdarmspiegelung) und keine Coloskopie (Dickdarmspiegelung), so schlimm ist das doch nun auch nicht! ______

c. Ich an Ihrer Stelle wäre froh, dass es so eine Untersuchung überhaupt gibt! ______

d. Warum beklagen Sie sich? Seien Sie froh, dass es nicht länger gedauert hat. ______

3 Wie reagieren Sie, wenn ein Typ-II-Diabetiker erzählt, dass er heimlich Süßigkeiten nascht?

a. Ich erzähle von den Folgeschäden der chronischen Überzuckerung und zeige abschreckende Bilder von diabetischen Wundheilungsstörungen. ______

b. Ich schimpfe mit ihm, weil er dadurch seine Gesundheit gefährdet. ______

c. Ich sage, dass ich es dem Arzt erzählen werde. ______

d. Ich sage, dass ich froh bin, dass er es erzählt, und versuche herauszufinden, warum es ihm so schwerfällt, sich an die Ernährungsempfehlungen zu halten. ______

4 Eine unerfahrene Kollegin hat ein Formular falsch ausgefüllt, wie sollten Sie nicht reagieren?

a. ihr sagen, dass ich es besser selbst gemacht hätte ______

b. ihr Vorwürfe machen ______

c. erklären, wie es richtig ausgefüllt wird ______

d. sie gründlichst über die Zusammenhänge von schriftlichen Formularen und die Abläufe im Gesundheitswesen aufklären ______

5 Bei einem Telefongespräch gelten besondere Regeln, warum?

a. Die verbale Kommunikation fällt weg. ______

b. Die nonverbale Kommunikation ist eingeschränkt. ______

c. Die Diskretion fällt schwerer. ______

d. Der Blickkontakt fehlt. ______

e. Alle nonverbalen Informationen werden über die Stimme vermittelt. ______

6 Eine Patientin ruft an und möchte sich nach den Untersuchungsergebnissen ihres HIV-Tests erkundigen. Was gilt es zu beachten?

a. Ich kann nur leise antworten, damit die Diskretion gewahrt bleibt. ______

b. Sie soll außerhalb der Sprechzeiten noch einmal anrufen, dann können weniger Leute mithören. ______

c. Ich gebe nur nach korrekter Angabe von Name, Adresse und Geburtsdatum die Ergebnisse heraus. ______

d. Ich unterliege der Schweigepflicht und darf am Telefon keine Auskünfte erteilen. Sie muss in die Sprechstunde kommen. ______

7 Sie werden von einem Patienten heftig beschimpft, da er fast eine Stunde warten musste. Es gab jedoch einen Notfall, der zuerst versorgt werden musste. Wie reagieren Sie (1)? Wie würden Sie reagieren, wenn es keinen Notfall gab, sondern Sie vergessen haben, die Akte herauszulegen (2)?

a. sich dem Ton des Patienten anpassen ______

b. höflich bleiben ______

c. sich entschuldigen ______

d. ihn an den Arzt verweisen ______

e. ihn an eine andere Praxis verweisen ______

f. erklären, dass ein Notfall dazwischenkam ______

8 Was kann zu aggressivem Verhalten bei Patienten führen?

a. Überzuckerung (Hyperglykämie) ______

b. Angst ______

c. Stress ______

d. Schmerzen ______

9 Welche Möglichkeiten haben Sie, aggressives Verhalten bei Patienten zu mildern oder ihm vorzubeugen?

a. Wartezeiten möglichst kurz halten ______

b. bei unvermeidbaren Wartezeiten Schmerzpatienten schon beim Eintreffen mit Schmerzmitteln versorgen, um die Wartezeit erträglicher zu machen ______

c. Praxisablauf möglichst effizient, aber ruhig gestalten ______

d. Hektik, laute Rufe und klare Befehle unterstreichen die Betriebsamkeit und flößen den Patienten Respekt vor Ihrer Tätigkeit ein. ______

Wie können Sie Stress im Praxisalltag bewältigen (und Aggressionen vorbeugen)?
Durch Stressbewältigung kann die gegenseitige Toleranz gesteigert und Konfliktsituationen vorgebeugt werden.

Stress bei Patienten vorbeugen durch	Stressbewältigung im Team durch
▸ freundliche Wartebereiche (angenehmes Licht, Stühle) ▸ Zeitschriften ▸ Spielecke für Kinder ▸ Namensschilder der Mitarbeiter ▸ kurze Wartezeiten	▸ regelmäßige Teambesprechungen ▸ ggf. Supervision (Konfliktgespräche unter Anleitung einer ausgebildeten, neutralen Person) ▸ gute Praxisorganisation/Arbeitsteilung ▸ Ordnung

Wie verhalten Sie sich im Umgang mit besonderen Personengruppen?
Jeder Mensch ist einzigartig und verlangt auch danach, nicht pauschal abgehandelt zu werden. Versuchen Sie, sich in die Lebenslage der Menschen zu versetzen, dann werden Ihnen viele Probleme und Lösungen auffallen und einfallen. Es sind aber auch einige allgemeine Regeln im Umgang mit besonderen Personengruppen zu beachten:

Personengruppen	mögliche Probleme	Lösungen
Kinder	Ungeduld, Unverständnis einer Situation und der Vorgänge, Angst	Wartezeiten vermeiden, Angst nehmen (erklären Sie Abläufe und Untersuchungen), Zeit nehmen (evtl. für ein Kind längere Zeit einplanen), Geduld bewahren, Loben und Zuspruch geben, Sprache anpassen (vermeiden Sie medizinische Fachtermini), für angenehme Atmosphäre und Abschluss sorgen (Spielecke, Kleinigkeit zum Abschied)
ältere Menschen	Gebrechlichkeit, Verlangsamung der Abläufe, eingeschränktes Hör- und Sehvermögen, Vergesslichkeit, allgemeine Hilfsbedürftigkeit	Zeit nehmen, Geduld bewahren, klar und deutlich sprechen, Patienten anschauen, Formulare ggf. vorlesen, wichtige Informationen wiederholen und aufschreiben, nicht über den Patienten hinweg mit Angehörigen reden
Menschen mit schwerer Sehbehinderung	scharfe Ecken, Kanten, Treppen, Schwierigkeiten beim Lesen von Formularen, Aufklärungen, Heimweg	Geben Sie Hilfestellung, Begleitung ins Sprechzimmer oder auf die Toilette, Vorlesen von Texten, Hilfe beim Ausfüllen, für Heimtransport sorgen (ggf. Angehörige anrufen, Taxi rufen), mit Patienten sprechen, sich beim Betreten des Zimmers bemerkbar machen
Menschen mit eingeschränktem Hörvermögen	falsches oder vermindertes Verstehen von Gesprächsinhalten	klar, langsam und deutlich sprechen, Blickkontakt halten (Patient kann ggf. von den Lippen lesen), wichtige Informationen aufschreiben
Menschen mit Gehbehinderungen/ im Rollstuhl	eingeschränkte Bewegung, enge Türen, Treppen, innere Unzufriedenheit mit eigener Situation, Gefühl der Hilflosigkeit und Abhängigkeit	Hilfestellung bei Hindernissen geben, auf Diskretion bei Schwierigkeiten achten, möglichst vorausschauend Probleme erkennen, Patienten als gleichwertig annehmen, normal behandeln, Mitleid vermeiden, Geduld und Freundlichkeit bewahren, bei Gesprächen hinsetzen (Augenhöhe des Patienten)
Menschen nach Schlaganfall	Halbseitenlähmung, Sprachstörungen	Hilfeleistung beim Anziehen (gelähmten Arm zuerst) und beim Ausziehen (gesunden Arm zuerst), Geduld, aufmerksam zuhören, aussprechen lassen
Menschen mit seelischen Behinderungen	Schwierigkeiten im Umgang mit Menschen	Geduld und Einfühlungsvermögen
Menschen mit geistigen Behinderungen	verzögerte Aufnahmeleistung, gemindertes Ausdrucksvermögen, Verhaltensauffälligkeiten, geminderte Distanz	Geduld, angepasste Sprache, Abläufe/ Untersuchungen erklären, Zuwendung
Menschen mit Suchtproblematik	abhängig von der Art der Sucht: wechselnde Stimmungen, Unberechenbarkeit, verminderte Konzentrationsfähigkeit, leicht reizbar	Geduld, Vorwürfe vermeiden, Gespräch anbieten, falls es gewünscht wird, erhöhte Wachsamkeit

Was bedeutet Krankheit für den Patienten?
Jede Krankheit bedeutet einen Einschnitt in die bisherige Lebensführung – in unterschiedlichem Ausmaß. Damit sind Ängste verbunden (vor Untersuchungen, Verschlechterung, Hilflosigkeit, Tod), aber auch Gefühle wie Wut (warum ich?) und Unzufriedenheit. Alle diese körperlichen und seelischen Faktoren können das Verhalten eines Menschen entscheidend beeinflussen.

Was versteht man unter Krankheitsgewinn?
Durch eine Krankheit benötigt der Patient oft Hilfe und vermehrte Aufmerksamkeit. Er bekommt mehr Zuwendung, Trost, vielleicht auch mehr Besuch als vor der Erkrankung.

1 Welche Möglichkeiten haben Sie, um Aggressionen bei Patienten vorzubeugen?

a. möglichst abgedunkeltes Wartezimmer, denn grelles Licht macht aggressiv ____
b. psychologische und esoterische Zeitschriften, damit sich die Patienten über Stressbewältigung informieren können ____
c. Namensschilder für die Mitarbeiter ____
d. regelmäßige Teambesprechungen ____
e. Kreatives Chaos am Empfang vermittelt menschliche Wärme. ____

2 Was versteht man unter einem Krankheitsgewinn?

a. Kranke haben einen Zugewinn an Freizeit. ____
b. Unter Krankheitsgewinn versteht man die Auszahlung einer Krankentagegeldversicherung. ____
c. Krankheitsgewinn ist ein veralteter Begriff, da diese Gewinne seit der Gesundheitsreform nicht mehr an die Kranken verteilt werden. ____
d. Der Begriff bezieht sich auf einen Zugewinn an Aufmerksamkeit und Zuwendung aufgrund einer Erkrankung. ____

3 Eine Mutter kommt mit ihrem fünf jährigen Kind in die Praxis. Das Kind soll untersucht werden. Wie können Sie den Arztbesuch für das Kind leichter machen?

a. Das Kind sollte möglichst „erwachsen“ behandelt werden. ____
b. der Mutter die Abläufe gut erklären, damit sie das Kind bei Laune halten kann ____
c. dem Kind Spiele anbieten ____
d. dem Kind in medizinischer Sprache erklären, was passiert ____
e. Wartezeit kurz halten ____
f. dem Kind Zuspruch und Zuwendung geben ____

4 Das Kind soll noch eine Impfung bekommen. Was können Sie tun, damit der Arztbesuch nicht in schlechter Erinnerung bleibt und das Kind eine lebenslange Angst vor „weißen Kitteln“ behält?

a. das Kind gut festhalten bei Impfung ____
b. evtl. Beruhigungsmittel geben (Arzt) ____
c. dem Kind Zuspruch geben ____
d. das Kind loben für seine Mithilfe ____
e. eine Kleinigkeit zum Abschied mitgeben ____

5 Sie sollen einem älteren Patienten mit einer Halbseitenlähmung ein EKG schreiben. Der Patient kommt ganz gut selbst zurecht, hat jedoch Probleme, sein Jackett alleine an- und auszuziehen. Wie helfen Sie ihm dabei?

a. beim Anziehen ihm mit dem gesunden Arm zuerst in die Jacke helfen ____
b. beim Anziehen ihm mit dem gelähmten Arm zuerst in die Jacke helfen ____
c. beim Ausziehen ihm mit dem gesunden Arm zuerst aus der Jacke helfen ____
d. beim Ausziehen ihm mit dem gelähmten Arm zuerst aus der Jacke helfen ____

6 Wie kann man einem Patienten im Rollstuhl ein Gefühl von Gleichwertigkeit vermitteln?

a. beim Empfang hinter dem Tisch stehen bleiben ____
b. möglichst ruppig mit dem Patienten umgehen, damit er merkt, dass man kein falsches Mitleid mit ihm hat ____
c. sich bei Gesprächen hinsetzen, um auf gleicher Augenhöhe mit ihm zu sein ____
d. Diskretion wahren, unnötige Zuschauer bei Hilfeleistungen vermeiden ____

7 Warum ist der Umgang mit Menschen mit geistiger Behinderung oft schwierig? Diese ...

a. sind oft sehr zurückhaltend. ____
b. reagieren anders und oft unerwartet. ____
c. sind oft auch schwerhörig. ____
d. können sich oft schlecht ausdrücken. ____

8 Was sollten Sie im Umgang mit einer älteren, erblindeten Patientin beachten?

a. die Patientin fragen, wie sie in die Praxis gekommen ist ____
b. möglichst laut sprechen, da ältere Menschen auch oft schlecht hören ____
c. mit ihr sprechen, um sich bemerkbar zu machen, damit sie sich nicht plötzlich erschreckt ____
d. die Patientin fragen, wie sie wieder nach Hause kommt ____

9 Welche Arten von Behinderungen kennen Sie?

a. seelische ____
b. kindliche ____
c. geistliche ____
d. körperliche ____
e. geistige ____

10 Warum ist der Umgang mit suchtkranken Patienten oft schwierig?

a. Sie zeigen wechselnde Stimmungslagen. ____
b. Diese Patienten haben ein hohes Aggressionspotenzial. ____
c. Die Patienten sind oft sehr depressiv. ____
d. Patienten mit schwerer Suchtproblematik sind oft unberechenbar. ____

Welche Zahlungsarten kennen Sie?	
bare Zahlung	Der Zahler gibt dem Empfänger Münzen oder Geldscheine (z. B. an der Kasse beim Einkaufen), Bargeld kann auch durch einen Boten übermittelt werden.
halbbare Zahlung	▸ Zahlschein: Der Zahler zahlt Bargeld an eine Bank, der Empfänger bekommt das Geld auf sein Konto. ▸ Nachnahme: Der Zahler zahlt Bargeld bei Warenannahme an den Boten/Postboten, die Post schreibt den Betrag dem Empfängerkonto gut. ▸ Barscheck: Der Zahler (= Aussteller) hat ein Konto, der Empfänger bekommt Geld bar ausgezahlt.
unbare (= bargeldlose Zahlung)	Zahler und Empfänger wickeln die Bezahlung über ein Konto ab (z. B. Überweisung, Verrechnungsscheck, Kartenbezahlung, Lastschriftverfahren, PayPal, paydirekt).

Welche Möglichkeiten bietet ein Konto?

Die Nutzung der Barzahlungen geht immer weiter zurück und beschränkt sich meist auf die Bezahlung kleinerer Beträge (z. B. Brötchen beim Bäcker). Fast jeder Bürger verfügt über ein Konto, das für die Abwicklung vieler Geldgeschäfte unentbehrlich geworden ist:

Gutschrift von z. B. Gehalt	Der Arbeitgeber zahlt das Gehalt nicht mehr in einer „Gehaltstüte" aus, sondern überweist den Betrag auf ein Konto.
Überweisungen, Lastschriftverfahren	Terminüberweisungen, Daueraufträge, Einzugsermächtigungen
Bargeldabhebung	meist am Geldautomaten für den alltäglichen Bedarf
Girokarte/Bankkarte (früher: ec-Karte)	als Zahlungsmittel vielfältig und international einsetzbar

Welche Voraussetzungen müssen Sie für eine Kontoeröffnung erfüllen?	
Volljährigkeit	Jeder ab 18 Jahren darf ein Konto eröffnen; Jugendliche bis 18 Jahre benötigen die Unterschrift eines Elternteils.
Antrag stellen	Im Kontoeröffnungsantrag werden alle Personalien eingetragen.
Identifizierung	Die Bank möchte die im Antrag gemachten Personalien überprüfen und benötigt dafür einen Ausweis oder Pass (oder über Post-Ident-Verfahren).
SCHUFA-Auskunft	Die SCHUFA ist eine Zentralstelle, bei der alle Kredite und Ratenkäufe (auch Handyverträge) gemeldet werden. Mithilfe der SCHUFA-Auskunft kann die Bank Ihre Kreditwürdigkeit und Zuverlässigkeit überprüfen.
Unterschriftenvergleich	Sie müssen bei der Eröffnung eine „Probeunterschrift" abgeben, damit bei Verdacht von Unterschriftenfälschung ein Original von Ihnen vorliegt.
Bei Erfüllung aller Voraussetzungen bekommen Sie eine Kontonummer und vorläufige Bankkarte.	

Was sollten Sie vor der Kontoeröffnung beachten?

Die meisten Banken und Sparkassen berechnen für die Kontoführung Gebühren. Diese können sehr unterschiedlich sein, daher lohnt sich ein Vergleich von Kosten und Leistungen:

Grundgebühren	Manche Banken verlangen keine Kontoführungsgebühren, andere verlangen mehrere Euro (ca. 3,00 bis 10,00 €) pro Monat.
Überweisungs- und Transaktionsgebühren	Einige Banken berechnen für jede durchgeführte Geldbewegung (z. B. Einzahlung, Überweisung) eine Gebühr von einigen Cent (5 bis 50 ct.).
Verfügbarkeit von Filialen und Automaten	Meist entstehen auch Kosten bei der Nutzung von Geldautomaten anderer Banken, dadurch sammeln sich schnell hohe Kosten an, wenn Sie häufig fremde Geldautomaten nutzen müssen. Es ist daher vorteilhaft, eine Bank mit dichtem Filialnetz oder vielen Bankautomaten zu wählen.
Zinsen	Einige Banken gewähren Zinsen, wenn sich das Konto im „Plus" befindet, dies ist aber oft unter 1 %.
Überziehungskredit (= Dispokredit) und Überziehungszinsen	Die meisten Banken bieten eine unkomplizierte Möglichkeit an, um das Konto bei Bedarf um einen bestimmten Betrag zu überziehen, jedoch lässt sich die Bank die Nutzung des Dispokredits mit sehr sehr hohen Zinsen vergüten (etwa 13 bis 15 %).
Homebanking	Die meisten Banken bieten mittlerweile die Möglichkeit an, Geldtransaktionen nicht mehr am Schalter, sondern von zu Hause via Internet durchzuführen. Erkundigen Sie sich nach Vergünstigungen und den Sicherheitsvorkehrungen.

Warum ist ein Dispokredit risikoreich?

Ein Dispokredit kann bis zur vereinbarten Summe (ca. das Dreifache des Monatsgehaltes) ohne formellen Antrag genutzt werden. Dies hat Vorteile, wenn eine dringende und unvorhergesehene Rechnung zu bezahlen ist (z. B. Autoreparatur), aber das Konto nicht mehr über den Betrag verfügt. Allerdings kann ein Dispokredit auch der Einstieg in eine Verschuldung sein, wenn dadurch Anschaffungen gemacht werden, die man sich nicht leisten kann, und der Automat „Geld ausspuckt", ohne dass man es wirklich hat (z. B. Playstation, teures Smartphone, teure Kleidung). Außerdem ist ein Dispokredit sehr teuer, die Banken berechnen hohe Gebühren (ca. 13 bis 15 % der Überziehungssumme) für die überzogene Summe.

1 *Geben Sie die geeignete Zahlungsart für die angegebenen Rechnungen an.*

Barzahlung (1), Nachnahme (2), (Einzel-)Überweisung (3), Dauerauftrag (4), Einzugsermächtigung (5)

a. Telefonrechnung (monatlich) ____

b. Miete (monatlich) ____

c. Supermarkteinkauf ____

d. Vereinsbeiträge (vierteljährlich) ____

e. Katalogbestellung ____

f. Ersteigerung im Internet ____

2 *Geben Sie an, um welche Zahlungsarten es sich handelt.*

bar (1), halbbar (2), bargeldlos (3)

a. Nachnahme ____

b. Dauerauftrag ____

c. Barscheck ____

d. Verrechnungsscheck ____

e. Zahlschein ____

f. Zahlung mit einem 5-Euro-Schein an der Supermarktkasse ____

g. Zahlung mit der Girocard an der Supermarktkasse ____

3 *Sandra ist 17 Jahre und hat gerade eine Ausbildung begonnen. Nun möchte sie ein Konto eröffnen. Welche Voraussetzungen sind zu erfüllen?*

a. Sie muss eine Unterschriftsprobe abgeben. ____

b. Sie muss einen Ausweis vorzeigen. ____

c. Sie muss ihren Ausbildungsvertrag vorzeigen. ____

d. Sie benötigt die Zustimmung/Unterschrift eines Elternteils. ____

e. Sie darf gar kein Konto eröffnen, da sie noch nicht volljährig ist. ____

4 *Bevor Sie ein Konto bei einer Bank eröffnen, sollten Sie einige Leistungen und Kosten vergleichen, welche?*

a. Filialöffnungszeiten ____

b. Kontoführungsgebühren ____

c. Verfügbarkeit von Automaten und Filialnetz ____

d. Großzügigkeit bei Werbegeschenken ____

e. Verfügbarkeit von Bankschließfächern ____

5 *Was ist ein Dispokredit?*

a. ein beliebiger Kredit, über den Sie jederzeit verfügen können ____

b. ein Kreditrahmen, den Ihnen die Bank einräumt und über den Sie ohne weitere Kosten verfügen können ____

c. ein Kreditrahmen, den Sie unter Zahlung von Kreditgebühren ohne weitere Formalitäten nutzen können ____

d. ein kostenloser Kredit in Höhe von bis zu drei Monatsgehältern ____

6 *Wofür ist ein Dispokredit nützlich?*

a. zur Zahlung der Miete ____

b. Urlaubsreise ____

c. notwendige Anschaffung einer neuen Waschmaschine ____

d. neue Home-Cinema-Anlage ____

7 *Warum kann ein Dispokredit auch risikoreich sein?*

a. Gefahr des Missbrauchs durch Hacker ____

b. Verlockung zum Kauf von eigentlich nicht erschwinglichen Konsumgütern ____

c. hohe Folgekosten durch Überziehungszinsen ____

d. Der Kredit hat eine sehr lange Laufzeit. ____

8 *Welchen Rahmen sollte ein Dispokredit nicht überschreiten?*

a. ein Monatsgehalt ____

b. das dreifache Monatsgehalt ____

c. das sechsfache Monatsgehalt ____

d. ein Jahresgehalt ____

9 *Geben Sie Möglichkeiten an, wie Patienten die privaten Leistungen einer ärztlichen Praxis nutzen können.*

a. Barzahlung gegen Quittung ____

b. Nachnahme ____

c. Dauerauftrag ____

d. Überweisung ____

10 *Welche Möglichkeiten haben Sie, eine Rechnung zu bezahlen, wenn Sie über ein Konto verfügen, der Empfänger des Geldes jedoch nicht?*

a. Nachnahme ____

b. Barscheck ____

c. Verrechnungsscheck ____

d. Zahlschein ____

11 *Was ist die SCHUFA?*

a. eine zentrale Meldestelle für alle Bankkunden ____

b. eine Zentralstelle, die die Kreditwürdigkeit eines Bankkunden überprüft ____

c. eine Zentralstelle, die alle Handybesitzer erfasst ____

d. eine Zentralstelle, bei der alle Kredite erfasst werden ____

Welche Zahlungsmöglichkeiten gibt es mit einem Konto (am Schalter, Automaten oder beim Homebanking)?	
Überweisung	Sie können mit einer Überweisung den eingetragenen Geldbetrag auf das Konto des Empfängers überweisen.
Dauerauftrag	Sie können für regelmäßige, gleichbleibende Zahlungen einen Dauerauftrag einrichten, damit die Zahlung nicht vergessen wird (z. B. Miete, Stromabschlagsrechnung, Mitgliedsbeiträge).
Lastschriftverkehr	Damit erlauben Sie dem Empfänger, den Rechnungsbetrag von Ihrem Konto abzubuchen. Diese Zahlungsform bietet sich für unregelmäßige Zahlungen oder Zahlungen in unterschiedlicher Höhe an (z. B. Telefonrechnung).

Welche Formen von Lastschriftverkehr gibt es?	
Einzugsermächtigung (Erlaubnis an Empfänger)	Der Empfänger erhält die Erlaubnis, den Betrag von Ihrem Konto abzubuchen. → Sie können die Zahlung im Zweifelsfall durch Widerspruch bei der Bank rückgängig machen (Rückbuchung).
Abbuchungsauftrag (Erlaubnis an Bank)	Sie erteilen der Bank die Erlaubnis, dass der Empfänger Geld von Ihrem Konto einziehen darf. → Sie können die Zahlung nicht rückbuchen lassen, das Geld ist weg.

Welche Scheckarten werden unterschieden?

Ein Scheck ist eine Anweisung („Befehl") an die Bank, dem Überbringer des Schecks eine bestimmte Geldsumme auszuzahlen (Barscheck) oder auf sein Konto zu überweisen (Verrechnungsscheck). Zum Bezahlen per Scheck benötigen Sie ein Konto, das über genügend Guthaben verfügt, sonst platzt der Scheck, d. h., er wird von der Bank nicht eingelöst. Generell kann ein Scheck von jedem eingelöst werden, daher ist er bei Verlust sofort zu sperren (durch Meldung bei der Bank).

Barscheck	▸ halbbare Zahlung ▸ Der Einlöser muss kein Konto haben, er bekommt die Summe von der Bank bar ausgezahlt. ▸ Achtung: Der Einlöser muss nicht der Empfangsberechtigte sein, was die Gefahr des Missbrauchs erhöht (bei Verlust oder Diebstahl).
Verrechnungsscheck	▸ bargeldlose Zahlung ▸ Der Betrag auf dem Scheck wird bei Vorlage auf das Konto des Überbringers gutgeschrieben (bei Missbrauch ist der Überbringer aber anhand der Kontobewegung identifizierbar). ▸ muss den Vermerk „nur zur Verrechnung" tragen, der kann auch handschriftlich eingefügt sein

Welche gesetzlichen Angaben muss ein Scheck enthalten?

Für die Gültigkeit eines Schecks müssen beim Ausstellen bestimmte gesetzliche Vorgaben eingehalten werden. Jede Bank verfügt über Vordrucke, die diese Angaben erfüllen, diese Vordrucke sollten auch verwendet werden.

Zahlungsanweisung	„Zahlen Sie ..."
Bezeichnung als Scheck	Das Wort „Scheck" muss auf dem Vordruck auftauchen („gegen diesen Scheck")
Geldsumme	in Zahl und Wort (verbindlich ist die geschriebene Summe) 200,00 EUR in Worten: – zweihundert Euro –
Geldinstitut des Zahlers und Zahlungsort	GELD-Bank Stuttgart
Ausstellungsort und -datum	Ludwigsburg, den 2. Juli 2022
Unterschrift des Zahlers	eigenhändige Unterschrift

Neben den gesetzlichen Angaben kann man auf einem Vordruck noch sog. kaufmännische Angaben finden, die die Verarbeitung des Schecks innerhalb der Bank erleichtern (z. B. Codierzeilen).

Wie lange ist ein Scheck gültig?

Die Gültigkeit eines Schecks ab Ausstellungsdatum ist abhängig vom Ausstellungsort:

Ausstellungsort	Gültigkeit
Deutschland	8 Tage
Europa und Mittelmeerländer	20 Tage
restliche Welt	70 Tage

Merke:
Ein vordatierter Scheck kann ab Erhalt eingereicht werden, da die Gültigkeit ab Vorlage gilt.

Was ist Onlinebanking?

Beim Onlinebanking können via Internet Geldgeschäfte erledigt werden (Überweisungen, Kontostand erfragen, Daueraufträge einrichten). Sogenannte Direktbanken verfügen über keine Filialen und bieten nur Onlinedienste an. Voraussetzung für Onlinebanking ist ein PC mit Internetzugang und Web-Browser oder Banking-Software bzw. ein Smartphone und App.

Vorteile	Nachteile
▸ unabhängig von Banköffnungszeiten ▸ bequem von zu Hause aus ▸ keine Wartezeiten am Schalter	▸ nur für Kunden mit Möglichkeit der Internetnutzung ▸ Missbrauchsrisiko durch Hacker ▸ keine Unterstützung/Hilfe durch Bankmitarbeiter und Schließung vieler Filialen (oft ein Problem für ältere Mitbürger)

Alternative: Telefonbanking (über eine Servicetelefonnummer und die Nennung eines Codewortes können die entsprechenden Transaktionen telefonisch durchgeführt werden)

1 *Welche bargeldlosen Zahlungsmöglichkeiten haben Sie nur mit einem eigenen Konto?*

a. per Nachnahme zahlen ____

b. Barscheck einlösen ____

c. Dauerauftrag ____

d. Einzugsermächtigung für Handyrechnung ____

2 *Wann ist ein Dauerauftrag sinnvoll?*

a. bei monatlichen Zahlungen in unterschiedlicher Höhe ____

b. bei vierteljährlichen Zahlungen in gleichbleibender Höhe ____

c. bei einmaligen Zahlungen ____

d. zum Bezahlen der Telefonrechnung ____

e. zum Bezahlen der GEZ-Gebühr ____

3 *Welche Formen des Lastschriftverkehrs kennen Sie?*

a. Einzugsermächtigung ____

b. Verrechnungsscheck ____

c. Dauerauftrag ____

d. Abbuchungsauftrag ____

4 *Bei welcher Form des Lastschriftverkehrs können Sie die Kontobelastung durch Widerspruch bei der Bank rückgängig machen?*

a. Einzugsermächtigung ____

b. Verrechnungsscheck ____

c. Dauerauftrag ____

d. Abbuchungsauftrag ____

5 *Ein Patient bezahlt seine Privatrechnung mit einem Barscheck, der auf Ihren Chef als Empfänger ausgestellt ist. Würden Sie auch das Geld ausgezahlt bekommen, wenn Sie im Auftrag Ihres Chefs den Scheck einlösen sollen?*

a. Ja, wenn ich eine Bankvollmacht von meinem Chef bekomme. ____

b. Ja, denn ein Scheck wird immer an den Überbringer ausgezahlt, egal auf welchen Empfänger der Scheck ausgestellt ist. ____

c. Nein, in diesem Fall würde der Scheck nur mit dem Konto meines Chefs verrechnet werden. ____

d. Nein, denn ich bin nicht als Empfänger eingetragen. ____

6 *Der Patient hat den Scheck vordatiert auf den 01.10.2019, ihn aber am 25.09.2019 bereits überreicht. Wann kann der Scheck eingelöst werden?*

a. ab Ausstellungsdatum bis sieben Tage danach ____

b. ab Ausstellungsdatum bis 70 Tage danach ____

c. ab Ausstellungsdatum ohne Beschränkung ____

d. ab dem 25.09.2019 ____

7 *Wie lange behält der Scheck seine Gültigkeit, wenn auf dem Scheck als Ausstellungsort „London" steht?*

a. acht Tage ab Ausstellungsdatum ____

b. acht Tage ab Überreichungsdatum ____

c. 20 Tage ab Ausstellungsdatum ____

d. Der Scheck hat unbegrenzt Gültigkeit. ____

8 *Schauen Sie sich den abgebildeten Scheck an. Erfüllt er alle Kriterien zur Gültigkeit oder fehlen Angaben?*

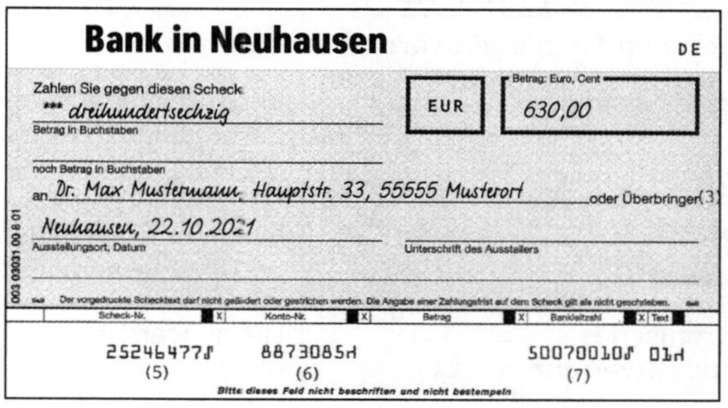

a. alle Angaben vorhanden ____

b. Ausstellungsort und -datum fehlen ____

c. Unterschrift fehlt ____

d. Geldsumme fehlt ____

e. eine klare Anweisung fehlt ____

f. Angegebene Beträge in Wort und Zahl unterscheiden sich. ____

9 *Angenommen, der Scheck erfüllte alle notwendigen Kriterien, würden Sie Bargeld dafür erhalten?*

a. Ja. ____

b. Nur, wenn ich über kein eigenes Konto verfüge.

c. Nur, wenn ich auch der Empfänger bin. ____

d. Nein, denn es ist ein Verrechnungsscheck. ____

10 *Welche Summe ist im Zweifelsfall gültig?*

a. Die geschriebene Summe (im Beispiel 360,00 €) ____

b. Die Summe in Zahlen (im Beispiel 630,00 €) ____

c. Weder noch, der Scheck muss neu ausgestellt werden ____

11 *Welche Möglichkeiten haben Sie, eine Überweisung zu erledigen, wenn die Filiale geschlossen hat?*

a. keine ____

b. Telefonbanking ____

c. Fax an die Filiale ____

d. E-Mail an die Homepage der Bank ____

e. Onlinebanking ____

Was sind PINs und TANs?

Die Sicherheit des Onlinebankings wird durch Geheimzahlen und die Verschlüsselung der Daten beim Transfer gewährleistet:

PIN (persönliche Identifikationsnummer)	Jeder Homebanking-Nutzer bekommt eine Online-PIN (eine persönliche Geheimnummer, die er auch selbst ändern kann), damit erhält er Zugang zu seinen Kontendaten (Einloggen). → bei jedem Einloggen wieder verwendbar, kann selbst geändert werden
TAN (Transaktionsnummer) bzw. Apps	Für Transaktionen im Online-Banking (z.B. Überweisungen) muss der Kunde i.d.R. eine TAN angeben, die nur für diese eine Aktion gültig ist. Die TAN-Verfahren wurden zum 31.12.2016 EU-weit umgestellt. TANs können je nach Bestimmungen der Bank mit einem TAN-Generator erzeugt oder als mTAN per SMS an das Mobiltelefon des Kunden geschickt werden. Die Zahlung kann mit einer bankeigenen App autorisiert werden oder der Kunde gibt eine bestimmte TAN aus einer nummerierten iTAN-Liste ein.

Wie können Sie die girocard einsetzen?

girocard-System girocard	Viele Geschäfte haben Kassenterminals, bei denen die girocard ins Terminal gesteckt oder davor gehalten wird und der Kunde nach der Überprüfung des Rechnungsbetrages die Zahlung mit seiner Geheimzahl (PIN) bestätigt (Ausnahme: kontaktloses Bezahlen bis 50 Euro). Es gibt sowohl Online- als auch Offlinetransaktionen. Der Betrag wird bei beiden Varianten zeitnah dem Kundenkonto belastet und dem Händlerkonto gutgeschrieben. → Zahlungsgarantie für den Händler
Elektronisches Lastschriftverfahren (ELV) SEPA Lastschrift	Die girocard wird in das Kartenlesegerät gesteckt und Sie müssen auf einem Ausdruck mit Ihrer Unterschrift die Genehmigung zur Auszahlung geben. Bei diesem Verfahren hat das Geschäft das Risiko, ob Ihr Konto gedeckt ist und eine spätere Zahlung erfolgt. Das elektronische Lastschriftverfahren (ELV) ist ein handelseigenes System und kein Angebot der Deutschen Kreditwirtschaft. → keine Zahlungsgarantie für den Händler
Barauszahlungen girocard	An ca. 53000 Geldausgabeautomaten kann mit der girocard unter Eingabe der persönlichen Geheimzahl (PIN) meist rund um die Uhr Bargeld abgehoben werden. Das Geldabheben ist im Inland an bankeigenen Automaten und bei Partnerbanken kostenfrei. An Automaten anderer Bankinstitute können Gebühren entstehen. Viele girocards sind zusätzlich mit einer über Deutschland hinausreichenden Bargeldbezugsmöglichkeit (V Pay, Maestro, JCB, Visa Debit, Debit Mastercard) ausgestattet, mit der auch im Ausland Bargeld abgehoben werden kann, wenn keine Akzeptanz der girocard besteht. Zudem bieten viele Händler die Möglichkeit, beim Bezahlen des Einkaufs mit der girocard, gleichzeitig Geld vom Konto auszahlen zu lassen. Für den Kunden entstehen dabei keine zusätzlichen Kosten.
Kontoauszüge, Transaktionen an Überweisungsterminals der Bank, giropay	Die Kontrolle der Kontoauszüge, Selbstverwaltung am SB-Terminal im Kreditinstitut (z. B. einmalige Überweisungen) oder Onlinebanking sind ebenfalls mit der girocard möglich. Darüber hinaus bietet die girocard eine Reihe von weiteren Zusatzfunktionen, wie z. B. das Jugenschutzmerkmal beim Kauf von altersbeschränkten Produkten. Ein Onlinebezahlverfahren deutscher Banken und Sparkassen ist giropay.

Was ist eine Kreditkarte?

Eine Kreditkarte kann zur bargeldlosen Bezahlung im vereinbarten Kreditrahmen eingesetzt werden. Bei der Bezahlung ist die Kreditkartennummer wichtig und bei persönlicher Bezahlung auch die Bestätigung durch eine Unterschrift. Es können aber auch z. B. Bahnfahrkarten via Internet unter Angabe der Kreditkartennummer bezahlt werden (aber Vorsicht im Umgang wegen Missbrauchsgefahr!). Kreditkarten können auch zum Abholen von Bargeld genutzt werden, dies kann aber mit sehr hohen Gebühren verbunden sein. Die Kreditorganisation sammelt die Einzelrechnungen und bucht einmal monatlich vom Konto des Karteninhabers ab.

Wie können Zahlungen bewiesen werden?

Eine Zahlung gilt nur dann als erfolgt, wenn sie bewiesen werden kann.

Barzahlung	Kassenbon oder Quittung, diese muss folgende Angaben enthalten: ▸ bezahlter Betrag ▸ Name des Zahlers ▸ Zahlungsinformation (Zweck) ▸ Bestätigung „Betrag erhalten" ▸ Ort, Datum und Unterschrift des Empfängers, ggf. mit Firmenstempel
Überweisungen, Schecks, Daueraufträge, Lastschriftverfahren	Kontoauszug, auch bei Onlinetransaktionen ist nur der Kontoauszug verbindlich, nicht der eigene Bildschirmausdruck
Kartenzahlungen	Kassenausdruck, Kontoauszug, Kreditkarte: zusätzlich Monatsrechnung
Zahlschein	Durchschlag des Einzahlungsformulars

1 ***Sie haben sich bei Ihrem Freund 250,00 € geliehen. Nach der nächsten Gehaltszahlung haben Sie ihm die Summe bar wieder zurückgezahlt. Nun haben Sie sich getrennt und er behauptet, Sie schuldeten ihm noch das Geld und erstattet Anzeige. Wie können Sie das Gegenteil beweisen?***

a. Im Zweifel für den Angeklagten, d. h., er muss beweisen, dass Sie es nicht zurückgezahlt haben. Sie müssen nur abwarten. ______

b. Ihr guter Ruf und Ihr Wort zählen. ______

c. Sie haben am Tag der Rückzahlung exakt die Summe von 250,00 € vom Automaten abgeholt, was die Rückzahlung beweist. ______

d. Sie haben sich von ihm eine Quittung geben lassen, die sie jetzt vorzeigen können. ______

2 ***Welche Angaben müssen auf einer Quittung stehen, damit sie gültig ist?***

a. Datum, Ort und Unterschrift des Zahlers ______

b. Datum, Ort und Unterschrift des Empfängers ______

c. Name des Zahlers ______

d. „Betrag erhalten“ ______

e. Firmenstempel/Namensstempel ______

f. Geldbetrag ______

3 ***Welche Zahlungsnachweise anderer Zahlarten dienen auch als Nachweis einer Zahlung?***

a. Bildschirmausdruck der Onlineüberweisung ______

b. Kontoauszug ______

c. Aussage des Schalterangestellten in der Bank ______

d. Kassenbon bei Kartenzahlung ______

e. Kassenbon bei Barzahlung ______

f. Kassenausdruck (zusätzlich zum Bon) über Kartenzahlung ______

g. Monatsrechnung des Kreditkarteninstituts ______

4 ***Was ist eine TAN?***

a. Ihre persönliche Geheimzahl für Home-Banking ______

b. die Karten-Geheimzahl der girocard ______

c. einmalig gültige Nummer beim Onlinebanking ______

d. eine Nummer, die zur Identifizierung beim Telefon-Banking verwendet wird ______

e. eine Nummer, die einen Onlineauftrag autorisiert ______

5 ***Welche besondere Möglichkeit haben Sie, kleine Beträge durch Kartenzahlung zu begleichen?***

a. Kreditkartenzahlung ______

b. Debitkarten, beispielsweise girocard ______

c. elektronisches Lastschriftverfahren (ELV) ______

6 ***Was ist das girocard-System? Markieren Sie die richtigen Aussagen.***

a. In Geschäften mit girocard-System kann man mit Kreditkarte bezahlen. ______

b. Bei Händlern mit girocard-System kann man mit girocard bezahlen. ______

c. Beim girocard-System gibt es keine Zahlungsgarantie. ______

d. Beim girocard-System gibt es Zahlungsgarantie. ______

e. Beim girocard-System benötigen Sie eine spezielle Online-PIN. ______

f. Zur Zahlungsbestätigung müssen Sie Ihre Karten-PIN eingeben. ______

g. Zur Zahlungsbestätigung müssen Sie den Beleg unterschreiben. ______

7 ***Welches Zeichen finden Sie an der Tür von Geschäften, die das girocard-System anbieten? Kreuzen Sie den entsprechenden Buchstaben an.***

a. ☐	b. ☐	c. ☐
girocard	SEPA Lastschrift	

8 ***Welche Aussagen zum Onlinebanking sind richtig?***

a. Sie benötigen eine gültige TAN zur Ausführung von Transaktionen. ______

b. Sie können alle Transaktionen von der Homepage der Bank ausführen. ______

c. Sie müssen sich erst mit einer PIN einloggen, um Transaktionen durchführen zu können. ______

d. Sie können Ihre TAN jederzeit ändern. ______

e. Ihre PIN ist Ihr Geburtsdatum. ______

9 ***Welche Aussagen treffen auf den Umgang mit Kreditkarten zu?***

a. Kreditkarten sind identisch mit der girocard. ______

b. Kreditkarten sind Karten für den Dispokredit, die immer eingesetzt werden, wenn dieser genutzt werden soll. ______

c. Kreditkarten eignen sich zum bargeldlosen Bezahlen kleiner Rechnungen bei Einzelhändlern. ______

d. Kreditkarten können nicht zum Abholen von Bargeld verwendet werden. ______

e. Die Rechnungen werden monatlich vom Konto abgebucht. ______

Welche Angaben müssen auf einem Kontoauszug zu finden sein?

Ein Kontoauszug gibt verbindlich Auskunft über die Kontobewegungen (Zu- und Abgänge). Folgende Daten sind zu finden:

allgemeine Angaben	
Auszugsdatum	Erstellungsdatum des Auszugs, ist wichtig für eventuelle. Widerspruchsfristen bei der Bank
Konto-Daten	BIC (internationale Bankleitzahl) und IBAN (internationale Bankkontonummer), Name und Anschrift des Kontoinhabers
Auszugsnummer, Blattnummer	beginnend mit dem ersten Januar sind alle Auszüge fortlaufend nummeriert, besteht ein Auszug aus mehreren Blättern, so gibt es fortlaufende Blattnummern
Angaben zum Überziehungslimit	max. eingeräumter Dispokreditbetrag und Zinssatz für Dispokredit
Spalten mit Kontobewegungen	
Buchungstag	Tag, an dem der Wert zu- oder abgebucht wurde
Tag der Wertstellung (Valuta)	Datum, ab dem ggf. Zinsen berechnet werden, falls das Konto überzogen ist
Buchungsinformationen	z. B. Angaben zu Empfänger oder Geldautomat
Belastungen	Geldabgänge (oft mit „–" gekennzeichnet oder in der „Soll"-Spalte, negative Geldwerte)
Gutschriften	Geldeingänge (mit „+" gekennzeichnet, oder in der „Haben"-Spalte, positive Geldwerte)
alter und neuer Saldo	Kontostand vor und nach den ausgewiesenen Kontobewegungen

Wie errechnet sich der Saldo?

Alle Abbuchungen werden vom alten Kontostand (Saldo) abgezogen und alle Gutschriften werden dazugerechnet.

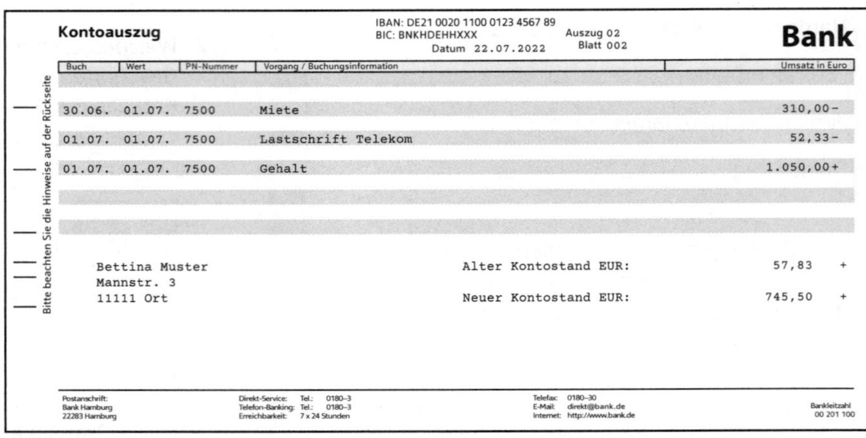
Kontoauszug

IBAN: DE21 0020 1100 0123 4567 89
BIC: BNKHDEHHXXX
Datum 22.07.2022
Auszug 02
Blatt 002

Bank

Buch	Wert	PN-Nummer	Vorgang / Buchungsinformation	Umsatz in Euro
30.06.	01.07.	7500	Miete	310,00-
01.07.	01.07.	7500	Lastschrift Telekom	52,33-
01.07.	01.07.	7500	Gehalt	1.050,00+

Bitte beachten Sie die Hinweise auf der Rückseite

Bettina Muster
Mannstr. 3
11111 Ort

Alter Kontostand EUR: 57,83 +
Neuer Kontostand EUR: 745,50 +

Postanschrift: Bank Hamburg 22283 Hamburg
Direkt-Service: Tel.: 0180-3
Telefon-Banking: Tel.: 0180-3
Erreichbarkeit: 7 x 24 Stunden
Telefax: 0180-30
E-Mail: direkt@bank.de
Internet: http://www.bank.de
Bankleitzahl 00 201 100

Welche Möglichkeiten haben Sie, Vermögen anzusparen?

„Sparstrumpf"	ganz schlechte Möglichkeit, da das Geld überhaupt nicht verzinst wird und somit an Wert verliert
Girokonto („normales" Konto)	wird oft gar nicht oder nur sehr gering verzinst, aber das Geld ist schnell verfügbar
Sparbuch oder Sparkonto	ebenfalls niedrige Verzinsung, Beträge bis 1 000,00 € sind meist kurzfristig verfügbar, geeignet als Notgroschen für plötzliche, notwendige Ausgaben; die Zinsen steigen etwas, wenn man das Geld für eine bestimmte Zeit festlegt
Tagesgeldkonto	Tagesgeldkonten sind spezielle Konten mit einer höheren Verzinsung als Sparbücher und täglich verfügbar.
Sparverträge	Anlageform über mehrere Jahre, meist mit ansteigenden Zinsen, z. B. 0,75 % im ersten Jahr, 1,0 % im zweiten, ..., 2 % im fünften Jahr, sehr sichere Anlageform, aber nur geeignet, wenn man das Geld nicht vorzeitig benötigt, werden oft über vermögenswirksame Leistungen gefördert
Bausparverträge	mehrjährige Sparverträge mit monatlichen oder jährlichen Einzahlungen, die nach Ablauf mit einem zinsgünstigen Darlehen verbunden sind; besonders geeignet, falls eine Investition in Wohneigentum geplant wird; staatlich gefördert und geeignet für vermögenswirksame Leistungen durch den Arbeitgebr. Nach einem aktuellen Urteil des BGH (2017) dürfen zuteilungsreife Bausparverträge nach 10 Jahren durch die Bausparkasse gekündigt werden.
Aktien	Anlageform mit der höchsten Gewinnmöglichkeit, aber auch mit dem höchsten Risiko. Bei Wirtschaftskrisen können die Aktien sehr schnell an Wert verlieren und im schlimmsten Fall ist das gesamte Ersparte verloren. Banken bieten oft einen Aktienfonds an, der von Spezialisten verwaltet wird, dabei hat man nicht Aktien einer einzigen Firma, sondern von vielen verschiedenen Firmen, sodass das Risiko verteilt ist, aber ein Restrisiko bleibt.
Kapitallebens-versicherungen	Bei dieser Form bekommt man die geleisteten Beiträge mit Verzinsung zurück, falls man den Ablauf des Vertrags erlebt (falls nicht, bekommen die Hinterbliebenen die Versicherungssumme ausgezahlt). Die Verträge werden oft über viele Jahre oder Jahrzehnte abgeschlossen. Es wird heute aber nicht mehr empfohlen, klassische Lebens- und Rentenversicherungen neu abzuschließen. Das liegt an den niedrigen Zinsen und hohen Kosten. Von 0,9 Prozent Garantiezins verbleiben im Durchschnitt nur 0,11 Prozent an garantiertem Wertzuwachs.

1 ***Was bedeutet Valuta?***

a. Wert der Buchung ______ ☐

b. Kontostand am Monatsende ______ ☐

c. Tag der Wertstellung ______ ☐

d. Tag der Kontoeröffnung ______ ☐

2 ***Wie nennt man die negativen Geldwerte auf einem Kontoauszug?***

a. Haben ______ ☐

b. Sollte-Haben ______ ☐

c. Soll ______ ☐

d. Saldo ______ ☐

e. Dispo ______ ☐

3 ***Ab welchem Datum werden Überziehungszinsen berechnet?***

a. ab dem Datum der Wertstellung ______ ☐

b. ab dem Datum der Buchung ______ ☐

c. ab dem Datum des Kontoauszugs ______ ☐

d. ab dem Datum der Einrichtung eines Dispo-Kredits ______ ☐

4 ***Welche Anlageformen eignen sich als Notgroschen, z. B. zur Anschaffung einer neuen Waschmaschine oder bei notwendiger Autoreparatur?***

a. Aktienfonds ______ ☐

b. Bundesschatzbriefe ______ ☐

c. Sparstrumpf ______ ☐

d. Sparkonto ______ ☐

e. Tagesgeldkonto ______ ☐

f. Sparvertrag ______ ☐

5 ***Welche Formen der Vermögensbildung werden vom Arbeitgeber oder Staat gefördert?***

a. Girokonto ______ ☐

b. Tagesgeldkonto ______ ☐

c. Sparkonto ______ ☐

d. Sparvertrag ______ ☐

e. Bausparvertrag ______ ☐

6 ***Berechnen Sie den neuen Saldo anhand der folgenden Angaben.***

Neuer Saldobetrag:

______ EUR

Kontoauszug

IBAN: DE30 2001 0020 0333 3333 33
BIC: PBNKDEFF
Datum 12.07.2022
Auszug 02
Blatt 002

Bank

Buch	Wert	PN-Nummer	Vorgang / Buchungsinformation	Umsatz in Euro
15.06.	15.06.	2222	Lastschrift Telefonrechnung	76,44-
16.06.	15.06.	2222	Dauerauftrag Miete	390,00-
18.06.	15.06.	2222	Geldautomat	75,00-
01.07.	30.06.	2223	Gehalt	930,00+
03.07.	02.07.	2222	Sparrate	120,00-

Bitte beachten Sie die Hinweise auf der Rückseite

Sandy Lau
Hauptstr. 1
33333 Irgendwo

Alter Kontostand EUR: 355,94 +

Neuer Kontostand EUR:

Postanschrift: Postbank Hamburg 22283 Hamburg
Direkt-Service: Tel.: 0180-30 40 600
Telefon-Banking: Tel.: 0180-30 40 700
Erreichbarkeit: 7 x 24 Stunden
Telefax: 0180-30 40 800
E-Mail: direkt@postbank.de
Internet: http://www.postbank.de
Bankleitzahl 201 100 22

7 ***Für wie viele Tage müssen Überziehungszinsen gezahlt werden?***

a. fünf ______ ☐

b. zehn ______ ☐

c. 15 ______ ☐

d. 30 ______ ☐

8 ***Wie viele Zinsen muss Sandy Lau zahlen, wenn der Überziehungszins 14 % beträgt (kaufmännisch runden)?***

______ €

9 ***Sandy Lau möchte monatlich 120,00 € sparen. Welche Anlageformen würden Sie ihr nach Abwägen der verschiedenen Vor- und Nachteile der einzelnen Formen empfehlen?***

a. Aktien, wegen der hohen Gewinnmöglichkeiten ______ ☐

b. Sparkonto, wegen der schnellen Verfügbarkeit ______ ☐

c. Tagesgeldkonto, da es sicher und schnell verfügbar ist ______ ☐

d. Sparvertrag, da er durch den Arbeitgeber unterstützt wird ______ ☐

e. Ich würde empfehlen, die monatliche Sparrate zu teilen: einen Teil in einen Sparvertrag und einen Teil auf ein Tagegeldkonto als Notgroschen ______ ☐

Was ist die beste Form des Sparens? Die beste Form des Sparens ist individuell unterschiedlich, d. h., es gibt keine einheitlich optimale Sparform für alle. Verschiedene Faktoren spielen bei der Auswahl eine Rolle:	
Ertrag (= Rendite) meist in Form von Zinsen	Der Ertrag sollte möglichst hoch sein, daher ist der Sparstrumpf die schlechteste Variante.
Risiko	Aktien können in kurzer Zeit um ein Vielfaches an Wert gewinnen, sie können aber genauso schnell verlieren, daher nur für Risikofreudige geeignet. Außerdem sollte man nicht sein ganzes Geld in Aktien anlegen.
Verfügbarkeit	Verträge mit langer Laufzeit bringen mehr Zinsen als ein Sparbuch, das Geld ist aber oft über Jahre fest gebunden.
Steuerersparnis, Kreditersparnis	Bausparverträge bieten zwar nicht die höchsten Zinsen, aber durch Arbeitgeberleistungen und Arbeitnehmersparzulage gewinnen sie an Attraktivität. Wer fest plant, eine Immobilie zu erwerben, kann außerdem mit günstigen Krediten rechnen (Kreditersparnis = Geldgewinn).

Wie wird Vermögensbildung gefördert?	
durch den Arbeitgeber	
VL (vermögenswirksame Leistungen)	Im Tarifvertrag sind Arbeitgeberleistungen zur Vermögensbildung und Alterssicherung festgelegt. Sie gelten nur für vereinbarte Anlageformen und werden vom Arbeitgeber direkt einbezahlt.
durch den Staat	
Wohnungsbauprämie	staatliche Förderung über das Finanzamt und/oder durch vermögenswirksame Leistungen (Bausparprämie, Arbeitnehmersparzulage)
Riester-Rente	Bezuschussung von bestimmten Modellen der Altersvorsorge, wie Lebens- oder Rentenversicherung
Direktversicherungen	Abschluss einer Kapitallebensversicherung über den Arbeitgeber, der die Beiträge vom Bruttogehalt zahlt. Diese müssen nicht versteuert werden, wodurch ein Geldvorteil entsteht (gilt nur für Verträge, die vor 2005 abgeschlossen wurden).

Welche Kreditformen gibt es?

Falls Sie Geld benötigen, muss ein Kredit aufgenommen werden. Generell sollte nur in dringenden Fällen ein Kredit aufgenommen werden. Man unterscheidet mehrere Arten:

Kreditform	Eigenschaften	Kosten	Sicherheit
Dispokredit (Überziehungskredit)	schnell verfügbar, aber teuer (s. o.), Rückzahlung durch Kontoausgleich, Zinsenberechnung nur für tatsächliche Dauer und Summe	Überziehungszinsen	Gehaltsnachweis (z. B. drei Gehaltsabrechnungen)
Ratenkredit (Anschaffungsdarlehen)	erfolgt nach Antragstellung, feste Laufzeit oft über mehrere Jahre in vereinbarten Monatsraten, meist keine vorzeitige Rückzahlung möglich	▸ Bearbeitungsgebühr ▸ Zinsen, etwas niedriger als Überziehungskredit	Ware, z. B. Auto, Schmuck, Wertpapiere oder Gehalt oder eine Bürgschaft
Hypothek (Hypothekendarlehen)	langfristige Finanzierung einer Immobilie, meist Zinsfestschreibung über fünf bis zehn Jahre, wird in festen Raten zurückge-zahlt, nach Ablauf wird die Rest-summe fällig oder eine Anschluss-finanzierung	▸ Bearbeitungsgebühr ▸ Zinsen, meist niedriger als bei Konsumkrediten	Immobilie

Wann ist ein Ratenkredit geeignet und was sind seine Vor- und Nachteile?	
Eignung/ Vorteile	für notwendige, geplante, größere Anschaffungen mit einem Gegenwert, z. B. ein Auto, Wohnungseinrichtung ▸ niedrigere Zinsen als ein Dispokredit ▸ über größere Summen möglich als der Dispo-Rahmen ▸ Wertgegenstände können als Sicherheit angegeben werden und müssen nicht verkauft werden.
Nachteile	▸ lange Laufzeit, feste Raten erfordern langfristige Planung, was problematisch ist, wenn sich die Einkommensverhältnisse ändern (z. B. Arbeitslosigkeit, Geburt eines Kindes) ▸ Gefahr von Konsumrausch (bei Ratenkauf können sich Kleinbeträge schnell zu großen Summen addieren) und Anschaffung von nicht notwendigen Gütern ▸ keine Vorab-Rückzahlung möglich oder wenn, dann nur gegen hohe Gebühren ▸ SCHUFA-Eintrag

Nehmen Sie zur Beantwortung bitte auch die Folgeseite zur Hand.

1 *Sie müssen im Februar einen Kredit in Höhe von 800000 € aufnehmen und holen verschiedene Angebote ein. Alle Kredite laufen über 36 Monate und sollen am Ende mit einer Rate zurückgezahlt werden. Vergleichen Sie die Angebote.*

Angebot A: Die Kreditzinsen betragen 7,5 %, zzgl. einer Bearbeitungsgebühr von 5 %.
Angebot B: Die Kreditzinsen betragen 8,5 %, dafür aber ohne Bearbeitungsgebühr.
Angebot C: Die Kreditzinsen betragen 8 %, zzgl. einer Bearbeitungsgebühr von 100,00 €.

a. Wie viel beträgt die Gesamtsumme, die Sie zurückzahlen müssen (Kreditsumme, Zinsen und Gebühren)?

Angebot A: ______

Angebot B: ______

Angebot C: ______

b. Welches Angebot ist das billigste? ______

2 *Welche Sicherheiten könnte die Bank von Ihnen für den Kredit verlangen?*

a. Auto (bzw. Kfz-Brief) ______

b. Umzug in eine kleinere Wohnung ______

c. Buchungsbestätigung Ihrer Urlaubsreise ______

d. Schmuck und Silberbesteck aus einer Erbschaft ______

3 *Falls Sie über keine geeigneten Sicherheiten verfügen, welche Möglichkeiten gibt es, doch noch einen Kredit zu bekommen?*

a. Pfandhaus ______

b. Gehaltszahlungen als Sicherheit ______

c. Bürgschaft Ihrer Eltern ______

d. keine ______

4 *Welche Angaben schauen Sie sich an, um Kredite miteinander vergleichen zu können?*

a. Sollzins ______

b. Effektivzins ______

c. Nominalzins ______

d. Habenzins ______

5 *Was versteht man unter dem Effektivzins?*

a. die angegebenen Zinsen auf dem Plakat ______

b. die Zinsen, die pro Rate fällig werden ______

c. der Zinssatz der Bearbeitungsgebühr ______

d. Im Effektivzins sind alle Kosten mitangegeben. ______

6 *Ihr Chef bestellt ein neues Sono-Gerät. Es soll 18 000,00 € kosten. Die Rechnung vom 30. Mai soll innerhalb von 30 Tagen bezahlt werden, Ihr Chef bezahlt aber erst am 31. August. Wenn die Rechnung nicht pünktlich bezahlt wird, werden Verzugszinsen von 9 % fällig. Die Bank bietet einen Kredit mit 8 % Zinsen und 0,5 % Bearbeitungsgebühr.*

Vergleichen Sie die beiden Angebote. Tragen Sie ein:

letzter Zahlungstermin	
Zeitdifferenz	Monate
entspricht	Jahren

Verzugszinsen	
Kreditkosten	Zinsen
	Bearbeitungsgebühr

7 *Welches ist die günstigere Variante?*

a. Verzugszinsen ______

b. Bankkredit ______

8 *Bei welcher Art von Finanzierung wird eine Immobilie als Sicherheit eingesetzt?*

a. Hypothese ______

b. Hypothek ______

c. Bürgschaft ______

d. Bürgerschaft ______

e. Konsumkredit ______

f. Dispokredit ______

9 *Sie möchten vermögenswirksame Leistungen beantragen, welche Aussagen sind richtig?*

a. Die Summe wird auf mein Konto zusammen mit meinem Gehalt überwiesen. ______

b. Die Höhe der VL ist abhängig vom Tarifvertrag. ______

c. Die VL können in frei wählbaren Anlageformen eingezahlt werden. ______

d. Die VL können nur in bestimmte, vereinbarte Anlageformen eingezahlt werden. ______

e. Die VL kann ich auch als Vorschuss bekommen, wenn ich mal knapp bei Kasse bin. ______

10 *Was ist die beste Anlageform?*

a. das Sparkonto, weil es sicher und gut verfügbar ist ______

b. ein Aktienfonds, weil er große Gewinne verspricht ______

c. Bundesschatzbriefe, weil sie sicher und gut verzinst sind ______

d. Die beste Anlageform ist abhängig vom Zweck und der Risikobereitschaft des Sparers. ______

Wie berechnen sich Kreditkosten?	
Bearbeitungsgebühr	kann ein fester Betrag sein oder in Prozent der Kreditsumme angegeben werden, z. B. 1,5 % bei einem Kredit über 10000,00 € sind 15,00 €
Zinsen	beziehen sich immer auf die Kreditsumme, z. B. 7 % Zinsen bei 10000,00 € sind 70,00 € an Zinsen, sofern nicht anders vermerkt bzw. vereinbart, werden Zinsen pro Jahr angegeben (= p. a.)

Was ist der Effektivzins?

Um Kreditangebote miteinander vergleichen zu können, muss der Effektivzins verglichen werden. Der Effektivzins beinhaltet alle anfallenden Kosten und Gebühren und beschreibt damit die tatsächlich anfallenden Kosten für einen Kredit. Im Gegensatz dazu steht der Nominalzins, der „nackte" Zins, der auf die Kreditsumme gezahlt werden muss. Dieser sieht auf den ersten Blick günstiger aus, daher wird er oft auf Plakaten angepriesen.

Vergleichen Sie die Kosten der folgenden Kreditangebote. Welches ist günstiger?

Der Kredit soll über 10000,00 € gehen, eine Laufzeit von 48 Monaten haben und in einer Rate am Ende der Laufzeit zurückgezahlt werden.

Bank	Konditionen	Zinsen	Gesamtsumme (Kreditsumme + Zinsen)
Sparkasse A	Zinsen von 7,5 % und eine Bearbeitungsgebühr von 5 %	Zinsen pro Jahr: 10000,00 € · 0,075 = 750,00 € Laufzeit 4 Jahre → 750,00 € · 4 = 3000,00 € Bearbeitungsgebühr: 10000,00 € · 0,05 = 500,00 €	13500,00 €
ABC-Bank	Zinsen von 9 %, aber keine Bearbeitungsgebühr	Zinsen pro Jahr: 10000,00 € · 0,09 = 900,00 € Laufzeit 4 Jahre → 900,00 € · 4 = 3600,00 €	13600,00 €
D-Direktbank	Zinsen von 8,5 % und 150,00 € Bearbeitungsgebühr	Zinsen pro Jahr: 10000,00 € · 0,085 = 850,00 € Laufzeit 4 Jahre → 850,00 € · 4 = 3400,00 € Bearbeitungsgebühr: 150,00 €	13550,00 €

Welche Fragen sollten Sie sich vor Kreditabschluss stellen?	
Können Sie sich den Kredit leisten?	Können Sie sich die monatlichen Raten leisten? Denken Sie an regelmäßige Kosten wie Lebensmittel, Miete oder Autoreparatur. Planen Sie auch evtl. Einkommensverluste durch Baby, Krankheit, Arbeitslosigkeit mit ein. → Falls es eng wird, sollten Sie überlegen, niedrigere Raten und eine längere Laufzeit zu vereinbaren.
Wie teuer ist der Kredit?	Lassen Sie sich die Gesamtsumme, die Sie zurückzahlen müssen, genau ausrechnen. Fragen Sie nach Laufzeit, Raten, Effektivzins und sonstigen Gebühren.
Welche Formalitäten sind notwendig?	Lassen Sie sich alle Bedingungen, Kosten, Absprachen schriftlich bestätigen und in den Vertrag eintragen (mündliche Absprachen sind wirkungslos, egal was der Kreditgeber Ihnen verspricht und wie seriös er wirkt). Wenn Sie den fertig ausgefüllten Vertrag unterschrieben haben, lassen Sie sich eine Kopie aushändigen.

Was ist eine Bürgschaft?

Kreditgeber wollen in der Regel eine Sicherheit von Ihnen für den Fall, dass Sie Ihre Raten nicht zahlen. Dies können Gehaltsnachweise, der Kfz-Brief, Immobilien, Wertpapiere oder Aktien sein. Falls Sie über keine ausreichenden Sicherheiten verfügen, die im Bedarfsfall gepfändet werden können, müssen Sie einen Bürgen vorweisen. Dieser Bürge muss dann für Sie zahlen. Achtung: Von dieser Bürgschaft kann man nicht zurücktreten. Seien Sie also sehr vorsichtig, wenn Sie jemand um eine Bürgschaft bittet.

Welche Möglichkeiten gibt es, aus der Überschuldung wieder herauszukommen?	
Schuldenberatung	Schuldenberatungsstellen können dabei helfen, ▸ Überblick über die eigenen Finanzen zu bekommen, ▸ einen Haushaltsplan aufzustellen, um mit dem verfügbaren Geld besser auszukommen, ▸ Briefe an Gläubiger, Banken und Behörden zu schreiben.
Verbraucherinsolvenz	Wenn es keinen anderen Ausweg gibt, muss man (auch als Privatperson) Konkurs anmelden. Dieses Verfahren ist jedoch strengen Regeln unterworfen. Durch einen Richter wird das gesamte noch verfügbare Vermögen und alle Wertsachen unter den Gläubigern aufgeteilt, und Sie müssen sechs Jahre am Existenzminimum leben. Im siebten Jahr werden die verbleibenden Schulden erlassen.

Welche gesetzlichen Regeln gibt es für Kredite?

Im BGB (Bürgerliches Gesetzbuch) sind Regeln für Ratenkauf und Kredite festgelegt, um die Kreditnehmer zu schützen.

schriftlicher Vertrag	Außer dem Dispokredit müssen alle Kreditverträge schriftlich abgeschlossen werden.
Angaben	Im Vertrag müssen alle anfallenden Kosten, Zinsen, die Laufdauer, Raten, Sicherheiten und die Kreditsumme aufgeführt werden.
Widerruf	Sie können innerhalb von 14 Tagen den Vertrag widerrufen (auflösen).

1 *Wo ist der Verbraucherschutz bei der Kreditvergabe geregelt?*

a. StVO ____
b. BGB ____
c. StGB ____
d. KGB ____

2 *Was muss dem Kreditnehmer vor Vertragsabschluss bekannt sein?*

a. die Kreditsumme ____
b. die Kontonummer für die Rückzahlung ____
c. der Handelsregistereintrag der Bank ____
d. die SCHUFA-Auskunft ____
e. die Zinsen und anfallenden Gebühren ____
f. die Kreditlaufzeit ____
g. die Anzahl und Höhe der Raten ____

3 *Welche Anforderungen werden an einen Kreditvertrag gestellt?*

a. Der Antrag muss komplett ausgefüllt sein, bevor er unterschrieben werden darf. ____
b. Der Vertrag ist mündlich gültig, wenn der Kreditnehmer über 18 Jahre ist. ____
c. Der Vertrag muss in schriftlicher Form geschlossen werden. ____
d. Der Vertrag kann binnen zwei Wochen widerrufen werden. ____
e. Der Vertrag kann binnen vier Wochen widerrufen werden. ____

4 *Was müssen Sie bei Abschluss eines Kreditvertrags berücksichtigen?*

a. Nebenabsprachen sind prinzipiell nie gültig. ____
b. Sie sollten sicher sein, dass Sie die Raten auch bei einem geringeren Einkommen zahlen können. ____
c. Sie müssen trotz Raten noch Ihre laufenden Kosten wie Miete und Lebensmittel, Auto oder Busfahrkarte zahlen können. ____
d. Sie sollten die maximal höchsten Raten zahlen, damit die Laufzeit kurz ist und Sie schneller fertig sind. Dann müssen Sie kein Extra-Geld für Sonderkosten einplanen (z. B. Waschmaschinenreparatur). ____
e. Alle Konditionen und Absprachen müssen schriftlich festgehalten werden. ____
f. Sie sollten eine Kopie des Vertrags erhalten. ____

5 *Viele Menschen, die mit einem Kredit eine Anschaffung finanziert haben, müssen einen zweiten aufnehmen wegen fälliger Sonderanschaffungen (z. B. neue Waschmaschine, neues Auto). Dann bleibt oft kein Geld für einen Urlaub, dieser muss dann auch über Ratenzahlung finanziert werden. So bleibt durch die Raten monatlich immer weniger zum Leben übrig. Diese Menschen geraten immer tiefer in die Schuldenfalle. Wie kann ihnen rechtzeitig geholfen werden?*

a. Durch eine Hypothek, so können sie alle Schulden auf eine Immobilie übertragen. Beim Verkauf dieser Immobilie sind sie dann schuldenfrei. ____
b. Sie können ihr Auto als Sicherheit angeben und dieses unter der Hand verkaufen. Mit dem frei werdenden Geld können sie einen Neuanfang machen und die Bank muss sich an den neuen Besitzer wenden. ____
c. Sie können sich an eine Schuldnerberatung wenden. ____
d. Sie können Privatkonkurs anmelden. ____

6 *Welcher Zins ist günstiger?*

a. der Effektivzins ____
b. der Nominalzins ____
c. keiner, beide sind gleich hoch ____

7 *Nach wie vielen Jahren ist man beim Privatkonkurs schuldenfrei?*

a. nach drei Jahren ____
b. nach fünf Jahren ____
c. nach sieben Jahren ____
d. nach zehn Jahren ____

8 *Aus welchen Kosten setzen sich die Kreditkosten zusammen?*

a. aus den Verwaltungskosten ____
b. aus 1 % der Kreditsumme ____
c. aus dem Nominalzins und dem Effektivzins ____
d. aus dem Nominalzins und den Verwaltungskosten ____

Welche Wirtschaftssysteme kennen Sie?		
freie Marktwirtschaft	In der freien Marktwirtschaft regeln sich die Märkte nur durch Angebot und Nachfrage. Der Staat greift überhaupt nicht in das wirtschaftliche Geschehen ein. Bsp.: USA	
	Vorteile: ▸ Firmen können flexibel auf Nachfragen reagieren ▸ gesunde Konkurrenz sorgt für niedrige Preise	Nachteile: ▸ Löhne und freie Arbeitsstellen sind stark konjunkturabhängig ▸ Schwächere sind benachteiligt und gehen unter ▸ Preisabsprachen sind möglich ▸ sehr starke Konjunkturschwankungen
Planwirtschaft (Zentralverwaltungswirtschaft)	In der Planwirtschaft legt der Staat in einem Wirtschaftsplan die Art der Waren, die Produktionsmengen und die Preise fest, unabhängig von Angebot und Nachfrage. Auch Arbeitsplätze, Bezahlung und Arbeitsbedingungen werden in dem Plan festgelegt. Wenn der Plan erfüllt ist, wird auch bei starker Nachfrage nicht mehr nachproduziert. Bsp.: ehemalige DDR und andere sozialistische Länder wie Kuba	
	Vorteile: ▸ bessere Absicherung für Arbeitnehmer, wenig Arbeitslosigkeit ▸ Beschränkung der Preise	Nachteile: ▸ es kann zu Mangel an bestimmten Gütern kommen ▸ oft gibt es nur beschränkte Auswahl ▸ wenig Anreiz/Motivation
soziale Marktwirtschaft	Die soziale Marktwirtschaft versucht, die Vorteile von beiden Systemen zu vereinen und die Nachteile auszuschließen. So kann die Wirtschaft relativ frei handeln, muss aber gewisse Auflagen einhalten (z.B. keine Preiskartelle). Der Staat greift nur ein, um soziales Elend zu vermeiden und das Gemeinwohl zu fördern (z.B. Subventionen, Sozialversicherungen, öffentliche Betriebe, Konjunkturprogramme). Bsp.: Deutschland und die meisten europäischen Länder	

Was ist ein Markt?

Ein Markt findet überall dort statt, wo sich Angebot (Verkäufer) und Nachfrage (Käufer) finden, z. B.:

- Wochenmarkt
- Aktienmarkt
- Immobilienmarkt
- Arbeitsmarkt

Wie können Märkte eingeteilt werden?

Märkte können eingeteilt werden nach Sachgegenstand (z. B. Arbeitskraft, Immobilien) oder räumlicher Ausdehnung (z. B. lokal, national, weltweit).

Welche Marktformen werden unterschieden?	
Polypol (poly = viele)	Viele Anbieter treffen auf viele Interessenten/Käufer. → Konkurrenzsituation
Oligopol (oligo = wenige)	Angebotsoligopol: wenige Anbieter und viele Interessenten, z. B. relativ wenige Kaffeeröstereien, aber viele Kunden
	Nachfrageoligopol: viele Anbieter, aber nur wenige Interessenten, z. B. Lehrer werden nur durch die verschiedenen Bundesländer angestellt
Monopol (mono = einer)	Angebotsmonopol: ein Anbieter, viele Interessenten, z. B. Briefversand, nur die Post versendet Briefe
	Nachfragemonopol: mehrere Anbieter, aber nur ein Interessent, z. B. Panzer, mehrere Hersteller, aber innerhalb Deutschlands kauft nur der Staat Panzer

Wie wird der Preis geregelt?	
Generell gilt, dass Nachfrage und Angebot den Preis bestimmen.	**Beispiele**
Je höher die Nachfrage, desto höher der Preis und die Produktion wird gesteigert.	Benzinpreise steigen meist in den Ferien, wenn viele Leute mit dem Auto wegfahren.
Wenn die Nachfrage niedriger als das Angebot ist, dann sinkt der Preis und die Produktion der Ware wird gedrosselt.	Am Ende des Sommers gibt es oft Rabatte auf überschüssige Sommerware.
Wenn Angebot und Nachfrage ausgewogen sind, dann wird der größtmögliche Umsatz erzielt, der Preis ist ausgewogen (Gleichgewichtspreis).	Wenn z. B. Benzin zu teuer wird, werden viele Menschen Alternativen zum Auto suchen oder Fahrgemeinschaften bilden, sodass der Gesamtgewinn der Ölraffinerien niedriger ist, als wenn der Literpreis nicht ganz so hoch ist.
Ein Unternehmen muss mindestens die Herstellungskosten für seine Waren wieder erwirtschaften, sonst droht der Konkurs.	Einzelhändler können nicht dauerhaft die Discount-Märkte unterbieten, da sie höhere Einkaufskosten haben.

1 Welche Aussagen sind richtig?

a. Die USA sind ein Paradebeispiel für soziale Marktwirtschaft. ______

b. Die soziale Marktwirtschaft versucht, die Nachteile von freier Marktwirtschaft und Planwirtschaft abzumildern.

c. Die Planwirtschaft wird auch Zentralverwaltungswirtschaft genannt. ______

d. In sozialistisch regierten Ländern wird meist eine soziale Marktwirtschaft realisiert. ______

e. In der freien Marktwirtschaft kann es zu sehr starken Konjunkturschwankungen kommen. ______

2 Nennen Sie drei Beispiele für Märkte.

a.
b.
c.

3 Welche Nachteile gelten für die freie Marktwirtschaft?

a. Auf Schwächere wird keine Rücksicht genommen. ______

b. lange Schlangen bei Mangelprodukten ______

c. wenig flexible Reaktionsmöglichkeiten für die Wirtschaft ______

d. keine soziale Absicherung für Arbeitnehmer ______

e. Beeinflussung der Preise durch Preisabsprachen ______

4 Was sind die Charakteristika der Planwirtschaft?

a. Der Staat hält sich aus dem Wirtschaftsgeschehen heraus. ______

b. Die Firmen sind in staatlichem Besitz. ______

c. Der Warenbedarf wird auf mehrere Jahre im Voraus geplant. ______

d. Preise, Art und Mengen der produzierten Waren werden vom Staat festgelegt. ______

5 Wie ist die soziale Marktwirtschaft gekennzeichnet?

a. Der Staat greift nicht in das Wirtschaftsgeschehen ein.

b. Der Staat versucht, starke Konjunkturschwankungen abzumildern. ______

c. Es gibt staatliche Absicherungen für sozial Schwächere (z.B. Arbeitslosenversicherung). ______

d. Preisabsprachen sind verboten. ______

e. Der Staat gibt vor, wie viel die Firmen produzieren dürfen. ______

6 Ordnen Sie den folgenden Ländern die passenden Wirtschaftssysteme zu.

Planwirtschaft (1), freie Marktwirtschaft (2), soziale Marktwirtschaft (3)

a. Deutschland ______

b. Frankreich ______

c. USA ______

d. Kuba ______

7 Welche Faktoren haben Einfluss auf die Preisbildung?

a. Das Angebot regelt den Preis. ______

b. Angebot und Nachfrage regeln den Preis. ______

c. Je weniger von einer Ware angeboten wird, desto niedriger ist der Preis. ______

d. Starke Konkurrenz (großes Angebot) kann den Preis nach unten drücken. ______

8 Was versteht man unter dem Gleichgewichtspreis?

a. den Preis, bei dem die Wirtschaftslage im Gleichgewicht ist ______

b. den Preis, bei dem die Nachfrage am stärksten und das Angebot am niedrigsten ist ______

c. den Preis, bei dem der höchste Umsatz erzielt wird ______

d. den Preis, bei dem Angebot und Nachfrage im Gleichgewicht stehen ______

9 Wann hat ein Anbieter ein Monopol?

a. wenn vielen Anbietern wenige Interessenten gegenüberstehen ______

b. wenn wenigen Anbietern viele Interessenten gegenüberstehen ______

c. wenn einem Anbieter viele Interessenten gegenüberstehen ______

d. wenn mehreren Anbietern nur ein Interessent gegenüberstehen ______

10 Nennen Sie Beispiele für ein Monopol.

a. Briefmonopol der Post ______

b. Geldmonopol der Banken ______

c. Transportmonopol der Bahn ______

d. Staatsmonopol auf Panzer ______

11 Wie hoch muss der langfristige Preis einer Ware mindestens sein?

a. Der Preis muss mindestens 20% über den Herstellungskosten liegen. ______

b. Der Preis muss mindestens die Herstellungskosten decken. ______

c. Der Mindestpreis muss die gesetzlichen Auflagen erfüllen. ______

d. Es gibt keinen Mindestpreis. ______

Wie kann der Preis verzerrt werden? Die Preisbildung kann durch weitere Faktoren beeinflusst werden:	
Preiskartelle	Preisabsprachen unter Konkurrenzfirmen, ihre Produkte zu bestimmten Preisen zu verkaufen und sich nicht gegenseitig zu unterbieten; diese Kartelle sind verboten; es gibt auch andere Kartelle, z. B: Gebietskartelle (d. h., jeder Firma ist ein Gebiet zugeteilt, in der sie das Monopol hat)
Bildung von Konzernen	Zusammenschluss von Firmen durch Geldbeteiligung (Kapital, Aktien), z. B. VW-Konzern, alle Tochterunternehmen sind unter einer Leitung
Subventionen	Staatliche Zuschüsse ermöglichen Anbietern (z. B. Landwirten, Kohlebergwerken), ihre Produkte günstiger anzubieten und dadurch am Wettbewerb teilzunehmen, z. B. erhalten viele deutsche Landwirte Subventionen und können so ihre Produkte zu marktüblichen Preisen anbieten. Ohne Subventionen wären die Produkte zu teuer und würden durch Produkte aus billigeren Ländern verdrängt werden.
Zölle	Im Gegenzug können auf billige Waren aus dem Ausland Zölle erhoben werden, dadurch verteuern sich diese Produkte fast auf das Niveau von Inlandsprodukten.

Was ist das Bruttoinlandsprodukt (BIP)? Das BIP ist ein Index für die Wirtschaftskraft, es bezeichnet den Wert (in Euro) aller Waren und Dienstleistungen innerhalb eines Jahres, bezogen auf das Inland (z. B. Deutschland). Exporte und Importe werden dabei nicht berücksichtigt. Man unterscheidet:	
nominales BIP	Der reine Euro-Betrag des BIP, dieser kann jedoch auch durch Preiserhöhungen ansteigen.
reales BIP	der reale Waren- und Dienstleistungswert, aus dem Preiserhöhungen herausgerechnet wurden
Problem	Das BIP muss in Bezug auf die Bevölkerungszahl gesehen werden. Ein hohes oder steigendes BIP ist nur wirklich eine Steigerung des Lebensstandards, wenn es schneller wächst als die Bevölkerung.

Was versteht man unter Konjunktur?		
Konjunktur	Die Veränderung der wirtschaftlichen Situation wird auch als Konjunktur bezeichnet. Diese hat einen wellenförmigen Verlauf, nach Phasen schlechter Wirtschaftslage folgen wieder bessere Phasen, ein sog. Konjunkturzyklus dauert etwa fünf Jahre.	
Phasen der Konjunktur	Aufschwung (Expansion)	zunehmender Absatz von Produkten, Firmen stellen neue Mitarbeiter ein, steigende Aktienkurse
	Hochkonjunktur (Wirtschafts-Boom)	Hochphase mit sehr guter wirtschaftlicher Lage (viele Arbeitsstellen, steigende Löhne, aber auch steigende Preise), hohe Aktienkurse
	Rückgang (Rezession)	abnehmende Wirtschaftslage, steigende Arbeitslosigkeit, Aktienkurse sinken
	Depression (Tiefstand)	Tiefstand, wenig Produktion, wenig Nachfrage, Preise stagnieren, niedrige Aktienwerte

Darstellung des Konjunkturzyklus

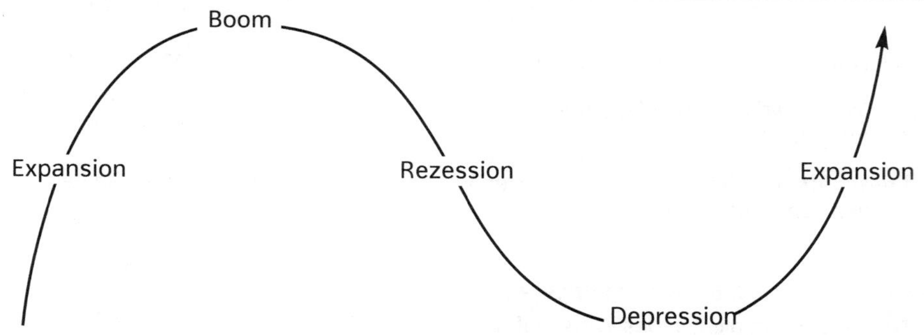

Wie kann der Staat in der sozialen Marktwirtschaft die Wirtschaftslage beeinflussen?	
Rezession und Depression abpuffern **→ Ziel: Firmen zu Investitionen anregen, Arbeitslosigkeit senken und Bürger zum Geldausgeben bewegen**	Um die Auswirkungen einer Rezession abzupuffern, kann der Staat: ▸ Steuersenkungen einführen ▸ Subventionen für Betriebe und Bürger ausgeben ▸ staatliche Aufträge, z. B. im Straßenbau (schaffen Arbeitsplätze), vergeben ▸ niedrige Zinsen/Prämien auf Sparguthaben (sollen Bürger zum Geldausgeben bewegen) erteilen
Expansion und Boom bremsen **→ Ziel: Investitionsbereitschaft drosseln, Sparen attraktiv machen**	Eine zu schnell expandierende Wirtschaftslage ist auch problematisch, daher kann der Staat: ▸ staatliche Aufträge drosseln ▸ Steuern erhöhen ▸ Subventionen abbauen ▸ Sparverhalten der Bürger durch hohe Prämien fördern

1 Welche Aussagen treffen auf die Preisbildung zu?

a. Der Preis wird allein von Angebot und Nachfrage geregelt.

b. Firmen versuchen durch Konzernbildung Kosten zu sparen, um so Waren günstiger anbieten zu können.

c. Kartellbildung kann zu Preisverzerrungen führen.

d. Subventionen ermöglichen, dass Waren zu niedrigeren Preisen angeboten werden können.

2 Was ist bei uns verboten?

a. Konzernbildungen

b. Preiskartelle

c. Monopole

d. Subventionen

3 Beschriften Sie die nachfolgende Darstellung eines Konjunkturzyklus.

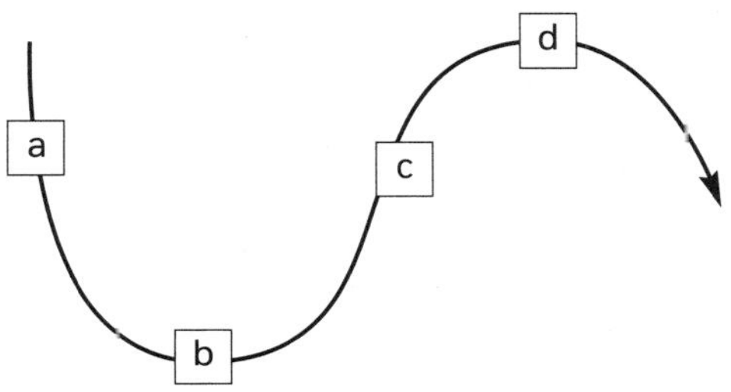

a.
b.
c.
d.

4 Über welchen Zeitraum erstreckt sich in etwa ein Konjunkturzyklus?

a. ein Jahr

b. fünf Jahre

c. zehn Jahre

d. 15 Jahre

5 Was ist das Bruttoinlandsprodukt?

a. Das BIP ist ein Maßstab für den Wohlstand eines Landes.

b. Das BIP beinhaltet alle Güter und Dienstleistungen, die in einem Jahr innerhalb eines Landes umgesetzt werden.

c. Das BIP ist ein Maßstab für die Wirtschaftskraft eines Landes.

d. Das BIP bezieht sich nur auf Waren, die in ein Land importiert wurden.

6 Welche Aussagen treffen auf einen Boom oder eine Hochkonjunktur zu?

a. sinkende Löhne und Preise

b. niedrige Arbeitslosenzahlen

c. hohe Aktienkurse

d. hohe Absatzzahlen

7 Wie heißen die staatlichen Unterstützungen für schwache Wirtschaftszweige?

a. Konventionen

b. Subventionen

c. Emissionen

d. Submissionen

8 Wie kann ein Land die einheimische Industrie vor billiger Konkurrenz aus dem Ausland schützen?

a. durch die Anhebung von Steuern

b. durch Konzernbildung

c. durch Einfuhrzölle

d. durch Grenzkontrollen

9 Welche Möglichkeiten hat ein Staat, eine Depression abzupuffern?

a. Zinsen anheben

b. Steuern senken

c. staatliche Aufträge drosseln

d. Subventionen senken oder ganz streichen

10 Welche Ziele verfolgt der Staat mit Eingriffen in die Wirtschaftsabläufe?

a. Er möchte den Konjunkturzyklus unterstützen.

b. Er will bei schlechter Wirtschaftslage die Wirtschaft anregen und einen Aufschwung unterstützen.

c. Bei Hochkonjunktur soll die Wirtschaft etwas gebremst werden, um eine zu starke Inflation zu vermeiden.

d. Bei Depressionen sollen die Bürger durch niedrige Zinsen zum Geldausgeben angeregt werden.

Was gehört in die Bewerbungsunterlagen?

Mit der Bewerbung werben Sie für sich. Das heißt, Sie wollen den möglichen Arbeitgeber davon überzeugen, Sie einzustellen und nicht andere Mitbewerber. Damit sich der Arbeitgeber ein Bild von Ihnen und Ihren Fähigkeiten machen kann, benötigt er folgende Unterlagen:

Anschreiben	Brief, in dem Sie kurz erklären, warum Sie sich um die Stelle bewerben und warum Sie geeignet dafür sind
evtl. Deckblatt	Sie können Ihren Namen, Anschrift, Beruf und ein geeignetes Passbild als Deckblatt vor den folgenden Unterlagen beifügen.
Lebenslauf (tabellarisch)	In lückenloser, tabellarischer Form gibt der Lebenslauf Auskunft über Ihre persönlichen Daten, Ihre Schulbildung, Ihren Ausbildungs- und Berufsweg.
Abschlusszeugnisse	Ihr Schulabschlusszeugnis und Berufsschulabschlusszeugnis (falls Sie noch in der Ausbildung sind, dann das aktuelle Zeugnis) sowie den Kammer-Brief und relevante Fortbildungen sollten Sie ebenfalls beifügen.
Arbeitszeugnisse	Wenn Sie bereits Berufserfahrung haben, gehören Arbeitszeugnisse früherer Arbeitgeber als Nachweis ebenfalls zu den Unterlagen.

Welche Fragen gehören nicht in das Vorstellungsgespräch?

Wenn Ihre Bewerbung dem künftigen Arbeitgeber gefallen hat, dann wird er Sie zu einem Bewerbungsgespräch einladen, um Sie persönlich kennenzulernen. Er möchte natürlich möglichst viel über Sie wissen, trotzdem darf er einige Fragen nicht stellen.

politische Aktivitäten	Sind oder waren Sie Mitglied in einer Gewerkschaft oder politischen Partei?
Privatleben	Fragen nach Heiratsplänen, bestehender oder geplanter Schwangerschaft, Wohnsituation
Familie	Fragen nach den Berufen der Eltern oder Geschwister oder des Lebenspartners
Hobbys und Freizeit	Was machen Sie in Ihrer Freizeit? Welchen Sport treiben Sie (außer bei Fitnesstrainern oder ähnlichen Berufen)?
frühere Krankheiten	Krankheiten, die ausgeheilt sind und keinen weiteren Einfluss auf die geplante Berufstätigkeit haben, müssen nicht angegeben werden (Ausnahmen gelten z. B. für Piloten). Allerdings müssen Sie gesundheitliche Einschränkungen, die im Zusammenhang mit der Tätigkeit stehen, wahrheitsgemäß angeben (z. B. Desinfektionsmittelallergie).
Vermögensverhältnisse	Fragen nach Gespartem oder Schulden müssen nicht beantwortet werden.

Fazit: Erlaubt sind nur Fragen, die in direktem Zusammenhang mit der Tätigkeit stehen. Wenn Sie Dinge gefragt werden, die nicht in ein Vorstellungsgespräch gehören, müssen Sie auch nicht antworten bzw. sind Notlügen erlaubt. Aber Achtung: Beim Vorstellungsgespräch herrscht Wahrheitspflicht, das heißt, wenn Sie erlaubte Fragen absichtlich falsch beantworten, kann der folgende Arbeitsvertrag ungültig werden!

Was muss im Arbeitsvertrag stehen?

Wenn Sie die Bewerbung erfolgreich gemeistert haben und Ihnen die Stelle angeboten wird, wird ein Arbeitsvertrag geschlossen. Dieser kann mündlich oder schriftlich vereinbart werden. Wenn allerdings befristete Verträge mündlich abgeschlossen werden, so ist die Befristung ungültig und der Vertrag automatisch unbefristet. Um Arbeitnehmer mit einem mündlichen Arbeitsvertrag zu schützen, gibt es nach EU-Recht ein sog. Nachweisgesetz, d. h., der Arbeitgeber muss bei einem mündlichen Vertrag binnen einen Monats die Inhalte der Vereinbarung aufschreiben, unterschreiben und dem Arbeitnehmer aushändigen. Enthalten sein müssen:

Nennung von Arbeitnehmer und Arbeitgeber	Name und Adresse des Arbeitnehmers und der Firma/Praxis
Dauer des Arbeitsverhältnisses	Anfangsdatum, bei befristeten Verträgen auch das Enddatum
Einsatzort	Dies ist besonders wichtig für Firmen mit vielen Niederlassungen.
Tätigkeitsbeschreibung	z. B. medizinische Assistenz, Abrechnung, Verwaltungsaufgaben ...
Entlohnung	Höhe des Gehalts und sonstiger Leistungen (VL, Urlaubsgeld, Weihnachtsgeld, Prämien)
Arbeitszeit	gibt die durchschnittliche Wochenarbeitszeit an (z. B. 38,5 Std./Woche)
Urlaubsanspruch	z. B. Jahresurlaubsanspruch beträgt 25 Tage pro Jahr
Kündigungsfrist	z. B. sechs Wochen zum Quartalsende
Betriebsvereinbarungen und Tarifverträge	Falls ein Tarifvertrag Anwendung findet, muss darauf verwiesen werden. Oft steht die Formulierung „... für weitere Arbeitsbedingungen/Kündigungsfristen gilt der x-Tarifvertrag in seiner jeweils gültigen Form", d. h., wenn im Tarifvertrag eine Gehaltserhöhung beschlossen wird, erhöht sich dementsprechend Ihr Gehalt.

Anmerkung: Im Arbeitsvertrag müssen nicht immer die konkreten Zahlen stehen, es kann auch bei Gehalt, Urlaub etc. auf den entsprechenden Tarifvertrag verwiesen werden.

Welche Pflichten haben Sie nach Abschluss des Arbeitsvertrages auch vor Aufnahme der Tätigkeit?

Sobald beide Seiten den Arbeitsvertrag unterschrieben haben, entstehen daraus gewisse Pflichten. So muss der Arbeitnehmer auch die Arbeit antreten. Er darf sich nicht ein paar Tage vorher entscheiden, die Arbeit nicht anzutreten, ansonsten kann der Arbeitgeber Schadensersatz von ihm verlangen. Ebenso darf auch der Arbeitgeber keinen Rückzug mehr machen und ist dazu verpflichtet, Sie einzustellen.

Nehmen Sie zur Beantwortung bitte auch die Folgeseite zur Hand.

1 *Welche Aussagen zur Schweigepflicht sind korrekt?*
a. Die Schweigepflicht fällt mit unter die Treuepflicht. ____
b. Die Schweigepflicht bezieht sich auf Abläufe im Betrieb. ____
c. Die Schweigepflicht betrifft auch Ihre Arbeitsbedingungen, wie z. B. Anzahl der Urlaubstage und Wochenarbeitszeit. ____
d. Die Schweigepflicht steht nur pro forma im Vertrag, ist aber keine echte Pflicht. ____

2 *Wann kann ein Arbeitsvertrag angefochten werden?*
a. wenn Sie auf die Frage nach Kinderwunsch gelogen haben ____
b. wenn Sie über eine bereits bestehende Schwangerschaft gelogen haben ____
c. immer wenn Sie auf eine Frage im Vorstellungsgespräch gelogen haben ____
d. wenn Sie in Bezug auf Ihren Berufsabschluss gelogen haben ____
e. nur wenn Sie auf erlaubte Fragen gelogen haben ____
f. nur wenn Sie auf unerlaubte Fragen gelogen haben ____

3 *Welche Unterlagen müssen Ihnen bei Beendigung des Arbeitsverhältnisses ausgehändigt werden? (s. auch Seite 226)*
a. Ihre Gehaltsbescheinigung ____
b. eine Urlaubsbescheinigung ____
c. der Ausdruck Ihrer Lohnsteuerbescheinigung ____
d. Ihr Sozialversicherungsausweis ____
e. ein Scheck über noch ausstehende Abfindungen ____

4 *Welche Unterlagen müssen Sie bei Beginn einer neuen Tätigkeit abliefern (Arbeitspapiere)?*
a. Angabe der Steuer-ID ____
b. Sozialversicherungsausweis ____
c. eGK ____
d. Arbeitszeugnisse ____

5 *Was muss im Arbeitsvertrag stehen?*
a. Einsatzort ____
b. Tätigkeitsbereich ____
c. Entlohnung ____
d. Kündigungsfrist ____
e. Abschlussnote der Kammerprüfung ____

6 *Welche der folgenden Fragen darf Ihnen ein Arzt beim Vorstellungsgespräch <u>nicht</u> stellen?*
a. Sind Sie Mitglied bei ver.di? ____
b. Haben Sie bereits Kinder? ____
c. Mit welcher Note haben Sie die Schule abgeschlossen? ____
d. Leiden Sie an Heuschnupfen? ____
e. Leiden Sie an Allergien auf Desinfektionsmittel? ____
f. Haben Sie bereits schwere OPs hinter sich? ____
g. Haben Sie einen Lebenspartner, mit dem Sie zusammenleben? ____
h. Haben Sie Schulden? ____
i. Haben Sie Spielschulden? ____
j. Sind Sie vorbestraft? ____
k. Wer waren Ihre früheren Arbeitgeber? ____
l. Wie sind Ihre Gehaltsvorstellungen? ____
m. Planen Sie Kinder in den nächsten ein bis zwei Jahren? ____
n. Haben Sie einen bestehenden Ratenkredit? ____

7 *Erklären Sie die Bedeutung der Probezeit.*
a. Der Arbeitgeber kann testen, ob der neue Mitarbeiter ins Team passt. ____
b. Der neue Arbeitnehmer kann testen, ob das Arbeitsklima angenehm ist. ____
c. Der Arbeitnehmer hat genügend Zeit, sich bei der neuen Krankenkasse anzumelden und eine neue Kontoverbindung für das Gehalt einzurichten. ____
d. Der Arbeitgeber hat genügend Zeit, den neuen Arbeitnehmer beim Finanzamt anzumelden. ____

8 *Welche Dokumente/Schreiben gehören in die Bewerbungsunterlagen?*
a. Anschreiben ____
b. Lebenslauf ____
c. Sozialversicherungsausweis ____
d. Angabe der Steuer-ID ____
e. Zeugnisse ____

9 *Was trifft auf den Lebenslauf zu? Ein Lebenslauf sollte in der Regel …*
a. handgeschrieben sein. ____
b. gedruckt sein. ____
c. in tabellarischer Form vorliegen. ____
d. als freier Text formuliert werden. ____
e. lückenlos sein. ____
f. keine Auskunft über den Familienstand geben. ____

Welche Pflichten ergeben sich für Sie und den Arbeitgeber aus dem Arbeitsvertrag?			
Arbeitnehmer-Pflichten		Arbeitgeber-Pflichten	
Pflicht	Erläuterung	Pflicht	Erläuterung
Arbeitspflicht	muss Arbeitsleistung erbringen	**Beschäftigungspflicht**	muss dem AN Arbeit geben
Gehorsamspflicht	muss die Arbeitsanweisungen des Arbeitgebers ausführen	**Zahlungspflicht**	muss dem AN für seine Arbeit den vereinbarten Lohn zahlen
Sorgfaltspflicht	muss die Arbeiten so gut er kann erledigen	**Fürsorgepflicht**	muss darauf achten, dass die Gesundheit des AN nicht durch die Tätigkeit geschädigt wird und muss die Sozialversicherungsbeiträge abführen
Treuepflicht ▸ **Schweigepflicht** ▸ **Wettbewerbsverbot**	 darf keine Betriebsgeheimnisse ausplaudern; darf keine Konkurrenz für den Arbeitgeber sein, z. B. ein Physiotherapeut darf nicht nebenberuflich die gleichen Patienten behandeln und seinem Chef abspenstig machen	**Zeugnispflicht**	muss nach dem Ende der Tätigkeit dem AN ein Zeugnis ausstellen

Welche Unterlagen müssen Sie bei einer neuen Tätigkeit dem Arbeitgeber überreichen?
Bei Arbeitsbeginn sollten Sie dem Arbeitgeber den Sozialversicherungsausweis aushändigen und Ihre Steueridentifikationsnummer mitteilen.

Welche Bedeutung hat die Probezeit?
Während der Probezeit können beide Parteien testen, ob sie zusammenpassen. Der Arzt kann überprüfen, ob er mit der Leistung und der Person der neuen Medizinischen Fachangestellten zufrieden ist, und die Medizinische Fachangestellte kann testen, ob ihr die Tätigkeit und das Betriebsklima in der neuen Praxis gefallen.

Wie können Arbeitsverhältnisse beendet werden?	
Ablauf der Befristung	Befristete Verträge enden automatisch mit Ablauf der Befristung, ohne dass eine weitere Kündigung ausgesprochen werden muss.
Auflösungsvertrag (= Aufhebungsvertrag)	Beide Parteien („im beiderseitigen Einverständnis") einigen sich auf eine Auflösung des Arbeitsvertrags, ohne an die Kündigungsfrist gebunden zu sein. Die Initiative dazu kann vom Arbeitgeber oder Arbeitnehmer ausgehen.
ordentliche Kündigung	Die Kündigung kann vom Arbeitgeber oder -nehmer ausgehen, dabei muss die Kündigungsfrist gewahrt werden. Kündigungen (ordentlich oder außerordentlich) müssen schriftlich erfolgen.
außerordentliche Kündigung (fristlose Kündigung)	Diese Form der Kündigung kann ebenfalls von beiden Seiten ausgehen, allerdings muss ein schwerwiegender Grund vorliegen. Die Kündigung muss allerdings binnen zwei Wochen nach dem Vorfall ausgesprochen werden. Als schwerwiegende Gründe gelten z. B. ▸ für den Arbeitgeber: Diebstahl (auch geringfügige Diebstähle), Arbeitsverweigerung, Beleidigung, körperlicher Angriff ▸ für den Arbeitnehmer: sexuelle Belästigung, Beleidigung, Angriff, Lohnverweigerung

Wie lange ist die Kündigungsfrist?
Im Arbeitsvertrag muss die Dauer der Kündigungsfrist eingetragen werden. Dazu gibt es spezielle Vereinbarungen oder es gilt die gesetzliche Kündigungsfrist. Meist ist die Dauer der Kündigungsfrist von der Dauer der Mitarbeit abhängig:

Dauer der Betriebszugehörigkeit	Kündigungsfrist
< 6 Monate (Probezeit) ab 6 Monate	2 Wochen 4 Wochen zum 15. oder Monatsende
Ab zwei Jahren Betriebszugehörigkeit gelten verlängerte Fristen bei einer Kündigung durch den Arbeitgeber, die Kündigung ist nur noch zum Monatsende möglich:	
ab 2 Jahren	4 Wochen
ab 5 Jahren	2 Monate
ab 8 Jahren	3 Monate
ab 10 Jahren	4 Monate
ab 12 Jahren	5 Monate
ab 15 Jahren	6 Monate
ab 20 Jahren	7 Monate

1 *Ab wie vielen Jahren der Betriebszugehörigkeit gelten verlängerte Kündigungsfristen?*

a. ab einem Jahr ______

b. ab zwei Jahren ______

c. ab drei Jahren ______

d. ab fünf Jahren ______

e. ab zehn Jahren ______

2 *Was versteht man unter der Treuepflicht?*

a. Der Arbeitnehmer darf sich während eines bestehenden Arbeitsverhältnisses keine neue Stelle suchen. ______

b. Der Arbeitnehmer darf nur für einen Arbeitgeber tätig sein. ______

c. Der Arbeitnehmer darf nicht über Betriebsgeheimnisse sprechen. ______

d. Der Arbeitnehmer darf nicht nebenbei für einen Konkurrenzbetrieb tätig werden. ______

3 *Welche Pflichten ergeben sich für die Parteien aus einem gültigen Arbeitsvertrag?*

a. Der Arbeitgeber muss Ihnen Arbeit geben. ______

b. Der Arbeitgeber muss Ihnen Gehalt zahlen. ______

c. Der Arbeitnehmer muss die angewiesene Arbeit ausführen. ______

d. Der Arbeitnehmer muss stets korrekt gekleidet sein. ______

e. Der Arbeitgeber muss nach der Probezeit das Gehalt erhöhen. ______

4 *Ein Arbeitgeber muss für Sie Beiträge zu den Sozialversicherungen abführen. Außerdem muss er darauf achten, dass Sie durch Ihre Arbeit keinen Schaden erleiden.*

Wie nennt sich die Pflicht, aus der sich diese Handlungen ergeben?

a. Treuepflicht ______

b. Fürsorgepflicht ______

c. Arbeitspflicht ______

d. Zahlungspflicht ______

5 *Ein Arzt möchte aus Altersgründen seine Praxis schließen. Die Erstkraft arbeitet bereits seit 14 Jahren in der Praxis. Wie lange ist die gesetzliche Kündigungsfrist?*

a. zwei Monate ______

b. drei Monate ______

c. vier Monate ______

d. fünf Monate ______

e. sechs Monate ______

f. 12 Monate ______

6 *Eine Ihrer Kolleginnen, die bereits seit 17 Jahren in der gleichen Praxis arbeitet, möchte mit ihrem Mann in eine andere Stadt ziehen. Welche Kündigungsfrist muss sie einhalten?*

a. einen Monat ______

b. drei Monate ______

c. vier Monate ______

d. fünf Monate ______

e. sechs Monate ______

f. 12 Monate ______

7 *Eine Kollegin hat aus den Praxisbeständen eine Schachtel Paracetamol gegen ihre Kopfschmerzen mitgenommen. Dies gilt bereits als Diebstahl, welche Konsequenzen können ihr schlimmstenfalls drohen?*

a. fristlose Kündigung ______

b. mündliche Abmahnung ______

c. schriftliche Abmahnung ______

d. Der Medikamentenwert wird ihr vom Gehalt abgezogen.

e. Erwähnung des Vorfalls im Arbeitszeugnis ______

f. keine der genannten Konsequenzen, da der Diebstahl geringfügig ist ______

8 *Falls ihr fristlos gekündigt wird, bis wann muss die Kündigung erfolgt sein?*

a. am Tag des Vorfalls ______

b. binnen einer Woche nach dem Vorfall ______

c. binnen zwei Wochen nach dem Vorfall ______

d. binnen vier Wochen nach dem Vorfall ______

e. Es gibt keine zeitliche Bindung. ______

9 *In welchen Fällen darf ein Arbeitnehmer fristlos kündigen?*

a. bei Mobbing ______

b. bei sexueller Belästigung ______

c. bei unangemessen vielen Überstunden ______

d. bei Lohnverweigerung ______

e. bei Beleidigungen durch den Chef ______

10 *Nach sechs Jahren Betriebszugehörigkeit möchten Sie die Praxis wechseln. Wann müssen Sie kündigen, wenn Sie am 1. Juli eine neue Stelle antreten möchten?*

a. bis zum 1. April ______

b. bis zum 1. Juni ______

c. bis zum 15. Mai ______

d. bis zum 15. Juni ______

Was versteht man unter dem besonderen Kündigungsschutz?

Neben dem allgemeinen Kündigungsschutz für alle Arbeitnehmer gibt es noch einen besonderen Kündigungsschutz für Arbeitnehmer in besonderen Lebenssituationen oder mit Behinderungen. Diese Personengruppen dürfen nur mit einem schwerwiegenden Grund außerordentlich gekündigt werden, unter normalen Umständen sind sie unkündbar. Dazu gehören:

Personengruppen	Bestimmungen
Auszubildende	Nach der Probezeit darf nur aus schwerwiegenden Gründen gekündigt werden.
freiwillig Wehrdienstleistende, Arbeitnehmer in häuslicher oder Familienpflegezeit	Den genannten Personengruppen darf während dieser Zeit nicht gekündigt werden.
Schwangere und Mütter bis zu vier Monaten der Geburt bzw. bis zum Ablauf der Elternzeit	Einer werdenden Mutter oder Mutter in Mutterschutz/Elternzeit darf nicht nach gekündigt werden.
Betriebsratsmitglieder	Um Erpressbarkeit des Betriebsrates zu vermeiden, darf bis ein Jahr nach der Mitgliedschaft im Betriebsrat nicht gekündigt werden.
Schwerbehinderte	Behinderten darf nur unter bestimmten Voraussetzungen gekündigt werden.

Was bedeutet Kündigungsschutz?

Arbeitnehmer in Betrieben mit mehr als fünf Arbeitnehmern haben einen gesetzlich geregelten Kündigungsschutz. Dieser besagt, dass der Arbeitgeber bestimmte Gründe haben muss, um einem Mitarbeiter zu kündigen. Diese sind:

anerkannte Kündigungsgründe	Beispiele
Gründe, die in der Person des Mitarbeiters liegen	▸ wenn der Arbeitnehmer lange oder wiederholt krank ist ▸ wenn der Arbeitnehmer körperlich oder geistig nicht für die Tätigkeit geeignet ist oder ▸ wenn der Arbeitnehmer schlechte Leistung bringt
Gründe, die im Verhalten des Mitarbeiters liegen (Hier muss zuerst eine schriftliche Abmahnung erfolgen!)	▸ wenn der Arbeitnehmer die Arbeit verweigert ▸ wenn der Arbeitnehmer Überstunden verweigert ▸ wenn der Arbeitnehmer ohne Krankmeldung fehlt ▸ wenn der Arbeitnehmer oft unpünktlich ist
Gründe, die betrieblicher Natur sind	▸ wenn Aufträge fehlen ▸ wenn ein Betriebszweig stillgelegt oder ins Ausland verlegt wird ▸ wenn die Produktion auf Maschinen umgestellt wird

Was bedeutet eine „sozial gerechte Kündigung"?

Wenn ein Betrieb Mitarbeiter aus wirtschaftlichen Gründen entlassen muss, so müssen bestimmte Regeln eingehalten werden. Mitarbeiter, die besonders lange dabei sind, die schon älter sind oder für eine ganze Familie verantwortlich sind, müssen geschont werden. Das heißt konkret, wer jung, ledig und noch nicht lange im Betrieb arbeitet, wird zuerst gekündigt, unabhängig von der Leistung, da es für ihn leichter ist, neue Arbeit zu finden, und keine Familie mit betroffen ist.

Welche Unterlagen werden Ihnen beim Ausscheiden aus dem Betrieb ausgehändigt?

Wenn Sie die Arbeitsstelle wechseln, so muss Ihnen der Arbeitgeber beim Ausscheiden Sozialversicherungsausweis und Arbeitszeugnis aushändigen.

Welche Angaben gehören in einen Ausbildungsvertrag?

Art der Ausbildung	Welcher Beruf wird erlernt?
Aufbau der Ausbildung	Hier kann auch auf die Ausbildungsverordnung verwiesen werden.
Dauer der Ausbildung	für die meisten Berufe drei Jahre
Dauer der Probezeit	kann bis zu vier Monaten dauern
Höhe der Vergütung	Ausbildungsgehalt im ersten, zweiten, dritten Lehrjahr
Anzahl an Urlaubstagen	Wie viele Urlaubstage werden pro Jahr genehmigt?
Kündigungsbedingungen (nach der Probezeit)	▸ durch den Arbeitgeber: nur aus wichtigen Gründen, z. B. Diebstahl, Brechen der Schweigepflicht ▸ durch den Azubi: Frist von vier Wochen (z. B. Betriebs- oder Berufswechsel) oder fristlos, bei wichtigen Gründen Eine Kündigung muss immer schriftlich erfolgen.

Der Ausbildungsvertrag wird dann in das Verzeichnis der Kammer aufgenommen und eingetragen.

Was versteht man unter dem dualen System?

Eine Ausbildung nach dem dualen System erfolgt in einem Betrieb mit Berufsschulbesuch.

Vorteile	Nachteile
Praxiserfahrung, nicht nur Theorieunterricht	begrenzte Anzahl an Ausbildungsbetrieben
abwechslungsreich	Doppelbelastung für den Auszubildenden
günstiger als Vollzeitunterricht	keine Schulferien im eigentlichen Sinne, die Ferientage der Berufsschule sind für den Betrieb Arbeitstage

1 ***Welche Personengruppen stehen unter besonderem Kündigungsschutz?***

a. Auszubildende ______

b. alleinerziehende Mütter oder Väter ______

c. Mütter in Elternzeit ______

d. Menschen mit Behinderung ______

e. freiwillig Wehrdienstleistende ______

f. Parteimitglieder ______

g. Betriebsratsmitglieder ______

h. langjährige Mitarbeiter ______

2 ***Welche Aussagen zum Ende von Arbeitsverhältnissen sind richtig?***

a. Bei einem befristeten Arbeitsvertrag genügt ein mündlicher Hinweis drei Monate vor Ablauf des Vertrags. ______

b. Generell gilt, dass die Kündigung schriftlich oder mündlich erfolgen kann. ______

c. Mündliche Kündigungen sind unwirksam. ______

d. Fristlose Kündigungen können nur unter bestimmten Voraussetzungen erfolgen. ______

e. Betriebliche Kündigungen müssen sozial verträglich sein. ______

3 ***Eine Firma für Medizintechnik muss aus betrieblichen Gründen einige Mitarbeiter entlassen.***

Markieren Sie zwei, die zuletzt eine Kündigung erhalten werden.

a. Angestellter, der seit zwei Jahren Mitarbeiter ist, nicht verheiratet, keine Kinder ______

b. Frau in der Produktion, die seit zwei Jahren Mitarbeiterin und alleinerziehende Mutter zweier Kinder ist ______

c. Mann, seit zwölf Jahren Mitarbeiter, verheiratet, Alleinverdiener, aber keine Kinder ______

d. Frau, seit fünf Jahren im Betrieb, nicht verheiratet, keine Kinder ______

e. Außendienstmitarbeiterin, seit drei Jahren im Betrieb, verheiratet, ein Kind, ihr Mann ist Hauptverdiener ______

4 ***Welche der folgenden Gründe erlauben eine fristlose Kündigung (unabhängig von wem)?***

a. Eine Krankenschwester kommt regelmäßig zu spät zum Nachtdienst und hat schon eine schriftliche Abmahnung erhalten. ______

b. Eine Medizinische Fachangestellte wird wiederholt von ihrem Chef belästigt. ______

c. Eine Sekretärin kann nicht mit dem PC umgehen und weigert sich, einen Kurs zu besuchen. ______

d. Ein Produktionsarbeiter verweigert Überstunden. ______

e. Eine Verkäuferin kommt mehrfach innerhalb einer Woche zu spät. ______

5 ***Welche Unterlagen bekommen Sie beim Ausscheiden aus einem Betrieb ausgehändigt?***

a. Rentennachweis ______

b. Lohnsteuerkarte ______

c. Sozialversicherungsausweis ______

d. Krankenkassenchipkarte ______

e. Arbeitszeugnis ______

6 ***Was versteht man unter einer Ausbildung im dualen System?***

a. Ausbildung, bei der zwei Berufsabschlüsse erreicht werden ______

b. Vollzeitschule, bei der man gleichzeitig mit dem Abitur einen Berufsabschluss erreicht ______

c. Berufsfachschule mit mind. zwei Berufsschultagen ______

d. Ausbildung, bei der der praktische Teil der Ausbildung im Ausbildungsbetrieb erfolgt, während die Theoriekenntnisse in der Berufsschule erlernt werden ______

7 ***Welche Aussagen zur Ausbildung sind richtig?***

a. Ein Azubi kann jederzeit mit einer Frist von vier Wochen gekündigt werden. ______

b. Die Probezeit dauert in der Regel drei bis vier Monate. ______

c. Der Azubi darf nur aus besonders schwerwiegenden Gründen gekündigt werden, die eine fristlose Kündigung rechtfertigen. ______

d. Der Auszubildende selbst darf mit vier Wochen Frist jederzeit den Ausbildungsvertrag kündigen. ______

8 ***Was muss im Ausbildungsvertrag festgelegt werden?***

a. Dauer der Ausbildung ______

b. Art der Ausbildung ______

c. Berufsschultage ______

d. Höhe der Vergütung ______

e. Kündigungsfrist bei schwerwiegenden Gründen ______

9 ***Das duale System gilt als sehr abwechslungsreich und praxisbezogen. Trotzdem gibt es nicht nur diese Ausbildungsform. Welche Nachteile hat das duale System?***

a. hohe Ausbildungskosten ______

b. Doppelbelastung für den Auszubildenden ______

c. Entlastung für den Betrieb (der Azubi kann alle „unangenehmen“ Tätigkeiten übernehmen) ______

d. keine Schulferien im eigentlichen Sinne, Ferientage der Berufsschule sind für den Betrieb Arbeitstage ______

e. begrenzte Anzahl an Ausbildungsplätzen ______

Welche Pflichten haben Auszubildende und Ausbilder?	
Pflichten des Auszubildenden	**Pflichten des Ausbilders (z. B. Arztes)**
Lernen (Azubi muss sich bemühen, den Ausbildungsstoff zu lernen)	**Ausbildung** (Ausbilder muss dem Azubi die nötigen Kenntnisse beibringen und darf nur Tätigkeiten übertragen, die dem Ausbildungszweck dienen)
Sorgfalt (Arbeiten müssen sorgfältig durchgeführt werden)	**Ausbildungsmittel** (Ausbilder darf kein Geld für benötigte Ausbildungsmittel verlangen)
regelmäßiger Schulbesuch (Azubi muss regelmäßig die Berufsschule besuchen)	**Freistellung für den Schulbesuch** (Ausbilder darf den Azubi nicht vom Schulbesuch abhalten)
Führen des Berichtsheftes (Azubi muss regelmäßig das Berichtsheft schreiben)	**Bezahlung** (Ausbilder muss dem Azubi regelmäßig ein Ausbildungsgehalt zahlen)
Schweigepflicht (Azubi muss über die Vorgänge in der Praxis und über Patienten schweigen)	**Fürsorge** (Ausbilder muss Beiträge zu den Sozialversicherungen zahlen und Regeln zum Jugendschutz beachten)
Wettbewerbsverbot (Azubi darf nicht zum Ausbilder in Konkurrenz treten oder parallel für eine andere Praxis arbeiten)	**Ausbildungszeugnis** (wie jeder Arbeitnehmer hat der Auszubildende einen Anspruch auf ein Arbeitszeugnis)
Bei Verletzung der Pflichten durch eine Seite kann eine fristlose Kündigung erfolgen.	

Welche Lohn- und Gehaltsformen gibt es?			
Man unterscheidet:			**geeignet für:**
Lohn	Entgeltzahlungen für Arbeiter		
Gehalt	Entgeltzahlungen für Angestellte		
Zahlung nach Stunden (Zeitlohn)	Das Gehalt basiert auf der vereinbarten Stundenzahl, unabhängig davon, ob der Arbeitsanfall während der Arbeitszeit hoch oder gering ist. Der gesetzliche Mindestlohn liegt bei 12,41 €/Stunde (ab 01.01.2025 Erhöhung auf 12,82), ggf. branchenspezifische Regelungen.		Tätigkeiten, bei denen es auf die Qualität der Arbeit ankommt
Zahlung nach Stückleistung (Akkordlohn)	Diese Lohnform ist besonders für Produktionsbeschäftigte geeignet. Die Bezahlung berechnet sich aus einem vereinbarten Mindestzeitlohn, der durch schnelles Arbeitstempo aufgebessert werden kann.		Arbeiten, bei denen es auf die produzierte Menge ankommt, z. B. Arbeiten in der Produktion oder am Fließband
	Stückgeldakkord	Je mehr ein Arbeiter produziert, desto mehr verdient er. Für jedes produzierte Teil wird ein bestimmter Betrag bezahlt, z. B. für zusammengeschraubte Kugelschreiber in Heimarbeit: 1 000 Kugelschreiber à 10 ct Zusatzbetrag von 100,00 €	
	Stückzeitakkord	Hier wird eine bestimmte Produktionszeit vorgegeben, wenn der Arbeitnehmer schneller ist, erhält er mehr Geld.	
Zahlung von Prämien (Prämienlohn)	Bei dieser Lohnform wird zum Zeitlohn eine Prämie für gute Leistung gezahlt. Es gibt mehrere Arten von Prämien: ▸ Umsatzprämie (z. B. bei Außendienstmitarbeitern) ▸ Qualitätsprämie (bei Produktion von hochwertiger Ware mit wenig Ausschuss) ▸ Wirtschaftlichkeitsprämie (z. B. besonders geringer Materialverbrauch) ▸ Terminprämien (z. B. eine Arbeit oder Dienstleistung ist vor dem vereinbarten Termin fertig) ▸ Ideenprämie (z. B. wenn Mitarbeiter Ideen für verbesserte Arbeitsabläufe oder Kosteneinsparungen hat)		Arbeiten, bei denen es auf die Qualität ankommt, bei denen aber auch Fleiß belohnt werden soll, z. B. Pharmaberater sollen nicht nur Praxen besuchen, sondern auch den Umsatz der Medikamente steigern
Zahlung von Beteiligungen	Manche Firmen zahlen ihren Arbeitnehmern für gute Leistung Gehaltszuschläge in Form von Aktien oder Firmenbeteiligungen		Stärkung der Mitarbeitermotivation

Was sind die Vor- und Nachteile der einzelnen Lohnformen?		
Lohnform	**Vorteile**	**Nachteile**
Zeitlohn	▸ gleichmäßige Bezahlung ▸ Arbeiten ohne Angst vor weniger Geld ▸ weniger Arbeitsunfälle, da sorgfältiger gearbeitet werden kann	▸ Ungerechtigkeit und Unzufriedenheit über die Entlohnung (faule Mitarbeiter bekommen das gleiche Gehalt wie fleißige) ▸ intensivere Leistungskontrollen durch den Arbeitgeber ▸ niedriger Anreiz für mehr Leistung, da keine Lohneinbußen zu erwarten sind
Akkordlohn	▸ höhere Motivation durch leistungsabhängige Bezahlung ▸ weniger Arbeitskontrollen nötig, da die Motivation zur Leistung nötig ▸ Gerechtigkeit bei der Bezahlung	▸ Quantität (Menge) geht vor Qualität (Güte) ▸ Risiko von Arbeitsunfällen steigt ▸ Arbeitsmittel werden nicht geschont ▸ Risiko für die Gesundheit des Arbeitnehmers (Verdienst geht über Gesundheit)
Prämienlohn	Prämienlohn versucht, die Vorteile der beiden ersten Formen zu übernehmen und die Nachteile auszuschalten.	

1 *Welche Pflichten haben Auszubildende?*

Sie müssen ...

a. die Schul- und Kammerprüfung mindestens mit „befriedigend“ bestehen. ____

b. nur die Kammerprüfung mindestens mit „befriedigend“ bestehen. ____

c. regelmäßig lernen. ____

d. die Lehrmittel kostengünstig erwerben. ____

e. sich nicht an die Schweigepflicht halten. ____

f. sorgfältig arbeiten. ____

2 *Welche Pflichten hat der Ausbilder?*

Er muss ...

a. ausbilden. ____

b. das Berichtsheft regelmäßig ausfüllen. ____

c. am Ende der Ausbildung ein Ausbildungszeugnis ausstellen. ____

d. den Auszubildenden nach Tarif bezahlen. ____

e. Beiträge zu den Sozialversicherungen für den Auszubildenden bezahlen. ____

3 *Was können Sie tun, wenn Ihr Ausbilder Sie nicht für den Schulbesuch freistellt?*

a. Sie können nichts tun. ____

b. Sie können eine schriftliche Abmahnung verfassen. ____

c. Sie können mit einer Frist von drei Monaten kündigen.

d. Sie können fristlos kündigen. ____

4 *Welche Lohnformen kennen Sie?*

a. Stundenlohn ____

b. Akkordlohn ____

c. Jahresgehalt ____

d. Hungerlohn ____

e. Prämienlohn ____

5 *Für welche Tätigkeiten ist ein Akkordlohn geeignet?*

a. für Tätigkeiten in der Produktion oder Fertigung ____

b. für Tätigkeiten in Küchen- oder Restaurantbetrieben ____

c. für Tätigkeiten in der Verwaltung ____

d. für Tätigkeiten im Vertrieb ____

6 *Ordnen Sie den folgenden Personen eine geeignete Entlohnungsform zu.*

Akkordlohn (1), Prämienlohn (2), Zeitlohn (3)

a. Medizinische Fachangestellte ____

b. Fabrikarbeiterin in der Pharmaindustrie ____

c. Fabrikarbeiter in der Autoindustrie ____

d. Pharmareferent ____

e. Versicherungsagent ____

f. Krankenschwester ____

7 *Welche Nachteile hat ein Zeitlohn?*

a. Gefahr von Arbeitsunfällen steigt ____

b. Unzufriedenheit bei fleißigen Arbeitnehmern ____

c. Quantität hat vor Qualität Vorrang ____

d. geringer Anreiz zur Leistung ____

e. intensive Arbeitskontrollen durch den Arbeitgeber ____

8 *Welche Prämien kennen Sie?*

a. Qualitätsprämien ____

b. Kopfprämien ____

c. Terminprämien ____

d. Vorschlagsprämien ____

e. Umsatzprämien ____

9 *Welche der folgenden Aussagen sind richtig?*

a. Der Prämienlohn versucht, die Nachteile von Akkord- und Zeitlohn auszugleichen. ____

b. Stückgeld- und Stückzeitlohn sind Unterformen vom Akkordlohn. ____

c. Beim Akkordlohn steigt das Risiko für die Arbeitnehmer. ____

d. Beim Akkordlohn müssen intensive Arbeitskontrollen erfolgen. ____

e. Arbeitgeber können Arbeitnehmer auch in Form von Aktien am Erfolg des Unternehmens beteiligen und dadurch eine stärkere Motivation zu guter Arbeit erreichen. ____

10 *Was versteht man unter der Fürsorgepflicht des Ausbilders?*

a. Er muss seine Auszubildenden sicher durch die Ausbildung begleiten. ____

b. Er trägt die Fürsorge, dass die Auszubildenden die Schulprüfung bestehen. ____

c. Er muss Abgaben für die Sozialversicherungen leisten.

d. Er muss die gesetzlichen Bestimmungen des Jugendschutzes beachten. ____

Wie unterscheiden sich Brutto- und Nettogehalt bzw. -lohn?	
Bruttolohn	Die Summe, die der Arbeitgeber dem Arbeitnehmer für seine Arbeit zahlt; diese setzt sich aus dem Grundlohn und evtl. Zulagen (z. B. Gefahrenzulage, Schmutzzulage, Zuschläge für Sonntags- oder Nachtarbeit) sowie Einmalzahlungen (z. B. Urlaubsgeld oder Weihnachtsgeld) zusammen.
Nettolohn	Die Summe, die dem Arbeitnehmer nach Abzug aller Abgaben auf sein Konto überwiesen wird. Dazu gehören die gesetzlichen und eventuelle. weitere Abgaben, z. B. für Kantinenessen oder Nutzung einer Dienstwohnung, dann liegt das tatsächlich ausgezahlte Gehalt unter dem Nettolohn.

Wie hoch sind die gesetzlichen Abzüge ab 01.01.2024?

Außer der Kirchensteuer beziehen sich alle anderen Angaben auf das Bruttogehalt.

Art der Abgaben	Höhe der Abgaben	
Lohnsteuer	abhängig vom Einkommen und der Lohnsteuerklasse, kann anhand einer Steuertabelle ermittelt werden: Steuerklasse I (Ledige ohne Kinder), Steuerklasse II (alleinerziehende Eltern), Steuerklasse III (besser verdienender Partner bei Verheirateten), Steuerklasse IV (Verheiratete, beide gleich verdienend), IV/IV + Faktor Steuerklasse V (weniger verdienender Partner bei Eheleuten), Steuerklasse VI (sehr ungünstig, bei zwei steuerpflichtigen Arbeitsverhältnissen einer Person)	
Solidaritätszuschlag	wird ebenfalls anhand der Steuertabelle festgelegt	
Kirchensteuer	je nach Bundesland und Familienstand 8 % (Bayern und Baden-Württemberg) oder 9 % der Lohnsteuer	
Krankenversicherung	14,6 % (ermäßigter Satz: 14 %) Zusatzbeitrag: kassenabhängig; ca. 1,7 %	Kosten für Sozialversicherungen teilen sich Arbeitgeber und Arbeitnehmer je zur Hälfte, d. h., der Arbeitnehmer zahlt nur die Hälfte der angegebenen Beträge. Hinweis: Aktuelle Beitrags- und Rechengrößen können auf den Webseiten des Bundesministeriums für Arbeit und Soziales abgerufen werden.
Pflegeversicherung	3,4 % (–0,25 % je 2.-4. Kind); Sachsen: Arbeitnehmer: 2,20 %, Arbeitgeber: 1,20 %	
Rentenversicherung	18,6 %	
Arbeitslosenversicherung	2,6 %	

Web

Welche Lohnsteuerklassen sind für Ehepaare geeignet?

Bei Ehepartnern hängt die Wahl der Steuerklasse vom Verdienst ab. Lohnsteuerklasse III bedeutet geringen Steuerabzug, bei Klasse V dagegen werden relativ viel Steuern abgezogen. Wenn ein Partner deutlich mehr als der andere verdient, ist diese Form der Versteuerung, auf das Gesamtjahreseinkommen gerechnet, günstiger als IV/IV. Lohnsteuermerkmale und Freibeträge werden elektronisch vermerkt, z. B. Kinderfreibeträge (ELStAM).

Familiensituation	Lohnsteuerklasse
Beide Partner verdienen etwa gleich viel.	Beide haben Steuerklasse IV oder IV/IV + Faktor.
Ein Partner verdient 60 % oder mehr des Gesamteinkommens.	III (Besserverdienende/r), V (Partner mit weniger Gehalt)
Nur ein Partner hat Einkommen.	III

Was versteht man unter der Lohnsteuertabelle?

Es gibt jährliche Tabellen, in denen die zu entrichtenden Steuern für jedes Einkommen und jede Steuerklasse angegeben sind. Für jedes mögliche zu versteuernde Einkommen (zvE) ist angegeben, wie viel Steuern eine Einzelperson bzw. ein Ehepaar zu entrichten hat. Zur Existenzsicherung gibt es einen Grundfreibetrag, der steuerfrei ist. Dieser wird jährlich neu berechnet. Alle Angaben beziehen sich auf das gesamte Jahr (nicht pro Monat). Für 2024 liegt der Grundfreibetrag bei 11.604 €. Wer also im Jahr 2024 als Unverheiratete/-r weniger verdient, muss keine Steuern zahlen, für Ehepaare gilt das Doppelte. Für jedes Kind wird ein Freibetrag von 6.384 € hinzugerechnet.

Wie berechnet sich der Gesamtfreibetrag 2024?

- Beispiel 1: alleinstehende Mutter, ein Kind
  Grundfreibetrag 1.1604,00 € + Kinder- und Ausbildungsfreibetrag: 6.384,00 € je Elternteil
- Beispiel 2: Ehepaar, zwei Kinder
  Grundfreibetrag: 23.208,00 € + Kinder- und Ausbildungsfreibetrag: 12.768,00 € = 35.976 €

Was versteht man unter Lohnnebenkosten?

Hierunter versteht man alle Kosten, die der Arbeitgeber neben den Kosten für die geleistete Arbeit des Arbeitnehmers trägt:

- Hälfte der Sozialversicherungsbeiträge
- Lohnfortzahlung im Krankheitsfall
- Beiträge zur Unfallversicherung
- vermögenswirksame Leistungen

Diese Kosten sind meist Aufwendungen für die soziale Sicherheit des Arbeitnehmers. In sog. Billiglohnländern fallen diese Zahlungen weg, sodass die Arbeiter wesentlich schlechter abgesichert sind. Dafür kann Ware allerdings billiger produziert werden.

1 *Was gehört zu den gesetzlichen Abgaben?*

a. Gewerkschaftsbeiträge ☐

b. Vermögenswirksame Leistungen ☐

c. Rentenbeiträge ☐

d. Lohnsteuer ☐

e. Kirchensteuer ☐

f. Tabaksteuer ☐

2 *Sie haben ein Jahreseinkommen von 20150,00 EUR, wie viel Einkommensteuer (ESt.) müssen Sie als Single nach der folgenden Tabelle entrichten?*

a. 0,00 € ☐

b. 138,00 € ☐

c. 226,80 € ☐

d. 2520,00 € ☐

e. 2885,40 € ☐

Einkommen	Einkommensteuer	Solidaritätszuschlag	Kirchensteuer 9 %	Gesamtsteuer in €
20000 €	2520	138,60	226,80	2885,40
20100 €	2546	140,03	229,14	2915,17
20200 €	2573	141,52	231,57	2946,09
20300 €	2600	143,00	234,00	2977,00

3 *Welcher Lohnsteuerklasse gehören Sie als Single an?*

a. I ☐

b. II ☐

c. III ☐

d. IV ☐

e. VI ☐

4 *Wenn Sie alleinerziehend sind, welche Steuerklasse steht Ihnen dann zu?*

a. I ☐

b. II ☐

c. III ☐

d. IV ☐

e. V ☐

f. VI ☐

5 *Was ändert sich bei Ehepaaren in den Lohnsteuermerkmalen, wenn Kinder dazukommen?*

a. Steuerklasse II ☐

b. Steuerklasse III/V ☐

c. Steuerklasse IV/IV ☐

d. Steuerklasse VI für beide ☐

e. Die Steuerklasse ändert sich gar nicht, es wird ein Freibetrag eingetragen. ☐

6 *Nach der Ausbildung bietet Ihr Chef Ihnen an, Sie mit einer halben Stelle zu übernehmen. Außerdem kennt er einen Kollegen, der ebenfalls eine halbe Stelle zu besetzen hat. Bei beiden Stellen würden Sie je etwa 750,00 € verdienen. Welche Steuerklassen gelten für Sie als Single?*

a. Steuerklasse I, gilt für alle Singles ☐

b. Steuerklasse III für die erste und V für die andere Beschäftigung ☐

c. Steuerklasse IV/IV, da beide Stellen gleich hoch bezahlt sind ☐

d. Steuerklasse I und VI, da für die zweite steuerpflichtige Beschäftigung Steuerklasse VI gilt ☐

7 *Was versteht man unter den Lohnnebenkosten?*

a. die Beiträge, die ein Arbeitnehmer an die Sozialversicherungen zahlt ☐

b. die Abgaben, die ein Arbeitnehmer von seinem Lohn an die Firma zahlen muss, z. B. Kantinenessen oder Wohnheimmiete ☐

c. die Kosten, die der Arbeitgeber neben dem Lohn für jeden Mitarbeiter zahlen muss, z. B. Beiträge zur Unfallversicherung ☐

d. die Lohnsteuer, die der Arbeitgeber für den Arbeitnehmer abführt ☐

8 *Das Gesamtjahreseinkommen von Ihnen und Ihrem Ehepartner liegt bei 45000,00 €. Sie verdienen davon etwa 17000,00 € und Ihr Partner 28000,00 €. Welche Lohnsteuerklasse sollten Sie (A) und Ihr Ehepartner (B) wählen? Kreuzen Sie die richtige Lösung an:*

	A	B	
a.	III	V	☐
b.	III	III	☐
c.	IV	IV	☐
d.	V	III	☐

9 *Warum sind Arbeitnehmer in Deutschland so teuer für den Arbeitgeber? Er hat Ausgaben für ...*

a. Kirchensteuer. ☐

b. Lohnsteuer. ☐

c. Sozialversicherungen. ☐

d. Lohnfortzahlung bei Krankheit. ☐

10 *Viele große Firmen verlagern immer mehr Produktion nach China oder Indien. Warum?*

a. Die Länder haben viele junge Arbeitskräfte. ☐

b. Die Lohn- und Lohnnebenkosten sind geringer. ☐

c. Die Ware kann billiger produziert werden. ☐

d. Die Firmen sind sozial engagiert und möchten Entwicklungshilfe leisten. ☐

Was versteht man unter einem Steuertarif? Neben den Steuerklassen hängt die Besteuerung auch von der Höhe des Einkommens ab, dem sog. Steuertarif oder Steuersatz.	
niedrige Einkommen	werden bis zur Freibetragsgrenze nicht besteuert
Einkommen bis 53 665,00 €	werden ansteigend besteuert mit 14 % bis 42 % zzgl. Solidaritätszuschlag
hohe Einkommen über 53 665,00 €	werden gleichbleibend mit 42 % besteuert, > 277 826,00 € Einkommen (Ledige): 45 % besteuert

Was gehört alles zum Jahreseinkommen?

Einkünfte aus ...	Beispiele
nicht selbstständiger Arbeit	Lohn oder Gehalt, Ausbildungsvergütung
selbstständiger Arbeit	Ärzte mit eigener Praxis, Anwälte mit eigener Kanzlei
einem Gewerbebetrieb	selbstständige Schreiner, Kosmetikerinnen
Land- und Forstwirtschaft	Winzer, Landwirte, Gärtnereien
Immobilienbesitz	Mieteinnahmen, Einnahmen aus Verpachtung von Grundstücken
Kapitalbesitz	Zinsen von Sparguthaben, Dividenden aus Aktienbesitz
Sonstigem	Gewinne durch kurzfristigen An- und Verkauf von Aktien oder Immobilien (sog. Spekulationsgewinne)

Was ist die Lohnsteuer?

Die Lohnsteuer wird auf jedes Gehalt erhoben, eigentlich heißt sie „Einkommensteuer" (ESt.). Ausgenommen ist ein Minijob, der nicht auf das zu versteuernde Einkommen angerechnet wird. Berechnet wird die Höhe der Lohnsteuer nach Steuertarif, Steuerklassen und Anzahl der Kinder bezogen auf das Jahreseinkommen. Jedoch können vom Jahreseinkommen bestimmte Kosten abgezogen werden, dadurch vermindert sich das steuerpflichtige Jahreseinkommen und es kann zu einer Steuerrückzahlung kommen („Lohnsteuerjahresausgleich" oder „Antrag auf Einkommensteuerveranlagung"), wenn ein entsprechender Antrag an das Finanzamt gestellt wird. Besonders sinnvoll ist dies bei wechselndem Einkommen, Zeiten der Arbeitslosigkeit oder Heirat.

Was sind ...

Zu den Ausgaben, die vom Jahreseinkommen abgezogen werden können, gehören:

Werbungskosten	Ausgaben, die mit der Berufstätigkeit in Zusammenhang stehen, z. B. Aufwendungen für Fahrtkosten, Berufskleidung, Fortbildung, Fachbücher, Abo von Fachzeitschriften, Beiträge zu Berufsverbänden, Bewerbungskosten, beruflich bedingten Umzug
Sonderausgaben	Ausgaben, die nicht mit dem Erwerb in direktem Zusammenhang stehen, aber wichtig sind, z. B. Beiträge zu Versicherungen, Altersvorsorge, Spenden, Kosten für den Steuerberater, Kirchensteuer, Kosten für die eigene Berufsausbildung
außergewöhnliche Belastungen	Ausgaben, die nicht regelmäßig anfallen, z. B. Ausgaben für Zahnersatz, Ausgaben, die aufgrund einer Behinderung entstehen, Wiederbeschaffung von Hausrat nach Diebstahl, Brand oder Überflutung (sofern keine Versicherung dafür aufkommt)
Freibeträge	Geldbeträge, die vom steuerpflichtigen Einkommen abgezogen werden, z. B. Kinderfreibeträge

Welche weiteren Steuern nimmt der Staat ein?

Der Staat finanziert mit den Steuereinnahmen seine Ausgaben, kann aber auch Einfluss nehmen auf das Verhalten der Bürger (z. B. Tabaksteuer → weniger Rauchen, Mineralölsteuer → umweltschonende Fahrweise). Die Lohnsteuer alleine reicht dazu nicht, es gibt daher noch viele andere Steuern, die nicht einkommensabhängig sind, z. B.:

direkte Steuern	indirekte Steuern
Grund(besitz)steuer, Kfz-Steuer, Hundesteuer	Tabaksteuer, Mehrwertsteuer (Umsatzsteuer), Mineralölsteuer

Die wichtigsten Steuern für den Staat sind: Mehrwertsteuer (Umsatzsteuer), Lohnsteuer, Mineralölsteuer und Gewerbesteuer.

Was geschieht mit den Steuereinnahmen?

Die Einnahmen werden auf Bund, Länder und Gemeinden verteilt, um deren Ausgaben zu decken, dazu gehören z. B.:

- internationale Zahlungsverpflichtungen durch Verträge, Rückzahlung von Schulden
- Gesundheits- und Sozialausgaben
- Bau und Erhalt von Straßen
- Bildung und Forschung
- Finanzierung der Ministerien und Verwaltungen
- Verteidigungskosten (dazu gehören auch Kosten für NATO- und UNO-Einsätze)

Neben den Einnahmen durch Steuern hat der Staat noch Einnahmen durch Zölle (Einfuhr von Waren aus Nicht-EU Ländern), Gebühren (z. B. für die Ummeldung eines Autos, Lkw-Maut) und Abgaben (z. B. für Kanalisation).

1 *Was sind die wichtigsten Steuern für den Staat?*
a. Hundesteuer
b. Kfz-Steuer
c. Mineralölsteuer
d. Lohnsteuer
e. Mehrwertsteuer (Umsatzsteuer)
f. Kirchensteuer

2 *Nennen Sie Beispiele für die Verwendung von Steuergeldern.*
a. Ausstellen von Pässen
b. Bau von Straßen
c. Bundeswehreinsätze
d. Finanzierung von Schulen

3 *Wer hat Einkünfte aus selbstständiger Tätigkeit?*
a. ein Oberarzt in einer Privatklinik
b. ein Gärtner mit eigener Gärtnerei
c. ein Arzt mit eigener Praxis
d. ein Bankangestellter mit eigenen Aktiengewinnen

4 *Welche der folgenden Ausgaben können Sie als Werbungskosten geltend machen?*
a. Abo für eine Tageszeitung
b. Kosten für eine neue Brille
c. Fahrkarten für den Arbeitsweg
d. Unterstützung Ihrer Eltern wegen geringer Rente
e. Berufskleidung
f. Kosten für die Berufsausbildung
g. Kosten für Fortbildung

5 *Was gehört zu den Sonderausgaben?*
a. Beiträge zur privaten Altersvorsorge
b. Kosten für Zahnersatz
c. Fachliteratur
d. Ausbildungskosten für Kinder
e. Kinderfreibetrag
f. Spenden an eine Partei
g. Beiträge zu Berufsverbänden
h. Kirchensteuer
i. Kfz-Steuer

6 *Welche Aussagen zur Einkommensteuerveranlagung sind richtig?*
a. Das Gesamt-Jahreseinkommen ist immer auch das steuerpflichtige Einkommen.
b. Vom Gesamt-Jahreseinkommen können bestimmte Kosten abgezogen werden, dadurch wird das steuerpflichtige Einkommen niedriger.
c. Zu viel gezahlte Lohnsteuer wird am Ende des Jahres durch den Arbeitgeber zurückgezahlt.
d. Der Arbeitnehmer muss einen Antrag auf Einkommensteuerveranlagung beim Finanzamt stellen.
e. Aufwendungen für Bücher sind immer abzugsfähig.

7 *Welche Aussagen zur Besteuerung sind richtig?*
a. Jedes Gehalt wird prozentual gleich besteuert.
b. Hohe Gehälter werden stärker besteuert als niedrige.
c. Die Höhe des Steuersatzes richtet sich nach der Höhe des Jahreseinkommens.
d. Die Höhe des Steuersatzes richtet sich nach der Steuerklasse.
e. Ein Single mit 55 000,00 € Jahreseinkommen muss 42 % seines Einkommens für Lohnsteuer abgeben.

8 *Was sind Spekulationsgewinne?*
a. Einkünfte aus überteuert vermieteten Wohnungen
b. Einkünfte aus Dividenden für Aktien
c. Einkünfte aus dem kurzfristigen An- und Verkauf von Aktien
d. Einkünfte aus der Verpachtung von Grundstücken

9 *Welche Selbstständigen zählen zu den Gewerbetreibenden?*
a. Ärzte
b. Anwälte
c. Schreiner
d. Landwirte
e. Kosmetikerinnen

10 *Was sind außergewöhnliche Belastungen?*
a. Parteispenden
b. Kirchensteuer
c. Aufwendungen für ein zahnmedizinisches Implantat
d. Kosten für den Steuerberater

11 *Nennen Sie Beispiele für indirekte Steuern.*
a. Lohnsteuer
b. Kirchensteuer
c. Mehrwertsteuer
d. Tabaksteuer
e. Mineralölsteuer

Liebe Leserinnen, liebe Leser,
bitte beachten Sie, dass das folgende Kapitel nur das Handwerkszeug für die Prüfungsfragen geben kann. Oft sollen Karikaturen oder Zeichnungen beurteilt werden. Dazu benötigen Sie Basisinformationen, die Sie hier finden können, aber auch aktuelle tagespolitische Informationen. Diese können Sie in Tageszeitungen, Nachrichten oder den angegebenen Internetlinks finden.

Internetlinks zu sozialen und politischen Themen

Thema	Webadresse	Bemerkung
Bundespräsident	www.bundespraesident.de	Informationen zum Amt des Bundespräsidenten
Bundesrat	www.bundesrat.de	Informationen zum Bundesrat
Bundesregierung	www.bundesregierung.de	offizielle Seite der Regierung
Bundestag	www.bundestag.de	Hier können aktuelle und grundlegende Informationen zum Bundestag abgerufen werden, z. B. über Abgeordnete oder unter „Infomaterial".
Bundesverfassungsgericht	www.bundesverfassungsgericht.de	offizielle Seite des Bundesverfassungsgerichts
Europäische Union	ec.europa.eu europa.eu	Seite der EU-Kommission Portal der Europäischen Union, mit Geschichte, Karten und einer Download-Broschüre „Europa in 12 Lektionen"
Gesundheitsministerium	www.bundesgesundheitsministerium.de	Hier gibt es auch Informationen zur Gesundheitsreform.
Nachrichten	www.tagesschau.de www.zdf.de	mit Archiv der älteren Nachrichten Dann auf „Politik und Zeitgeschehen", dort finden sich Informationen zu aktuellen Geschehnissen und Reportagen
NATO	www.nato.int	NATO-Website
Onlinelexikon	de.wikipedia.org	kann nach Stichwörtern durchsucht werden, z. B. Bundeswehr, UNO, NATO
Parteien		Die Parteien im Bundestag bieten Informationen auf ihren offiziellen Webseiten im Internet an.
Sozialversicherungen	www.deutsche-rentenversicherung.de www.bmas.de	Onlineinformationen und Download-Broschüren zu Kranken-, Unfall-, Renten-, Arbeitslosen- und Pflegeversicherung
UNO	www.un.org www.unric.org	offizielle Website der UNO Kurzversion von UN-Informationen in Deutsch

Wo kann ich noch Informationen finden?

Zentralen für politische Bildung (Bundeszentrale für politische Bildung: www.bpb.de)	Landes- und Bundeszentralen, die Infomaterial verschicken oder (wer in der Nähe wohnt) auch Material ausliegen haben bzw. zum Download anbieten. Die Landeszentralen sind in den jeweiligen Landeshauptstädten zu finden und das Material ist meist kostenlos.

Achtung: Falls Sie sich Broschüren zusenden lassen wollen, denken Sie daran, dies rechtzeitig vor Ihrer Prüfung zu tun!

Welche politischen Systeme gab es in Deutschland (20. Jahrhundert)?	
bis 1918: Monarchie (Kaiserreich)	1933 bis 1945: Hitlers Diktatur, Naziregime, sog. „Drittes Reich"
1919 bis 1933: Weimarer Republik (Demokratie)	1945 bis heute: Bundesrepublik Deutschland (Demokratie) 1949 bis 1990: Deutsche Demokratische Republik

Was war die Weimarer Republik?

Nach dem Ersten Weltkrieg dankte der deutsche Kaiser ab, und die Weimarer Republik wurde gegründet (die Verfassung wurde in Weimar unterschrieben, daher der Name). Es gab einen Reichspräsidenten und Reichskanzler, das Parlament war der Reichstag.

Was ist das Grundgesetz?

Jeder Staat benötigt eine Verfassung, in der festgelegt wird, wie der Staat aufgebaut ist. Die Verfassung der Bundesrepublik heißt Grundgesetz.

Wo sind wichtige Unterschiede zwischen der Weimarer Verfassung und dem Grundgesetz?

In der Weimarer Verfassung gab es Schwachpunkte, die es Hitler erleichterten, an die Macht zu kommen. Daher weicht das Grundgesetz in einigen Punkten von der Weimarer Verfassung ab:

Weimarer Verfassung	Grundgesetz
Verhältniswahlrecht, d. h., die Parteien sind entsprechend ihrer Wählerstimmen im Parlament vertreten.	5%-Klausel, d. h., nur Parteien, die mehr als 5% der Wählerstimmen erreichen, sind im Parlament vertreten.
Reichspräsident hatte viel politische Macht, konnte Notstandsgesetze anwenden, die die Bürgerrechte einschränken.	Bundespräsident hat vor allem repräsentative Aufgaben.
Kanzler wurde vom Präsident ernannt, nicht vom Parlament gewählt.	Kanzler muss mit absoluter Mehrheit vom Parlament gewählt werden, der Präsident führt dann die Ernennung durch.

Was sind Grundrechte?

Die Grundrechte des Menschen sind im Grundgesetz geschützt. Das heißt, dass keine Gesetze erlassen werden dürfen, die die Grundrechte verletzen. Zu den Grundrechten gehören:

Einteilung der Rechte	Beispiele
Persönlichkeitsrechte	Würde des Menschen, Recht auf Leben, Schutz der Privatsphäre, Briefgeheimnis
Freiheitsrechte	Meinungsfreiheit, freie Berufswahl, Religionsfreiheit, Versammlungsfreiheit
Gleichheitsrechte	Gleichheit vor dem Gesetz, gleiche politische Rechte für alle Bundesbürger

Was versteht man unter „Gewaltenteilung"?

Man unterscheidet drei Gewalten in einem Staat:

Legislative	ist die gesetzgebende Gewalt, diese liegt beim Bundestag und Bundesrat
Exekutive	ist die ausführende Gewalt, diese wird von der Regierung und den Beamten übernommen, die unsere Gesetze ausführen oder durchsetzen, z. B. Polizeibeamte, Lehrer, Finanzbeamte
Judikative	ist die richterliche Gewalt, diese wird von den Gerichten ausgeübt, z. B. Landesgericht, Amtsgericht, Sozialgericht, Bundesgerichtshof

In einem demokratischen Rechtsstaat sollen diese drei Gewalten unabhängig voneinander sein und sich gegenseitig kontrollieren (= Gewaltenteilung). Im Gegensatz dazu werden die drei Gewalten in einer Diktatur oft vom Diktator ausgeführt (er macht neue Gesetze, er setzt sie durch und oft beeinflusst er die Richter).

An welchen Wahlen darf der Bürger teilnehmen?

Kommunalwahlen	Städte-, Landkreis und Gemeinderegierungen
Landtagswahlen	Landesregierungen in den einzelnen Bundesländern
Bundestagswahlen	Wahl des Bundestags (der dann den Bundeskanzler wählt)
Europawahlen	Wahlen zum Europaparlament

Was versteht man unter ...?

Mehrheitswahl	Wahl für einen bestimmten Kandidaten (= Erststimme)
Verhältniswahl	Wahl für eine Partei (= Zweitstimme) → Die Zusammensetzung des Parlaments spiegelt die Verhältnisse der Wählerstimmen wider, z. B. hat eine Partei 20% der Stimmen erhalten, so erhält sie auch 20% der Sitze im Parlament. → Die Zweitstimme ist die wichtigere!

1 *Wann gab es demokratische Systeme in Deutschland?*

a. 1914 bis 1918 ______
b. 1919 bis 1933 ______
c. 1933 bis 1945 ______
d. 1945 bis heute ______

2 *Welche Staatsform hatte Deutschland während des Ersten Weltkrieges?*

a. Monarchie ______
b. Diktatur ______
c. Demokratie ______
d. Räteregierung ______

3 *Wie heißt die aktuelle deutsche Verfassung?*

a. Weimarer Verfassung ______
b. Berliner Verfassung ______
c. Grundgesetz ______
d. Grundverfassung ______

4 *Welche der folgenden Aussagen treffen auf die Weimarer Verfassung zu?*

a. Es galt das Mehrheitswahlrecht. ______
b. Parteien mussten die 5%-Hürde übersteigen, um in den Reichstag zu kommen. ______
c. Der Reichspräsident hatte repräsentative Aufgaben. ______
d. Er konnte den Kanzler ernennen. ______
e. Der Kanzler musste mit absoluter Mehrheit vom Parlament gewählt werden. ______
f. Der Reichspräsident konnte den Notstand ausrufen und die Bürgerrechte beschneiden. ______

5 *Was gehört zu den Bürgerrechten?*

a. Recht auf freie Berufswahl ______
b. Briefgeheimnis ______
c. Schweigepflicht im Gesundheitswesen ______
d. Meinungsfreiheit ______

6 *Durch moderne Technik wird die Überwachung von Einzelpersonen immer einfacher, trotzdem ist nicht alles erlaubt, was technisch möglich ist. Warum?*

a. Die totale Überwachung von Einzelpersonen wäre für den Staat zu teuer. ______
b. Die totale Überwachung würde gegen einige Grundrechte verstoßen, z. B. das Briefgeheimnis, die Unverletzlichkeit der Wohnung. ______
c. Die Überwachung wäre nur mit Genehmigung der Regierung möglich. ______
d. Die Überwachung ist zwar noch nicht erlaubt, aber der Bundestag könnte jederzeit ein Gesetz erlassen, das die Unverletzlichkeit der Wohnung aufhebt. ______
e. Die Aussage ist nicht korrekt, denn es ist alles erlaubt, was möglich ist. ______

7 *Wie nennt man die drei Gewalten in einem Staat?*

a. Eradikative ______
b. Exekutive ______
c. Legislative ______
d. Akkusative ______
e. Judikative ______
f. Genitive ______

8 *Wer verfügt über die richterliche Gewalt?*

a. Bundeskanzler ______
b. Bundestag ______
c. Bundesversammlung ______
d. Bundesverfassungsgericht ______
e. Bundesregierung ______

9 *Wer hat gesetzgebende Gewalt?*

a. Bundeskanzler ______
b. Bundespräsident ______
c. Bundestag ______
d. Landtag ______
e. Bundesminister ______

10 *Bei welchen Wahlen werden die Gemeindevertreter gewählt?*

a. Bei den Europawahlen werden europaweit alle Städteverwaltungen gewählt. ______
b. Bei den Landtagswahlen werden in jedem Bundesland die Gemeindevertreter gewählt. ______
c. Bei den Kommunalwahlen werden die Städte- und Gemeindevertreter gewählt. ______
d. Bei den Bundestagswahlen werden bundesweit die Bürgermeister gewählt. ______

11 *Was bedeutet Verhältniswahlrecht?*

a. Wahl eines Direktkandidaten ______
b. Wahl einer Partei ______
c. Das Parlament setzt sich den Verhältnissen der Wahl entsprechend zusammen. ______
d. Gewählt wird, wer verhältnismäßig viele Stimmen hat und über 5 % liegt, egal ob Partei oder Kandidat. ______

Was sind die Eigenschaften unseres Staates? Im Grundgesetz sind bestimmte Charakteristika unseres Staatsaufbaus festgelegt (freiheitliche demokratische Grundordnung). Diese Eigenschaften unseres Staates sind:	
Demokratie	Die Regierung wird vom Volk gewählt.
Sozialstaat	Staatsziel ist, soziale Sicherheit und Gerechtigkeit zu erhalten.
(föderalistischer) Bundesstaat	Es gibt nicht nur die Bundesregierung, sondern die politische Macht ist verteilt (Landesregierungen, Städte, Gemeinden).
Rechtsstaat	Im Rechtsstaat sind die Gerichte unabhängig, außerdem gehören Freiheit und Gerechtigkeit zu den Merkmalen eines Rechtsstaats.

Was gehört zu einer Demokratie?	
Achtung der Menschenrechte	In einer Demokratie müssen die Menschenrechte geachtet werden.
Gewaltenteilung	Trennung von Gesetzgebung, -ausführung und Rechtsprechung
Volkssouveränität	Die Bürger wählen ihre Volksvertreter (z. B. Bundestag).
Mehrparteiensystem	In einer Demokratie müssen mehrere Parteien wählbar sein.
Kontrolle der Regierung	Das Parlament kontrolliert die Regierung.
Unabhängigkeit der Rechtsprechung	Richter dürfen nicht von der Politik beeinflusst werden.
Freiheit	Meinungsfreiheit, Zulassung einer Opposition, Demonstrationsrecht

Welche Begriffe sollten Sie im Zusammenhang mit unserer Demokratie kennen?	
Kabinett	Das Kabinett besteht aus den Ministern und dem Kanzler.
Parlament (Bundestag)	Im Parlament sitzen die gewählten Volksvertreter (= Bundestagsabgeordnete).
Bundesrat	Der Bundesrat ist die Vertretung der Länder, die Verteilung der Sitze entspricht den Machtverteilungen in den Ländern.
Föderalismus	Im Föderalismus liegt die Macht nicht alleine bei der Zentralregierung (z. B. Bundesregierung), sondern auch bei regionalen Regierungen (z. B. Landesregierung, Landkreise, Städte und Gemeinden). Beispiele für föderalistische Staaten sind Deutschland, USA, Schweiz.
Zentralismus	Im Zentralismus liegt die Macht bei einer Zentralregierung, z. B. Frankreich.
Koalition	Zusammenschluss zweier oder mehrerer Parteien, um die absolute Mehrheit im Parlament zu erreichen und die Regierung stellen zu können
Opposition	Die Parteien, die nicht an der Regierung sind, bilden die Opposition.

Was ist der Bundestag?	
Abgeordnete	Der Bundestag ist das Parlament, dort sitzen die gewählten Vertreter des Volkes.
Zusammensetzung	Die Anzahl der Abgeordneten für jede Partei entspricht den Verhältnissen aus den Wahlen, es sind alle Parteien vertreten, die mindestens 5 % der Wählerstimmen erhalten haben (5 %-Klausel oder -Hürde).
Wahl	Der Bundestag wird für vier Jahre (Legislaturperiode) von den Bundesbürgern gewählt.
Anzahl der Abgeordneten	598 Sitze (plus Überhangmandate)
Sitzverteilung	Die Sitze im Bundestag werden entsprechend den Wahlergebnissen der Parteien vergeben.
Aufgaben	▸ Gesetzgebung ▸ Kontrolle der Regierung ▸ politische Vorgänge transparent machen ▸ Wahl des Kanzlers

Beschreiben Sie die Position des Kanzlers.	
Wahl	Der Bundeskanzler wird mit absoluter Mehrheit vom Parlament gewählt und dann vom Bundespräsidenten ernannt.
Amtszeit	vier Jahre, kann mehrfach wiedergewählt werden
Aufgaben	▸ legt die Richtlinien der Politik fest ▸ leitet die Bundesregierung ▸ wählt seine Minister aus, die dann vom Bundespräsidenten ernannt (und später auch wieder entlassen) werden ▸ hat im Kriegsfall den Oberbefehl über die Bundeswehr
Fazit	Der Bundeskanzler hat sehr viel politische Macht, was die täglichen Entscheidungen in der Politik angeht, aber neue Gesetze müssen vom Parlament genehmigt werden.

1 *Was versteht man unter „Kabinett“?*
a. den Bundestag
b. die Regierungsfraktion des Bundestages
c. die Opposition
d. die Bundesregierung

2 *Welchen Namen hat das deutsche Parlament?*
a. Bundestag
b. Reichstag
c. Unterhaus
d. Bundesversammlung
e. Bundesrat

3 *Was versteht man unter Föderalismus?*
a. Die politische Macht geht von einer Zentralregierung aus.
b. Das Parlament fördert die Macht des Kanzlers.
c. Die politische Macht ist verteilt auf Bund und Länder.
d. Die politische Macht ist in drei Gewalten geteilt.

4 *Nennen Sie ein Beispiel für ein zentralistisches Land.*
a. Deutschland
b. Frankreich
c. Schweiz
d. USA

5 *Was bedeutet Koalition?*
a. Zusammenschluss zweier oder mehrerer Parteien, um die Regierung zu bilden
b. Die Parteien, die nicht die Regierung stellen, nennt man Koalition.
c. Die Vertreter der Parteien im Bundestag nennt man Koalition.
d. Die Partei, die die meisten Stimmen im Bundestag hat, nennt man Koalition.

6 *Wie viele Sitze hat der Bundestag (ohne Überhangmandate)?*
a. 299
b. 306
c. 598
d. 603
e. 699

7 *Welche Aufgaben hat der Bundeskanzler?*
a. Er erlässt neue Gesetze.
b. Er führt die politischen Tagesgeschäfte.
c. Er ernennt und entlässt die Minister.
d. Er bestimmt die Richtlinien der Politik.

8 *Wie lange dauert eine Amtsperiode des Bundeskanzlers?*
a. zwei Jahre
b. vier Jahre
c. fünf Jahre
d. sieben Jahre

9 *Wie wird der Kanzler gewählt?*
a. von den Abgeordneten im Bundesrat
b. durch die Mitglieder des Bundestags
c. durch den Bundespräsidenten
d. von den Bürgern bei den Bundestagswahlen
e. von der Bundesversammlung

10 *Die Parteien stellen so viele Abgeordnete, wie sie Stimmenanteile bekommen haben. Obwohl es sehr viele Parteien gibt, sind nur wenige Parteien im Bundestag vertreten. Woran liegt das?*
a. an den Überhangmandaten
b. am Mehrheitswahlrecht
c. an der 5%-Klausel
d. am Föderalismus

11 *Wie nennt sich die Amtsdauer oder Wahlperiode des Bundestags noch?*
a. Registraturperiode
b. Legislative
c. Legislaturperiode
d. Leguminose

12 *Welche Eigenschaften hat unser Staat, die im Grundgesetz verankert sind?*
a. Rechtsstaat
b. Sozialstaat
c. Zentralstaat
d. Demokratie
e. Monarchie

13 *Was sind Säulen der Demokratie?*
a. Meinungsfreiheit
b. Achtung der Menschenrechte
c. Zusammenlegung der Staatsgewalten
d. Einparteiensystem

Was ist der Bundespräsident?	
Wahl	Der Bundespräsident wird von der Bundesversammlung gewählt. Diese besteht aus den Mitgliedern des Bundestags und ebenso vielen Vertretern der Länder. Das sind die Mitglieder des Bundesrates und andere, die aber nicht unbedingt Politiker sein müssen, auch namhafte Persönlichkeiten aus Kultur und Wirtschaft können von den Ländern in die Bundesversammlung entsendet werden.
Amtszeit	Fünf Jahre maximal; eine Wiederwahl ist möglich. Der derzeitige Bundespräsident ist Frank-Walter Steinmeier. Er ist Nachfolger von Joachim Gauck, der von 2012 bis 2017 Bundespräsident war.
Aufgaben	▸ Staatsoberhaupt ▸ führt die Ernennungs- und Entlassungszeremonie für den Kanzler und die Minister durch ▸ unterzeichnet die Gesetze, nachdem sie im Parlament, bzw. vom Bundesrat, beschlossen wurden ▸ repräsentiert Deutschland nach außen (z. B. Staatsbesuche) ▸ ernennt hohe Bundesrichter und Bundesbeamte
Fazit	Der Bundespräsident hat wenig politische Macht, seine Hauptaufgabe ist die Repräsentation.

Zeichnen Sie ein Schema des Staatsaufbaus.

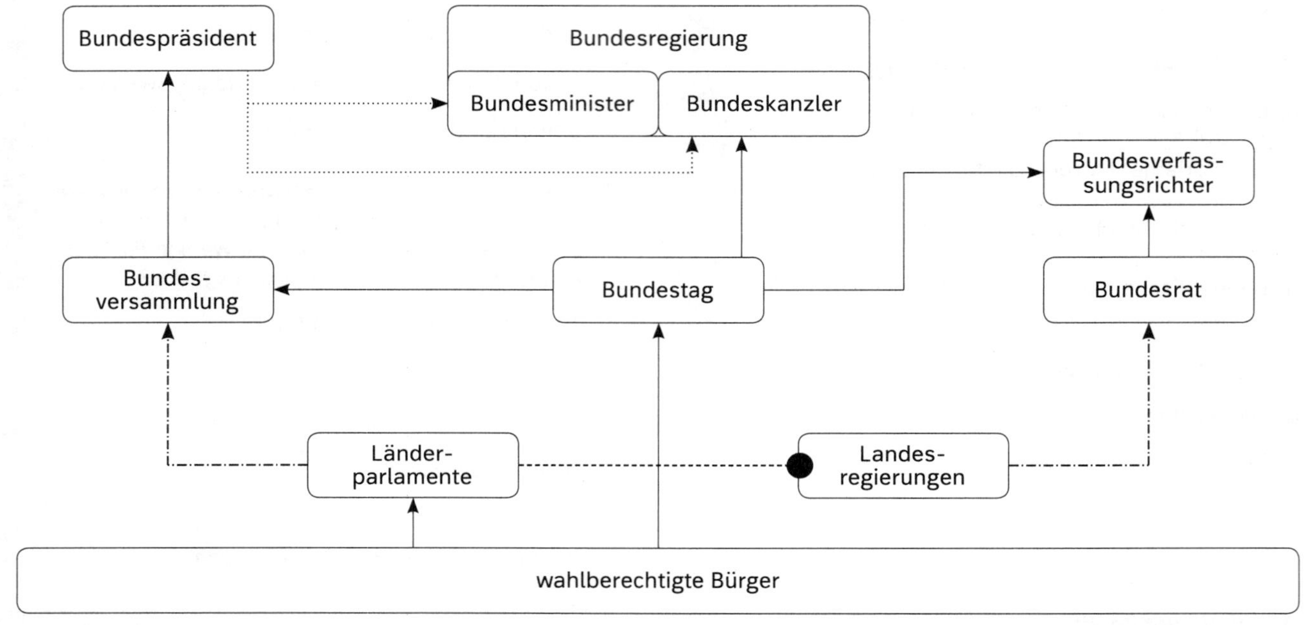

Was bedeuten die verschiedenen Pfeile?	
wählen	———————►
entsenden Vertreter in ...	-·-·-·-·-·-·-►
bilden die Regierung	---------------●
ernennt	··············►

Was versteht man unter ...?	
Vertrauensfrage	Die Vertrauensfrage **geht vom Kanzler aus**. Er stellt sie, wenn er wissen möchte, ob das Parlament hinter ihm steht. Wenn weniger als die Hälfte der Abgeordneten im Bundestag ihm das Vertrauen aussprechen, muss er zurücktreten. Der Bundestag kann dann vom Bundespräsidenten aufgelöst werden (dann kommt es zu Neuwahlen) oder der Bundestag muss einen anderen Kanzler wählen.
Misstrauensvotum	Das Misstrauensvotum **geht vom Parlament aus** (meist von der Opposition). Wenn mehr als die Hälfte der Parlamentarier dem Kanzler ihr Misstrauen aussprechen, muss der Kanzler ebenfalls zurücktreten. Der Bundestag wählt dann einen Nachfolger.

1 Vervollständigen Sie das angegebene Schema und beschriften Sie die Pfeile.

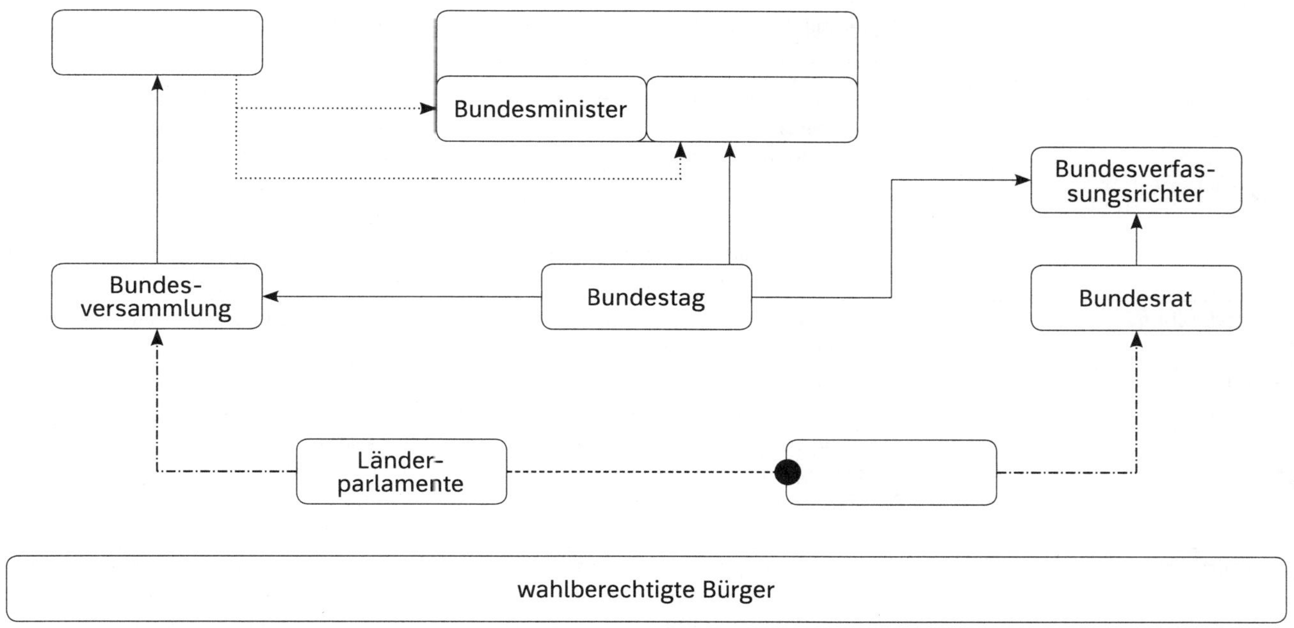

2 Wer stellt die Vertrauensfrage?

a. Der Kanzler stellt dem Kabinett die Vertrauensfrage. ☐

b. Der Bundespräsident stellt dem Kanzler die Vertrauensfrage. ☐

c. Der Kanzler stellt im Bundestag die Vertrauensfrage. ☐

d. Die Opposition stellt dem Kanzler die Vertrauensfrage. ☐

3 Was passiert, wenn der Kanzler die Vertrauensfrage nicht gewinnt?

a. Er kann Neuwahlen anordnen. ☐

b. Er kann ein Misstrauensvotum beantragen. ☐

c. Der Bundespräsident kann den Bundestag auflösen. ☐

d. Der Bundespräsident kann so lange als Kanzler amtieren, bis ein neuer Kanzler gewählt wird. ☐

4 Wer wählt die Richter am Bundesverfassungsgericht?

a. der Bundeskanzler ☐

b. ein Ausschuss des Bundestages ☐

c. ein Ausschuss des Bundesrates ☐

d. die Bundesversammlung ☐

5 Wie setzt sich die Bundesversammlung zusammen?

a. aus dem Bundestag ☐

b. aus den Mitgliedern des Bundesrats ☐

c. aus namhaften Persönlichkeiten, die von den Ländern bestimmt werden ☐

d. aus den Mitgliedern aller Parteien ☐

6 Wie setzt sich der Bundesrat zusammen?

a. aus den Mitgliedern der Bundesversammlung ☐

b. prozentual aus den Parteiverhältnissen der Landtage ☐

c. aus den Länderregierungen ☐

d. aus gewählten Vertretern des Bundestags ☐

e. Der Bundesrat wird vom Kanzler ernannt. ☐

7 Wie oft darf ein Bundespräsident wiedergewählt werden?

a. überhaupt nicht ☐

b. einmal ☐

c. zweimal ☐

d. beliebig oft ☐

Der lange Weg von der Idee zum gültigen Gesetz.	
Gesetzentwurf	Am Anfang eines neuen Gesetzes steht die Idee, der sog. Entwurf. Ein Entwurf kann von der Regierung, dem Bundestag oder Bundesrat eingebracht werden.
erste Lesung	Zunächst wird dann im Bundestag über den Gesetzentwurf diskutiert und beraten.
Beratung in den Fachausschüssen	Danach geht der Entwurf in sog. Fachausschüsse. Dort sitzen auch Vertreter aller Parteien, meist aber nur Fachleute. Die Ausschüsse sind kleiner und daher lassen sich Gesetze leichter beraten (der Bundestag hat über 600 Mitglieder, die Ausschüsse meist unter 40).
zweite Lesung	Nachdem die Fachleute über den Entwurf diskutiert und sich auf eine gemeinsame Formulierung geeinigt haben, wird der Gesetzentwurf in einer zweiten Lesung im Bundestag beraten, es können immer noch Änderungsvorschläge eingebracht werden. Anschließend wird über jeden Paragrafen des neuen Gesetzes abgestimmt.
dritte Lesung	Nach der Einfügung von letzten Änderungen wird der Entwurf noch einmal vorgelegt und die Schlussabstimmung erfolgt.
Bundesrat	Man unterscheidet: ▸ Zustimmungsgesetze (benötigen das „Okay" durch den Bundesrat, um gültig zu werden) ▸ Einspruchsgesetze (benötigen keine Zustimmung, können mit der Mehrheit des Bundestages auch gegen den Einspruch des Bundesrates in Kraft treten) Anschließend wird das Gesetz dem Bundesrat vorgelegt, der seine Zustimmung gibt. Ist dies nicht der Fall, geht das Gesetz in den Vermittlungsausschuss.
Vermittlungsausschuss	Der Vermittlungsausschuss besteht aus Mitgliedern des Bundestags und Bundesrats, die versuchen, eine gemeinsame Lösung zu finden. Der ausgearbeitete Kompromiss wird dann wieder in den Bundesrat gegeben und es wird erneut abgestimmt.
Bundesregierung	Wenn der Bundesrat zugestimmt hat, wird das Gesetz vom Kanzler und dem zuständigen Minister unterzeichnet.
Bundespräsident	Der Bundespräsident unterschreibt das Gesetz ebenfalls (sog. Ausfertigung).
Gültigkeit und Veröffentlichung	Damit kann das Gesetz im Bundesgesetzblatt veröffentlicht werden und in Kraft treten.

Was versteht man unter …?

Da die Lebensbedingungen überall in Deutschland gleich sein sollen, sind die meisten Gesetze Bundesgesetze oder Rahmengesetze. Die Zuständigkeiten bei der Gesetzgebung werden im Grundgesetz festgelegt.

ausschließliche Gesetzgebung	Nur der Bund hat das Recht, in bestimmten Lebensbereichen Gesetze zu erlassen, die Länder sind ausgeschlossen. Zu diesen Bereichen gehören z. B.: ▸ Außenpolitik ▸ Verteidigung ▸ Staatsangehörigkeit, Pass-Gesetze ▸ Luftverkehr
konkurrierende Gesetzgebung	Hier haben sowohl Bund als auch Länder das Recht, Gesetze zu erlassen. Es gilt jedoch „Bundesrecht geht über Landesrecht", d. h., Bundesgesetze haben Vorrang und die Länder dürfen nur Lücken schließen, aber keine gegensätzlichen Gesetze erlassen, bzw. diese wären nicht gültig. Zur konkurrierenden Gesetzgebung gehören: ▸ Bürgerliches Recht und Strafrecht ▸ Vereinsrecht, Versammlungsrecht ▸ Gesetze zur Nutzung der Kernenergie ▸ Arbeits- und Wirtschaftsrecht ▸ Straßenverkehrsgesetze
Rahmengesetzgebung	Bei der Rahmengesetzgebung kann der Bund einen bestimmten Spielraum vorgeben, den die Länder dann unterschiedlich weiter regulieren können, z. B.: ▸ Hochschulgesetze ▸ Naturschutz ▸ Meldebestimmungen
ausschließliche Ländergesetzgebung	Diese gilt z. B. in den Bereichen ▸ Kultur ▸ Polizei ▸ Schule und Bildung

Wie können Bürger Einfluss nehmen?

Durch das politische System in Deutschland haben die Bürger die Möglichkeit, aktiv Einfluss auf die Politik zu nehmen. Dies geschieht hauptsächlich durch die Bundestags- und Landtagswahlen. Jedoch haben die Bürger die Möglichkeit, sich auch außerhalb der Wahlen politisch zu engagieren und ihre Meinung zum Ausdruck zu bringen:

- Volksinitiative (Gesetzesinitiative durch die Bürger, jedoch müssen die Politiker das Gesetz nicht verabschieden)
- Volksbegehren (nicht verbindlich für die Politiker)
- Mitarbeit in Parteien (können dann selbst als Volksvertreter gewählt werden)
- Mitarbeit in Bürgerinitiativen (insbesondere bei regionalen Anliegen, z. B. Erweiterung eines Flughafens) und Verbänden (z. B. Berufsverbände, Gewerkschaft)
- Protest ausdrücken durch die Teilnahme an Demonstrationen, Boykotts und Streiks

1 Wie nennt man die „Idee“ zu einem Gesetz?

a. Gesetzbeschluss ____
b. Gesetzblatt ____
c. Gesetzentwurf ____
d. Gesetzantrag ____

2 Wer kann einen Gesetzentwurf einbringen?

a. die Opposition ____
b. die Regierung ____
c. der Bundesrat ____
d. der Bundespräsident ____
e. die Bundesversammlung ____

3 Wenn ein Gesetz im Bundestag diskutiert wird, kann es sehr hitzig zugehen. Wie nennt man diese Diskussionen?

a. Vortrag ____
b. Präsentation ____
c. Beratung ____
d. Lesung ____

4 Wie viele dieser Diskussionen gibt es auf dem Weg eines Gesetzes?

a. eine ____
b. zwei ____
c. drei ____
d. vier ____
e. fünf ____

5 Was passiert, wenn das Gesetz vom Bundestag beschlossen wurde? (je nach Gesetzesart zwei Möglichkeiten)

a. Der Bundespräsident verkündet es. ____
b. Der Kanzler unterzeichnet es. ____
c. Der Bundesrat muss darüber beschließen. ____
d. Das Bundesverfassungsgesetz muss entscheiden, ob es dem Grundgesetz entspricht. ____

6 Was ist der Vermittlungssausschuss?

a. Wenn sich Kanzler und Opposition nicht einigen können, muss ein Ausschuss vermitteln. ____
b. Wenn sich Bundestag und Bundesversammlung bei der Wahl des neuen Bundespräsidenten nicht einig sind, muss der Vermittlungsausschuss vermitteln. ____
c. Der Vermittlungsausschuss vermittelt zwischen Bundestag und Bundesrat, wenn der Bundesrat mit einem neuen Gesetz nicht einverstanden ist. ____
d. Der Vermittlungsausschuss vermittelt zwischen Kanzler und Bundespräsidenten. ____

7 Welche Gesetze dürfen ausschließlich vom Bund erlassen werden?

a. Naturschutz ____
b. Kultur ____
c. Straßenverkehr ____
d. Luftverkehr ____

8 Wie nennt man die Gesetzgebung, wenn Bund und Länder Gesetze erlassen dürfen?

a. ausschließliche Gesetzgebung ____
b. beidseitige Gesetzgebung ____
c. konkurrierende Gesetzgebung ____
d. simultane Gesetzgebung ____
e. doppelte Gesetzgebung ____

9 In welchen Bereichen ist das der Fall?

a. Straßenverkehr ____
b. Luftverkehr ____
c. Strafrecht ____
d. Arbeitsrecht ____
e. Außenpolitik ____

10 Welche Bereiche der Gesetzgebung unterliegen ausschließlich den Ländern?

a. Passwesen ____
b. Schulwesen ____
c. Hochschulgesetze ____
d. Kultur ____

11 Wie wird ein Gesetz verkündet?

a. Der Kanzler liest es in einer Lesung vor. ____
b. Der Bundespräsident liest es in einer Pressekonferenz der Öffentlichkeit vor. ____
c. Das Gesetz erscheint im Bundesgesundheitsblatt. ____
d. Das Gesetz erscheint im Bundesgesetzblatt. ____

12 Kann der Bundesrat alle Gesetze verhindern?

a. nein, nur Gesetze, die die Länder betreffen ____
b. nein, nur die sog. Zustimmungsgesetze ____
c. nein, nur die sog. Einspruchsgesetze ____
d. Ja, er kann generell alle Arten von Gesetzen verhindern. ____

13 Welche Möglichkeiten haben Bürger, um Einfluss auf die Politik zu nehmen?

a. Nicht-Teilnahme an Wahlen ____
b. Mitgliedschaft in Vereinen ____
c. ehrenamtliche Tätigkeit ____
d. Teilnahme an Demonstrationen ____

Was ist die EU?

Die EU ist ein Zusammenschluss europäischer, demokratischer Staaten (Stand 01.01.2022: 27 Mitgliedsstaaten) Der Austritt Großbritanniens („Brexit") erfolgte am 31.01.2020. Die Ziele sind Stabilität, Friede und Wohlstand in Europa. Aus einer lockeren Handelsunion entwickelte sich eine Währungs- und politische Union (gemeinsame Außenpolitik). Daher müssen die Mitgliedstaaten vor dem Beitritt gewisse Voraussetzungen erfüllen:

- Demokratie
- Wahrung der Menschenrechte
- Freiheit
- Rechtsstaatlichkeit
- wirtschaftliche Stabilität und Solidarität

Welche Organe (Institutionen) gehören zur EU?

Europaparlament	Europäische Bürger wählen die Abgeordneten alle fünf Jahre, Aufgaben: Gesetzgebung und Ernennung der EU-Kommission; Sitz in Straßburg.
Europäischer Rat	Regierungschefs der Mitgliedstaaten, legen die Richtlinien der gemeinsamen Politik fest.
Ministerrat (= Rat der europäischen Union)	Minister der Mitgliedsländer: Beschluss von Gesetzen
Europa-Kommission	Je ein Vertreter aller Mitgliedsländer („Europa-Regierung") Vorlage von Gesetzentwürfen, Ausführung von Gesetzen; Sitz in Brüssel
Europäischer Gerichtshof	Kontrolle der Rechtseinhaltung in den Mitgliedsländern; Sitz in Luxemburg
Europäischer Rechnungshof	kontrolliert die Einhaltung des EU-Haushalts
weitere Einrichtungen	verschiedene Ausschüsse; Europäische Zentralbank (für Geldpolitik und Euro zuständig)

Wie hat sich die EU entwickelt?

9. Mai 1950	„Geburtsstunde" der EU, erstmalig wurde der Gedanke eines europäischen Zusammenschlusses gefasst. Der 9. Mai gilt heute als Europatag.
1950er-Jahre	Sechs Staaten (Deutschland, Frankreich, Luxemburg, Belgien, Niederlande und Italien) bilden Vorläufergemeinschaften: ▸ Montanunion (1951 europäische Gemeinschaft für Kohle und Stahl = EGKS) ▸ EURATOM (1957 europäische Atomgemeinschaft) ▸ EWG (1957 europäische Wirtschaftsgemeinschaft)
1967	Zusammenschluss zur EG
1973	Dänemark, Irland und Großbritannien treten der EG bei.
1980er-Jahre	Beitritte von Griechenland (1981) sowie Spanien und Portugal (beide 1986)
1992/93	Vertrag von Maastricht, durch den viele Hindernisse fallen: ▸ gemeinsame Außen- und Sicherheitspolitik ▸ Binnenmarkt ▸ Bildung einer Wirtschafts- und Währungsunion ▸ Zusammenarbeit der Justiz
1990er	Beitritte von Österreich, Finnland und Schweden
1999 bis 2002	Einführung des Euro in der Finanzwelt und Übergangsphase, Einführung des Euro-Geldes
2004	Beitritte von Lettland, Estland, Litauen, Polen, Tschechien, Slowakei, Ungarn, Slowenien, Malta, Zypern Bulgarien, Rumänien (beide 2007), Kroatien (2013)
Beitrittsverhandlungen	Türkei, Mazedonien, Montenegro, Albanien und Serbien
Austritt	Großbritannien, sog. Brexit (2020)

Was ist der europäische Binnenmarkt?

Unter dem freien Binnenmarkt versteht man den Wegfall von Hindernissen und Kontrollen bei:

- Warenaustausch (Handel)
- Geldgeschäften
- Reisen (keine Passkontrollen)
- Dienstleistungen

Was sind die Vor- und Nachteile der EU und des Binnenmarktes?

Vorteile	Nachteile
Reisen ohne Passkontrolle	Erleichterung für Verbrecher
freier Handel mit Waren ohne Zollbeschränkungen	Möglichkeit von Schmuggel und Einführung illegaler Waren (z. B. Drogen) und Grenzüberschreitungen
Arbeitsmöglichkeiten in ganz Europa	Abbau von Sozialleistungen
neue Gewinnchancen für Unternehmen	Abbau von Arbeitsplätzen in den „teureren" Ländern
mehr Auswahl an Produkten	weniger Überblick
günstigere Preise durch Konkurrenz und Import (z. B. Obst)	evtl. verminderte Qualität, schlechte Chancen für kleine Unternehmen

1 Welche Voraussetzung müssen Länder beim Beitritt erfüllen?

a. wirtschaftliche Stabilität

b. Föderalismus

c. Rechtsstaatlichkeit

d. Achtung der Menschenrechte

2 Welche Ziele hat die EU?

a. Europäische Kultur zu schützen und auszudehnen

b. Friede, Stabilität und Wohlstand in Europa

c. Verteidigungsorganisation für Europa

d. Entwicklungshilfe für Länder der Dritten Welt zu leisten

3 Wie viele Mitgliedsstaaten hat die EU (Stand 1/2022)?

a. 25

b. 29

c. 27

d. 38

4 Welche Länder/welches Land sind/ist 2013 beigetreten?

a. Russland

b. Türkei

c. Bulgarien

d. Rumänien

e. Kroatien

5 Wie hieß der erste Vorläufer der EU?

a. Spontanunion

b. Montanunion

c. Währungsunion

d. Solidaritätsunion

6 Welche weiteren Zusammenschlüsse folgten?

a. Europäische Umweltgemeinschaft

b. Europäische Atomorganisation

c. Europäische Stromorganisation

d. Europäische Wirtschaftsgemeinschaft

7 Welche Staaten waren damals beteiligt?

a. Belgien

b. Niederlande

c. Luxemburg

d. Deutschland

e. England

f. Österreich

g. Frankreich

h. Spanien

i. Italien

8 Welche Aussagen zum Binnenmarkt sind korrekt?

a. ein jährliches Treffen aller Firmen

b. Wegfall von Zöllen

c. Wegfall von Reisebeschränkungen

d. europaweite Dienstleistungsangebote

9 Mit welchen Staaten werden Beitrittsverhandlungen geführt?

a. Rumänien

b. Bulgarien

c. Zypern

d. Türkei

e. Island

f. Slowenien

10 Nennen Sie je drei Vorteile und drei Nachteile des Binnenmarktes. (Beispiele)

Vorteile:
Nachteile:

11 Welche Aussagen zu den europäischen Institutionen sind korrekt?

a. Das Parlament legt die Richtlinien der gemeinsamen Politik fest.

b. Der Gerichtshof überprüft die Einhaltung der Verträge.

c. Der Ministerrat beschließt neue Gesetze.

d. Die Kommission hat gesetzgebende Gewalt.

e. Im Europäischen Rat sitzen die Außenminister der EU-Länder.

f. Der Europäische Rat wird von den europäischen Bürgern gewählt.

12 Was wurde in Maastricht beschlossen?

a. Wirtschaftsunion (Binnenmarkt)

b. Einführung einer gemeinsamen Währung

c. gemeinsame Außen- und Sicherheitspolitik

d. globale Reisefreiheit

Warum wird das 20. Jahrhundert auch das Jahrhundert der Kriege genannt?

Das 20. Jahrhundert war geprägt von den beiden Weltkriegen: Erster Weltkrieg (1914–1918) und Zweiter Weltkrieg (1939–1945). Beide hinterließen tiefe Spuren, besonders in Europa. Viele Städte lagen in Trümmern, aber die Kriege brachten vor allem sehr viel Leid und Verluste über die Menschen. Hinzu kamen die Grausamkeiten und der Schrecken der NS-Diktatur, die sich tief in das Bewusstsein der Menschen gegraben hatten. Unter diesem Eindruck wollten die Politiker mit allen möglichen Mitteln eine Wiederholung der Geschichte und weitere Kriege vermeiden. Daher prägten die Friedenssicherung und die Wahrung der Demokratie seither die Politik.

Wer waren die Alliierten?

Im Zweiten Weltkrieg verbündeten sich die USA, Großbritannien und die Sowjetunion sowie französische Kämpfer gegen Deutschland. Diese vier Verbündeten waren die Alliierten oder auch alliierten Truppen. Nach der Kapitulation (= Ergebung, Niederlage) Deutschlands 1945 berieten die Alliierten (Siegermächte) über das weitere Vorgehen in Bezug auf Deutschland (Konferenz von Potsdam, Konferenz von Jalta).

Was war der Kalte Krieg?

Die Gegner: Auf der einen Seite standen die westlichen Mächte (USA, Großbritannien, Frankreich), die für eine freie, demokratische Grundordnung eintraten. Auf der anderen Seite standen die Sowjetunion und andere osteuropäische Staaten (Ostblockstaaten), die sozialistisch regiert waren.
Das Zerwürfnis: Allerdings brach kein offener Krieg mit Angriffen und Bombardierungen aus. Daher spricht man vom Kalten Krieg. Die „Kriegsfront“ zwischen den „Gegnern“ verlief mitten durch Deutschland: Westdeutschland war von den drei westlichen Siegermächten besetzt, während der östliche Teil durch sowjetische Truppen besetzt war und zur DDR wurde.
Das Ende: Mit dem Zerfall der Sowjetunion, dem Ende des Warschauer Pakts (Verteidigungsbündnis der Ostblockstaaten) und der Wiedervereinigung Deutschlands ging der Kalte Krieg zu Ende. Die veränderten Bedingungen in der Sowjetunion führten zu einer Entspannung der Situation und zur verstärkten Zusammenarbeit mit dem ehemaligen Gegner.

Was ist Globalisierung?

weltweite Vernetzung	Während sich das Leben (auch Konflikte und Handel) in früheren Jahrhunderten vor allem regional begrenzt abspielte, findet heute eine zunehmende weltweite Vernetzung in allen Lebensbereichen statt. Bsp.: Vernetzungen in der Politik (z. B. EU) und Wirtschaft (internationale Firmen)
Kommunikation und Transport	Telefon, Fax und E-Mail, aber auch soziale Netzwerke ermöglichen eine schnelle Kommunikation rund um die Welt. Autos und Flugzeuge haben Reisen und Transporte von Gütern vereinfacht und beschleunigt. Somit ist der Austausch zwischen entfernten Regionen einfacher und schneller geworden. Bsp.: Während ein Segelschiff oft Wochen über den Atlantik benötigte, um Waren oder Briefe zu transportieren, kann man heute binnen acht Stunden in den USA sein oder eben schnell dort anrufen bzw. skypen.
Handel und Wirtschaft	Durch die Möglichkeiten der Kommunikation und des Transports finden Handel und Wirtschaft mittlerweile international statt. Viele große Firmen haben weltweit Niederlassungen und Fabriken (Bsp.: Daimler AG ist ein globaler Konzern, der seine Autos weltweit produziert und verkauft). Andererseits gibt es auch viele ausländische Firmen, denen deutsche Fabriken gehören (General Motors aus den USA hat Opel übernommen).

Was sind die Auswirkungen der Globalisierung?

Vorteile	Gefahren bzw. Probleme
leichte Verfügbarkeit von Informationen weltweit und unabhängig von Landesgrenzen, z. B. Radio, Fernsehen, Internet (u. a. auch soziale Netzwerke)	gestiegene Überwachungsmöglichkeiten über Grenzen hinweg durch die neuen Technologien und internationale Zusammenarbeit
bessere Reisemöglichkeiten	Gefahr von international tätigen Kriminellen
größere Auswahl an Waren durch Import und Export von Handelsgütern	Abhängigkeit der Politik von der Wirtschaft und daher großer Einfluss der Wirtschaft auf politische Entscheidungen
günstigere Preise durch vereinfachten Transport von Waren und billigere Produktion im Ausland	Gefährdung von Arbeitsplätzen durch die Verlagerung von Fabriken in Billiglohnländer, Konkurrenz durch billigere Produkte aus dem Ausland

Wie kommt es zu Konflikten und Kriegen?

Streitigkeiten, die zu Konflikten führen können, entstehen meist durch unterschiedliche Weltanschauungen in bestimmten Lebensbereichen. Dabei können die Konflikte innerhalb eines Landes sein, z. B. Bürgerkrieg oder Unruhen, oder auch zwischen zwei Ländern.

Lebensbereiche	Beispiele
Politik (Ideologie)	Demokratie oder Sozialismus oder Diktatur
Wirtschaft	Streit über Einfuhrzölle, wirtschaftliche Interessen z. B. an Rohstoffvorkommen
Grenzverläufe	Streitigkeiten, ob ein Gebiet zu dem einen oder anderen Land gehört, z. B. China-Japan-Inselstreit
Religion	die Kreuzzüge, Bürgerkrieg in Nordirland, islamistischer Terrorismus
Angst und Misstrauen	Wettrüsten, z. B. im Kalten Krieg
Vorurteile, Rassismus	Diskriminierung von bestimmten Volksgruppen, Syrienkonflikt

1 Wann fand der Zweite Weltkrieg statt?

a. 1914 bis 1918 ____
b. 1939 bis 1944 ____
c. 1939 bis 1945 ____
d. 1940 bis 1944 ____

2 Wann war der Kalte Krieg?

a. 1914 bis 1918 ____
b. 1939 bis 1949 ____
c. nach dem Zweiten Weltkrieg bis Ende der 80er-Jahre
d. nach dem Zweiten Weltkrieg, noch immer andauernd

3 Wie kam es zum Kalten Krieg?

a. durch Angst vor dem Dritten Weltkrieg ____
b. durch den Handelsboykott gegen die Sowjetunion ____
c. durch Misstrauen und unterschiedliche politische Systeme in Ost und West ____
d. durch die Teilung Deutschlands ____
e. durch ein Zerwürfnis unter den Alliierten ____

4 Wer waren die „Kriegsgegner" im Kalten Krieg?

a. Ost- und Westdeutschland ____
b. Nord- und Südstaaten der USA ____
c. westliche, demokratische Länder und osteuropäische, sozialistische Länder (Ostblock) ____
d. alliierte Truppen und NS-Soldaten ____

5 Welche Faktoren können zu Kriegen führen?

a. wirtschaftliche Streitigkeiten ____
b. unterschiedliche politische Systeme ____
c. Konflikte über Religionen ____
d. Unterdrückung von Minderheiten ____
e. Inflation ____
f. hohe Arbeitslosigkeit ____

6 Was versteht man unter Globalisierung?

a. die Mitgliedschaft eines Landes in der UNO ____
b. zunehmende internationale Vernetzung ____
c. die Einführung von Importzöllen ____
d. weltweite Wahlen ____

7 Welche technischen Erfindungen haben die Globalisierung ermöglicht?

a. der Import von billigen Produkten aus dem Ausland ____
b. Flugzeuge ____
c. Computer und Internet ____
d. Telefon ____
e. Entdeckung Amerikas durch Christoph Kolumbus

8 Welche Vorteile bietet die Globalisierung für uns?

a. größere Auswahl an Produkten, z. B. exotische Obstsorten ____
b. einfacher und schneller Austausch von Informationen und Nachrichten ____
c. Schaffung von vielen Arbeitsplätzen in Billiglohnländern
d. gestiegener Einfluss der Wirtschaft auf die Politik ____

9 Welche Gefahren bringt die Globalisierung mit sich?

a. erhöhte Kriegsgefahr ____
b. international tätige Verbrecher ____
c. Gefährdung von Arbeitsplätzen ____
d. gestiegene Flugpreise ____

10 Wie nannte sich das Verteidigungsbündnis, zu dem sich die Sowjetunion und sozialistisch regierte osteuropäische Staaten zusammengeschlossen hatten?

a. Moskauer Bündnis ____
b. Prager Frühling ____
c. Bündnis von Budapest ____
d. Warschauer Pakt ____

11 Wer gehörte zu den Alliierten?

a. China ____
b. Sowjetunion ____
c. USA ____
d. Kanada ____
e. Großbritannien ____
f. Schweiz ____

12 Welcher Gedanke steckte hinter dem Wettrüsten des Kalten Krieges?

a. Vorsicht → Für den Notfall wollte man genügend Munition zur Verteidigung haben. ____
b. Abschreckung → Man wollte zeigen, was dem anderen droht, falls er wagen würde, anzugreifen. ____
c. Sparsamkeit → Hohe Produktionsraten machen die Preise billiger, auch für Waffen. ____
d. Angst → Ungewissheit über Waffenlage des Gegners ____

Durch welche Organisationen wird der internationale Frieden gesichert?

Organisation	UNO	NATO	OSZE
Wirkungskreis	weltweit	Nordamerika und Europa	Europa
seit	1945	1949	1975 (KSZE), seit 1994 OSZE
Aufgaben	▸ Frieden bewahren ▸ Streit schlichten ▸ Blauhelm-Einsätze	▸ Abschreckung und Verteidigung seit 1991 ▸ Friedensförderung, Friedenseinsätze in UNO-Auftrag	▸ Konflikten vorbeugen, ▸ diplomatische Streitschlichtung

Was ist die UNO?

Der Gedanke an Weltfrieden und einen Völkerbund, dem alle Staaten angehören sollten, wurde während des Zweiten Weltkrieges gefasst. Die UN-Charta wurde 1945 vom Sicherheitsrat unterzeichnet, 1946 trat zum ersten Mal die Generalversammlung zusammen.

Abkürzung für	United Nations Organization (Organisation der Vereinten Nationen)		
Hauptquartier	New York	**Generalsekretär (höchster Verwaltungsbeamter)**	wird von der Generalversammlung auf fünf Jahre gewählt (zz. António Guterres, seit 01.01.2017
Mitgliedstaaten	193	**Gründung**	1945
Ziele/Aufgaben	Menschenrechte schützen, Weltfrieden wahren		
Verfassung	Die Struktur, Ziele und Aufgaben, Rechte und Pflichten der UNO sind in einer Verfassung festgelegt, der sog. „Charta der Vereinten Nationen“.		

Was sind die Organe der UNO?

Die UNO besteht aus sechs Hauptorganen, die gleichwertig sind.

Generalversammlung (GV)	Versammlung mit Vertretern aller 193 Mitgliedstaaten
Sicherheitsrat	besteht aus 15 Mitgliedstaaten Fünf Mitglieder sind ständige Mitglieder: zehn, die auf je zwei Jahre Mitglied sind, von der GV gewählt. ▸ USA ▸ Großbritannien ▸ Russland ▸ Frankreich ▸ China Diese fünf Staaten haben ein sog. **Vetorecht**, d. h., sie können einen Beschluss verhindern, auch wenn die Mehrheit der Mitglieder für den jeweiligen Beschluss ist. Die übrigen zehn Mitglieder werden von der Generalversammlung für je zwei Jahre gewählt und haben kein Vetorecht.
Sozial- und Wirtschaftsrat	▸ 54 Mitglieder auf je drei Jahre gewählt ▸ steht vielen Kommissionen vor und arbeitet mit Sonderorganisationen zusammen ▸ kümmert sich um wirtschaftliche und soziale Belange weltweit
Internationaler Gerichtshof	▸ internationale Streitigkeiten beilegen ▸ Empfehlungen an zuständige Organisationen der UN abgeben
Sekretariat	Generalsekretär (Verwaltungschef) ist António Guterres (seit 2017)
Treuhandrat	hat seine Arbeit eingestellt

Was ist die Generalversammlung und welche Nebenorganisationen gibt es?

Zur Generalversammlung entsenden alle Mitgliedstaaten ihre Vertreter (= Treffen aller Mitglieder). Der Generalversammlung sind verschiedene Einrichtungen und Institutionen unterstellt (Nebenorganisationen), zu den bekanntesten gehören z. B.:

UNICEF	United Nations Children Emergency Fund	Kinderhilfswerk, kümmert sich besonders um Kinder in Entwicklungsländern
UNHCR	United Nations High Commissioner for Refugees	Flüchtlingshilfswerk der Vereinten Nationen, unterstützt Flüchtlinge in Krisenregionen

Was ist die NATO? (s. auch Seite 254)

Ebenfalls nach dem Zweiten Weltkrieg gegründet, jedoch als Verteidigungsbündnis, nicht als zivile Organisation wie die UNO.

Abkürzung für	North Atlantic Treaty Organization	**Sitz**	Brüssel	**Gründung**	1949
Aufgaben/Ziele	bei Gründung ▸ Verteidigungsbündnis (Westeuropa und Nordamerika), ▸ Einsatzgebiet nur in den Mitgliedstaaten ▸ Bewahrung der westlich-liberalen Gesellschaftsordnung, z. B. kulturelle, wirtschaftliche und demokratische Grundprinzipien jetzt: ▸ Wahrung der Menschenrechte ▸ UNO-Mandate ▸ Konfliktverhütung, Friedensförderung, Schutz vor Terror ▸ weltweites Einsatzgebiet, z. B. Afghanistan ▸ Sicherung der Rohstoffversorgung				
Mitglieder	▸ Zwölf Gründungsmitglieder (u. a. USA, Kanada, Großbritannien, Portugal, Norwegen) ▸ Deutschland seit 1955 ▸ mittlerweile 31 Mitglieder, auch Staaten aus Osteuropa, die ehemals dem Warschauer Pakt angehörten (z. B. Polen, Ungarn, Lettland, Estland, Litauen) sowie Partnerschaften mit weiteren Ländern				

1 Welche Organisationen sind an der Wahrung des internationalen Friedens beteiligt?

a. UNO

b. UNESCO

c. NATO

d. FAO

e. OSZE

f. OPEC

2 Wann wurden die verantwortlichen Organisationen gegründet?

a. nach dem Ersten Weltkrieg

b. nach dem Zweiten Weltkrieg

c. in den 1960er-Jahren

d. in den 1990er-Jahren

3 Welche Staaten gehören zu den ständigen Mitgliedern im Sicherheitsrat?

a. USA

b. Kanada

c. Großbritannien

d. Frankreich

e. Italien

f. Deutschland

g. Japan

h. China

i. Russland

j. Indien

k. Argentinien

4 Wie viele Mitglieder hat der Sicherheitsrat insgesamt?

a. fünf

b. zehn

c. 15

d. 20

e. Alle Staaten sind vertreten.

5 Für wie lange sind die nicht-ständigen Mitglieder im Sicherheitsrat?

a. ein Jahr

b. zwei Jahre

c. fünf Jahre

d. neun Jahre

e. zehn Jahre

6 Wer ist der oberste Verwaltungsbeamte der UNO?

a. der US-Präsident

b. der russische Präsident

c. der Generalsekretär

d. der Bundespräsident

7 Wie nennt sich das Treffen aller Mitglieder der UNO?

a. Sicherheitsrat

b. Vollversammlung (seltener)

c. Generalversammlung

d. Sozial- und Wirtschaftsrat

8 Wie viele Mitgliedstaaten hat die UNO?

a. 50

b. 91

c. 150

d. 193

9 Wie nennt sich die Verfassung der UNO?

a. Grundgesetz

b. Verfassungsgesetz

c. Charta

d. Grundordnung

10 Welche Ziele und Aufgaben hat die UNO?

a. Menschenrechte wahren und schützen

b. Frieden wahren

c. Gleichstellung aller Länder

d. Demokratisierung in allen Ländern

11 Was sind Nebenorganisationen der UNO?

a. UNESCO

b. UNICEF

c. WHO

d. UNHCR

e. NATO

12 Welchen Wirkungskreis hat die UNO?

a. Europa

b. Europa und Amerika

c. Europa, Amerika und Russland

d. USA, Frankreich, Großbritannien, Russland und China

e. weltweit

13 Wann wurde die UNO gegründet (Charta unterschrieben)?

a. 1945

b. 1946

c. 1949

d. 1950

Was sind Sonderorganisationen der UNO? Neben den Hauptorganen gibt es auch mehrere Sonderorganisationen, die eigenverantwortlich spezielle Aufgabenbereiche übernehmen; Sonderorganisationen sind rechtlich, organisatorisch und finanziell selbstständig (im Gegensatz zu den Nebenorganisationen). Beispiele sind:		
WHO	World Health Organization	Weltgesundheitsorganisation, übernimmt Gesundheitsprogramme und Pandemiekontrolle
Weltbank und IWF	Internationaler Währungsfonds	Organisationen, die sich mit der Weltwirtschaft und der Vergabe von Krediten beschäftigen
UNESCO	United Nations Educational, Scientific and Cultural Organization	Die UNESCO unterstützt den Erhalt von Kultur- und Naturdenkmälern. So wurde z. B. das Mittelrheintal zum Weltkulturerbe erklärt.

Welche Aufgaben hat der Sicherheitsrat? Die Hauptaufgabe des Sicherheitsrates ist die Sicherung des Friedens und der Sicherheit in der Welt. Er hat die politische Macht, über Eingriffe in Streitigkeiten zu entscheiden. Als einziges Organ der UNO kann er verbindliche Beschlüsse fassen, an die sich alle Mitglieder halten müssen. Zur Friedensgestaltung stehen verschiedene Möglichkeiten zur Verfügung:	
Handelsembargo	Beschluss, der besagt, dass die UNO-Mitglieder keinen Handel mehr mit dem entsprechenden Land betreiben sollen. Dadurch soll die Wirtschaft des Landes lahmgelegt werden, sodass die Staatschefs zur Einwilligung in ein Friedensabkommen gezwungen werden.
Blauhelm-Missionen	Der Sicherheitsrat entscheidet über einen Einsatz im Krisengebiet. Die entsendeten Soldaten sollen für Ruhe und Frieden sorgen. Sie tragen ihre Landesuniform und unterstehen ihren landeseigenen Oberbefehlshabern, tragen aber einen blauen Helm mit UNO-Abzeichen und handeln im Auftrag der UNO.
UNO-Streitkräfte	Während die Blauhelme fast gar nicht bewaffnet sind und durch ihre Anwesenheit für Ruhe sorgen sollen, dürfen die NATO-Streitkräfte in Konflikte eingreifen.

Was sind die Probleme der UNO? Das Hauptproblem der UNO ist ihre eingeschränkte Handlungsfähigkeit, da es sich um einen sehr lockeren Zusammenschluss der Staaten handelt.	
Unverbindlichkeit	Nur aufgrund der Unverbindlichkeit und Flexibilität der Charta konnten so viele Staaten als Mitglieder gewonnen werden, trotz unterschiedlicher Weltanschauungen in Politik, Kultur und Religion. Dadurch sind aber viele Beschlüsse nur Empfehlungen, an die sich die Länder oft nicht halten.
eingeschränkte Handlungsfähigkeit	Aufgrund der Unverbindlichkeit ist die Handlungsfähigkeit und politische Macht der UNO sehr eingeschränkt. Außerdem darf sie nicht in innere Angelegenheiten eines Staates eingreifen.
Entwicklungspolitik	Viele Kritiker werfen der UNO ein Scheitern ihrer Entwicklungspolitik in den vergangenen Jahrzehnten vor, da die Entwicklungsländer von Hilfeleistungen der Industrienationen abhängig geworden sind.
eingeschränkte Anerkennung der einzelnen Organe	Bsp.: Die USA lehnen den Internationalen Gerichtshof in Den Haag für US-Bürger ab und wollen sich notfalls sogar eine „militärische Befreiung“ vorbehalten. Damit ist die Kompetenz des Gerichts stark untergraben worden.
hoher Verwaltungsaufwand	Durch viele Unter-, Neben- und Sonderorganisationen entstand ein sehr großer Verwaltungsapparat, was oft zu heftiger Kritik führt.
hohe Verwaltungskosten	Bei einem derart großen Verwaltungsaufwand entstehen große Kosten, die von den Mitgliedern gezahlt werden müssen. Die größten Beiträge kommen von den USA und Europa.

Was ist der Internationale Gerichtshof?	
Sitz	Den Haag
Zuständigkeit/Aufgaben	Schlichtung von Streitigkeiten zwischen zwei oder mehreren Staaten Nur Staaten (keine Einzelpersonen) können vor dem Gerichtshof klagen; meist geht es um Grenzstreitigkeiten oder Unrechtstaaten.
Mitglieder	15 Mitglieder (Richter) aus unterschiedlichen Ländern, die auf neun Jahre gewählt werden

Bitte lesen Sie für die Beantwortung der Fragen zuerst alle Seiten zur internationalen Politik durch.

1 *Wo sitzt der Internationale Gerichtshof?*
a. Brüssel
b. Genf
c. Den Haag
d. Wien
e. New York

2 *Wie viele Richter sind am Internationalen Gerichtshof?*
a. fünf
b. neun
c. zehn
d. 15
e. 26

3 *Welche Aussagen treffen auf Blauhelm-Missionen zu?*
a. Blauhelme sind zivile Mitarbeiter der UNO.
b. Blauhelme sind Soldaten in ihrer Landesuniform, aber mit einem UNO-blauen Helm.
c. Blauhelme sind direkt dem Generalsekretär der UNO unterstellt.
d. Blauhelm-Missionen werden von der Generalversammlung beschlossen.
e. Blauhelm-Missionen sind eine Möglichkeit zur Friedenserzwingung.

4 *Welche Aufgaben hat der Internationale Gerichtshof?*
a. Schlichtung von Streitigkeiten zwischen Einzelpersonen
b. Ausarbeitung von Friedensverträgen
c. Schlichtung von Streitigkeiten zwischen zwei Ländern
d. Verfolgung von Industriespionage

5 *Wie viele Staaten waren an der Gründung der NATO beteiligt?*
a. drei
b. sechs
c. zwölf
d. 15
e. 26

6 *Um welche Aufgaben kümmert sich die UNESCO?*
a. um Kinder in Not
b. um die Gewährung von Krediten für Entwicklungsländer
c. um die Verbesserung von Gesundheit
d. um Belange in Bildung, Wissenschaft und Natur

7 *Was bedeutet WHO?*
a. Weltgesundheitsorganisation
b. Welthungerorganisation
c. Welthilfswerk
d. Welthandelsorganisation

8 *Wer kümmert sich um die Gewährung von Krediten für Entwicklungsländer?*
a. IWF
b. UNESCO
c. WHO
d. NATO

9 *Die UNO hat viele Kritiker; welches sind die Hauptprobleme, die immer wieder beklagt werden?*
a. hohe Verwaltungskosten
b. zu wenige Unterorganisationen
c. zu viele Amtssprachen
d. zu wenig politische Macht
e. Unverbindlichkeit
f. zu viele Mitglieder

10 *Wie groß ist das Einsatzgebiet der NATO heute?*
a. Europa
b. Europa und Nordamerika
c. Osteuropa und Länder der ehem. Sowjetunion
d. weltweit

11 *Welche Länder gehörten zu den Gründungsmitgliedern der NATO?*
a. USA
b. Russland
c. Lettland
d. Polen
e. Deutschland
f. Portugal

12 *Wann wurde die NATO gegründet?*
a. 1944
b. 1945
c. 1949
d. 1994

13 *Wo liegt das NATO-Hauptquartier? (vgl. auch Seite 250 und 254)*
a. Den Haag
b. Wien
c. New York
d. Genf
e. Brüssel

Warum wurde die NATO gegründet?

Die NATO wurde als westliches Verteidigungsbündnis gegründet:
In Europa standen sich nach dem Zweiten Weltkrieg westliche und sowjetische Truppen gegenüber. Während sich die Sowjetunion und sozialistische Staaten Osteuropas im „Warschauer Pakt" zur gegenseitigen Unterstützung verpflichteten, gründeten die USA und Westeuropa ebenfalls ein gemeinsames Verteidigungsbündnis – die NATO. Dieses Bündnis besagt, dass alle verbündeten Staaten helfen müssen, falls ein Mitgliedstaat angegriffen wird. Geprägt war die Gründung der NATO durch den Kalten Krieg, daher änderten sich auch mit dem Ende des Kalten Krieges und dem Zusammenbruch des Warschauer Pakts das Aufgabengebiet und die Strategien der NATO.

Was sind Organe der NATO?

Generalsekretär	Jens Stoltenberg (bis 30.09.2024)
Nordatlantikrat	Oberstes Gremium der NATO mit Sitz in Brüssel. Mindestens einmal die Woche kommen die ständigen Vertreter (Botschafter) aller Mitgliedstaaten zusammen; halbjährlich die Außen- und Verteidigungsminister und etwa alle drei Jahre die Staats- und Regierungschefs.
Ständiger Rat, Brüssel (Diplomaten/Botschafter)	Daneben haben aber alle Länder Vertreter (Botschafter) nach Brüssel entsendet, die dort dauerhaft stationiert sind.

Wie haben sich die Strategien bzw. Aufgaben der NATO seit ihrer Gründung geändert?

bis in die 60er-Jahre	Hauptgegner waren die Sowjetunion und die Mitglieder des Warschauer Pakts. Schutz der NATO-Mitglieder durch massive Abschreckung und Aufrüstung → falls ein Staat es wagen würde, ein NATO-Land anzugreifen, müsste er mit massivster Vergeltung und Gegenwehr rechnen.
ab 1967	Entspannung, man verfolgte die Strategie der „abgestuften Reaktion", d.h., je nach Art des Angriffs würde die Reaktion der NATO abgestuft verlaufen.
seit 1991	Seit Zusammenbruch der Sowjetunion und des Warschauer Pakts ist der Hauptgegenspieler weggefallen, einige Länder des ehemaligen Warschauer Pakts sind jetzt sogar NATO-Mitglieder. Die Aufgaben seither sind Friedensförderung und internationale Kooperation, vor allem auch mit Russland und Osteuropa. Russland ist kein Gegner mehr, sondern Kooperationspartner.
seit 2001	Durch den Terroranschlag am 11. Sept. 2001 wurde eine neue Dimension der Bedrohung eröffnet, die Einsatzgebiete sind nun weltweit ausgedehnt, z.B. Afghanistan.

Was ist die OSZE?

Neben der ursprünglich rein militärischen NATO wurde 1975 noch die KSZE/OSZE gegründet, deren Hauptaufgabe die diplomatische Konfliktlösung in Europa ist.

Abkürzung	Organisation für Sicherheit und Zusammenarbeit in Europa
Sitz	Wien
Gründung	1975 als KSZE (Konferenz für ...) 1994 Umbenennung in OSZE
Aufgaben/Ziele	▸ Schutz der Menschenrechte ▸ Gewaltverzicht (Konfliktlösung durch Diplomatie) ▸ militärische Konflikte (Krieg) vermeiden ▸ gegenseitige Anerkennung der Staaten
Mitglieder	57 Mitgliedstaaten aus ganz Europa sowie ehemalige Länder des Ostblocks und der Sowjetunion sowie 11 Partnerstaaten

Wie ist die Bundeswehr am internationalen Frieden beteiligt?

Bündnisarmee	Die Bundeswehr wurde 1955 als Bündnisarmee zur Landes- und Bündnisverteidigung (im Rahmen des NATO-Bündnisses) gegründet.
Soldaten	Während des Kalten Krieges zählte die Bundeswehr fast 500000 Mann, z. Zt. sind es ca. 181000 Frauen und Männer (12/2023).
Oberster Befehlshaber	Friedenszeiten: Verteidigungsminister Kriegszeiten: Bundeskanzler
Allgemeine Wehrpflicht	Im Rahmen der Bundeswehrreform werden die Wehrpflicht und der Wehrersatzdienst seit 2011 ausgesetzt. Stattdessen wurde ein allgemeiner Bundesfreiwilligendienst eingeführt. Aktuelle Informationen: www.bmvg.de und www.bmfsfj.de/BMFSFJ/Freiwilliges-Engagement/bundesfreiwilligendienst.html
Wehrersatzdienst	(siehe oben)
ursprüngliche Aufgaben	Seit der Wiedervereinigung ist die innerdeutsche Grenze weggefallen und mit Auflösung des Warschauer Pakts und Zerfall der Sowjetunion auch die größte Bedrohung. Auslandseinsätze waren kurzfristig und meist im Rahmen von Katastrophenhilfe.
neue Aufgaben	Seither ist die Bundeswehr zunehmend an der internationalen Friedenssicherung im Rahmen von UNO- und NATO-Einsätzen beteiligt. Die Einsätze sind oft längerfristig und weltweit.

1 In den Jahren nach dem Zweiten Weltkrieg bis Ende der 80er-Jahre herrschte der „Kalte Krieg". Wer war während dieser Zeit der Hauptgegner der NATO?

a. die UNO ____

b. die Staaten des Warschauer Pakts ____

c. China ____

d. Irak ____

2 Wie nennt sich das oberste Gremium der NATO?

a. Sicherheitsrat ____

b. Nordatlantikrat ____

c. Europarat ____

d. Pazifikrat ____

3 Welche Strategie verfolgte die NATO zu Beginn, um die Sicherheit der Mitgliederstaaten zu gewährleisten?

a. massive Vergeltung bei jeglicher Art von Angriff ____

b. flexible Vergeltung, je nach Ausmaß des Angriffes ____

c. diplomatische Verhandlungen ____

d. Aufrüstung ____

e. Abrüstung ____

4 Als was wurde die NATO gegründet?

a. ein Völkerbündnis in Europa ____

b. ein Völkerbündnis in Europa und Nordamerika ____

c. ein Verteidigungsbündnis ____

d. ein Bündnis für den Weltfrieden ____

5 Durch welche Ereignisse hat sich das Aufgabengebiet der NATO nachhaltig verändert?

a. durch den Zweiten Weltkrieg ____

b. durch den Kalten Krieg ____

c. durch den Zusammenbruch des Warschauer Pakts ____

d. durch die Terroranschläge von New York ____

6 Wofür steht OSZE?

a. Organisation für Sicherheit und Zuverlässigkeit im Einsatzgebiet ____

b. Organisation für Sonderabgaben und Zölle in Europa ____

c. Organisation für Sicherheit und Zivilisation in Europa ____

d. Organisation für Sicherheit und Zusammenarbeit in Europa ____

7 Wie hieß der Vorläufer der OSZE?

a. OPEC ____

b. KSZE ____

c. KGB ____

d. NATO ____

8 Wann wurde die OSZE bzw. ihre Vorläuferorganisation gegründet?

a. 1945 ____

b. 1949 ____

c. 1957 ____

d. 1975 ____

9 Welche Aufgaben hat die OSZE?

a. Stabilisierung der Rohstoffpreise (z. B. Erdöl) ____

b. Sicherung der Grenzen ____

c. Schlichtung von Streitigkeiten ____

d. Verhinderung von Grenzschmuggel ____

e. diplomatische Verhandlungen bei Konflikten in Europa

10 Wie viele Mitglieder hat die OSZE?

a. 12 ____

b. 28 ____

c. 57 ____

d. 193 ____

11 Welche Länder sind in der OSZE vertreten?

a. nur die Länder der EU ____

b. Länder Europas sowie Staaten der ehemaligen Sowjetunion und Osteuropas ____

c. Europa und Nordamerika ____

d. Länder Osteuropas und Russland ____

12 Wo hat die OSZE ihren Sitz?

a. New York ____

b. Wien ____

c. Brüssel ____

d. Genf ____

13 In welchem Rahmen ist die Bundeswehr an der internationalen Friedenssicherung beteiligt?

a. Sie kann jederzeit in Konflikte eingreifen. ____

b. Sie kann auf Oberbefehl von Generälen in Konflikte anderer Staaten eingreifen. ____

c. Sie kann im Rahmen von NATO- und UNO-Einsätzen international aktiv werden. ____

d. Sie handelt auf Befehl der OSZE. ____

1 *Bei einem langjährigen Diabetiker sollen folgende Untersuchungen durchgeführt werden: Blutzucker-Stix, Cholesterin, Krea, HbA1c, Micraltest*

a. Aus welchem Material werden die Untersuchungen gemacht?

Cholesterin	
Kreatinin	
Blutzucker	
HbA1c	
Micraltest	

b. Was ist beim Einbestellen zu beachten?

Uhrzeit	
Ernährungsstatus	

c. Wie interpretieren Sie die Laborwerte?

BZ 230 mg/dl	
Eiweiß im Urin +++	
Gesamtcholesterin 280 mg/dl	

2 *Wie erklären Sie einer Auszubildenden das Vorgehen bei der makroskopischen, chemischen und mikroskopischen Urinuntersuchung?*

a. Was können Sie makroskopisch beurteilen?

b. Wie führen Sie eine chemische Untersuchung durch? Welche Parameter können Sie dabei untersuchen? (drei Beispiele)

c. Erläutern Sie das Vorgehen bei der Herstellung eines Sedimentes.

geeignetes Material	
Zentrifugation (Dauer, g-Zahl)	
Überstand	
Bodensatz (Pellet)?	
Mikroskop/Objektiv	

d. Welche Bestandteile können Sie im Sediment finden? Welche Ursachen kann das haben? Nennen Sie zwei Beispiele (was?, warum?).

	Bestandteil	Ursache
zellulär		
kristallin		
Zylinder		

3 *Welche Parameter des Urin-Stix können auf die nachfolgenden Krankheiten hindeuten? (je zwei Angaben)*

Krankheit	Befunde
Diabetes mellitus	
Harnwegsinfekt	
Lebererkrankungen	

4 *Wie erklären Sie einem Patienten das Vorgehen für Mittelstrahlurin und welches Material geben Sie ihm?*

Material	
Vorbereitung	
Durchführung	

5 *Welche Untersuchungen können aus Mittelstrahlurin durchgeführt werden?*

6 *Eine Patientin klagt über Fieber, Brennen beim Wasserlassen und ständigen Harndrang. Ein Urin-Stix zeigt folgendes Ergebnis. Welche Ursachen können die Ergebnisse haben?*

	mögliche Ursachen
pH 8	
Leukos ++	
Eiweiß ++	
Nitrit positiv	
Blut ++	
Ketone +	

7 *Nach Gesamtbetrachtung der Symptome und des Testergebnisses: An welcher Erkrankung leidet die Patientin?*

8 *Welche weiteren Untersuchungen sollten durchgeführt werden bzw. welche Ergebnisse sollten überprüft und weiter abgeklärt werden?*

9 Um was handelt es sich bei der Abbildung?

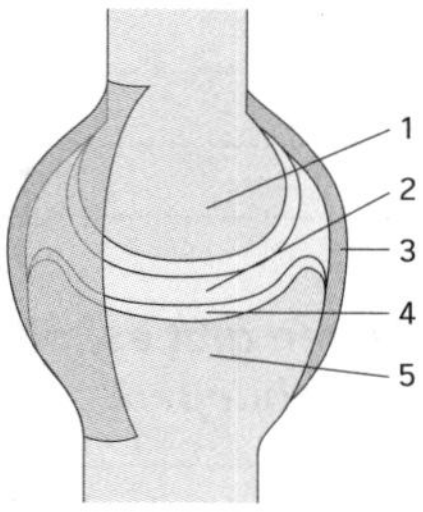

10 Beschriften Sie die Zeichnung.

A	
B	
C	
D	
E	

11 Welche krankhaften Veränderungen liegen einer rheumatischen Polyarthritis zugrunde?

12 Nennen Sie zwei Symptome der rheumatischen Polyarthritis.

13 Was sind Risikofaktoren für eine Osteoporose? Nennen Sie mindestens drei.

14 Was geschieht bei einer Osteoporose?

15 Wie erkennt man eine Osteoporose?

Röntgen
zwei Symptome

16 Wie sind Bandscheiben aufgebaut?

17 Was geschieht bei einem Bandscheibenvorfall?

18 Was kann zu einem Bandscheibenvorfall führen? (zwei Angaben)

19 Nennen Sie jeweils ein Beispiel für die folgenden Gelenktypen.

a. Scharniergelenk

b. Kugelgelenk

c. Eigelenk

d. Rad- oder Zapfgelenk

20 Um welche Art von Gelenk handelt es sich beim ...

a. Daumenwurzelgelenk?

b. Ellenbogen?

21 Knochen sind nicht durchgehend massiv gebaut. Ein Teil ist in Leichtbauweise gebaut. Wie heißt diese Struktur?

22 Nennen Sie je eine pathologische und zwei physiologische Wirbelsäulenkrümmungen.

pathologisch	
physiologisch	
physiologisch	

23 Wie schätzen Sie das Osteoporoserisiko für folgende Patienten ein (hoch, mittel, niedrig)? Begründen Sie ihre Entscheidung.

a. Helmut Z., 45 Jahre, Briefträger, Nichtraucher, selten Alkohol

b. Anna H., 60 Jahre, Diabetikerin, leidet an allergischem Asthma und muss regelmäßig Kortison einnehmen.

24 ***Sie kommen zu einem Unfall, was müssen Sie tun?***

In Ihrer Mittagspause beobachten Sie einen Fahrradunfall. Ein etwa neunjähriges Mädchen erleidet dabei Prellungen, Schürfungen und eine ca. 5 cm lange, blutende Wunde am Schienbein. Ihr Chef ist noch nicht wieder in der Praxis.

25 ***Wie erkennen Sie, ob es sich um eine arterielle oder venöse Blutung handelt?***

26 ***Welche ersten Maßnahmen führen Sie durch?***

27 ***Welche Fragen stellen Sie dem Kind?***

28 ***Welche Materialien und Instrumente legen Sie für die Wundversorgung durch den Arzt zurecht? (je mindestens vier Angaben)***

29 ***Welche geeigneten Spüllösungen kennen Sie zur Reinigung einer Wunde?***

30 ***Als Ihr Chef zurückkommt, entscheidet er sich nach einer Untersuchung, die Wundränder zu verschließen. Wie nennt man diese Art der Wundversorgung?***

31 ***Welche Möglichkeiten gibt es, die Wundränder miteinander zu verschließen?***

32 ***Um dem Kind keine unnötigen Schmerzen zu verursachen, wird eine lokale Betäubung durchgeführt. Welche Arten kennen Sie?***

33 ***Das Mädchen hat außerdem noch eine ältere, eitrig belegte Schürfwunde am Arm. Wie kann diese angemessen versorgt werden?***

34 ***Welche Anforderungen werden an Verbandsmaterialien gestellt? (mindestens drei Angaben)***

35 ***Welche Komplikationen können bei offenen Frakturen auftreten?***

36 ***Wo findet in der Regel die Befruchtung statt?***

37 ***Was geschieht nach der Befruchtung?***

38 Wo erfolgt die Beherbergung der befruchteten Eizelle und wie wird sie dort ernährt?

39 Welche Hormone spielen beim Erhalt der Schwangerschaft eine Rolle und wo werden sie gebildet?

erstes Drittel	
ab dem vierten Monat	

40 Wie lange dauert eine menschliche Schwangerschaft?

Tage	
Wochen	
(Mond-)Monate	

41 Berechnen Sie den Geburtstermin, wenn die letzte Regelblutung vom 17. bis 23. Mai 2022 stattgefunden hat. Geben Sie den Rechenweg/die Formel an.

42 Welche Geschlechtschromosomen können Männer bzw. Frauen weitergeben?

Männer	
Frauen	

43 Zeichnen und beschriften Sie ein Spermium.

44 Wie unterscheiden sich Keimzellen von Körperzellen?

45 Wie nennt sich der Vorgang, den Keimzellen während ihrer Reifung durchlaufen müssen?

46 Welche Verhütungsmethoden kennen Sie und welche Wirkprinzipien liegen ihnen zugrunde? (je zwei Angaben)

Methode	Wirkprinzip

47 Wann spricht man vom Embryo?

48 Was versteht man unter einem Abort?

49 In welche Phasen lässt sich die Geburt einteilen?

50 Wie heißt die Phase, die sich an die Geburt anschließt, und wie lange dauert sie?

51 Welche Krankheiten können während oder nach einer Schwangerschaft auftreten? (je eine Angabe)

erstes Drittel	
weiterer Verlauf	
nach der Entbindung	

52 Was ist eine Embryopathie und welche Ursachen gibt es? (drei Angaben)

53 Beschreiben Sie die Maßnahmen der Mutterschaftsvorsorge.

54 Nennen Sie eine Möglichkeit, um Chromosomenanomalien und Spaltbildungen nachzuweisen.

55 Wie heißt der Oberbegriff für diese Art der Untersuchung?

56 Nennen Sie eine Chromosomenanomalie, die mit zunehmendem Alter der Mutter sprunghaft ansteigt.

57 ***Eine Mutter kommt mit ihrem Kind in die Praxis. Das Kind hat eine frische Platzwunde am Knie. Wie verhalten Sie sich ... (je mindestens zwei Angaben)***

vor der Untersuchung?
während der Untersuchung?
nach der Untersuchung?

58 ***Welche Erwartungen hat sie Ihnen gegenüber (bzw. Ihrer Rolle als Medizinische Fachangestellte)? (drei Angaben)***

59 ***Wie kann die Mutter ihren Erwartungen an Sie Ausdruck verleihen? (vier Beispiele)***

60 ***Welchen Eindruck haben Sie von der Mutter?***

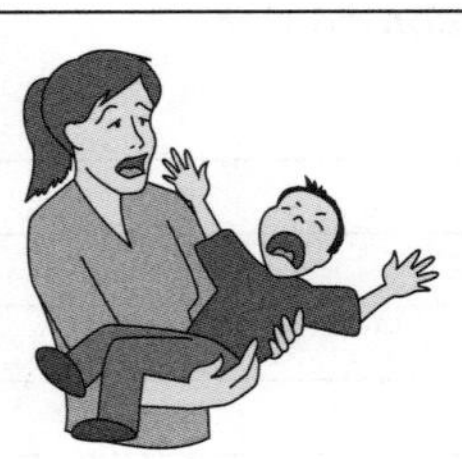	

61 ***Welche Regeln sollten Sie im Gespräch beachten? (vier Angaben)***

62 ***Die Mutter tritt Ihnen gegenüber sehr aggressiv auf. Welche Ursachen kann das haben? (drei Angaben)***

63 ***Wie können Sie einen Gesprächsverlauf positiv beeinflussen bzw. positive Voraussetzungen schaffen? (drei Angaben)***

64 ***Welche Möglichkeiten haben Sie im Praxisalltag, um Aggressionsstau und Konflikten mit Patienten und Kollegen vorzubeugen?***

bei Patienten/ Angehörigen	**im Kollegenkreis**

65 ***Im Laufe des Gesprächs stellt sich heraus, dass die Mutter für kurze Zeit nicht aufgepasst hat, als der Unfall passierte. Welche häufigen Gesprächsfehler sollten Sie vermeiden? Benennen Sie drei und formulieren Sie je einen Beispielsatz.***

66 ***Einige Tage nach der Behandlung ruft die Mutter noch einmal an. Welche allgemeinen Regeln sollten Sie beim Telefonieren beachten? (drei Angaben)***

67 ***Warum sind Telefonate schwieriger als persönliche Gespräche?***

68 ***Die Mutter möchte mit dem Arzt sprechen. Dieser ist jedoch momentan nicht verfügbar. Wie reagieren Sie?***

69 ***Welche Informationen sollten Sie notieren, wenn Sie Ihrem Chef eine Mitteilung über den Anruf hinterlassen möchten? (mindestens drei Angaben)***

70 ***In welchem Rhythmus führen Sie eine Wiederbelebungsmaßnahme durch, wenn Sie (1) alleine vor Ort sind oder (2) sich mit einer weiteren Person die Maßnahmen teilen können?***

Einhelfer-Methode	
Beatmung:	Herzmassage:
Zweihelfer-Methode	
Beatmung:	Herzmassage:

71 ***Eine Patientin kommt in die Abendsprechstunde mit heftigen Schmerzen im Brustbein, die bis in den linken Arm ausstrahlen. Die Schmerzen bestehen seit dem Vormittag, dabei ist ihr übel, sie ist kaltschweißig, blass und unruhig.***

a. Welcher Notfall könnte vorliegen?

b. Welche Untersuchungen können den Verdacht bestätigen?

72 ***Welche Notfallmaßnahmen ergreifen Sie?***

73 ***Beschreiben Sie, wo Sie die Elektroden des EKGs anlegen.***

Extremitäten		
Farbe	Name	Lokalisation

Brustwand		
Farbe	Name	Lokalisation

74 ***Welche Fehler können bei der EKG-Ableitung auftreten? Nennen Sie vier Beispiele.***

75 ***Zeichnen Sie eine typische EKG-Ableitung.***

76 ***Benennen Sie die einzelnen Abschnitte und was sie bedeuten.***

Benennung	Bedeutung

77 ***Welche häufigen Komplikationen können bei einem Magengeschwür auftreten?***

78 ***Nennen Sie drei Ursachen für ein akutes Abdomen.***

79 Welche Lohnformen sind geeignet für:

Tätigkeit	Entlohnungsform
eine gelernte Medizinische Fachangestellte, die in der Produktion einer Medikamentenfirma arbeitet	
eine Medizinische Fachangestellte, die in der Aufnahme eines Krankenhauses arbeitet	
eine Medizinische Fachangestellte, die als Klinikreferentin im Außendienst einer Medizintechnikfirma arbeitet	

80 Welche Faktoren können für Prämien herangezogen werden? (drei Angaben)

81 Welche Prämien könnten in Ihrer Praxis eingeführt werden? (drei Angaben)

82 Welche Argumente sprechen für die Einführung von Prämien? (zwei Angaben)

83 Nennen Sie je drei Pflichten des Arbeitgebers und eines Arbeitnehmers, die sich durch den Arbeitsvertrag ergeben.

a. Arbeitgeber:

b. Arbeitgeber:

84 Nennen Sie mindestens drei Personengruppen, die unter besonderem Kündigungsschutz stehen.

85 Nennen Sie drei Fragen, die bei einem Vorstellungsgespräch nicht erlaubt sind.

86 Welche Anlageformen sind geeignet, wenn Sie monatlich 150,00 € sparen wollen? Wo gibt es staatliche Zuschüsse? (drei Angaben)

Anlageformen	Zuschüsse ja/nein

87 Welche Steuern werden vom Gehalt automatisch abgezogen?

88 Nennen Sie zwei weitere Steuerarten (ganz unabhängig von Arbeit und Gehalt).

89 Welche Form muss eine Kündigung haben?

90 Nennen Sie drei Gründe für eine fristlose Kündigung.

a. Der Arbeitgeber kann fristlos kündigen, wenn:

b. Der Arbeitnehmer kann fristlos kündigen, wenn:

Für die folgenden Aufgaben können Sie dem Internet (vgl. Weblinks Seite 237) oder aktuellen Zeitungen/ Nachrichten, aktuelle Informationen entnehmen.

Suchen Sie die Namen und Parteizugehörigkeit folgender Politiker.

Amt	Name	Partei
Bundeskanzler		
Außenminister		
Finanzminister		
Gesundheitsminister		
Innenminister		
Umweltminister		
Wirtschaftsminister		
.... -minister		

Welche Parteien stellen die Regierung?

Welche Parteien sind im Parlament vertreten?

Welche Parteien sind in der Opposition?

Wann sind die nächsten Bundestagswahlen?

Wie heißt der Bundespräsident?

Wie heißt der Regierungspräsident in Ihrem Bundesland? Welcher Partei gehört er an?

Was bedeuten die folgenden Abkürzungen? (Parteien in alphabetischer Reihenfolge)

CDU	
CSU	
FDP	
SPD	

Nennen Sie die Bundesländer und deren Landeshauptstädte.

Wer ist Generalsekretär der UNO?

Wie viele Mitgliedstaaten hat die EU?

Nennen Sie drei Länder, die in den letzten fünf Jahren dazugekommen sind.

Wie sind Stoffe und Materie aufgebaut?

Jedes Material ist aus Atomen aufgebaut, kleinsten Teilchen, die auch unter dem Elektronenmikroskop nicht mehr sichtbar sind. Lange Zeit dachte man, dass Atome nicht weiter geteilt werden können und die kleinsten Teilchen überhaupt sind, mittlerweile kann man Atome spalten, sog. Kernspaltung, das Prinzip von Atomkraftwerken und Atombomben. Atome bestehen aus einem Kern und einer Hülle. Im Kern befinden sich kleine neutrale und positive Teilchen, in der Hülle bewegliche, negativ geladene Teilchen. Ähnlich wie die Planeten um die Sonne kreisen, kreisen die negativen Teilchen der Hülle um den Kern. Insgesamt gehören zu einem Atom genauso viele positive wie negative Teilchen, dann heben sich positiv und negativ gegenseitig auf, und das Atom ist insgesamt neutral. Die Physiker haben den Teilchen Namen gegeben:
▸ neutrale Kernteilchen = Neutronen (•), ▸ positive Kernteilchen = Protonen (+), ▸ negative Hüll-Teilchen = Elektronen (–).
Wenn nun Elektronen entfernt werden, dann überwiegen die positiven Ladungen und es entsteht ein positiv geladenes Ion (man spricht dann nicht mehr von Atom). Wenn mehr negative als positive Teilchen im Atom sind, dann entsteht ein negativ geladenes Ion. Ionen und Elektronen können im elektrischen Feld fließen.

Was versteht man unter folgenden Messgrößen?

Messgröße und Abkürzung [gemessen in/Einheit]	Erklärung
elektrische Spannung (= U) [Volt = V]	Wenn die negativ und positiv geladenen Teilchen auf getrennten Seiten (= Polen) sind und nicht zueinander können (weil eine Verbindung fehlt), dann baut sich Spannung auf, da positiv und negativ sich immer anziehen und zueinander wollen. (Wie im echten Leben ziehen sich auch hier Gegensätze an.)
Strom (= I) [Ampere = A]	Voraussetzungen für Strom sind eine elektrische Spannung und ein geschlossener Stromkreis. Es muss eine Seite mit negativen Teilchen (Minus-Pol, Kathode) und eine mit positiven Teilchen (Plus-Pol, Anode) geben. Werden die beiden Pole nun zu einem Stromkreis verbunden, dann folgen die Teilchen ihrer Anziehungskraft und die Elektronen oder negativen Ionen fließen zu den positiven. Dieses Fließen von geladenen Teilchen ist der elektrische Strom.
elektrischer Widerstand (= R) [Ohm = Ω]	Je nachdem, wie gut die Verbindungsstraße zwischen den beiden Ladungen ist, ist es unterschiedlich schwer für die negativen Teilchen, zu den positiven zu kommen. Je schwerer es für sie ist, desto größer ist der Widerstand.
elektrische Leistung (= P) [Watt = W]	Mit Strom kann man bestimmte Arbeiten leisten (z. B. Glühbirnen machen Licht, Heizgeräte), je größer die Spannung ist und je mehr Strom fließt, desto mehr Arbeit kann geleistet werden (z. B. mehr Licht, mehr Wärme). Die Leistung P berechnet sich aus $U \cdot I$.

Was sind elektrische Leiter?

Stoffe und Materialien, die „Verbindungsstraßen" für Ladungen sind, nennt man Leiter, hier kann Strom fließen. Stoffe und Materialien, die den Strom nicht durchlassen, nennt man Isolatoren oder Nichtleiter.

gute elektrische Leiter	weniger gute Leiter	Isolatoren	
▸ Metalle (Kupfer, Silber, Gold, Aluminium, Eisen, Stahl ...) ▸ wässrige Lösungen von Säuren, Laugen und Salzen ▸ nasse Gegenstände (z. B. nasses Holz kann auch zum Leiter werden) ▸ Kohle	▸ feuchtes Holz ▸ menschlicher Körper	▸ Glas ▸ Porzellan ▸ trockenes Holz ▸ Luft	▸ Plastik, Gummi ▸ Fett, Öl ▸ Stein

Ist der elektrische Widerstand immer gleich?

Der Widerstand ist abhängig von: ▸ Material (Isolatoren haben einen so hohen Widerstand, dass gar kein Strom mehr durchgeht, Leiter haben einen besonders niedrigen Widerstand), ▸ Länge, ▸ Querschnitt.
Wenn Sie sich die „Verbindungsstraßen" für Strom wie Autobahnen für geladene Teilchen vorstellen, können Sie sich den Widerstand wie Hindernisse vorstellen, die zu Stau führen. Ein schlechter Straßenbelag mit vielen Schlaglöchern (Material) führt dazu, dass die Autos langsamer fahren. Eine sehr lange Baustelle (Länge) kann ebenfalls zu Stau führen. Und der Querschnitt ist vergleichbar mit der Anzahl Spuren: Wenn Sie eine drei- oder vierspurige Autobahn befahren, kommen mehr Autos durch als auf einer zweispurigen oder einer einspurigen Straße.

Wo findet man Strom und wie kann man ihn erkennen?

Strom selbst ist nicht sichtbar, kann aber mit Messgeräten oder anhand seiner Wirkungen nachgewiesen werden:

Wirkungen des Stroms	Wo kann man Strom und seine Auswirkungen finden?
magnetische Wirkung	Türöffner, NMR (= nuclear magnetic resonance = Kernspinresonanz)
Wärmewirkung	Heizung, Bügeleisen, Elektroherd
chemische Wirkung	Batterien, Zersetzung von Säuren und Basen, Auftrennung von Ionen, Eiweiß-Elektrophorese
biologische Wirkung	Reizstrom, Defibrillator, Herzschrittmacher
Lichtwirkung	Glühbirne, Sonnenbank

1 *Strom ist an seinen Wirkungen zu erkennen. Ordnen Sie die folgenden Erscheinungen den verschiedenen Wirkungen zu.*

Wärmewirkung (1), biologische Wirkung (2), magnetische Wirkung (3), chemische Wirkung (4), Lichtwirkung (5)

a. Glühbirne ______

b. Reizstrom ______

c. Sonnenbank ______

d. Eiweiß-Elektrophorese ______

e. Fön ______

f. Türöffner ______

g. Herzschrittmacher ______

h. Kernspin ______

i. Verbrennungen ______

2 *Wovon ist der elektrische Widerstand in einem Stromkabel abhängig?*

a. Farbe des Stromkabels ______

b. Dicke des Stromkabels ______

c. Isolierung des Stromkabels ______

d. Länge des Stromkabels ______

e. Material des Stromkabels ______

3 *Unterscheiden Sie die folgenden Materialien in gute Leiter (1), weniger gute Leiter (2) und Isolatoren (3).*

a. trockenes Holz ______

b. Silber ______

c. Eisen ______

d. nasses Holz ______

e. Haushaltshandschuhe ______

f. Steinfliesen ______

g. Mineralwasser ______

h. menschlicher Körper ______

4 *Warum können Isolatoren den Strom nicht leiten?*

a. Sie haben einen zu geringen Widerstand. ______

b. Sie haben einen zu großen Widerstand. ______

c. Sie können nicht zum Kreis geschlossen werden. ______

d. Sie sind zu starr, um Strom leiten zu können. ______

5 *Welche Voraussetzungen müssen gegeben sein, damit Strom fließen kann?*

a. Spannung muss vorhanden sein. ______

b. Widerstand muss vorhanden sein. ______

c. Die Spannungspole müssen mit einem Leiter verbunden sein. ______

d. Die Spannungspole müssen mit einem Isolator verbunden sein. ______

6 *Welche Teilchen sind beweglich und können im Stromkreis „fließen“?*

a. Protonen ______

b. Neutronen ______

c. Elektronen ______

d. Atome ______

e. Ionen (z. B. im Körper) ______

7 *Ordnen Sie den Messgrößen die passenden Einheiten zu. Ampere (1), Volt (2), Watt (3), Ohm (4)*

a. Widerstand ______

b. Strom ______

c. Spannung ______

d. Arbeit ______

8 *Sie haben einen Fön, der bei 220 V einen Strom von 7 A aufweist. Welche Leistung hat dieser Fön?*

a. 1 200 W ______

b. 1 540 W ______

c. 2 400 W ______

d. 7 000 W ______

9 *Wie werden Pluspol (1) und Minuspol (2) noch genannt?*

a. Anode ______

b. Pagode ______

c. Kathode ______

d. Synode ______

10 *Im Labor kann man die Bluteiweiße durch Elektrophorese bestimmen, da sie aus Aminosäuren aufgebaut sind und Ionen-Charakter haben.*

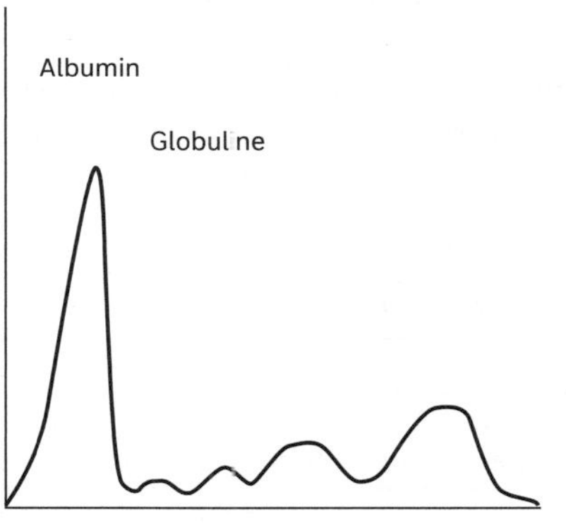

Welche Wirkung des Stroms macht man sich hierbei zunutze?

a. die biologische ______

b. die magnetische ______

c. die chemische ______

d. Lichtwirkung ______

e. Wärmewirkung ______

Was ist das Ohm'sche Gesetz?

Spannung (U), Strom (I) und Widerstand (R) können berechnet werden. Das Ohm'sche Gesetz besagt, dass in einem Leiter oder Kabel umso mehr Strom fließt, desto niedriger der Widerstand und desto höher die Spannung ist. Dazu gibt es ein Hilfsdreieck, bei dem Sie eine Messgröße zuhalten können und so ersehen können, wie sie berechnet wird. Der Querstrich bedeutet Bruchstrich (:).

→ wenn R gesucht wird, gilt U : I, wenn U gesucht wird, R · I, wenn I gesucht wird, dann U : R

Wo kommt der Strom her?

In herkömmlichen Steckdosen liegt eine Spannung von 220 V an. Sie wird von Kraftwerken erzeugt und in die Haushalte geleitet.

Art des Kraftwerkes		Stromerzeugung durch	Nachteile/Probleme
Kohlekraftwerke		Verbrennen von Kohle	Treibhauseffekt durch hohe CO_2-Abgaben; die Kohlevorräte der Erde sind irgendwann verbraucht
Atomkraftwerke		Spaltung von Atomkernen	Gefahr von Radioaktivität und Strahlungsunfällen, Problem der Endlagerung von Atommüll
erneuerbare Energien	Sonnenkraftwerk	Solarzellen, die die Sonnenergie einfangen	in nördlichen Regionen schwierig
	Wasserkraftwerk	Kraft von Wasserfällen und Staudämmen	Staudämme sind große Eingriffe in die Umwelt.
	Windkraftanlagen	Windenergie, die Windräder antreibt	optisch oft wenig schön, Off-Shore-Anlagen im Meer sind evtl. eine Gefahr für Zugvögel

Wie rechnen die Stadtwerke den Strom ab?

Die Stadtwerke oder andere Energiekonzerne stellen Strom in Kraftwerken zur Verfügung. Das kostet Geld und jeder, der Strom verbraucht, muss dafür bezahlen. Deswegen wird berechnet, wie viel Leistung (Watt) in welcher Zeit (Stunden) verbraucht wurde. Wer also viele Geräte laufen hat, die viel Arbeit leisten (Lichtfluter, Heizgeräte ...), und diese über viele Stunden (auch Stand-by-Betrieb zählt ein bisschen) laufen lässt muss viel bezahlen. Wer energiesparende Geräte mit wenig Stromverbrauch benutzt und dies über kurze Zeiten, der zahlt weniger. Trotzdem kommen auf das Jahr gerechnet sehr viele „Watts" zusammen. Deswegen wird in Kilowatt [kW] gerechnet (1 000 Watt = 1 kW). Zusammen mit den Stunden ergibt sich folgende Einheit: verbrauchte kW · Anzahl Std. = kWh (Kilowattstunden).
Auf der Stromrechnung gibt es einen Preis (z. B. 27 ct), der für jede kWh berechnet wird. Wer also 1 000 kWh verbraucht hat, müsste 1 000 · 27 ct = 27 000 ct = 270,00 € bezahlen.

Welche Vorsichtsmaßnahmen sollten Sie im Umgang mit elektrischen Geräten beachten?

FI-Schalter	Vergleicht hin- und rückfließenden Strom, wenn er eine Differenz feststellt, wird der Stromkreis unterbrochen.
Schuko-Stecker	Kabel hat drei Leitungen, je eine für Hin- und Rückstrom und Schutzleiter, der den Strom bei einem Geräteschluss abführt; meist bei Geräten mit Metallteilen am Gehäuse.
Schutzisolierung	Das gesamte Gehäuse ist aus Kunststoff/Plastik. Bei einem Kurzschluss im Gerät steht das Gehäuse nicht unter Spannung.
Sicherungskasten	In jedem Haushalt/jeder Praxis gibt es einen Sicherungskasten. Wenn zu viele Geräte angeschlossen sind und zu viel Strom fließt (Überlastung), fliegt die Sicherung raus, d.h., der Stromkreis wird unterbrochen, sodass die Stromkabel nicht überhitzen können und ein Schwelbrand entsteht.
allgemeine Schutzmaßnahmen	‣ nicht mit nassen Händen an elektrischen Geräten arbeiten ‣ vor der Reinigung eines Gerätes den Stecker ziehen ‣ Kabel nicht knicken ‣ Geräte durch Fachmann reparieren lassen, nicht selbst versuchen ‣ defekte Geräte nicht mehr benutzen ‣ regelmäßige Wartung/Kontrolle von Geräten

Was ist ein Kurz- bzw. Geräteschluss?

Kurzschluss	direkte Verbindung zwischen Hin- und Rückleitung, Kabel kann schmelzen → Schutz durch Sicherungskasten
Geräteschluss	Ein Kabel im Gerät bricht durch und bekommt Kontakt mit Metallteilen im Gerät, dann kann das Gehäuse unter Strom stehen. → Schutz durch Schuko-Stecker oder Schutzisolierung

Was kann bei einem Stromunfall passieren?

Eigentlich ist der menschliche Körper ein sehr schlechter Leiter, wenn jedoch hohe Spannungen (z. B. Blitz) anliegen, dann kann auch durch den Menschen Strom fließen. Die auftretenden Schäden sind abhängig von der Stärke und der Dauer des Stroms durch den Körper: Gemäß den Wirkungen des Stroms ergeben sich folgen Schäden:

- Wärme → schwere Verbrennungen
- chemisch → Störungen des Elektrolythaushaltes (z. B. Na+, K+)
- biologisch → Muskelkrämpfe, Herzrhythmusstörungen bis hin zum Kammerflimmern

Was tun Sie, wenn doch etwas passiert? – Erste Hilfe bei Stromunfällen

- zuerst an Eigenschutz denken → Strom abschalten oder Sicherung rausdrücken
- Verletzten ansprechen, Bewusstsein/Vitalfunktionen prüfen, lagern, ggf. Atemspende
- Notarzt rufen
- ggf. Reanimation beginnen

Nehmen Sie zur Beantwortung bitte auch die Folgeseite zur Hand.

1 ***Sie lassen einen 1000-Watt-Heizlüfter jeden Morgen im Bad zwei Stunden laufen. Wie viele kWh werden in sieben Tagen verbraucht?***
a. 14 kWh
b. 40 kWh
c. 140 kWh
d. 400 kWh

2 ***Mit all Ihren Elektrogeräten haben Sie einen täglichen Stromverbrauch von ca. 5 kWh. Ihre Stadtwerke berechnen Ihnen 27 ct pro kWh. Wie hoch ist Ihre Jahresrechnung, wenn Sie das Jahr mit 360 Tagen rechnen?***
a. 4,86 €
b. 48,60 €
c. 486,00 €
d. 4860 ct
e. 48600 ct

3 ***Das Ohm'sche Gesetz lautet: U = R · I. Welche Messgrößen sind mit U (1), R (2) und I (3) gemeint? Ordnen Sie die Abkürzungen den Begriffen zu.***
a. Widerstand
b. Strom
c. Spannung

4 ***Ihr Fön läuft mit einem 220-V-Anschluss. Im Gerät fließt ein Strom von 4,4 A. Der Widerstand kann mit dem Ohm'schen Gesetz berechnet werden. Wie hoch ist der Widerstand im Gerät?***
a. 0,5 Ω
b. 5 Ω
c. 50 Ω
d. 500 Ω

5 ***Welche Spannung liegt gewöhnlich in den Haushalten vor?***
a. 110 V
b. 220 V
c. 220 W
d. 110 A
e. 110 Ω

6 ***Wie verändert sich der Strom in der Formel des Ohm'schen Gesetzes, wenn die Spannung U steigt? Setzen Sie ggf. Zahlen in die Formel ein.***
a. Je größer die Spannung, desto größer der Strom.
b. Je größer die Spannung, desto kleiner der Strom.
c. Der Strom ist von der Spannung unabhängig.
d. Da es sich um Wechselstrom handelt, steigt und fällt er abwechselnd.

7 ***Beurteilen Sie die verschiedenen Stromerzeugungsarten auf ihre Umweltverträglichkeit. Verteilen Sie die Noten sehr gut, aber nicht überall ausreichend verfügbar (1), gut, aber unschön (2), befriedigend, da erneuerbar, aber große Eingriffe in die Umwelt (3), im Normalfall umweltverträglich, aber sehr gefährlich bei Unfällen (4), wenig umweltverträglich und nur begrenzte Vorräte (5).***
a. Windkraft
b. Wasserkraft
c. Sonnenkraft
d. Kohlekraft
e. Atomkraft

8 ***In einer medizinischen Praxis ist der Stromkreis durch einen FI-Schalter abgesichert. Warum ist das wichtig?***
a. Der FI-Schalter misst den Strom und schaltet bei Überlastung der Leitungen ab.
b. Der FI-Schalter misst die Spannung und schaltet bei Überspannung der Leitungen ab.
c. Der FI-Schalter misst hin- und rückfließenden Strom von der Praxis und schaltet bei Differenzen (Hinweis auf Kurzschluss oder Geräteschluss) ab.
d. FI-Schalter kann manuell betätigt werden, um über Nacht auf Stand-by-Betrieb der Geräte zu wechseln.

9 ***Welche Symptome können nach einem Stromunfall auftreten?***
a. Schüttelfrost
b. innere und äußere Verbrennungen
c. Verbrühungen
d. Kammerflimmern
e. Leukozytenerhöhung im Blutbild
f. Elektrolytverschiebungen im Serum
g. Muskelkrämpfe

10 ***Welche Maßnahmen ergreifen Sie in welcher Reihenfolge, wenn Sie sehen, dass jemand am Strom hängt?***
Nummerieren Sie die einzelnen Schritte mit 1 aufwärts, vergeben Sie eine 0 für unwichtige oder unsinnige Maßnahmen.
a. Reanimation beginnen
b. Notarzt rufen
c. Vitalfunktionen prüfen
d. Stromkreis unterbrechen
e. Temperatur messen
f. Blutentnahme

Warum ist elektrischer Strom eine wichtige Grundlage für Diagnose und Therapie?

- Ohne Strom würden die meisten Gerät nicht funktionieren.
- Messung von menschlichen Strömen (z. B. EKG, EEG)
- Nutzung von Strom zur Diagnose (z. B. Kernspin)
- Nutzung von Strom zur Therapie (z. B. Reizstrom, Defibrillation, Elektrokauter)

Welche Reizstromarten kennen Sie?

Reizströme können in drei Gruppen eingeteilt werden:

Gleichstrom	galvanischer Strom (→ s. Galvanisation)	Hautreiz, Schmerzlinderung, Förderung der Durchblutung, z. B. Schmerztherapie, Iontophorese
niederfrequente Ströme	▸ Gleichstromimpulse ▸ diadynamische Ströme (Wechselstrom)	Stromimpulse mit Gleichstromkomponente: Hautreiz, Schmerzlinderung, Förderung der Durchblutung, Bewegungstherapie zum Muskelaufbau bzw. zur Muskelentspannung (je nach Anteil der Gleichstromkomponente)
mittelfrequente Reizströme	▸ Sinusströme ▸ Interferenzströme	niedrige oder keine Gleichstromkomponente, Bewegungstherapie bei Erkrankungen des Bewegungsapparates, Neuralgien

Was versteht man unter Galvanisation?

Bei einer Galvanisation handelt es sich um eine Gleichstrombehandlung. Das heißt, ein gleichbleibender Strom fließt immer in dieselbe Richtung. Anwendungen sind neben der Gleichstrombehandlung an Extremitäten das Stangerbad oder Vierzellenbad.

Dabei werden am Patienten Hautelektroden angebracht (bzw. bei Bädern sind Wasserelektroden in der Wanne angebracht), über die der Strom vom Behandlungsgerät fließt. Der Strom fließt von der sog. Anode (Pluspol) zum Patienten und wieder zurück zur sog. Kathode (Minuspol). So ist der Patient Teil des Stromkreises. Im Bad fließt der Strom durch das Wasser und somit wird der Patient auch hier „durchströmt".

- Wirkung an der Anode: Muskelberuhigung, Schmerzlinderung
- Wirkung an der Kathode: Muskeltonussteigerung
- Wirkung insgesamt: bessere Durchblutung durch Erweiterung der Kapillaren

Was ist Iontophorese?

Die Iontophorese ist eine Sonderform der Galvanisation. Ein Gleichstrom trägt ein geladenes Medikament „huckepack" (z. B. Voltaren®), das so mit dem Strom in die Haut transportiert wird. Dabei wandern positiv geladene Teilchen zum Minuspol (Kathode) und negativ geladene zum Pluspol (Anode). Je nachdem, wie das Medikament geladen ist, muss es immer am gleichnamigen Pol aufgetragen werden. Da sich Gegensätze anziehen, kann es dann im elektrischen Feld wandern. Wird ein negativ geladenes Medikament am positiven Pol aufgetragen, so wird es nicht wandern, da es bereits am Ziel ist; Anwendung vor allem bei rheumatischen und Gelenkbeschwerden.

Was ist die niederfrequente Reizstromtherapie?

Bei der Reizstromtherapie werden kurze Stromstöße gegeben. Diese Stromstöße können alle gleich sein oder wellenförmig größer und kleiner werden (Schwelltherapie). Die Reizstromtherapie wirkt auf die Muskulatur erregend und wird daher auch als Elektrogymnastik angewendet. Daneben wirken Reizströme schmerzlindernd und durchblutungsfördernd.

Was sind diadynamische Ströme?

Wenn Stromstöße mit einem Gleichstrom kombiniert werden, spricht man von diadynamischen Strömen oder Bernard-Strömen. Diese Form hat sich als besonders schmerzlindernd und durchblutungsfördernd erwiesen.

Welche Regeln gelten für die Elektrotherapie?

- Elektroden immer feucht unterpolstern, nie Metall direkt auf die Haut geben
- Elektroden nur auf gesunde Haut aufbringen (nicht auf offene Wunden oder frische Narben), gut befestigen
- Elektroden mit Gerät verbinden, falls nicht anders vermerkt: rot = Anode, blau = Kathode
- bei akuten Problemen nur wenig, bei chronischen Erkrankungen mehr
- Stromstärke langsam ein- und ausschleichen
- bei Schmerzen oder Missempfindungen Strom reduzieren und bei Fortbestehen Behandlung abbrechen
- nicht anwenden bei: Schwangerschaft, akuten Entzündungen, Herzschrittmacher, Blutungsneigung, Tumoren, Thrombosen

1 *Strom ist eine wichtige Grundlage in der medizinischen Praxis. Fast kein medizinisches Gerät würde ohne Strom funktionieren, es gibt aber auch diagnose- und therapierelevante Anwendungen.*

Ordnen Sie die Funktionen den Bereichen Diagnose (1), Therapie (2) oder Strom wird nur allgemein gebraucht (3) zu.

a. Elektrokauter (-messer) ______
b. EEG ______
c. Defibrillator ______
d. EKG ______
e. Autoklav ______
f. Herzschrittmacher ______
g. Kernspin ______
h. Gastroskopie ______

2 *Welche niederfrequenten Reizströme kennen Sie?*
a. galvanischen Strom ______
b. Sinusstrom ______
c. Interferenzstrom ______
d. Gleichstromimpulse ______
e. diadynamischen Strom ______

3 *Ein Patient soll Reizstromtherapie bekommen. Welche mittelfrequenten Reizstromarten kennen Sie?*
a. Bernard-Ströme ______
b. Sinusstrom ______
c. Interferenzstrom ______
d. galvanischen Strom ______

4 *Bei welchen Erkrankungen kann man diese Therapie einsetzen?*
a. bei akuten entzündlichen Prozessen ______
b. bei chronisch entzündlichen Prozessen ______
c. bei Tumoren ______
d. bei Neuralgien ______
e. bei Erkrankungen des Bewegungsapparates ______

5 *Welche Kontraindikationen für Reizstrom gibt es?*
a. hohes Alter ______
b. chronische Entzündungen ______
c. akute Entzündungen ______
d. Tumoren ______
e. Schwangerschaft ______

6 *Welche allgemeinen Regeln gelten für die Elektrotherapie?*
a. Elektroden nur befeuchtet auf die Haut geben ______
b. Elektroden nie direkt auf die Haut geben, sondern mit feuchtem Schwämmchen unterpolstern ______
c. am Anfang den Strom so hoch wie möglich schalten, dann herunterdrehen, bis es der Patient erträgt ______
d. Strom langsam einschleichen, d. h., Stromstärke langsam hochdrehen, bis der Patient ein Kribbeln oder Vibrieren spürt ______
e. Strom hochdrehen bis zur Schmerzgrenze ______
f. am Ende der Behandlung Strom abschalten ______
g. am Ende der Behandlung Stromstärke wieder ausschleichen ______

7 *Was versteht man unter einem diadynamischen Strom?*
a. variable Stromstöße ______
b. gleichbleibenden Gleichstrom ______
c. tägliche Reizstromanwendungen ______
d. Stromstöße mit einer Gleichstromkomponente ______

8 *Wie wirkt die niederfrequente Reizstromtherapie?*
a. empfindungsfördernd ______
b. kühlend ______
c. durchblutungsfördernd ______
d. durchblutungsmindernd ______
e. schmerzlindernd ______

9 *Sie sollen bei einer Patientin eine Iontophorese durchführen. Als Medikament soll Diclofenac (z. B. Voltaren®) verwendet werden. Dieses ist negativ geladen. An welchen Pol tragen Sie es auf und warum?*
a. An den Minuspol, denn „gleich und gleich gesellt sich gern“. ______
b. An den Minuspol, denn gegensätzliche Ladungen ziehen sich an, und so wandert es zum Pluspol. ______
c. An den Pluspol, denn die unterschiedlichen Ladungen stoßen sich ab, und so wird es mit dem Strom zum Minuspol wandern. ______
d. An den Pluspol, so spart es „Wegstrecke“ und kann dort gleich tiefer in die Haut eindringen. ______

10 *Wann findet die Iontophorese Anwendung?*
a. rheumatische Beschwerden ______
b. frühzeitige Wehen ______
c. Gelenkbeschwerden ______
d. Tumorschmerzen ______

11 *Unter Iontophorese versteht man …*
a. die Trennung von Plasmaeiweißen. ______
b. die Zerlegung von Ionen. ______
c. eine Kontrastuntersuchung des Jejunums. ______
d. die Gabe eines Medikamentes mittels Gleichstrom. ______

Was ist Licht?
Licht ist eine elektromagnetische Wellenbewegung. Licht wird erzeugt durch die Schwingungen der Elektronen in der Atomhülle. Die Lichtwellen lassen sich durch ihre Wellenlänge und ihre Frequenz charakterisieren. Je größer die Wellenlänge, desto niedriger ist die Frequenz. Licht mit kurzer Wellenlänge und hoher Frequenz ist energiereich (z. B. UV-Strahlung), Licht mit langer Wellenlänge und niedriger Frequenz ist energieärmer (z. B. Infrarotlicht). Sichtbares Licht hat eine Wellenlänge von 400 bis 750 nm.

Welche Eigenschaften haben die elektromagnetischen Wellen?
- Sie breiten sich geradlinig aus.
- Sie können gespiegelt (Spiegel, Endoskop), gebrochen (Glasscheiben, Wasser) oder gestreut (Linsen) werden.
- Sie breiten sich sehr schnell aus (Lichtgeschwindigkeit ca. 300 000 km pro Sekunde im Vakuum).

Was ist das Spektrum der elektromagnetischen Wellen?
Je nach der Wellenlänge wird die Strahlung unterschiedlich genannt. Besonders lange Wellen sind z. B. Lang- und Mittelwellen (Radio) bis zu 1 km Wellenlänge. Aber auch die Mikrowellen und Dezimeterwellen sind langwelliger als das sichtbare Licht. Auch Kurzwellen haben noch eine Wellenlänge von immerhin 11 m.

Was ist ionisierende Strahlung?
Strahlen, die kurzwelliger als das sichtbare Licht sind, haben genügend Energie, um neutrale Atome in geladene Ionen umzuwandeln. Dies ist besonders gefährlich, wenn die Strahlung auf DNA fällt, da dann Mutationen entstehen können. Dies kann zu Tumoren oder Missbildungen führen. Als ionisierend gelten UV-Strahlen (im Sonnenlicht, Sonnenbank, Höhensonne), Röntgenstrahlen und Gamma-Strahlen.

Welche Wellen bzw. Strahlen finden in der Medizin Anwendung?

Wellenart		Wellenlänge	Anwendung
Kurzwelle		11 m	Hochfrequenzbestrahlung
Dezimeterwelle		69 cm	
Mikrowelle		12 cm	
Rotlichtbestrahlung (Infrarot)		µm-Bereich (Mikrometer)	Wärmetherapie mit wenig Eindringtiefe → durchblutungsfördernd
ionisierende Strahlung	UV-Bestrahlung	< 400 nm	wirkt bakterizid und fungizid (Aknebehandlung, Hautpilze, OP-Luft), zersetzt Bilirubin (Neugeborenen-Ikterus), verwandelt Provitamin D in der Haut in die aktive Form Achtung: Augen schützen, nicht bei akuten Infektionskrankheiten oder Schockzuständen anwenden
	Röntgenstrahlen	pm-Bereich (1/1 000 nm) (Picometer)	Diagnoseverfahren mit oder ohne Kontrastmittel, Röntgenschichtaufnahmen (CT)
	Gamma-Strahlen	fm-Bereich (1/1 000 pm) (Femtometer)	Therapie von bösartigen Tumoren

Erläutern Sie die verschiedenen Arten von Hochfrequenzbehandlung.

	Kurzwelle	Mikrowelle	Dezimeterwelle
Felder	Spulenfeld (magnetisch)	Strahlenfeld	Strahlenfeld
Wärmeempfinden	sehr wenig	stark	gar nicht
Tiefenwirkung	tiefe Muskelschichten	Unterhautfettgewebe und obere Muskelschichten	tiefe Muskelschichten
Nachteile	Patient spürt nichts und zweifelt evtl. an der Wirkung, Gefahr innerer Verbrennungen	wirkt nur oberflächlich	relativ großes Strahlenfeld, keine punktgenaue Bestrahlung möglich
Vorteile	optimaler Wirkort, durchblutungsfördernd in Muskeln und Organen	punktgenaue Behandlung bestimmter Bereiche möglich (z. B. bei Otitis, Sinusitis)	gute Tiefenwirkung, ähnlich wie Kurzwelle
Anwendungsgebiete	Allgemein gilt: bei chronischen Entzündungen mehr, bei akuten Entzündungen wenig Bestrahlung, besonders bei chronischen Knochen-, Gelenks- und Muskelerkrankungen (Arthritis, Arthrose, Myalgie, Hexenschuss, Sehnenscheidenentzündung), Hauterkrankungen (Ekzeme), Verstopfung, Entzündungen im Urogenitaltrakt, Bronchitis		
nicht anwenden bei	akuten Entzündungen, Abszessen, Thrombosen, Tumoren, Kleinkindern, Herzschrittmacher-Patienten, Schwangeren (vor allem nicht im Bauchbereich), Metallimplantaten im bestrahlten Bereich (Erwärmung und innere Verbrennungen)		
Schutzmaßnahmen	bei Kopfbestrahlungen Metallgeflechtbrille tragen, vor Behandlung nach Schwangerschaft oder Metallimplantaten fragen		

1 Welche Wellen/Strahlung werden/wird in einer Sonnenbank vorwiegend genutzt?
a. Kurzwellen
b. Infrarotstrahlung
c. Gammastrahlung
d. UV-Strahlung

2 Was ist bei Bestrahlung mit UV-Licht zu beachten?
a. Alter des Patienten
b. Zeitdauer der Behandlung
c. Tageszeit
d. Abstand zur Bestrahlungslampe
e. Augenschutz

3 Was sind Indikationen für eine UV-Bestrahlung?
a. Akne
b. Hepatitis B
c. Neugeborenengelbsucht
d. infizierte Wunden
e. Luftdesinfektion

4 Wie schnell kann sich Licht ausbreiten?
a. mit doppelter Schallgeschwindigkeit
b. mit Warp-Geschwindigkeit
c. mit Lichtgeschwindigkeit
d. mit 300 km/Sek.
e. mit 30000 km/Sek.
f. mit 300000 km/Sek.

5 Licht ist eine Form von Energie. Es liefert die nötige Energie, damit Pflanzen Fotosynthese betreiben können, und es kann Mikroorganismen abtöten. Die Energiemenge in einer Strahlung ist aber nicht immer gleich. Wovon hängt sie ab?
a. von der Strahlungsdauer
b. von der Wellenlänge
c. je langwelliger, desto energiereicher
d. je kurzwelliger, desto energiereicher

6 Strahlung kann unterschiedliche Wellenlängen haben. Ordnen Sie die folgenden Strahlungsarten ihrer Wellenlänge zu: Infrarotlicht (1), sichtbares Licht (2), Kurzwellen (3), Mikrowellen (4), UV-Licht (5), Gammastrahlen (6), Röntgenstahlen (7)

Wellenlänge im Bereich von		Strahlungsart
a.	m	
b.	cm	
c.	µm	
d.	nm	
e.	pm	
f.	fm	

7 Wie viel Femtometer (fm) sind ein Nanometer (nm)?
a. 100
b. 1 000
c. 100 000
d. 1 000 000

8 Worauf sollte man bei der Hochfrequenztherapie achten?
a. dem Patienten immer eine Metallgeflechtbrille aufsetzen
b. bei Kopfbestrahlungen eine Metallgeflechtbrille aufsetzen
c. Bleischürze anlegen
d. nur mit Schutzkleidung arbeiten

9 Was sind keine elektromagnetischen Wellen?
a. Ultraschallwellen
b. Ultraviolett-Strahlung
c. Röntgen-Strahlung
d. Mikrowellen

10 Welche Arten von Hochfrequenztherapie kennen Sie?
a. Mikrowellen
b. Kurzwellen
c. Langwellen
d. Dezimeterwellen
e. Zentimeterwellen

11 Nach was fragen Sie einen Patienten vor der Behandlung mit Hochfrequenz-Strahlen?
a. Alter
b. Schwangerschaft
c. Krankenkasse
d. Herzschrittmacher
e. Silikonimplantaten
f. Metallimplantaten

12 Was sind Kontraindikationen für eine Hochfrequenztherapie?
a. langjähriges Rheuma
b. Herzschrittmacher
c. Tumor

13 Welche Aussagen zur Hochfrequenztherapie sind korrekt?
a. Spulenfeld-Kurzwellen erhitzen die Haut sehr stark.
b. Mikrowellen haben eine Wellenlänge von 12 cm.
c. Dezimeter- und Kurzwellen erhitzen die Muskeln und Organe.
d. Metallimplantate können wegen starker Erhitzung zu inneren Verbrennungen führen.

Wie breitet sich ein Lichtstrahl aus?

Licht breitet sich geradlinig aus. Beim Durchtritt durch verschiedene Medien (Wasser, Luft) kann der Strahl jedoch verändert werden:

- Reflexion (Spiegelung)
  Trifft Licht auf ein Metall oder einen Spiegel, so kann es nicht hindurch, es wird reflektiert (= zurückgeworfen).
- Brechung/Beugung (Refraktion)
  Beim Durchtritt von einem durchsichtigen Medium in ein anderes (z. B. Luft ↔ Wasser, Luft ↔ Glas) wird der Lichtstrahl von seiner Geradlinigkeit abgelenkt.
- Absorption
  Nicht lichtdurchlässige Materialien können Licht absorbieren (aufnehmen), wobei meist ein Teil resorbiert und ein Teil reflektiert wird.

Was sind optische Linsen und welche gibt es?

Optische Linsen sind durchsichtige, geschliffene Körper (Glas, Kunststoff), die nach innen oder außen gewölbte Seiten haben und die den Lichtstrahl ablenken.

Arten	Anzahl der gewölbten Seiten	Fachwort
Linsen mit einer Wölbung nach innen (Streulinsen)	eine Seite gerade, eine Seite nach innen gewölbt	plankonkav
	beide Seiten nach innen gewölbt	bikonkav
bauchige Linsen (Wölbung nach außen)	eine Seite gerade, eine Seite gewölbt	plankonvex
Sammellinsen	beide Seiten gewölbt	bikonvex

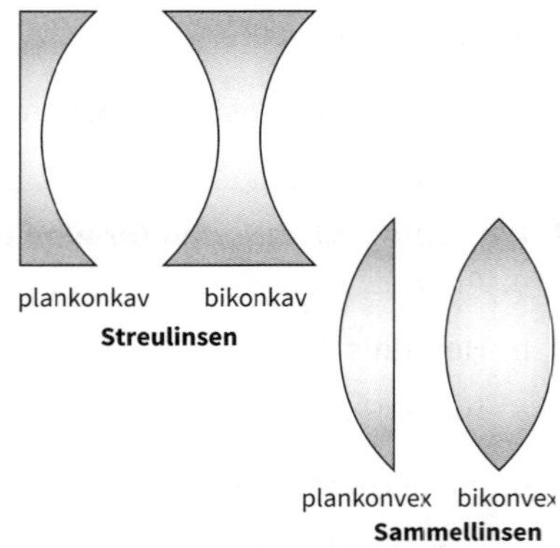

Wie verändern Linsen den Lichtgang und wie werden sie therapeutisch eingesetzt?

Linsen lenken den Lichtstrahl ab, je nach Schliff der Linse bündeln sie die Strahlen (konvexe Linsen) oder streuen sie (konkave Linsen). Die Stärke der Brechung hängt von der Dicke der Linse ab. Je dicker eine Linse, desto stärker ist die Brechkraft. Die Brechkraft einer Linse wird in Dioptrie (dpt) gemessen.

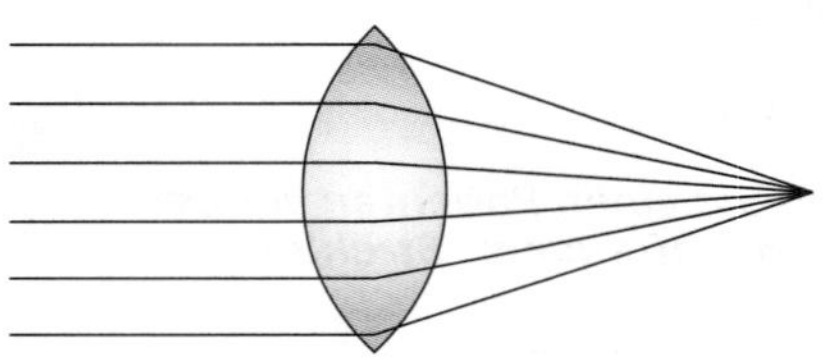

Sammellinsen

„Sammeln" das Licht, d. h., sie brechen die Lichtstrahlen so, dass sie im Brennpunkt zusammentreffen. Im Brennpunkt ist die Stelle der schärfsten Abbildung.
Das Auge besitzt eine bikonvexe Linse, der Brennpunkt liegt beim gesunden Auge auf der Netzhaut.
Therapeutisch werden die Linsen zur Korrektur der Weitsichtigkeit und der Alterssichtigkeit eingesetzt, dann liegt der Brennpunkt hinter der Netzhaut und muss verkürzt werden, um ein scharfes Bild auf der Netzhaut abzubilden.

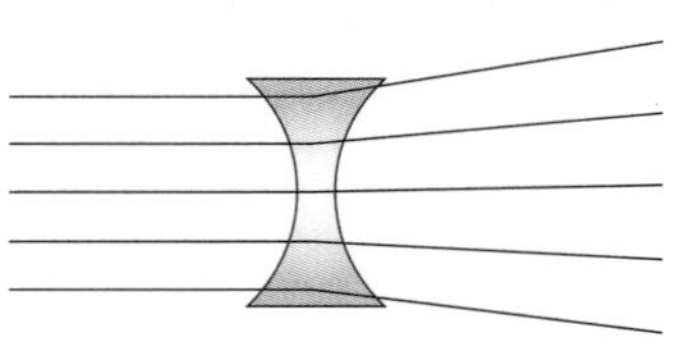

Streulinsen

„Streuen" das Licht, d. h., die Strahlen laufen auseinander.
Diese Form der Linsen wird verwendet, wenn der Brennpunkt schon vor der Netzhaut liegt und nach hinten verlagert werden muss (Kurzsichtigkeit).

Was ist eine Dioptrie?

Die Einheit für die Brechkraft einer Linse ist Dioptrie. Berechnet wird die Brechkraft aus dem umgekehrten Wert der Brennweite.

$$\text{Brechkraft [dpt]} = \frac{1}{\text{Brennweite [m]}}$$

Die Brennweite wiederum ist die Strecke von der Linsenmitte bis zum Brennpunkt.
Brennweiten für Streulinsen (konkave Linsen) werden in Minuszahlen angegeben, Brennweiten für Sammellinsen (konvexe Linsen) in positiven Zahlen.

Beispiel 1: Eine konvexe Linse hat eine Brennweite von 25 cm = $\frac{1}{4}$ m. Wie groß ist die Brechkraft?

Der umgekehrte Wert von $\frac{1}{4}$ ist $\frac{4}{1}$ = 4. Also hat die Linse eine Brennweite von +4 dpt.

Beispiel 2: Eine konkave Linse hat eine Brechkraft von −8 dpt. Wie groß ist die Brennweite?

Der umgekehrte Wert von −8 ist $-\frac{1}{8}$. Die Brennweite beträgt also $-\frac{1}{8}$ m, das sind −0,125 m oder −12,5 cm.

1 ***Was versteht man unter Reflexion?***
a. Spiegelung von Lichtstrahlen
b. Beugung von Lichtstrahlen
c. Aufnahme von Lichtstrahlen
d. Abgabe von Lichtstrahlen

2 ***Wie kann ein Lichtstrahl beim Übertritt in ein anderes Medium verändert werden?***
a. Er kann reflektiert werden.
b. Er kann absorbiert werden.
c. Er kann refraktiert werden.
d. Alle drei Möglichkeiten sind richtig.

3 ***Was versteht man unter einer Linse?***
a. einen geschliffenen Körper
b. einen durchsichtigen Körper mit mindestens einer geraden Seite
c. einen durchsichtigen, gewölbten Körper
d. einen durchsichtigen Körper

4 ***Auch das Auge hat eine Linse, welche?***
a. eine bikonkave
b. eine plankonkave
c. eine konkavkonvexe
d. eine plankonvexe
e. eine bikonvexe

5 ***Wie nennt man Linsen mit einer geraden und einer gewölbten Seite?***
a. plankontur
b. plankonkav
c. plankonvex
d. planlos
e. konkavkonvex

6 ***Wo fallen die Lichtstrahlen zusammen?***
a. im Brennpunkt
b. in der Dioptrie
c. in der Brennweite
d. in der Brechkraft

7 ***Was ist eine Dioptrie?***
a. die Einheit für die Brennweite einer Linse
b. die Einheit für die Brechkraft einer Linse
c. die Einheit für die mittlere Dicke einer Linse
d. die Einheit für den Krümmungswinkel einer Linse

8 ***Wie verändert sich die Brennweite bei Sammellinsen mit steigender Dioptrienzahl?***
a. Die Brennweite wird kleiner.
b. Die Brennweite bleibt unverändert.
c. Die Brennweite wird größer.
d. Die Brennweite ist individuell verschieden und kann nicht durch die Dioptrienzahl festgelegt werden.

9 ***Welche Brennweite hat eine Linse mit +2,5 dpt?***
a. 2,5 m
b. 25 cm
c. 40 cm
d. 4,0 m
e. 5,2 m

10 ***Eine Sammellinse hat die Brennweite 20 cm. Was sagt das aus?***
a. Der Brennpunkt ist 20 cm hinter der Linsenmitte.
b. Die Linse hat eine Dicke von 20 cm.
c. Die Linse hat eine Stärke von 20 dpt.
d. Die Lichtstrahlen werden um 20 cm von der Geradlinigkeit abgebogen.

11 ***Welche Dioptrienzahl hat diese Sammellinse mit der Brennweite von 20 cm?***
a. –5
b. +5
c. $-\frac{1}{5}$
d. $+\frac{1}{5}$
e. –20
f. +20

12 ***Wie werden die Dioptrienzahlen bei Streulinsen angegeben?***
a. genauso wie bei Sammellinsen
b. umgekehrt zu Sammellinsen
c. mit negativen Vorzeichen
d. mit positiven Vorzeichen
e. ganz ohne Vorzeichen
f. Keine der genannten Antworten ist richtig.

Was ist Fotometrie?
Wörtlich übersetzt heißt Fotometrie „Lichtmessung“. Sie wird im Labor zur Bestimmung von Konzentrationen verwendet, z. B. zur Bestimmung des Hb-Wertes oder Cholesterinspiegels.

Welche Arten von Fotometrie gibt es?
Man unterscheidet zwei Arten von Fotometrie:
- Absorptionsfotometrie (z. B. kapillare Hb-Messung),
- Reflexionsfotometrie (z. B. Blutzucker-Teststreifen).

Was ist das Prinzip der Absorptionsfotometrie?
Eine Lampe sendet Licht mit mehreren Wellenlängen aus (= polychromatisches oder gemischtes Licht). Der Lichtstrahl wird durch ein kleines Gefäß (Küvette) mit der Probe darin gelenkt. Durch die Probe wird ein Teil des ausgesendeten Lichtes absorbiert (verschluckt) und nur noch ein Teil des Lichtstrahls trifft auf der anderen Seite auf ein Messfeld auf. Dann vergleicht das Gerät, wie viel Licht ausgesendet wurde und wie viel noch angekommen ist. Den Anteil an „verschlucktem“ Licht nennt man auch Extinktion. Anhand einer Standardskala kann dann die Konzentration der Probe errechnet werden.

Erläutern Sie das Prinzip des Reflexionsfotometers.
Das Reflexionsfotometer arbeitet mit Teststreifen. Eine kleine Lichtquelle sendet Licht aus, das im Gerät reflektiert wird (Ulbricht-Kugel). Das Licht fällt dann auf den Teststreifen und wird wieder reflektiert. Die reflektierten Lichtstrahlen fallen auf ein Messsystem, das dann direkt ein Ergebnis liefert.

Wie arbeitet ein (Licht-)Mikroskop?
Ein Mikroskop besteht aus verschiedenen Linsensystemen, die zusammen eine bis zu 1 200-fache Vergrößerung erreichen können. Durch die Zusammensetzung der Linsen erscheint das Präparat spiegelverkehrt. Wenn man den Objektträger nach links verschiebt, bewegt sich das Bild im Mikroskop nach rechts.

Wie wird die Gesamtvergrößerung am Mikroskop berechnet?
Sie berechnet sich aus der Vergrößerung am Okular und dem Objektiv:
Gesamtvergrößerung = Vergrößerung Okular · Vergrößerung Objektiv
Beispiel: Objektiv 40x, Okular 10x → Gesamtvergrößerung 40 · 10 = 400x

Was kann man am Mikroskop einstellen?

Okular	Augenstück, Linsensystem, das meist 8-fach bis 10-fach vergrößert (Vergrößerung ist eingetragen)
Objektive	Linsen, die zu dem Objekt hin liegen und auf einem Drehteller (Objektivrevolver) befestigt sind; meist sind drei bis vier verschiedene Objektive montiert (10x, 40x, 100x), die jeweilige Vergrößerung ist auf den Objektiven eingetragen
Kondensor	Linsensystem, das zwischen Lichtquelle und Objekt liegt und für die Lichtverhältnisse verantwortlich ist
Blende	Einstellung der Belichtung
Triebrad	Verschiebung des Abstandes zwischen Präparat und Objektiv (Höhenverstellung des Kreuztisches), wichtig zum Scharfstellen. Man unterscheidet ▸ Grobtrieb → Bildebene finden, ▸ Feintrieb → Bildschärfe einstellen.
Kreuztisch	Mit zwei Federklammern wird das Präparat (Objektträger) auf dem Kreuztisch eingeklemmt.

Was ist Ölimmersion?
Bei dem 100x-Objektiv wird meist ein Tropfen Immersionsöl auf den Objektträger gegeben, dadurch wird das Präparat schärfer und besser beleuchtet. Nach der Benutzung von Immersionsöl das 100x-Objektiv mit etwas Alkohol reinigen.

Welche allgemeinen Mikroskopierregeln sollten Sie beachten?
- fester Stand
- Abstand zum Okular halten, ggf. Brille aufbehalten
- beim Einstellen des Objektivs darauf achten, dass es richtig einrastet
- mit kleineren Objektiven beginnen
- beim Scharfstellen erst unter Sicht den Kreuztisch bis auf 1 bis 2 mm an das Objektiv bringen
- nach der Verwendung von Öl das Objektiv reinigen
- Mikroskop vor Staub schützen

1 *Was ist Fotometrie?*
a. eine Sonderform der Fotografie
b. eine Lichtmessung
c. eine Schallmessung
d. eine Bestrahlungsart

2 *Welche Arten von Fotometrie sind Ihnen bekannt?*
a. Absorptionsfotometrie
b. Resorptionsfotometrie
c. Retroflexionsfotometrie
d. Reflexionsfotometrie

3 *Wie arbeitet ein Lichtmikroskop?*
a. Licht wird durch mehrere Linsen geschickt, die das Objekt vergrößern.
b. UV-Licht wird durch ein Linsensystem geschickt, das das Objekt vergrößert.
c. Durch die Linsen erscheint das Objekt spiegelverkehrt .
d. Durch die Linsen erscheint das Objekt in Farbumkehr.

4 *Wie wird die Gesamtvergrößerung des Mikroskops bestimmt?*
a. Okularvergrößerung und Objektivvergrößerung werden addiert.
b. Okularvergrößerung und Objektivvergrößerung werden subtrahiert.
c. Okularvergrößerung und Objektivvergrößerung werden multipliziert.
d. Okularvergrößerung und Objektivvergrößerung werden dividiert.

5 *Sie haben ein Okular mit der Aufschrift „10x" und ein eingestelltes Objektiv mit der Aufschrift „40x". Wie groß ist die Gesamtvergrößerung?*
a. 50x
b. 30x
c. 400x
d. 4x

6 *Ordnen Sie die Erklärungen und Begriffe einander richtig zu.*

Okular (1), Objektiv (2), Triebrad (3), Kondensor (4), Kreuztisch (5)
a. Linsen, die dem Präparat zugewendet sind
b. Einstellung der Lichtverhältnisse und Ausleuchtung des Objekts
c. Augenstück
d. Einstellung der Bildebene und Bildschärfe
e. meist mehrere in verschiedenen Vergrößerungen
f. höhenverstellbare Platte mit Klammern

7 *Was ist Immersionsöl?*
a. Kontaktöl zur besseren Haftung
b. Kontaktöl zur besseren elektrischen Leitfähigkeit
c. Öl zum Benetzen des Okulars
d. Öl zum Betropfen des Präparats beim 100x-Objektiv

8 *Welche Regeln sollten beim Mikroskopieren beachtet werden?*
a. keine Metallgegenstände in der Nähe des Gerätes
b. in der Nähe des Fensters, um möglichst viel Licht für das Präparat zu bekommen
c. feste Unterlage, Staubschutz
d. mit kleineren Objektiven beginnen
e. immer zuerst Immersionsöl auftragen, damit kein Objektiv verkratzt

9 *Welche Tests können mit der Absorptionsfotometrie durchgeführt werden?*
a. BSG
b. Blutzucker-Tests
c. Urin-Stix
d. kapillare Hb-Bestimmung

10 *Durch welches Bauteil des Mikroskops schauen Sie?*
a. Okular
b. Okulus
c. Tubus
d. Tubulus
e. Objektiv

11 *Nach welchem Prinzip funktioniert die Blutzuckermessung mit Teststreifen?*
a. Audiometrie
b. Reflexionsfotometrie
c. Absorptionsfotometrie
d. Elektronenmikroskopie

12 *Wie können Sie das Objektiv nach Gebrauch von Immersionsöl reinigen? Mit einem weichen Tuch und ...*
a. Wasser.
b. Alkohol.
c. Aldehydlösung.
d. nur mit einem trockenen Tuch.

Was versteht man unter einer Endoskopie?

Unter Endoskopie versteht man die Ausleuchtung und Betrachtung (-skopie) von inneren Hohlräumen (endo-) mithilfe eines Endoskops. Das Endoskop besitzt eine Optik und eine Lichtquelle. Der Lichtstrahl wird über Fiberglasfasern durch das Gerät reflektiert und leuchtet so das Ziel aus. Durch das Endoskop läuft neben einem Lichtstrahl ein Arbeitskanal, über den spezielle Instrumente bedient werden können, z. B. Biopsiezangen.

Wie ist ein Endoskop gebaut?

Ein Endoskop besitzt eine Lichtquelle. Das Licht wird über Glasfasern innerhalb des flexiblen Endoskops immer wieder reflektiert und gelangt so bis in das Zielorgan. Starre Endoskope bestehen meist aus einem Metallrohr. Man unterscheidet:

flexible Endoskope (flexible Optik)	z. B. Gastroskop, Koloskop
starre Endoskope (starre Optik)	z. B. Rektoskop

Wo wird Endoskopie angewendet?

Die Endoskopie wird überall angewendet, wo innere Hohlräume sind. Dies gilt besonders für den Verdauungstrakt, die ableitenden Harnwege und Gelenke. Beispiele:

Speiseröhre, Magen und Zwölffingerdarm	Ösophago-Gastro-Duodenoskopie (meist nur „Gastro“ genannt)
Dickdarm	Koloskopie
Mastdarm	Rektoskopie
Gelenke	Arthroskopie
Harnblase	Cystoskopie
Fruchtblase (Schwangerschaft)	Amnioskopie
Bauchhöhle	Laparoskopie

Nennen Sie Einsatzmöglichkeiten für die Endoskopie.

Diagnostik	Nachweis von Entzündungen, Geschwüren, Tumoren oder Bänderverletzungen	Gastroskopie, Rektoskopie, Arthroskopie
Therapie	Polypenentfernung, Fremdkörperentfernung, Blutungsstillung	Koloskopie, Gastroskopie

Was ist eine ERCP?

Eine ERCP ist eine endoskopisch retrograde Cholangio-Pankreatikografie oder eine Kombination aus Endoskopie und Röntgen-Kontrastdarstellung der Gallen- und Pankreasgänge. Diese Untersuchung wird zur Diagnostik und Therapie bei Gallengangssteinen oder Verengungen der Gallen- und Pankreasgänge eingesetzt.

Was ist eine Laparoskopie?

Bei einer Laparoskopie werden unter Narkose drei kleine Einschnitte in die Bauchdecke gesetzt und mit einem Endoskop kann die Bauchhöhle betrachtet werden. Sie wird mittlerweile zur Appendektomie (Wurmfortsatzentfernung) oder Gallenblasenentfernung eingesetzt sowie in der Gynäkologie. Bei einer Laparoskopie ist eine Inspektion der Bauchhöhle möglich, ohne dass ein großer Eingriff nötig ist oder eine große Narbe zurückbleibt.

Was sind Laserstrahlen?

Laserstrahlen sind Lichtstrahlen einer einheitlichen Wellenlänge, die sehr eng gebündelt sind und daher punktgenau eingesetzt werden können. Dort, wo der Laserstrahl auftrifft, entsteht große Wärme/Hitze. Dadurch können z. B. blutende Gefäße koaguliert werden.

Wann werden Laser in der Medizin eingesetzt?

Laser können vielfach angewendet werden, z. B.:

- Laserchirurgie (Frühbehandlung von Tumoren, Korrektur von Fehlsichtigkeit)
- Blutstillung (z. B. im Rahmen einer Bronchoskopie bei Bluthusten)
- Netzhautablösung
- kosmetisch (dauerhafte Haarentfernung)

1 *Erklären Sie den Begriff „Endoskopie“.*

a. Unter einer Endoskopie versteht man eine kleine Bauch-OP. ____

b. Unter einer Endoskopie versteht man eine innere Sonografie. ____

c. Mit einer Endoskopie meint man die Betrachtung innerer Hohlräume mit einer speziellen Optik. ____

d. Mit einer Endoskopie ist die Darstellung innerer Hohlräume mithilfe von Kontrastmitteln gemeint. ____

2 *Welche der folgenden Untersuchungen gehören zu den endoskopischen Untersuchungen?*

a. Sono ____

b. Doppler ____

c. Gastro ____

d. Angio ____

3 *Ordnen Sie die Endoskope den untersuchten Organen zu. Kniegelenk (1), Mastdarm (2), Zwölffingerdarm (3), untere Luftwege (4), Dickdarm (5)*

a. Bronchoskop ____

b. Rektoskop ____

c. Arthroskop ____

d. Koloskop ____

e. Gastroskop ____

4 *Was wird bei einer Amnioskopie untersucht?*

a. die Bauchhöhle ____

b. die Gallenblase ____

c. die Harnblase ____

d. die Fruchtblase ____

5 *Welche der unten genannten Endoskope gehören zu den starren (1) und welche zu den flexiblen Optiken (2)?*

a. Bronchoskop ____

b. Gastroskop ____

c. Rektoskop ____

d. Koloskop ____

6 *Wo findet die Endoskopie Anwendung in der Medizin?*

a. Prognose ____

b. Diagnose ____

c. Prophylaxe ____

d. Therapie ____

e. Rehabilitation ____

7 *Nennen Sie Beispiele für den therapeutischen Einsatz von Endoskopien.*

a. Polypabtragung bei einer Koloskopie ____

b. Biopsieentnahme bei Magengeschwür ____

c. Blutungsstillung von Ösophagusvarizen ____

d. Nachweis eines Tumors bei einer Rektoskopie ____

8 *Wie nennt man die Untersuchung der Bauchhöhle mithilfe einer Optik?*

a. Laparoskopie ____

b. Laparotomie ____

c. Appendektomie ____

d. Gastroskopie ____

9 *Was ist eine ERCP?*

a. eine Kombination aus Sonografie und Endoskopie ____

b. eine Kombination aus Sonografie und Röntgen ____

c. eine Kombination aus Endoskopie und Röntgen ____

d. eine Kombination aus Gastroskopie und Koloskopie ____

10 *Welche Aussagen zur Laparoskopie sind richtig?*

a. Es handelt sich um eine Betrachtung der Bauchhöhle. ____

b. Sie wird in der Schwangerschaftsvorsorge angewendet. ____

c. Sie wird unter Narkose durchgeführt. ____

d. Sie wird diagnostisch und therapeutisch eingesetzt. ____

11 *Welche Aussagen zu Laserstrahlen sind korrekt?*

a. Laser haben Licht vieler Wellenlängen. ____

b. Laser lassen sich schwer bündeln. ____

c. Laserstrahlen können starke Hitze entwickeln. ____

d. Laserstrahlen sind punktgenau. ____

12 *Wo finden Laserstrahlen Einsatz in der Medizin?*

a. Wundverschluss bei Platzwunden ____

b. Blutungsstillung bei Bluthusten ____

c. Abtragung der Netzhaut ____

d. Entfernung von Körperhaaren ____

e. Abtragung von Tumoren ____

Was sind Röntgenstrahlen?

Sie gehören wie das sichtbare Licht zu den elektromagnetischen Strahlen, haben aber eine viel kürzere Wellenlänge als das sichtbare und das UV-Licht. Je kurzwelliger eine Strahlung, desto energiereicher ist sie und desto tiefer dringt sie in Gewebe ein, daher werden Knochen mit Röntgenstrahlen sichtbar. Energiereiche Strahlung kann aber auch Schäden hinterlassen.

Welche Eigenschaften haben Röntgenstrahlen?

- Sie pflanzen sich wie jede Strahlung geradlinig aus, können aber gebrochen oder gestreut werden.
- Sie wirken magnetisierend.
- Sie wirken fluoreszierend.
- Sie belichten fotografische Filme.
- Sie können die Erbsubstanz schädigen.
- Sie wirken ionisierend, d. h., sie können neutrale Teilchen in positiv oder negativ geladene Ionen umwandeln.
- Sie durchdringen feste Stoffe (z. B. schwarze Pappe, die für sichtbares Licht nicht durchgängig ist).
- Sie können vom Menschen nicht wahrgenommen werden.

Wo liegt der Unterschied zwischen harten und weichen Röntgenstrahlen?

Wenn man von Röntgenstrahlen spricht, unterscheidet man oft in:

harte Röntgenstrahlen	weiche Röntgenstrahlen
▸ dringen tief in Gewebe ein (hohe Durchdringkraft) ▸ sind kurzwelliger	▸ dringen weniger tief in Gewebe ein (niedrigere Durchdringkraft) ▸ sind etwas langwelliger als harte Röntgenstrahlen

→ **Merke:** je kurzwelliger, desto härter, desto mehr Durchdringvermögen, desto energiereicher, desto gefährlicher

Beschreiben Sie den Aufbau einer Röntgenröhre.

1	Glühkathode (Minuspol)
2	Anode (Pluspol)
3	luftleerer Glaskolben (Vakuum)
4	Schutzmantel
5	Strahlenaustrittsfenster
6	Elektronen

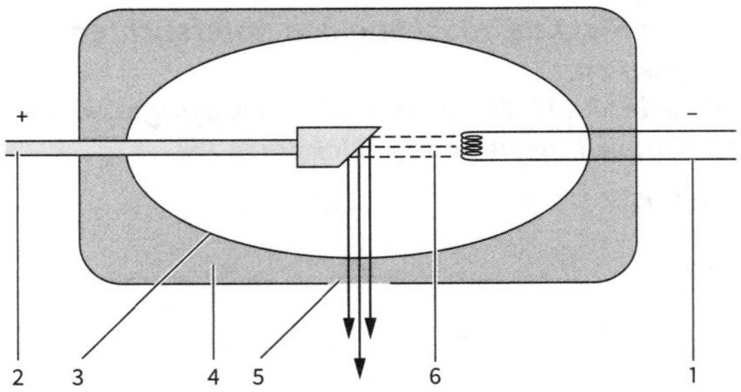

Wie werden Röntgenstrahlen erzeugt?

Röntgenstrahlen werden in der luftleeren Röntgenröhre produziert, indem Elektronen mit hoher Geschwindigkeit auf eine Metallfläche prallen. Bei einer sehr großen Spannung (viele Tausend Volt) wird der Minuspol stark erhitzt (Glühkathode). Dadurch lösen sich am Minuspol Elektronen, die vom Pluspol angezogen werden und im luftleeren Raum mit hoher Geschwindigkeit auf den Pluspol (Anode) prallen. Durch den Aufprall entstehen energiereiche, kurzwellige Strahlen, die Röntgenstrahlen. Durch den Schutzmantel wird entstehende Streustrahlung abgefangen und nur durch das Austrittsfenster können Strahlen entweichen.

Was passiert, wenn Sie die kV- oder mA-Stärke am Röntgengerät verändern?

Spannung: Kilovolt (kV)	verändert die Qualität der Strahlung, je höher die Spannung [kV], desto härter und energiereicher ist die entstehende Strahlung
Stromstärke: Milliampere (mA)	verändert die Menge der Strahlung, je höher die Stromstärke, desto mehr Elektronen fließen und desto mehr Strahlen entstehen

Was ist ein Röntgennegativ?

Die Röntgennegative sind geschwärzte Filme. Alle belichteten Stellen (dort, wo Strahlen auf den Film getroffen sind) sind schwarz, alle unbelichteten Stellen sind weiß (keine oder wenige Strahlen sind auf den Film getroffen, weil vom Gewebe absorbiert). Weichteilgewebe lassen die Röntgenstrahlen fast ungehindert durch und erscheinen daher schwarz (z. B. Magen-Darm-Trakt). Harte Substanzen wie Knochen lassen wenig Strahlen durch und erscheinen weiß. Will man trotzdem weiches Gewebe darstellen, verwendet man Kontrastmittel, das strahlenundurchlässig ist. Beispiele sind der Kolon-Kontrasteinlauf oder Angiografien. Die Gefahr bei Röntgenkontrastmitteln sind allergische Reaktionen mit anaphylaktischem Schock.

Welche Schäden können Röntgenstrahlen verursachen?

teratogene Schäden (am Embryo)	Missbildung von Organen, Fehlgeburt
genetische Schäden (an den Keimzellen)	Schäden bei späteren Generationen durch vererbte Mutation
somatische Schäden (an Körperzellen)	direkte Schäden durch die Strahlen, z. B. Tumoren, Verbrennungen, Schleimhautblutungen

Was sind besonders strahlenempfindliche Gewebe?

Die besondere Gefahr liegt in der Schädigung der Erbsubstanz, daher sind alle sich schnell teilenden und aktiven Gewebe besonders gefährdet. Dazu zählen Knochenmark, Magen-Darm-Trakt, Gonaden (Eierstöcke, Hoden), Haut, Blut, aber auch Tumorzellen und embryonales Gewebe. Gewebe, die sich nicht mehr teilen, wie Nervenzellen, sind relativ strahlenunempfindlich.

1 Was sind Röntgenstrahlen?

a. Schallwellen
b. Elektromagnetische Wellen
c. Elektrische Wellen
d. Magnetwellen

2 Welche Eigenschaften haben Röntgenstrahlen?

a. Sie breiten sich nicht geradlinig aus.
b. Sie können Filme belichten.
c. Sie wirken phosphoreszierend.
d. Sie wirken ionisierend.
e. Sie können vom Menschen wahrgenommen werden.
f. Sie können die Erbsubstanz schädigen.

3 Ordnen Sie den harten (1) und weichen (2) Röntgenstrahlen jeweils die passenden Eigenschaften zu.

a. Kurzwelliger
b. Langwelliger
c. Hohe Durchdringkraft
d. Niedrige Durchdringkraft
e. Energiereicher
f. Energieärmer

4 Wie werden Röntgenstrahlen erzeugt?

a. Bei einer großen Spannung wird der Pluspol stark erhitzt, sodass sich die positiv geladenen Teilchen losreißen und mit hoher Geschwindigkeit auf den Minuspol treffen.
b. Bei einer großen Spannung wird der Minuspol stark erhitzt, sodass sich die negativ geladenen Teilchen losreißen und mit hoher Geschwindigkeit auf den Pluspol treffen.
c. Die fliegenden Elektronen erzeugen die Röntgenstrahlung.
d. Die Röntgenstrahlen entstehen beim Aufprall auf die Anode.

5 Mit was ist der Glaskolben der Röntgenröhre gefüllt?

a. Mit nichts, es herrscht Vakuum
b. Mit Luft
c. Mit Stickstoff
d. Mit Edelgasen

6 Bei welcher Untersuchung werden Kontrastmittel verwendet?

a. Elektrokardiografie
b. Koloskopie
c. Spirometrie
d. Audiometrie
e. Angiografie

7 Was bezeichnet man mit „kV“ (1) und „mA“ (2)? Tragen Sie (0) ein, wenn weder (1) noch (2) zutreffen.

a. Kilovolt
b. Spannung
c. Stromstärke
d. Kilowatt
e. Milliampere
f. Megaampere

8 Bei einem Röntgengerät können Sie „kV“ (1) und „mA“ (2) einstellen. Was können Sie damit verändern?

Tragen Sie (0) ein, wenn weder (1) noch (2) zutreffen.

a. die angelegte Spannung
b. den vorhandenen Widerstand
c. die Stromstärke
d. die Strahlungsqualität (Härte)
e. die Strahlungsintensität (Menge)
f. die Strahlungsdauer (Zeit)

9 Wie ist ein Knochen im Röntgennegativ dargestellt?

a. weiß, da er die Strahlung durchlässt
b. weiß, da er die Strahlung absorbiert
c. schwarz, da er die Strahlung durchlässt
d. schwarz, da er die Strahlung absorbiert

10 Welche somatischen Schäden können durch Röntgenstrahlen verursacht werden?

a. Verbrühungen
b. Verbrennungen
c. Missbildungen am Ungeborenen
d. geistige Behinderungen
e. Blutungen
f. Mutationen
g. Fehlgeburt

11 Was sind besonders strahlenempfindliche Gewebe?

a. Haut
b. Gehirn
c. Knochen
d. Gonaden
e. embryonales Gewebe
f. Tumoren

Wozu dient der Röntgenpass?

Der Röntgenpass dient der Kontrolle der Strahlenbelastung. Hier können Art der Aufnahme (z. B. Rö-Thorax) und Datum eingetragen werden.

Welche Schutzmaßnahmen für Patienten und Mitarbeiter im Umgang mit Röntgenstrahlen sollten Sie beachten?

- die drei großen „A“: Abstand (s. Abstandsregel), Abschirmung (Bleischürze), Aufenthalt (so kurz wie möglich im Strahlenbereich)
- Warnhinweise beachten
- Dosimeter tragen
- Röntgenpass für Patienten
- Frage nach Schwangerschaft (bei weiblichen Patienten)

Was ist die Abstandsregel?

Die Strahlen werden mit jedem Meter Abstand sehr viel weniger. Dazu gibt es eine Regel: So wie der Abstand in Metern wächst, so nimmt die Strahlung im Quadrat ab (1 : [Abstand · Abstand]).

Abstand vom Röntgengerät	Strahlung
1 m	$\frac{1}{1 \cdot 1} = 1$ volle Strahlung
2 m	$\frac{1}{2 \cdot 2} = \frac{1}{4}$ nur noch ein Viertel der Strahlung
3 m	$\frac{1}{3 \cdot 3} = \frac{1}{9}$ nur noch ein Neuntel der Strahlung

Was versteht man unter folgenden Begriffen?

Äquivalentdosis [Sievert = Sv]	ist eine Messgröße für die schädigende Wirkung von Strahlen auf den Menschen
Energiedosis [Gray = Gy]	ist eine Messgröße für die aufgenommene Energie aus der Strahlung
Dosimeter	Instrument zur Messung der empfangenen Strahlendosis
Kontrollbereich	Umkreis von 1,5 m um das Röntgengerät; wer sich hier aufhält, muss ein Dosimeter tragen
CT (= Computertomografie)	computerunterstützte Röntgenschichtaufnahme, mit oder ohne Kontrastmittel möglich

Was ist ein Kernspin?

Im Gegensatz zu einer Tomografie handelt es sich beim Kernspin (NMR) um eine Magnetresonanz-Untersuchung. Hier ist der Patient keiner Röntgenstrahlung ausgesetzt und die Gewebe werden sehr exakt dargestellt. Nicht geeignet für Patienten mit Metall-Implantaten oder Herzschrittmachern wegen des starken Magnetfeldes.

Was ist Radioaktivität?

Es gibt Elemente, deren Atomkern nicht stabil ist und die beim Zerfall sehr energiereiche Strahlung (α-, β- oder γ-Strahlung) aussenden. Zu diesen Elementen gehören Uran oder Radium. Es gibt aber auch radioaktive Varianten (Isotope) von normalerweise nicht radioaktiven Elementen, wie Kohlenstoff oder Jod.

Was ist die Halbwertszeit (HWZ)?

Beim Atomzerfall wird radioaktive Strahlung frei, aber wie das Wort „Zerfall“ schon sagt, wird die Menge der Ausgangssubstanz immer weniger. Die Zeit, nach der die Hälfte der Atome zerfallen sind, ist die Halbwertszeit, die Substanz gibt dann auch nur noch die Hälfte der Strahlung ab. Man sagt, dass nach 10 Halbwertszeiten fast alle Atome zerfallen sind und auch fast keine Radioaktivität mehr vorhanden ist. Beispiel: Radioaktiver Kohlenstoff hat eine HWZ von ca. 5500 Jahren, d. h., nach dieser Zeit ist noch die Hälfte der ursprünglichen Menge vorhanden. Nach 10 · 5500 Jahren ist fast die gesamte Menge zerfallen und auch nicht mehr radioaktiv.

Erläutern Sie das Prinzip der Szintigrafie.

Bei einer Szintigrafie werden kleine Mengen eines radioaktiven Stoffes verabreicht, der sich im Gewebe anreichert und dort anhand der Strahlung nachgewiesen werden kann.
Beispiel: Radio-Jod reichert sich in der Schilddrüse an, so kann die Schilddrüse auf „heiße“ (besonders aktive) oder „kalte“ (inaktive Stellen, es können bösartige Tumoren sein) Knoten untersucht werden. Im Unterschied zu Röntgenaufnahmen kann man bei der Szintigrafie die Aktivität eines Organs untersuchen.

Welche Szintigrafiemöglichkeiten kennen Sie?

- Schilddrüsenszinti (zur Untersuchung der Schilddrüsenfunktion)
- Skelettszinti (zur Metastasensuche im Knochen)
- Lungenszinti (Diagnostik bei Lungenembolie)

1 *Was ist ein Röntgenpass?*

a. eine Chipkarte, die die aktuellen Röntgeneinstellungen speichert ___
b. ein Heftchen, in dem Röntgenbefunde eingetragen werden ___
c. ein Faltblatt, in dem Röntgenuntersuchungen mit Datum eingetragen werden ___
d. ein Blatt mit Zahn-Röntgenaufnahmen, anhand derer man notfalls identifiziert werden kann ___

2 *Mit welchen Schutzmaßnahmen vor Röntgenbelastung können Sie sich bzw. Ihre Patienten schützen?*

a. Abstandsregel beachten ___
b. Schwangere nur mit Bleischürze röntgen ___
c. Dosimeter tragen ___
d. auf Abschirmung der Strahlung achten ___
e. sich maximal einmal pro Tag im Röntgenbereich aufhalten ___

3 *Was sind die „drei großen A"?*

a. Abstandsregel beachten ___
b. Alter erfragen (bes. bei weiblichen Patienten) ___
c. Aufheizen (Gerät muss gut vorgeheizt sein) ___
d. Aufenthalt (so kurz wie möglich) ___
e. Abschirmung (Bleischürze) ___

4 *Sie stehen etwa 3 m vom Röntgengerät entfernt, wie groß wäre die Strahlenbelastung in Bezug auf die Ausgangsstrahlung, wenn das Gerät auslösen würde?*

a. etwa die Hälfte ___
b. ein Drittel ___
c. ein Viertel ___
d. ein Neuntel ___

5 *Was gibt die Äquivalentdosis an?*

a. die aufgenommene Energiedosis ___
b. die Menge der schädlichen Strahlung ___
c. die maximal verträgliche Strahlungsmenge ___
d. die maximale Gerätestrahlung ___

6 *In welcher Einheit wird die Äquivalentdosis (1), in welcher die Energiedosis (2) gemessen?*

Tragen Sie eine (0) ein, wenn weder (1) noch (2) zutreffen.

a. kV ___
b. Sv ___
c. mA ___
d. Gb ___
e. Gy ___
f. Gray ___
g. Sievert ___
h. Volt ___
i. Gigabyte ___

7 *Was ist ein Dosimeter? Instrument zur Messung ...*

a. der Energiedosis. ___
b. der aufgenommenen Strahlendosis. ___
c. der abgegebenen Strahlendosis. ___
d. der Gesamtstrahlungsdosis vom Gerät. ___

8 *Was trifft auf Tomografie (1) und Kernspin (2) und Szintigrafie (3) zu?*

a. nicht geeignet für Herzschrittmacherpatienten ___
b. Belastung mit Röntgenstrahlen ___
c. Belastung mit Radioaktivität ___
d. Aktivitätsuntersuchung eines Organs ___
e. Untersuchung auf Magnetfeldbasis ___

9 *Radiocobalt wird oft zur Bestrahlung von bösartigen Tumoren verwendet. Die Halbwertszeit beträgt 5 $\frac{1}{4}$ Jahre. Wann ist 1 kg Radiocobalt fast vollständig zerfallen?*

a. nach etwa 5 Jahren ___
b. nach etwa 10 Jahren ___
c. nach etwa 52 Jahren ___
d. nach etwa 100 Jahren ___
e. nach etwa 520 Jahren ___

10 *Welche Aussagen zur Halbwertszeit sind korrekt? Die Halbwertszeit gibt die ... an.*

a. halbe Menge der Strahlung ___
b. Zeit, nach der die Hälfte der Atomkerne zerfallen sind, ___
c. Zeit, nach der die Substanz nur noch halb so viel wert ist, ___
d. Zeit, nach der die Strahlung ungefährlich ist, ___

11 *Welchen Vorteil bietet die Szintigrafie gegenüber einer Tomografie?*

a. Die Szinti ist weniger strahlenbelastend. ___
b. Die Szinti ist schmerzlos. ___
c. Die Szinti kann die Aktivität eines Organs überprüfen. ___
d. Die Szinti kann die mikroskopische Struktur eines Organs darstellen. ___

12 *Bei welchen Organen werden häufig Szintigrafien zur Diagnostik eingesetzt?*

a. Gehirn ___
b. Lunge ___
c. Leber ___
d. Schilddrüse ___
e. Bauchspeicheldrüse ___

Was ist Schall?
Schall ist eine Wellenbewegung der Luft, die vom Ohr aufgefangen und zum Gehirn weitergeleitet wird, wo sie in einen Ton umgewandelt wird. Im Gegensatz zum Licht muss sich eine Schallwelle über Materie (Luft, Wasser) fortpflanzen, während Licht sich auch im luftleeren Raum (z. B. Weltall) ausdehnen kann. Schall ist auch wesentlich langsamer als Licht, in Bodennähe etwa 300 m/Sek.

Was ist Ultraschall?
Der Mensch kann mit seinem Gehör Schallfrequenzen von etwa 20 bis 20000 Hz (= 20 kHz) wahrnehmen. Alle Frequenzen darüber nennt man Ultraschall (wörtlich: „jenseits des Schalls"). Medizinisch genutzter Ultraschall liegt im Bereich von mehreren Millionen Hertz (= MHz, Mega-Hertz). Durch die höhere Frequenz hat Ultraschall auch mehr Energie als Schall, daher der Einsatz zur Reinigung.

Welches Prinzip liegt dem Ultraschallverfahren zugrunde?
Der Schallkopf sendet Ultraschallwellen aus, die beim Durchgang durch den Körper von den Organen unterschiedlich reflektiert werden. Die zurückgeworfenen Wellen (Echos) werden vom Gerät erfasst und als Bild auf dem Monitor dargestellt. Dieses Prinzip entspricht dem Prinzip, nach dem Fledermäuse sich bei völliger Dunkelheit orientieren. Sie senden Signale mit sehr hohen Frequenzen aus, die von der Umgebung (Insekten, Bäume) zurückgeworfen werden. Über die Ohren kann die Fledermaus die Signale wieder aufnehmen und im Gehirn zu einem Bild verarbeiten. Ebenso nutzt auch das Echolot (Tiefenmesser) der Schiffe den Ultraschall zur Abtastung des Meeresgrundes.

Erläutern Sie die verschiedenen Ultraschallverfahren.	
A-Scan (= Amplituden-Scan)	eindimensionales Verfahren, bei dem ein Schallsignal ausgesendet und reflektiert wird; die Darstellung ist eine Kurve mit Zacken
B-Scan (= Brightness-Scan, Helligkeitsbild)	Dieses Verfahren wird sehr viel häufiger eingesetzt. Es ergibt ein zweidimensionales Bild durch das Aussenden vieler Schallsignale, die an den Organgrenzen reflektiert werden. So erscheint ein Bild in unterschiedlichen Grauschattierungen. Die Schallsignale werden als viele, hintereinander folgende Impulse gesendet, dadurch können auch z. B. Kindsbewegungen dargestellt werden. Echoarme Strukturen erscheinen schwarz oder dunkelgrau, z. B. wassergefüllte Strukturen wie Blase und Gefäße. Echoreiche Strukturen erscheinen hellgrau bis weiß, z. B. solide Strukturen wie Leber oder Gallensteine.
Doppler-Verfahren	Dauerhafte Ultraschallsignale werden von strömenden Blutkörperchen in den Gefäßen unterschiedlich zurückgeworfen (im Gegensatz zu „unbeweglichen" Organen wie Leber oder Niere) und als Geräusche dargestellt. Diese Geräusche entsprechen aber nicht den echten Geräuschen, sondern sind die vom Gerät akustisch dargestellten Bewegungssignale.
Farb-Duplex	z. B. Echokardiografie (= Herzecho), eine Kombination aus Doppler-Verfahren und B-Scan mit farblich codierter Darstellung der Blutflussrichtung

Ist eine Ultraschalluntersuchung für Schwangere gefährlich?

Nein, denn:
- Ultraschall ist schmerzlos.
- Ultraschall hat keine schädlichen Nebenwirkungen auf das Ungeborene wie Röntgenstrahlen.
- Ultraschall ist nicht invasiv (kein Einstich nötig).

Was bereiten Sie für eine Ultraschalluntersuchung vor?

- Raum abdunkeln
- Kontakt-Gel bereitstellen
- Kleidungsschutz für Patienten
- Tücher zum Abwischen bereitlegen
- Patient sollte bei Sono-Abdomen nüchtern sein (gefüllte Gallenblase kann besser beurteilt werden)

Nennen Sie Anwendungsgebiete für Ultraschall in der Medizin.	
Diagnostik	▸ Innere Medizin: Leber, Gallenblase, Pankreas, Schilddrüse, Herzecho, Lymphknoten, Tumoren, Gefäßdoppler ▸ Gynäkologie: Mutterschaftsvorsorge, CTG ▸ Urologie: Niere, ableitende Harnwege, Restharnbestimmung
Therapie	Ultraschallvernebler, Massage
Hygiene/Reinigung	Ultraschallreiniger, z. B. für Brillen

Was ist eine CTG (= Kardiotokografie)?

Eine typische Untersuchung in der späteren Schwangerschaft und unter der Geburt ist eine CTG, die die Herztöne des Kindes und die Wehentätigkeit der Mutter misst. Die Herztöne werden über das Dopplerverfahren dargestellt. Da Ultraschall keine Risiken für das Ungeborene birgt, ist dies eine gefahrlose Methode, um den Zustand des Kindes beurteilen zu können. Bei Abfall der Sauerstoffversorgung über die Nabelschnur kommt es zum Abfall der Herztöne, es kann dann sofort eingegriffen werden (z. B. Notfall-Kaiserschnitt).

1 *Was ist Schall?*
a. eine elektromagnetische Wellenbewegung ______
b. eine Wellenbewegung von Materie ______
c. der Widerhall von Worten im Gebirge ______

2 *Wo liegt der Unterschied zwischen Schall und Licht?*
a. Schall dehnt sich im materiefreien Raum schneller aus als Licht. ______
b. Licht ist im materiefreien Raum besonders schnell, Schall kann sich im Vakuum überhaupt nicht fortpflanzen. ______
c. Licht dehnt sich mit ca. 300 000 km/Sek. aus, Schall nur mit etwa 300 m/Sek. ______
d. Schall hat in Bodennähe eine Ausdehnungsgeschwindigkeit von etwa 300 km/Sek. ______

3 *In welchen Frequenzbereichen liegt der Schall?*
a. Schall liegt im hörbaren Bereich von Menschen.
b. Schall liegt im hörbaren Bereich von Fledermäusen. ______
c. 20 bis 2 000 Hertz ______
d. 2 000 bis 5 000 Hertz ______
e. 20 bis 5 000 Hertz ______
f. 20 bis 20 000 Hertz ______

4 *In welchen Frequenzbereichen liegen Ultraschall (1) und besonders der medizinisch genutzte Ultraschall (2)?*
a. Frequenzen um 20 Hz ______
b. Frequenzen über 20 kHz ______
c. Frequenzen über 2 000 Hz ______
d. Frequenzen im Milli-Hertz-Bereich ______
e. Frequenzen im Mega-Hertz-Bereich ______
f. Frequenzen im Multi-Hertz-Bereich ______

5 *Erläutern Sie das physikalische Prinzip der Sonografie.*
a. Ein Sender sendet Schallwellen aus, die in den Körper eindringen und dort gebrochen werden.
b. Der Schallkopf sendet Ultraschallsignale aus, die von den Organen unterschiedlich reflektiert werden. ______
c. Die gebrochenen Schallwellen werden über das Gerät in Geräusche umgewandelt. ______
d. Die reflektierten Signale werden vom Geräte-Empfänger wieder aufgenommen und je nach Verfahren zu Bild oder Ton verarbeitet. ______

6 *Nennen Sie zwei Ultraschallverfahren.*

7 *Welche Aussagen zum B-Scan sind korrekt?*
a. Der Schallkopf sendet eine ganze Serie von Ultraschallimpulsen aus. ______
b. Der Schallkopf sendet ein Dauersignal von vielen Wellen aus. ______
c. Beim Übertritt an den Organgrenzen werden die Ultraschallwellen unterschiedlich reflektiert und vom Gerät aufgenommen und verarbeitet.
d. Die Schallwellen werden von den Organen zurück ans Gerät gesendet, wo das Bild entsteht. ______

8 *Wie bereiten Sie eine (Oberbauch-)Ultraschalluntersuchung vor?*
a. Patient sollte etwa zwei Stunden nach der Mahlzeit kommen. ______
b. Patient sollte nüchtern sein. ______
c. Kontaktgel bereitstellen ______
d. Desinfektionsmittel bereitstellen ______
e. elektrische Kontakte überprüfen ______
f. Tücher bereitlegen ______

9 *Welche Anwendungsgebiete für Ultraschall gibt es in der Medizin?*
a. Desinfektion ______
b. Sterilisation ______
c. Therapie ______
d. Diagnose ______
e. Prognose ______

10 *Nennen Sie Beispiele für die Anwendung von Ultraschall.*
Tragen Sie eine (1) für nicht zutreffende Anwendungen, eine (2) für B-Scan-Verfahren und eine (3) für Doppler-Verfahren ein.
a. Echokardiografie ______
b. Kardiotokografie ______
c. Angiografie ______
d. Sono-Abdomen ______
e. Schilddrüsenszinti ______
f. Seefahrt ______
g. Raumfahrt ______

11 *Wann findet eine CTG Anwendung?*
a. zur Feststellung einer Schwangerschaft ______
b. zur Beurteilung der kindlichen Herztöne kurz vor der Geburt ______
c. zur Beurteilung der kindlichen Herztöne unter der Geburt ______

12 *Wie können Sie eine werdende Mutter beruhigen, die sich über eine bevorstehende Ultraschalluntersuchung Sorgen macht?*
a. Eine Sonografie ist nur im ersten Drittel der Schwangerschaft gefährlich. ______
b. Sie bieten Ihr eine Bleischürze zum Abschirmen schädlicher Strahlung an. ______
c. Ultraschall ist gefahrlos und schmerzlos für Mutter und Kind. ______

Was versteht man unter folgenden Begriffen?

Man kann Stoffe und Substanzen in ihre Bestandteile bis auf die kleinste Ebene zerlegen, dort findet man dann:

Atome	kleinste Teilchen, die aus einem Kern mit Neutronen und positiv geladenen Protonen bestehen sowie einer Hülle aus negativ geladenen, beweglichen Elektronen. Positive und negative Ladungen sind gleich stark und daher ist das Atom insgesamt neutral (→ s. auch Physik).
Moleküle	Verbindungen aus mehreren Atomen nennt man Moleküle. Sie können aus vielen Hunderten oder Tausenden Atomen bestehen, z. B. Eiweißmoleküle. Bei der Molekülbindung behalten jedoch die einzelnen Atome alle ihre Elektronen.
Ionen	Ionen sind geladene Teilchen, die aus Atomen oder Molekülen hervorgehen. Hierbei haben die Atome entweder Elektronen abgegeben (positive Ladung ist im Überschuss), oder sie haben zusätzliche Elektronen in ihre Hülle aufgenommen (negative Ladung im Überschuss). Positiv geladene Ionen nennt man Kationen (z. B. Na^+, K^+, Mg^{++}, Ca^{++}, Fe^{3+}). Negativ geladene Ionen nennt man Anionen (z. B. Cl^-, HCO_3^-, SO_4^{2-}).

Was versteht man unter folgenden Begriffen?

Stoffe können aber auch nach ihrer Zusammensetzung unterteilt werden:

Element (oder Grundstoff)	Kann nicht durch chemische Auftrennung weiter zerlegt werden, z. B. Sauerstoff, Eisen, Schwefel, Kohlenstoff.	
Verbindung	Besteht aus zwei oder mehreren Elementen, die eine chemische Bindung miteinander eingegangen sind und in konstantem Verhältnis miteinander stehen (Beispiel: Wasser hat immer Wasserstoff und Sauerstoff im Verhältnis 2 : 1). Die Einzelstoffe teilen sich dabei ihre Elektronenhülle. Außerdem haben Verbindungen andere chemische Eigenschaften als ihre Ausgangsstoffe, z. B. Wasser (H_2O) ist flüssig, Sauerstoff und Wasserstoff sind Gase.	
Gemisch	Besteht aus verschiedenen Teilchen, die sich mit physikalischen Methoden auftrennen lassen. Das Gemisch kann Elemente oder Verbindungen enthalten, aber die einzelnen „Zutaten" behalten ihre chemischen Eigenschaften und teilen auch nicht ihre Elektronenhülle. Man unterscheidet:	homogene Gemische = die Teilchen sind so fein miteinander vermischt, dass die einzelnen Bestandteile nicht einmal mit dem Mikroskop zu erkennen sind, z. B. eine Kochsalzlösung, Luft (ist ein Gasgemisch), Blutplasma heterogene Gemische = die Teilchen sind gröber und lassen sich im Mikroskop oder mit bloßem Auge erkennen, z. B. Urin, Blutzellen im Blut
echte Lösung	Flüssiges, homogenes Gemisch. Die Teilchen sind so klein, dass sie sich durch Filtrieren nicht trennen lassen.	
unechte Lösung	Auch kolloidale Lösung, gehört zu den heterogenen Gemischen. Die gelösten Stoffe sind unter dem Mikroskop sichtbar, können aber nicht abfiltriert werden.	
Emulsion	Auch „Aufschwemmung" genannt, ist ein heterogenes Gemisch, wobei relativ große Teilchen in einer Flüssigkeit verteilt sind und durch einen Filter abgetrennt werden können, z. B. Blutzellen im Plasma.	
Suspension	Ist ein heterogenes Gemisch aus zwei oder mehr Lösungen, die miteinander nicht löslich sind und tropfenweise untereinander verteilt sind, z. B. Fettaugen auf einer Suppe oder Wasser in Öl (W/Ö) oder Öl in Wasser (Ö/W). Solche Mischungen sind die Grundlage für viele Cremes und Salben.	

Kennen Sie die Abkürzungen für wichtige chemische Stoffe?

Elemente	**Abkürzung**	**Verbindungen**	**Abkürzung**
Wasserstoff	H (H_2)	Wasser	H_2O
Stickstoff	N (N_2)	Kohlendioxid	CO_2
Sauerstoff	O (O_2)	Hydrogencarbonat	HCO_3^-
Kohlenstoff	C	Natriumchlorid (Kochsalz)	NaCl
Natrium	Na	Salzsäure	HCl
Kalium	K	Natronlauge	NaOH
Chlor	Cl	Schwefelsäure	H_2SO_4

Was sind Säuren bzw. Laugen, wie unterscheiden sie sich?

Säuren und Laugen wirken ätzend und können zu schweren Verletzungen von Haut, Schleimhäuten oder Augen führen.

Säure (färbt Lackmuspapier rot)	**Lauge oder Base (färbt Lackmuspapier blau)**
Eine Säure ist eine chemische Verbindung, die Protonen bzw. Wasserstoff-Ionen (H^+) abgeben kann. Die abgegebenen H^+-Ionen können durch positiv geladene Metallionen (z. B. Na^+) ersetzt werden, dies sind dann Salze. Beispiel: Salzsäure $HCl \rightarrow H^+ + Cl^-$ $Na^+ + Cl^- \rightarrow NaCl$ (Kochsalz)	Eine Lauge ist eine chemische Verbindung, die Protonen aufnehmen kann, die meisten sind OH^--haltig. Beispiel: Natronlauge bzw. Natriumhydroxid $NaOH \rightarrow Na^+ + OH^-$

1 *Im Labor steht eine Flasche mit der Aufschrift „H_2SO_4", um was handelt es sich bei der Flüssigkeit?*

a. schweflige Säure

b. Schwefelsäure

c. Salpetersäure

d. Sulfatsäure

2 *Woran erkennt man eine Säure?*

a. Sie färbt Lackmuspapier rot.

b. Sie färbt Lackmuspapier blau.

c. Sie färbt Lackmuspapier gelb.

d. Sie färbt Lackmuspapier dunkel.

3 *Was versteht man unter einer Säure?*

a. einen Stoff, der Protonen abgibt

b. einen Stoff, der Elektronen abgibt

c. einen Stoff, der H^+-Ionen abgibt

d. einen Stoff, der OH^--Ionen abgibt

e. einen Stoff, der OH^--Ionen aufnimmt

4 *NaCl oder Kochsalz ist ein Salz der ...*

a. Schwefelsäure.

b. Salzsäure.

c. Flusssäure.

d. Salpetersäure.

5 *Die Luft ist zusammengesetzt aus 70 % Stickstoff (1), 21 % Sauerstoff (2), 1 % Edelgasen und zu 0,04 % Kohlendioxid (3). Ordnen Sie die Zahlen den chemischen Kürzeln zu.*

a. S

b. O_2

c. H_2O

d. CO_2

e. HCO_3^-

f. N_2

6 *Wie nennt man diese Zusammensetzung aus verschiedenen Gasen?*

a. Gaslösung

b. Reinstoff

c. Gasgemisch

d. heterogenes Gemisch

e. Emulsion

f. chemische Verbindung

7 *Warum kann es sich bei H_2O_2 nicht um Wasser handeln?*

a. Wasser ist ein Gemisch, das immer nur ein Sauerstoffmolekül enthält.

b. Wasser ist eine chemische Verbindung, die immer H zu O im Verhältnis 2 : 1 enthält.

c. Es könnte sich um Wasser handeln, denn die Zusammensetzung von Wasser ist variabel, je nach gelösten Stoffen.

d. Wasser ist ein Element und kann nicht weiter zerlegt werden.

8 *Viele Cremes sind chemisch gesehen eine ...*

a. Emulsion.

b. Suspension.

c. Suspensorium.

d. Lotion.

9 *In der Chemie wird viel vom „Periodensystem der ..." gesprochen. Dieses gibt Aufschluss über den Aufbau der einzelnen Substanzen und ihr Atomgewicht. Sie werden außerdem in Gruppen und Perioden gegliedert. Um welche Stoffe geht es hier?*

a. Verbindungen

b. Elemente

c. Emulsionen

d. echten Lösungen

10 *Um was handelt es sich bei Blut, chemisch betrachtet?*

a. um eine Verbindung

b. um eine kolloidale Lösung

c. um eine Suspension

d. um einen Reinstoff

11 *Nennen Sie Beispiele für eine Suspension.*

a. Hühnerbouillon

b. Bodylotion

c. Babyöl

12 *Was ist ein Ion?*

a. ein Grundelement oder Reinstoff

b. eine chemische Verbindung

c. ein geladenes Teilchen

d. eine Verbindung aus geladenen Teilchen, bei der sich die Ladungen ausgleichen

Was ist der pH-Wert und wie kann er gemessen werden?

Wasser (H_2O) kann in einem sehr geringen Maße in H^+- und OH^--Ionen zerfallen. Die beiden halten sich im Gleichgeweicht. Wenn jedoch eine Säure dazugegeben wird, so enthält das Wasser mehr H^+-Ionen als OH^--Ionen, da die Säure ebenfalls H^+ abgibt. Wenn dagegen eine Base dazugegeben wird, so enthält die Lösung mehr OH^--Ionen als H^+. Daher gilt Folgendes: Anzahl H^+ = Anzahl OH^-: neutral; Anzahl H^+ > Anzahl OH^-: sauer; Anzahl H^+ < Anzahl OH^-: basisch (= alkalisch).
Der pH-Wert ist ein Maß für die Anzahl der H^+-Ionen und damit die Stärke einer Säure, je niedriger der pH-Wert, desto mehr H^+-Ionen sind in der Lösung vorhanden. Bei pH 7 halten sich die H^+ und die OH^--Ionen die Waage, die Lösung ist dann neutral.
Der pH-Wert kann gemessen werden: ▸ mit Indikatorpapier (z. B. Lackmuspapier) oder ▸ elektrisch mit pH-Metern.

Welche pH-Werte spielen im Körper eine Rolle?

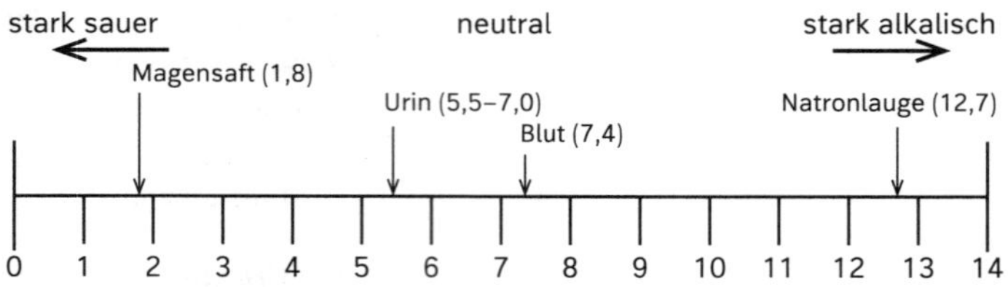

Während der pH-Wert von Urin je nach Ernährung sehr stark schwanken kann (bei Vegetariern bis pH 8), liegt der pH-Wert des Blutes in sehr engen Grenzen. pH-Werte über 7,45 (Alkalose) oder unter 7,35 (Azidose) sind lebensgefährlich. Auftreten können pH-Verschiebungen durch Stoffwechselprozesse (z. B. diabetisches Koma, besonders bei Typ-I-Diabetikern, führt zur Azidose) oder falsche Atmung (Hyperventilationstetanie führt zu Alkalose).

Was versteht man unter einem Puffer (oder Pufferlösung)?

Puffer sind Stoffe, die den pH-Wert bei Säure- oder Laugenzugabe stabil halten können. Sie können je nach Bedarf sowohl überschüssige H^+_ als auch OH^--Ionen aufnehmen, sodass die Gesamtkonzentration von H^+ konstant bleibt. Beispiel: HCO_3^- (Hydrogencarbonat)
Bei H^+-Zugabe entsteht Kohlensäure, die in Wasser und Kohlendioxid zerfällt: $H^+ + HCO_3^- \rightarrow H_2CO_3 \rightarrow H_2O + CO_2$
Im Blut haben neben Hydrogencarbonat noch Hämoglobin und die Plasmaeiweiße Pufferkapazität, um den pH-Wert konstant zu halten. Hydrogencarbonat ist außerdem im Bauchspeichel enthalten und „puffert" die H^+-Ionen aus dem Magensaft.

Was sind Diffusion und Osmose?

Diffusion	Osmose
Diffusion beschreibt die Wanderungen von Teilchen vom Ort größerer Konzentration zum Ort der niedrigen Konzentration. Beispiel: O_2-Austausch in der Lunge, in der Atemluft ist die Konzentration an O_2-Molekülen größer als im Blut, daher gehen sie ins Blut über (Ort der niedrigeren Konzentration).	Osmose ist eine besondere Form der Diffusion. Dabei trennt eine Membran mit sehr kleinen Poren die Orte unterschiedlicher Konzentration. So können zwar nicht die gelösten Teilchen wandern, wohl aber das Lösungsmittel (z. B. Wasser), das für die Verdünnung des stärker konzentrierten Stoffes und somit für gleich große Konzentrationen auf beiden Seiten sorgt.

Was ist der osmotische Druck?

Je höher die Konzentration von gelösten Stoffen, desto höher ist der osmotische Druck der Lösung, d. h., desto mehr Lösungsmittel strömt ein. Beispiel: Eine Zuckerlösung mit 10 EL Zucker auf 1 l Wasser hat eine höhere Zuckerkonzentration und damit einen höheren osmotischen Druck als eine Lösung mit 1 EL Zucker.
Blut hat einen sehr hohen osmotischen Druck wegen der vielen gelösten Stoffe (Eiweiße, Elektrolyte), daher bleibt die Flüssigkeit in den Gefäßen. Wenn aber der osmotische Druck sinkt, z. B. wegen Eiweißmangels, kann das Wasser nicht mehr in den Gefäßen gehalten werden und es kommt zu Ödemen und Aszites.

Was bedeutet hypoton bzw. isoton?

	Beschreibung	Konsequenz
hypotone Lösung	Lösungen, die weniger gelöste Teilchen und einen niedrigeren osmotischen Druck haben als das Blut, nennt man hypoton.	Das Blutplasma wird durch Zugabe dieser Lösungen „verdünnt" (der osmotische Druck des Plasmas sinkt), in Folge strömt Wasser aus dem Plasma in die Erythrozyten ein (diese haben jetzt im Vergleich einen höheren osmotischen Druck) und bringt diese zum Platzen.
isotone Lösung	Lösungen, die den gleichen osmotischen Wert wie das Blut haben, nennt man isoton (z. B. NaCl 0,9 %).	Erythrozyten und Plasma haben den gleichen osmotischen Wert und die Erythrozyten behalten ihre Form.
hypertone Lösung	Lösungen, die mehr gelöste Teilchen als das Blut haben, nennt man hyperton.	Durch mehr gelöste Teilchen steigt der osmotische Wert des Plasmas und Wasser strömt aus den Erythrozyten ins Plasma, Erythrozyten bekommen eine Stechapfelform.

1 *Was ist der pH-Wert?*

a. ein Maß für die Anzahl an Wassermolekülen

b. ein Maß für die Anzahl von gelösten Stoffen

c. ein Maß für die Anzahl an OH^--Ionen

d. ein Maß für die Anzahl an H^+-Ionen

2 *Sie können mit dem Combur 9® (Urin-Stix) auch den pH-Wert des Urins feststellen. Um welche Art von Test handelt es sich dabei?*

a. Reflexionsfotometrie

b. elektrische pH-Messung

c. Indikatorpapier

d. Elektrophorese

3 *Ordnen Sie die folgenden Substanzen nach aufsteigendem pH-Wert, indem Sie die Ziffern 1 (sauer) bis 7 (alkalisch) in die Kästchen eintragen.*

a. Urin bei vegetarischer Ernährung

b. Aqua destillata

c. Kaffee (pH 5,5)

d. Blut

e. Natronlauge

f. Urin bei Mischkost

g. Magensaft

4 *Bullrich-Salz® enthält Hydrogencarbonat und wird oft bei Sodbrennen verwendet. Können Sie sich vorstellen, warum?*

a. Hydrogencarbonat ist eine starke Lauge und neutralisiert die Magensäure.

b. Hydrogencarbonat kann die Säurebildung im Magen unterstützen und so die Verdauung fördern.

c. Hydrogencarbonat kann H^+-Ionen von überschüssiger Magensäure binden, es entstehen H_2O und CO_2.

d. Hydrogencarbonat ist ein Puffer, dadurch wird die Säureproduktion im Magen gehemmt.

5 *Viele Kinder der „Dritten Welt“ haben schwere Aszites („Wasserbauch“). Welche Ursachen kann das haben?*

a. Die Menschen in Afrika und Asien haben eine genetisch bedingte Neigung zu Wasseransammlungen im Bauch (Diffusion), während hier vor allem Ödeme in den Beinen auftreten.

b. Wegen der Unterernährung müssen die Menschen dort mehr trinken, das überschüssige Wasser sammelt sich durch Diffusion im Bauch, bis es über die Niere ausgeschieden wird.

c. Viele Menschen sind stark unterernährt, sie sind so abgezehrt, dass es zu starkem Eiweißmangel (auch im Blut) kommt und somit Flüssigkeit aus dem Blut ins Gewebe übergeht, da der osmotische Druck im Blut nicht ausreicht, um die Flüssigkeit zu halten.

6 *Viele Sportgetränke werben mit der Aufschrift „isotonisch“. Was bedeutet dies?*

a. Die Getränke enthalten die gleiche Verteilung an gelösten Teilchen wie das Blut.

b. Die Getränke enthalten die gleichen Stoffe wie der Körperschweiß.

c. Die Getränke haben den gleichen osmotischen Wert wie das Blutplasma.

d. Diese Getränke enthalten genauso viel Zucker wie das Blut.

7 *Welche isotonische Lösung ist medizinisch besonders weit verbreitet und oft Grundlage zur Lösung von i. v. Medikamenten?*

a. KCl 0,9 %

b. HCl 0,9 %

c. NaCl 0,9 %

d. Aqua dest.

8 *Welcher Fall liegt im unten stehenden Bild vor?*

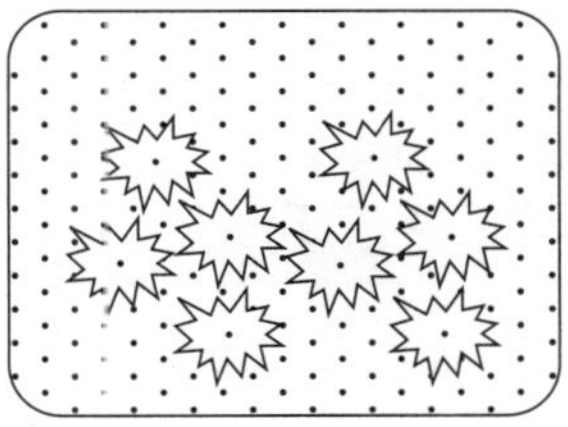

a. Erys befinden sich in hypertoner Lösung.

b. Erys befinden sich in isotoner Lösung.

c. Erys befinden sich in hypotoner Lösung.

9 *Wie würden Sie das Aussehen der Erythrozyten (Erys) in der Abbildung beschreiben?*

a. Normalzustand von Erys

b. Stechapfelform

c. kugelig

d. kurz vorm Platzen

10 *Wie ist der pH-Wert des Blutes gepuffert?*

a. mit NaOH

b. mit Plasmaeiweißen

c. mit Hydrogencarbonat

d. mit Hämoglobin

e. mit Bilirubin

11 *Wie kann es zu Verschiebungen des Blut-pH-Wertes kommen?*

a. Entgleisung des Blutdrucks

b. Atemstörungen

c. Hyperglykämie

d. Hypoglykämie

Was ist ein Mol?

Ein Mol ist definiert als die Atommasse eines Stoffes in Gramm, dies entspricht etwa $6 \cdot 10^{23}$ Teilchen.
Das bedeutet, dass ein Mol eines kleinen Atoms oder Moleküls viel leichter ist als das eines schweren Moleküls, auch wenn es genauso viele Atome enthält wie das des großen.

Beispiel: 1 Mol Wasser = 18 g
1 Mol NaCl = 58,5 g

Viele Lösungen werden nach ihrer molaren Konzentration oder Molarität (1 Mol pro Liter) angegeben, z. B. eine 1-molare Kochsalzlösung enthält auf 1 l Wasser 1 mol (= 58,5 g) Kochsalz. Eine 1-molare Schwefelsäure-Lösung enthält 1 mol Schwefelsäure, was nun 98 g entspricht.
Im Labor werden viele Konzentrationen in mmol/l angegeben, z. B. Elektrolyte, zunehmend aber auch der Blutzucker oder Hb.

Was bedeutet Volumenprozent?

In der Chemie werden viele Mengenangaben für Lösungen in Prozent gemacht. Dies ermöglicht eine relative Mengenangabe, egal, um wie viel Grundsubstanz es sich handelt. Man unterscheidet:

Volumenprozent	Gewichtsprozent
gibt an, wie groß der Prozentanteil einer Lösung am Gesamtvolumen einer Flüssigkeit ist (Mischung aus zwei Flüssigkeiten) Beispiel: Wein hat ca. 11 Vol.-% Alkohol, d. h., von 1 l (= 1 000 ml) Wein sind 110 ml reiner Alkohol. Beispiel: Desinfektionslösungen werden ebenfalls so verdünnt, z. B. 1 l einer 3 % igen Desinfektionslösung enthält 30 ml Desinfektionsmittel und 970 ml Wasser.	gibt an, wie groß der Prozentanteil eines Stoffes am Gesamtgewicht der Lösung ist (fester Stoff wird in Flüssigkeit gelöst) Beispiel: NaCl 0,9 %, d. h., 0,9 % des Gesamtgewichtes der Lösung sind Kochsalz. Bei 1 000 g (= 100 %) entsprechen 0,9 % genau 9 g. Das heißt, 1 000 g NaCl-Lösung 0,9 % enthalten 9 g Kochsalz.

Rechenbeispiel Verdünnung (Desinfektionsmittel)

5 %ige Desinfektionslösung, in die Instrumentenwanne passt ein Liter Flüssigkeit.

Rechnung	Kommentar
1 l = 1 000 ml	Umrechnung in Milliliter zur einfacheren Berechnung
100 % = 1 000 ml	Gesamtmenge entspricht 100 %.
1 % = 10 ml	Über Dreisatz können jetzt 5 % ausgerechnet werden.
5 % = 50 ml	Auf 1 l Gesamtlösung müssen 50 ml Desinfektionsmittel.

Achtung: Die Gesamtmenge muss 1 l = 1 000 ml = 100 % betragen. Das heißt, 950 ml Wasser (95 %) plus 50 ml Desinfektionsmittel (5 %) ergeben wieder 100 %, die Gesamtmenge von 1 l.

Rechenbeispiel Verdünnung von Lösungen (Alkohol)

Wie viel Milliliter reinen Alkohols sind notwendig, um zwei Liter einer 70 %igen Alkohollösung herzustellen?

Rechnung	Kommentar
100 % = 2 000 ml	: 100
1 % = 20 ml	· 70
70 % = 1 400 ml	Man benötigt 1 400 ml des reinen Alkohols und füllt mit 600 ml Wasser bis zum Erreichen der Gesamtmenge (100 %) auf.

Was bedeutet beim Blutzucker die Einheit „mg %“?

Oft werden die Blutzuckerangaben in der Einheit mg % gemacht, das bedeutet g/100 ml. Da aber „Prozent“ übersetzt aus dem Lateinischen „für Hundert“ heißt, ist es noch immer weit verbreitet, anstelle der pro 100 (ml) nur % zu schreiben. Ähnliches gilt für den Hb-Wert, der in g/100 ml Blut gerechnet wird. Hier gilt: 14 g/100 ml entsprechen 14 g %. Man kann auch die Einheit g/dl finden, da 100 ml auch ein Deziliter (1dl) sind.
Diese Schreibweise ist aber keine offizielle Einheit und wird daher immer seltener verwendet. Zunehmend wird der Blutzucker auch in der Einheit mmol/l angegeben.

Welche Formen von Analyseverfahren kennen Sie?

Viele Laboruntersuchungen beruhen auf dem Nachweis eines Stoffes (z. B. Enzym, Hormon, Medikament) im Blut (oder einer anderen Flüssigkeit). Man unterscheidet verschiedene Verfahren:

qualitativ	Nachweis, ob ein bestimmter Stoff vorhanden ist oder nicht, z. B. Nitrit im Urin (Urin-Stix), Schwangerschaftshormon im Urin. Der Test gibt nicht an, wie viel Nitrit oder HCG im Urin ist, nur dass es nachgewiesen wurde.
semiquantitativ	Bei semiquantitaven Verfahren kann immerhin eine ungefähre Menge unterschieden werden, z. B. Eiweiß im Urin (Urin-Stix) +, ++ oder +++.
quantitativ	Verfahren, die eine genaue Angabe über die Menge oder Aktivität eines Stoffes machen können, nennt man quantitativ, z. B. Hb 14 g/dl, Enzyme oder Hormone im Serum in U/l.

1 Was versteht man unter einem Mol?

a. die Abkürzung für „Molekül"

b. das Gewicht von einem Molekül

c. das Gewicht eines Stoffes in Gramm

d. das Gewicht von etwa $6 \cdot 10^{23}$ Atomen oder Molekülen eines Stoffes

2 Wo spielen die Mol-Angaben eine Rolle?

a. bei der Gewichtsbestimmung von Patienten

b. bei der Festlegung des BMI

c. bei der Angabe der Konzentration einer Lösung

d im Labor beim Urin-Stix

e. bei der Elektrolytbestimmung im Blut

3 Was bedeutet ein Blutzuckerwert von „100 mg %"?

a. In 1 000 g Blut sind 100 mg Blutzucker enthalten.

b. Das Blut enthält 100 %igen Blutzucker.

c. 100 ml Blut enthalten 100 % Blutzucker.

d. 1 dl Blut enthält 100 mg Blutzucker.

e. 100 ml Blut enthalten 100 g Blutzucker.

4 Eine isotone Kochsalzlösung enthält wie viel Kochsalz?

a. 0,9 g auf 100 g Wasser

b. 9 ml auf 1 kg

c. 9 g in 1 000 g Wasser

d. 0,9 Vol.- %

e. 9 g auf 100 g Wasser

f. 9 g in 1 000 g Lösung

g. 0,9 mol

5 Ordnen Sie die folgenden Analyseergebnisse der Verfahrensart zu.

qualitativ (1), semiquantitativ (2), quantitativ (3)

a. Leuko im Urin +++

b. Nitrit positiv

c. Ery +

d. Na^+ (Serum) 140 mmol/l

e. Lipase 22 U/l

f. HCG positiv (Schwangerschaftshormon im Urin)

g. β-HCG im Serum 40 U/l

h. Hb 12 g/dl

i. Eiweiß im Urin +

j. Gesamteiweiß im Serum 70 g/l

6 Sie sollen eine 4%ige Desinfektionsmittellösung herstellen. Ihre Wanne fasst 2 l. Wie viel Desinfektionsmittel und wie viel Wasser benötigen Sie?

a. 160 ml Desinf. + 1 840 ml Wasser

b. 80 ml Desinf. + 1 920 ml Wasser

c. 8 ml Desinf. + 1 992 ml Wasser

d. 8 ml Desinf. + 2 000 ml Wasser

e. 80 ml Desinf. + 2 000 ml Wasser

f. 180 ml Desinf. + 2 000 ml Wasser

7 Sie sollen 400 ml einer 3%igen Desinfektionslösung herstellen. Wie viel Desinfektionsmittel und wie viel Wasser benötigen Sie? Berechnen Sie selbst.

a. 100 % =

b. 1 % =

c. 3 % =

d. 97 % =

Man benötigt ______ ml Desinfektionsmittel und ______ ml Wasser.

8 Sie sollen eine 0,1-molare Kochsalzlösung herstellen. Was bedeutet dies?

a. 0,1 % des Molgewichtes pro Liter Wasser

b. 0,1 g des Salzes in 1 l Wasser

c. 0,1 g des Salzes in 100 ml Wasser

d. 5,85 g Salz in 1 l Wasser

e. 58,5 g Salz in 100 ml Wasser

9 Sie sollen 500 ml einer 80 %igen Alkohollösung herstellen. Wie viel Alkohol und wie viel Wasser benötigen Sie?

a. 80 g Alkohol und 500 g Wasser

b. 80 ml Alkohol auf 1 l Wasser

c. 40 ml Alkohol auf 460 ml Wasser

d. 400 ml Alkohol auf 100 ml Wasser

10 10 ml Wodka enthalten 40 % Alkohol. Was bedeutet das?

a. 1 l enthält 40 ml reinen Alkohol.

b. 1 l enthält 400 ml reinen Alkohol.

c. 1 l enthält 40 g reinen Alkohol.

d. 1 l enthält 4 g reinen Alkohol.

11 Wie viel Alkohol trinken Sie, wenn Sie im Laufe einer Party drei Gläser Sekt à 100 ml mit 12 % Alkoholanteil trinken?

a. 12 ml

b. 20 ml

c. 36 ml

d. 40 ml

Was ist beim Verfassen einer Inhaltsangabe zu beachten? Eine Inhaltsangabe dient der Wiedergabe der Information (des Inhaltes) einer Geschichte. Sie sollte knapp, klar und neutral gehalten sein. Eine Inhaltsangabe gliedert sich in:	
Einleitung	▸ Beschreibung der Textart (Novelle, Kurzgeschichte, Roman, Film ...) ▸ Autor, Jahr oder Zeitraum der Veröffentlichung ▸ Titel der Geschichte ▸ Thema (in ein bis zwei Sätzen schreiben, worum es in der Geschichte geht)
Hauptteil	Wiedergabe der Handlung in zeitlichem Ablauf und kausalem Zusammenhang Dabei sollten Sie darauf achten, nur die wichtigen Punkte wiederzugeben. Oft werden in Geschichten Dinge erzählt, die nur der Ausschmückung oder dem Aufbau der Spannung dienen, aber nicht den Sinn oder Handlungsstrang direkt betreffen.
Schluss	▸ Im Schluss darf die eigene Meinung zur Geschichte wiedergegeben werden. Allerdings sollte man nicht nur schreiben, die Geschichte sei schlecht oder langweilig, sondern auch, warum man das so empfunden hat (Wortwahl, zu lange Geschichte, zu ausführliche Details ...). ▸ Oft gibt es zur Inhaltsangabe noch eine Zusatzaufgabe (z. B. Wie denken Sie über den Ausgang der Geschichte? Wie deuten Sie das Verhalten der Personen?). Die Antworten können in den Schlusssteil integriert werden.

Welche sprachlichen Regeln sollten Sie beim Schreiben einer Inhaltsangabe beachten?

Tipps	**Anmerkungen**
Handlungsstrang finden	Gehen Sie die Abschnitte des Originals durch und markieren Sie, wo etwas Wichtiges passiert. Prüfen Sie, ob die Information wirklich wichtig ist oder ob die Geschichte auch ohne die Information auskommt. Versuchen Sie, Überschriften für jeden Abschnitt zu finden, die Ihnen dann das Gerüst für die Inhaltsangabe geben.
zeitliche Reihenfolge und inhaltliche Zusammenhänge finden	Wenn das Original in Rückblenden erzählt wird (z. B. eine Person erinnert sich), so muss dies nicht übernommen werden, sondern die Handlung sollte in zeitlich richtiger Reihenfolge wiedergegeben werden.
in der Gegenwart (Präsens) schreiben	Auch wenn das Original in der Vergangenheitsform geschrieben wurde, wird in der Inhaltsangabe die Gegenwart verwendet.
keine wörtliche Rede aus dem Text übernehmen, sondern in indirekte Rede umformen	Er sagte: „Ich bin müde." → Er sagt, dass er müde sei. (indirekte Form und Gegenwart)
sachlich, neutral und distanziert die Zusammenhänge wiedergeben (Hauptteil)	Ihre persönliche Meinung, ob Sie eine Handlung langweilig finden, eine Person sympathisch oder unsympathisch oder alles ungerecht ist, gehört nicht in die Inhaltsangabe selbst, sondern nur in den Schlussteil. Sie sollten auch nicht spannend oder schillernd schreiben, sondern den Handlungsstrang wiedergeben und eigene Kommentare vermeiden.
Verwenden Sie Ihre eigenen Worte und vermeiden Sie Wiederholungen.	Original: „beträchtliche Summe Geld" → „viel Geld"
Verknüpfen Sie Ihre Sätze sinnvoll miteinander.	zeitliche Abfolge: nachdem, bevor, als, danach kausale Zusammenhänge: denn, weil, deshalb Kontraste darstellen: sondern, obwohl, aber, doch, jedoch Schlussfolgerungen: damit, daher, sodass, somit

Was ist beim Verfassen einer Beschreibung zu beachten?

Eine Beschreibung soll einem Außenstehenden Informationen über einen Handlungsablauf (Tätigkeitsbeschreibung) oder eine Person (Personenbeschreibung) geben. Dabei gilt es, einige Punkte zu beachten:

Tipps	**Anmerkungen**
Nur **wesentliche Information** ohne Umschweife wiedergeben.	Überlegen Sie zuerst (evtl. auf einem Notizblatt), welche Informationen wiedergegeben werden müssen. So ist es z. B. für die Beschreibung einer EKG-Aufzeichnung nicht relevant, wie lange das Gerät schon in der Praxis steht und wie oft es am Tag genutzt wird.
Kurz und präzise formulieren.	Schreiben Sie in kurzen Sätzen und ohne Wiederholungen.
Zeitliche Abfolge beachten (bei Handlungen)	Schildern Sie die Handlung oder Tätigkeit in der zeitlichen Reihenfolge.
Sachlich, neutral, ohne persönliche Wertung schreiben.	Schilderung der verschiedenen Knöpfe am EKG-Gerät: „der linke Knopf" anstatt „der Knopf, der nicht immer funktioniert"
Für einmalige, zurückliegende Ereignisse die Vergangenheit verwenden.	z. B. Unfallbericht
Richten Sie Ihre Wortwahl und Schwerpunkte auf den Leser **(leserorientiert).**	Wenn Sie ein EKG beschreiben, wird die Beschreibung für Patienten anders sein als für eine neue Kollegin.
Bei Handlungen, ganz besonders bei einem Unfallbericht oder einer Verbrechensmeldung, sollte der Bericht folgende Fragen klären: Wer? Was? Wann? Wo? Wie? Warum?	

Nehmen Sie für die folgenden Übungen zusätzliches Papier zur Hand.

1 *Lesen Sie den folgenden Text.*

a. Gliedern Sie den Inhalt in Abschnitte und vergeben Sie Überschriften für jeden Abschnitt.

b. Fassen Sie die Kernaussagen des Textes zusammen.

Informationen und Hinweise zur saisonalen Influenza

Impfungen gehören zu den wichtigsten und wirksamsten präventiven Maßnahmen in der Medizin. Das gilt auch für die Grippeimpfung. So sinkt besonders in den Risikogruppen bei Geimpften die Wahrscheinlichkeit schwerer oder tödlicher Verläufe einer Grippeerkrankung. Auch wer sich trotz einer Impfung ansteckt, ist besser geschützt. Denn viele Studien zeigen, dass die Erkrankung bei Geimpften milder verläuft als bei Ungeimpften. Zu Beginn der Influenzasaison 2021/2022 möchten wir Sie, auch vor dem Hintergrund der immer noch andauernden COVID-19-Pandemie, auf einige Punkte aufmerksam machen: Saisonaler Influenzaimpfstoff 2021/2022.

Grippeschutzimpfung mit Vierfach-Impfstoff

Die Grippeschutzimpfung erfolgt auch in der Impfsaison 2021/2022 mit einem Vierfach-Impfstoff.

Impfung von medizinischem Personal

Durch den direkten Kontakt mit an Influenza erkrankten Patienten besteht für medizinisches Personal ein erhöhtes Risiko, selbst zu erkranken. Gleichzeitig stellt medizinisches Personal auch eine mögliche Infektionsquelle für die von ihm behandelten und betreuten Patienten dar. Deshalb denken Sie bitte daran: Mit der Impfung schützen Sie sich selbst und Ihre Patienten. Bitte achten Sie aus Gründen des Arbeitsschutzes auch darauf, dass Ihre Mitarbeitenden geimpft sind.

Vergütung

Die Influenzaimpfung wird für die in der Schutzimpfungs-Richtlinie aufgeführten Risikogruppen ohne Mengenbegrenzung zu festen Preisen vergütet. Das heißt: Die Krankenkassen stellen für jede Impfung zusätzliches Geld bereit. Gegebenenfalls haben Kassenärztliche Vereinigungen regionale Vereinbarungen mit Krankenkassen zur Grippeschutzimpfung geschlossen, die eine Übernahme der Impfkosten auch für weitere Patientengruppen vorsehen. Erkundigen Sie sich daher diesbezüglich bei Ihrer KV.

Organisation der Praxisabläufe

Gut organisierte Praxisabläufe können dabei helfen, das Risiko einer Ansteckung mit SARS-CoV-2 während eines Impftermins zu mindern. Die organisatorischen Möglichkeiten sind allerdings abhängig von den Praxisräumen und den Patienten. Soweit möglich, empfiehlt die STIKO unter anderem folgende Maßnahmen:

→ Gesonderte Impfsprechstunden einrichten. Impftermine sollten so organisiert werden, dass Patienten und deren Begleitpersonen bestenfalls nicht in den Praxisräumen warten müssen.

→ Mehrere Impfungen auf einen Termin legen. Sind neben der Influenzaimpfung weitere Impfungen sinnvoll, ist es möglich, mehrere Impfungen an einem Termin zu verabreichen. Hinweis: Die Influenza-Impfung kann auch zusammen mit einer COVID-Impfung verabreicht werden.

→ Bei mangelndem Impfstoff rechtzeitig informieren. Sobald ein Impfstoff für einen verabredeten Impftermin nicht verfügbar ist, sollten die Patienten rechtzeitig informiert werden.[1]

[1] vgl.: Kassenärztliche Bundesvereinigung: Praxisinformation Grippeschutzimpfung. In: KBV Praxisinfo Influenza, September 2021, https://www.kbv.de/media/sp/Praxisinformation_Grippeschutzimpfung.pdf. gekürzt, [Zugriffsdatum: 05.07.2021].

Web

2 *Verfassen Sie einen Tätigkeitsbericht über eine EKG-Aufzeichnung für eine neue Kollegin.*

3 *Verfassen Sie eine Beschreibung über die EKG-Aufzeichnung für einen Patienten.*

4 *Erstellen Sie eine Beschreibung von Einstein.*

5 *Zusatzübung: Schreiben Sie eine Personenbeschreibung eines Politikers, Schauspielers oder Musikers und zeigen Sie die Personenbeschreibung einem Lernpartner/einer Lernpartnerin. Erkennt er oder sie die beschriebene Person?*

6 *Finden Sie je fünf Verbindungswörter für Sätze:*

a. kausal
b. zeitlich
c. gegensätzlich

7 *Wie sollte eine Inhaltsangabe aufgebaut sein?*

8 *Was gehört in die Einleitung?*

a. Textart ______ ☐

b. eigene Meinung ______ ☐

c. Informationen über den Autor und das Jahr der Veröffentlichung ______ ☐

d. Zitate ______ ☐

9 *Wie sollte eine Inhaltsangabe sprachlich gegliedert sein?*

a. spannend ______

b. bilderreich ______ ☐

c. Zitate ______ ☐

d. indirekte Rede ______ ☐

e. direkte Rede ______ ☐

f. Vergangenheit ______ ☐

g. Gegenwart ______ ☐

Wie ist ein normgerechter Brief aufgebaut? (DIN 5008)		
Zeilen und Inhalte		**Beispiele und Anmerkungen**
1	Absender Name/Firma 1	bei Geschäftsbriefen: Briefkopf ggf. Geschäftspapier
2	Absender Name/Firma 2	
3	Absender Name/Firma 3	
4		
5		
6		
7	Versandanweisungen	▸ EINSCHREIBEN ▸ EILZUSTELLUNG
8		
9	Empfänger Name/Firma	
10	Empfänger Abteilung	
11	Empfänger Straße oder Postfach	
12	Empfänger PLZ und Ort	
13		
14		
15		
16		
17		
18		
19		
20	***Betreffzeile (kann fett geschrieben werden)***	▸ Bewerbung als Medizinische Fachangestellte ▸ Reklamation ▸ Bestellung
21		
22		
23	Anrede	▸ Sehr geehrte Damen und Herren, ▸ Sehr geehrte Frau XX, ▸ Sehr geehrter Herr XX,
24		
25	Text	▸ Text je nach Anlass des Schreibens ▸ Text in Absätze gliedern
	Grußformel	▸ nach dem Textende folgt eine Leerzeile vor der Grußformel ▸ Mit freundlichen Grüßen ▸ Mit besten Empfehlungen/Mit besten Grüßen (weniger formell) ▸ zwei Leerzeilen vor der Unterschrift
	Unterschrift	▸ Praxis- oder Firmenname ▸ zwei Leerzeilen für die handschriftliche Unterschrift ▸ Name gedruckt ▸ eventuell Position ▸ für die Praxis: (i. A. = im Auftrag), für Kollegen (i. V. = in Vertretung) ▸ bei privaten Briefen genügt nur eine handschriftliche Unterschrift
	ggf. Position	mindestens drei Leerzeilen
	Anlagen	▸ Kopien ▸ Bestellformular

Bitte lesen Sie zur Beantwortung der Fragen ggf. auch zunächst die folgenden Seiten zur Briefgestaltung durch.

1 ***Sie sind Mitglied in der Bürgerinitiative „Naturschutz für unsere Heimatregion". Ihre Gruppe setzt sich für Lärmschutz und Artenschutz ein, besonderes Ärgernis erregt der Neubau einer Schnellstraße. Sie waren beim letzten Treffen Schriftführer und sollen nun aus den gesammelten Argumenten und Kommentaren einen Brief an die Gemeindeverwaltung formulieren, in dem Sie klare Forderungen stellen. Beachten Sie beim Verfassen des Briefes die Form und den Aufbau. Fehlende Informationen können Sie situationsgerecht einfügen. Sie können den Brief am PC oder auf einem linierten Blatt erstellen.***

Formulieren Sie den Brief aus den aufgeführten Aussagen der Mitglieder:

Gesammelte Aussagen
Dann rasen die ja noch mehr als jetzt schon!
Wir sollten das Fernsehen anrufen, sonst unternehmen die ja doch nichts.
Die Fallobstwiesen hinten beim Bauern Häberle fallen auch weg, da nisten doch die ...
Ja, und erst der Lärm, wenn die ganzen Lkw da durchdüsen!
Ich denke, die müssten wenigstens eine ordentliche Lärmschutzwand hinstellen.
Der Bauer Häberle, der hat sich richtig reich gestoßen, als er seine Wiesen verkauft hat, der muss was tun!
Die baggern viel zu weit aus, da wird der Sumpf mit den seltenen Moorfröschen auch wegfallen und die können nicht mehr laichen.
Die denken alle nicht daran, dass die Frösche doch auch die Stechmücken fressen.
Außerdem ist der Moorfrosch eine geschützte Art!
Nächstes Jahr wollen die schon anfangen, da schaffen wir das gar nicht mehr, die Frösche umzusiedeln.
Von wegen Lkw, was ist denn mit den Motorrädern. Ich habe gestern einen gesehen, der hat mindestens 130 Sachen draufgehabt!
Ach ja und wieder ein Stück Natur weniger ...
Was ist eigentlich mit der Sicherheit für unsere Kinder? Wenn die mal auf die Straße laufen? Da muss doch auch ein Zaun oder so was hin.
Mir ist aufgefallen, dass sowieso keiner mehr an die Natur denkt. Die Kinder wissen schon gar nicht mehr, wie der Moorfrosch aussieht. Und die Älteren sind auch nicht besser.
Die könnten ja auch Blitzkisten aufstellen und mit dem Erlös dann was für die Moorfrösche tun, dass die einen neuen Teich bekommen.

a. Markieren Sie relevanten Aussagen.
b. Schreiben Sie sich stichpunktartig die Argumente und Informationen auf ein Blatt.
c. Wie gestalten Sie die Einleitung des Briefes?
d. Was wollen Sie in den Hauptteil schreiben?
e. Überlegen Sie sich einen Briefabschluss.
f. Welche Grußformel verwenden Sie?
g. Schreiben Sie nun den Brief normgerecht ins Reine.

2 ***Welche Anschrift ist normgerecht?***

a.	An das Hotel Sonnenschein Sonnengasse 7	☐
b.	77777 Blauhimmelhausen Praxis Dr. Schneidgut Lebergasse 5 12345 Nierenheim	☐
c.	KOMPRESS Verbandsmaterialien GmbH Gipsstr. 5 54321 Mullstadt	☐

3 ***Wie sollte der Betreff gestaltet sein? Markieren Sie die richtige Antwort.***

a.	Betreff: **Bewerbung**	
b.	**Betreff: Reklamation**	
c.	***<u>Angebot</u>***	
d.	Betreff: **Angebot**	
e.	**Mängelrüge**	

4 ***Welche Grußformel ist auch für einen Geschäftsbrief geeignet, wenn Sie den Empfänger schon länger kennen?***

a. Viele Grüße ______ ☐
b. Mit den besten Grüßen aus Hamburg ______ ☐
c. Mit freundlichen Grüßen ______ ☐
d. Mit Gruß ______ ☐
e. Grüße ______ ☐

5 ***Sie haben sich für einen neuen Handy-Vertrag entschieden und auch gleich vor Ort unterschrieben. Als Sie zu Hause sind, lesen Sie ihn noch einmal durch und stellen fest, dass viele versteckte Gebühren anfallen. Daher entschließen Sie sich, vom Vertrag zurückzutreten (Widerruf ist binnen zwei Wochen möglich).***

Schreiben Sie einen entsprechenden normgerechten Brief an:

Easyphone GmbH
Kundenbetreuung
22335 Teuerstadt

6 ***Worauf sollten Sie beim Schreiben eines Briefes noch achten?***

a. kurze, klare Sätze formulieren ______ ☐
b. ausführlich beschreiben, was Ihnen auf dem Herzen liegt ______ ☐
c. auf Tippfehler achten ______ ☐
d. den Text in einem Abschnitt herunterschreiben ______ ☐
e. Geeignete Schriftarten sind Times New Roman 6 Punkt oder Arial 14 Punkt. ______ ☐

Welche häufigen Briefanlässe gibt es?	
Anlass	**Wichtige Inhalte und Aufbau**
Anfrage nach Informationen (z. B. Broschüren, Waren), unverbindlich	▸ Bezug herstellen ▸ Grund für die Anfrage ▸ Wunsch spezifizieren (Art der Information, Preis, Lieferzeit, Nachlass)
Bestellung (Ware bestellen) oder Auftrag (Dienstleistung), verbindlich	▸ Bezug nehmen auf Angebot ▸ genaue Konditionen angeben (Menge, Preis, Liefertermin, ggf. Farbe oder Größe, Bestellnummer)
Angebot	▸ bedanken für die Anfrage ▸ Ware bzw. Leistungen und Konditionen genau beschreiben ▸ Freude über möglichen Auftrag oder Zusammenarbeit bekunden
Auftragsbestätigung (wichtig bei mündlichen Bestellungen)	▸ danken für Bestellung oder Auftrag ▸ Bestätigung der Konditionen (ebenfalls genaue Angaben) ▸ Zusicherung der Pünktlichkeit und Gewissenhaftigkeit
Mahnung (bei Nicht-Einhalten von Absprachen, Zahlung, Lieferung)	▸ Verweis auf Bestellung oder Rechnung ▸ Feststellung, dass die Lieferung oder der Geldbetrag überfällig ist ▸ Bitte um sofortige Zahlung oder Lieferung, ggf. eine Nachfrist setzen ▸ Hinweis auf Konsequenzen (z. B. Verzugszinsen oder weitere Maßnahmen)
Mängelrüge, Reklamation (fehlerhafter Ware)	▸ Bezug auf Lieferung oder Ware ▸ genaue Angabe der Mängel und Grund der Reklamation ▸ höfliche Forderung von Wiedergutmachung (Umtausch, Preisnachlass, Schadenersatz)
Kündigung (z. B. von Arbeitsvertrag, Abonnement, Versicherung)	▸ Fristen beachten ▸ genaue Angabe des Kündigungstermins ▸ ggf. Grund der Kündigung ▸ bei Arbeitsvertragskündigung: Bitte um Arbeitszeugnis
Beschwerden	▸ Missstand schildern ▸ Probleme und Folgen verdeutlichen ▸ ggf. Beispiele nennen ▸ baldige Änderung der Missstände fordern ▸ ggf. Lösungsvorschlag machen ▸ Achtung: auch wenn es schwerfällt, immer höflich und neutral bleiben

Wie sollte ein Brief(text) aufgebaut sein?	
Einleitung	Warum schreiben Sie? Um was geht es? Beginnen Sie mit einem freundlichen oder neutralen Einstiegssatz.
Hauptteil	beschreibt das eigentliche Anliegen genauer
Schluss	Beenden Sie den Brief positiv, z. B.: ▸ Für Rückfragen stehen wir gerne zur Verfügung. ▸ Wir freuen uns auf eine erfolgreiche Zusammenarbeit.
optische Einteilung durch	Absätze (Daumenregel: ein Gedankengang pro Absatz)

Was ist bei Briefen sonst noch zu beachten?	
Tipps	**Beispiel**
Verwenden Sie eine **sachliche Schrifttype.**	Times New Roman oder Arial
Schreiben Sie in einer angemessenen Größe.	Arial 10 Punkt Times New Roman 12 Punkt
Verwenden Sie **kurze, klare Sätze** ohne Verschachtelungen.	Ein Satz sollte nicht länger als $1\frac{1}{2}$ Zeilen sein (grobe Richtlinie).
Bleiben Sie freundlich, verwenden Sie „bitte“ und „danke“ (wo es angemessen ist).	Auch bei Beschwerden helfen Beschimpfungen nicht wirklich weiter. Schildern Sie die Missstände möglichst neutral und wahren Sie einen freundlichen Ton.
Schreiben Sie positiv, **direkt** und **freundlich** („Wir-Form“).	Sätze wie „gemäß Ihrer Anfrage wird Ihnen ein Prospekt zugesendet“ klingen anonym und amtlich. Viel netter liest sich „Wir freuen uns über Ihre Anfrage und hoffen, Sie bald bei uns begrüßen zu können“.
Achten Sie auf ein **ordentliches** Erscheinungsbild.	Überprüfen Sie den Text und korrigieren Sie alle Rechtschreibfehler. Achten Sie außerdem auf einwandfreies, sauberes Papier und das Schriftbild des Druckers.
Vermeiden Sie Abkürzungen.	o. a., ggf. ...
Vermeiden Sie Abschwächungen wie „könnte“, „würde“, „dürfte“.	Benutzen Sie lieber die direkte Form der Verben.

1 ***Formulieren Sie auf einem separaten Blatt eine geeignete Betreffzeile für folgende Anlässe:***
  a. In der Praxis haben Sie eine Lieferung mit voller Stückzahl an Verbandsmaterial erhalten, aber die Verpackungen sind beschädigt und die Materialien nicht mehr steril.
  b. Sie haben drei neue Untersuchungsliegen für die Praxis bestellt, aber der vereinbarte Liefertermin wurde nicht eingehalten.
  c. Sie möchten eine Zeitschrift, die Sie abonniert haben, nicht mehr beziehen.
  d. Sie müssen Ihrer Hausratsversicherung einen Schaden melden.
  e. Sie möchten in Urlaub fahren und von der örtlichen Touristeninformation Prospekte haben.

2 ***Was ist an den folgenden Sätzen ungeschickt formuliert? Unterstreichen Sie, was Ihnen auffällt, und verbessern Sie die Sätze (auf einem separaten Blatt).***
  a. Infolge von Missachtung des Rauchverbotes in den Räumen der Praxis muss Ihnen eine Rüge erteilt werden. Das geht so nicht.
  b. Ich finde es furchtbar, dass Sie immer noch nichts gegen die Verschmutzung der Fahrbahn auf der Landstraße unternommen haben.
  c. Es wird Ihnen die Mitteilung gemacht und die Zusicherung gegeben, dass die Bestellung, die von Ihnen am 5. Mai aufgegeben worden ist, bald bearbeitet wird.
  d. Bezugnehmend auf Ihr Schreiben vom 3. September wird Ihnen hiermit mitgeteilt, dass die Verlegung der Ortsdurchfahrt, die für Januar nächsten Jahres in Planung war und im September fertiggestellt werden sollte, aller Voraussicht nach nun erst später erfolgen wird, obwohl noch kein endgültiger Termin gefunden werden konnte.
  e. Eine Garantie kann nur bei ordnungsgemäßer Benutzung durch den Benutzer übernommen werden und sofern kein Missbrauch des Gerätezweckes vorliegt.
  f. Wir würden Ihnen gerne mitteilen, dass wir Ihre Anfrage erhalten haben und es uns Freude machen würde, mit Ihnen in Kooperation treten zu können.

3 ***Was ist bei den folgenden Formulierungen unklar oder doppeldeutig?***
  a. Aus unserem Angebot: Bücher zu 1,00 € für Kinder mit leichten Mängeln
  b. Sie haben mich an den überfälligen Liefertermin erinnert, aber das ist nicht wahr, da der am 13. April fällige ausgeliefert wurde.
  c. Mein Mann und sein Kollege fuhren mit dem Auto auf der rechten Fahrbahn, als er den Gegenstand sah, aber nicht mehr ausweichen konnte und sich verletzte.
  d. Es muss jetzt was getan werden gegen die gefährlichen Zustände auf den Spielplätzen für unsere lieben Kleinen, die immer schlimmer werden.
  e. Ich will jetzt mein Abo kündigen.

4 ***Welche Informationen müssen bei der Kündigung eines Zeitschriften-Abonnements enthalten sein?***
  a. Zeitpunkt der Kündigung (fristgerecht) ______ ☐
  b. Dauer des Abos ______ ☐
  c. Grund der Kündigung ______ ☐
  d. Entschuldigung für die Kündigung ______ ☐
  e. Kunden- oder Abo-Nummer ______ ☐

5 ***Schreiben Sie einen normgerechten Brief:***
  a. Fordern Sie einen Hotelprospekt beim Hotel Sonnenhof, Sonnengasse 7 in 99336 Sonnenbühl an.
  b. Reservieren Sie verbindlich ein Zimmer.
  c. Nach Ihrem Urlaub sind Sie enttäuscht und schreiben einen Brief an Ihren Reiseveranstalter. Sie möchten Schadenersatz wegen Lärmbelästigung, Kakerlaken und fehlendem Warmwasser.

6 ***Die jüngere Schwester einer Freundin möchte gerne „etwas mit Menschen machen". Beschreiben Sie Ihren Beruf. Welche Fähigkeiten und Fertigkeiten müssen Sie am Ende der Ausbildung beherrschen?***

7 ***Sie sind auf der B27 von Ludwigsburg nach Stuttgart gefahren und haben beobachtet, wie ein roter Mercedes ohne klaren Grund ins Schlingern geriet und in den Straßengraben fuhr. Beim Schlingern wurde ein silberfarbener Fiat geschrammt. Es wurde niemand verletzt, aber die Frau am Steuer des Mercedes stand unter Schock. Als Sie zu ihr ins Auto gingen, hörten Sie, wie gerade die 15-Uhr-Nachrichten begannen. Nun sitzen Sie auf dem Polizeirevier und müssen einen Unfallbericht als Zeugin des Unfalls abgeben.***

8 ***Beschreiben Sie einer Freundin, wie man korrekt eine Unfallstelle sichert, Erste Hilfe leistet, den Unfall meldet und Hilfe holt.***

9 ***Beschreiben Sie einer neuen Kollegin die Hygieneregeln in Ihrer Ausbildungspraxis.***

Was ist bei einer Erörterung zu beachten?		
Ziel	Bei einer Erörterung soll ein Sachverhalt dargestellt werden. Dabei geht es weniger darum, wie Ihre Meinung ist, sondern wie Sie dazu gekommen sind. Der Weg der Meinungsbildung ist daher besonders wichtig und muss für den Leser nachvollziehbar und überzeugend sein. Sie sollen beweisen, dass Sie fähig sind, eine begründete und ausgewogene Meinung über einen Sachverhalt zu bilden.	
Fragestellung	Man unterscheidet zwei Formen von Erörterungen: ▸ linear (z. B. „Rauchen unter Jugendlichen hat stark zugenommen, geben Sie Gründe für diese Entwicklung an") oder ▸ kontrovers (dialektisch) (z. B. „Sollte man Rauchen in Schulen generell verbieten?"). Bei Ersterem sollen Sie den Sachverhalt erläutern, es ist nicht gefragt, wie Sie über Rauchen denken. Der Sachverhalt selbst ist nicht strittig, Sie sollen nachvollziehbar begründen, wie es dazu gekommen ist. Beim letzteren Punkt geht es um strittige Sichtweisen, Sie können dafür oder dagegen sein. Dazu müssen Sie Ihren Standpunkt erklären und für andere glaubhaft machen. Hier müssen Sie Pro- und Kontra-Argumente finden.	
Aufbau	Einleitung	Hier genügen wenige Sätze, geeignete Einstiege sind: ▸ aktuelle Anlässe (z. B. Nachrichten, Zeitung, Radio, Informationen aus dem Internet, Meinungsumfragen ...) ▸ geschichtlicher Rückblick (wie war es früher?) ▸ Begriffserklärung (bei manchen Themen bietet sich an, zuerst den Begriff selbst zu erläutern, z. B. bei „Drogenkonsum von Jugendlichen" → was zählt alles zu Drogen?) ▸ Begründung der Themenwahl (warum haben Sie sich für diesen Aufsatz entschieden, z. B. eigene Betroffenheit oder in der Familie, Freunde ...)
	Hauptteil	Hier werden die Argumente mit passenden Beispielen aufgeschrieben, dazu sollten Sie mit dem schwächsten Argument beginnen und das stärkste zum Schluss aufschreiben.
	Schluss	In den Schluss kommt eine kurze Zusammenfassung der Fragestellung und das Fazit. Hier können Sie nun Ihre Meinung schreiben, die die logische Schlussfolgerung aus den vorhergehenden Argumenten ist.
Schreibstil	Die Wortwahl muss sachlich und nüchtern sein (keine Gefühle, keine Wertungen, keine Spannung). Vermeiden Sie lange, verschachtelte Sätze. Vermeiden Sie umgangssprachliche Ausdrücke (keine „gesprochene Sprache"). Setzen Sie Fremdwörter nur ein, wo es sinnvoll ist und wenn Sie die Bedeutung des Wortes auch kennen.	
Überleitungen	Begründungen → weil, damit, wegen, dadurch, daher, demzufolge, deswegen nächstes Argument → weiterhin, zusätzlich, ebenso, ferner, außerdem, dazu Gegensatz/-argument → obwohl, dennoch, trotzdem, aber, gleichwohl, dessen ungeachtet	

Wie sollten Sie praktisch vorgehen?

Arbeitsschritte	Bemerkungen
Nehmen Sie eine Uhr und stoppen Sie die Zeit, damit Sie ein Gefühl für die benötigte Zeit bekommen.	Achten Sie darauf, dass Sie am Ende noch Zeit für die Schlusskorrektur haben.
Machen Sie sich Gedanken, wie Sie zu dem Thema stehen und warum dies so ist.	Das wird Ihr Schlussteil (Fazit) und davon hängt der Aufbau der Argumentation ab.
Notieren Sie sich auf einem Blatt Papier Ihre Argumente mit Beispielen, getrennt nach „Pro" und „Kontra".	Hier können Sie erst mal alle Argumente und Beispiele aufschreiben, die Ihnen einfallen („Brainstorming").
Überprüfen Sie, ob Ihre Beispiele und Argumente auch in die jeweilige Kategorie gehören.	Beispiele sind Erläuterungen für ein Argument, z. B. Rauchen schädigt die Gesundheit (Argument), denn Teer lagert sich in der Lunge ab (Beispiel).
Beginnen Sie mit den jeweiligen Gegenargumenten.	Wenn Sie für etwas sind, dann beginnen Sie mit den „Kontra"-Argumenten, wenn Sie gegen den Sachverhalt sind, beginnen Sie mit den „Pro"-Argumenten.
Sortieren Sie nach der Wichtigkeit der Argumente.	In der Erörterung sollten Sie mit dem schwächsten Argument beginnen und mit dem „Hammer-Argument" aufhören.
Machen Sie sich Gedanken, wie Sie beginnen möchten.	Was soll in die Einleitung? Haben Sie kürzlich einen Artikel gelesen oder einen Bericht im Fernsehen zu dem Thema gesehen? Oder haben Sie persönliche Erfahrungen dazu gemacht?
Schreiben Sie den Aufsatz ins Reine.	Achten Sie auf Übergänge, vermeiden Sie Wortwiederholungen und schreiben Sie in kurzen, klaren und sachlichen Sätzen. Ihre Meinung darf erst im Schlussteil erscheinen. Gliedern Sie den Text in Abschnitte.
Abschlusskorrektur	Lesen Sie den fertigen Aufsatz noch einmal durch. Ist er flüssig und klar verständlich? Korrigieren Sie Rechtschreibfehler und unklare oder doppelte Ausdrücke.

Was ist ein innerer Monolog?

Beim inneren Monolog geht es um die Gedanken und Gefühle einer Person. Es ist eine Art Selbstgespräch, in dem die Figur über ihr Seelenleben spricht. Der Aufbau eines solchen Aufsatzes ist nicht starr vorgegeben, einiges ist jedoch zu beachten:

Arbeitsschritte	Erläuterungen
Lesen Sie den vorgegebenen Text.	Oft macht die Person bestimmte Äußerungen oder Gesten. Auch das Verhalten lässt auf die Gedankengänge schließen. Suchen Sie im Text nach solchen Beschreibungen.
Versetzen Sie sich in die Person.	Was ist es für ein Mensch? Eher konservativ, aufmüpfig, depressiv ...?
Verwenden Sie die Gegenwart.	Der Aufsatz sollte im Präsens geschrieben werden.
Schreiben Sie in der Ich-Form.	Sie sollen ja als die Person sprechen und den Monolog mit sich führen.
Versuchen Sie, die Ausdrucksweise der Person zu übernehmen.	Wenn es um einen Jugendlichen geht, wird die Wortwahl eine andere sein als bei einer älteren Person. Schauen Sie im Text nach Anhaltspunkten, wie sich die Person ausdrückt.
Stellen Sie den Gedankenfluss dar.	„Denken" Sie einen Gedanken zu Ende, bevor Sie einen neuen beginnen. Vermeiden Sie Gedankensprünge.

1 *In Ihrer Funktion als Medizinische Fachangestellte haben Sie mit Vorgesetzten, Kollegen, Patienten und vielen anderen zu tun. Von einigen werden Sie geduzt, von anderen gesiezt. Welche Anrede bevorzugen Sie und warum? Nehmen Sie Stellung und begründen Sie Ihre Meinung.*

2 *In einigen Ländern gibt es in den Großstädten abends Ausgangssperren für Jugendliche. Damit sollen Straftaten, Bandenkämpfe und Herumlungern unterbunden werden. Halten Sie diese Maßnahmen für sinnvoll? Nehmen Sie begründet Stellung.*

3 *Im Rahmen der Gesundheitsreform wird verstärkt Wert auf Prävention und gesunde Lebensweise gelegt. Einige Krankenkassen bieten Beitragssenkungen, wenn die Mitglieder Sport treiben und sich gesund ernähren. Andere überlegen, dass Übergewichtige, Raucher und Extremsportler erhöhte Krankenkassenbeiträge zahlen müssen. Was halten Sie von solchen Überlegungen der Krankenkassen? Begründen Sie Ihre Meinung.*

4 *Neben der Gesundheit werden auch Schönheit und Jugend immer stärker bewertet. In einigen Fernsehsendungen werden Schönheitsoperationen unterstützt und Menschen gezielt in ihrem Äußeren verändert. Wie denken Sie über Schönheits-OPs? Was spricht dafür und was dagegen?*

5 *In zahlreichen deutschen Städten gibt es mittlerweile sog. „Babyklappen". Dort können Mütter, die sich nach der Geburt überfordert fühlen, anonym ihr Baby abgeben. So haben sie Gewissheit, dass das Baby gefunden wird. Kritiker sagen, es werde den Müttern zu leicht gemacht und die Hemmschwelle zum Aussetzen heruntergesetzt. Wie denken Sie darüber? Begründen Sie Ihre Meinung.*

6 *Würden Sie Ihren Beruf erneut ergreifen, wenn Sie noch einmal vor der Entscheidung stehen würden? Begründen Sie Ihre Entscheidung.*

7 *Wie denken Sie über das zunehmende Markenbewusstsein vieler Jugendlicher? Erläutern Sie mögliche Ursachen und welche Folgen daraus entstehen können.*

8 *Viele Jugendliche waren noch nie in einem Museum oder dies nur im Rahmen des Unterrichts. Was denken Sie, welche Ursachen das haben könnte und wie man Jugendliche für einen Museumsbesuch interessieren könnte? Begründen Sie Ihre Meinung.*

9 *Der Drogenkonsum unter Jugendlichen hat in den letzten Jahren stark zugenommen. Erläutern Sie mögliche Ursachen.*

10 *Das Rauchen unter Jugendlichen hat in den letzten Jahren stark zugenommen. Sollte das Rauchen an Schulen generell verboten werden?*

11 *Welche der vorhergehenden Aufgaben sind Erörterungen?*

12 *Versuchen Sie, möglichst viele Wörter für „fortbewegen" oder „gehen" zu finden.*

13 *Versuchen Sie, Synonyme (gleichwertige Ausdrücke) für unten stehende Begriffe zu finden.*

a. gut

b. schön

c. aber

14 *Schreiben Sie einen Aufsatz zum Thema:*

a. „Mein schlimmstes Erlebnis"

b. „Der schönste Tag in meinem Leben"

c. „Mein Traumpartner/Meine Traumpartnerin"

Wie lernt der Mensch oder was sagt die Wissenschaft dazu?

Das menschliche Gehirn ist in eine rechte und linke Gehirnhälfte geteilt, die miteinander in Verbindung stehen. Beide Gehirnhälften haben jeweils „Spezialgebiete":
Die rechte Gehirnhälfte ist bei kreativen Aufgaben (Musik, Zeichnen) und für Gefühle besonders gefordert.
Die linke Gehirnhälfte dagegen ist für logisches, abstraktes Denken (Mathe, Lesen) und Vernunft zuständig.
Während Menschen in früheren Zeiten – ebenso wie Kinder heute noch – vor allem durch Bilder lernten, wird heute vor allem durch Lesen von Büchern gelernt. Dies hat durchaus seine Berechtigung, jedoch nutzt man damit nur das halbe Potenzial. Die kreative rechte Gehirnhälfte bleibt ungenutzt.
Einen Vorteil haben Linkshänder. Da die Hirnhälften jeweils mit der Gegenseite des Körpers in Verbindung stehen, nutzen Linkshänder sehr stark ihre rechte Gehirnhälfte. Aber auch Rechtshänder haben gute Chancen, ihre rechte Gehirnseite zu nutzen und beim Lernen sinnvoll einzusetzen:

- Gehen Sie entspannt in die Lernphase (wenn Sie von Ärger, Berufsstress oder sonstigen Dingen erfüllt sind, werden Sie sich nicht konzentrieren können).
- Verwenden Sie Bilder! Dies ist besonders geeignet beim Lernen von Fachwörtern oder Instrumenten.
- Nutzen Sie alle Sinne: Hören, Lesen, Schreiben, Fühlen (z. B. wenn Sie aus einem Buch lernen: lesen Sie zuerst und schreiben Sie dann die wichtigsten Dinge auf).
- Schreiben Sie mit Ihren eigenen Worten (z. B. was Sie über Bau, Lage und Funktion der Niere wissen). Dinge, die Sie selbst geschrieben haben, behalten Sie länger als Informationen, die Sie nur gelesen haben.
- Wiederholen Sie den Stoff (abends, am nächsten Tag, nach einer Woche und nach einem Monat).
- Nutzen Sie „Leerlauf", z. B. wenn Sie mit Bus oder Bahn unterwegs sind (z. B. Lernkarten, Apps).

Wie wichtig ist die Lernumgebung?

Die Umgebung nimmt bewusst oder unbewusst sehr starken Einfluss auf Wohlfühlen und Konzentration. Sorgen Sie also für eine angenehme Umgebung, in der Sie sich wohlfühlen und entspannt sind.

- Temperatur: Der Raum sollte nicht überheizt sein, aber frieren dürfen Sie auch nicht.
- Licht: Sorgen Sie für ein angenehmes Licht. Zwielicht kann zu Kopfschmerzen führen, zu dunkle Räume machen müde und fördern den Schlaf.
- Sitzplatz: Nehmen Sie eine bequeme Position ein, aber nicht zu bequem (Liegen im Bett), da dies auch zu sehr den Schlaf fördert und die Lernstunde zu früh beendet.
- Ruhe: Sorgen Sie für Ruhe. Durchgangszimmer sind zum Lernen ungeeignet, da Sie jedes Mal aus Ihren Gedanken gerissen werden. Verzichten Sie auf Hintergrundgeräusche wie Radio oder Fernseher. Legen Sie Ihr Smartphone beim Lernen beiseite.

... und was ist mit Musik?

Viele Menschen glauben, sie könnten nur mit Musik lernen. Generell sind die Lernstrategien unterschiedlich, aber es ist eine Tatsache, dass das Gehirn die Musik verarbeitet und wahrnimmt, ein Teil des Gehirns also mit anderen Dingen als dem Lernen beschäftigt ist. Auch ein Computer, bei dem mehrere Programme gleichzeitig geöffnet sind, ist nicht mehr so schnell wie ein Computer, auf dem nur ein Programm läuft.
Wenn Sie Musik hören, sollten Sie ruhige Musik, mit etwa 60 bpm (Schläge pro Minute) hören. Denn unbewusst nimmt die Musik Einfluss auf unseren Herzschlag und je schneller der ist, desto unruhiger ist man.

Lerndauer oder „Viel hilft nicht immer viel"

Kennen Sie auch den Satz „Heute kam ich nicht zum Lernen, aber morgen lerne ich dafür den ganzen Tag!"? Aus eigener Erfahrung weiß ich, es bleibt oft beim Vorsatz, was dann umso frustrierender ist.

- Nehmen Sie sich überschaubare Lerneinheiten vor.
- Halten Sie Pausen ein (wie in der Schule sollten Sie in überschaubaren Einheiten arbeiten, dann pausieren).
- Wechseln Sie den Lernstoff, d. h., nach den Fachwörtern sollte etwas anderes folgen. Es macht keinen Sinn, nach medizinischen Fachwörtern die Instrumente auswendig zu lernen.
- Nach spätestens $1\frac{1}{2}$ Stunden sollten Sie eine größere Pause einlegen.

Pausenfüller

- Kurze Pausen sind geeignet, um wechselseitige Entspannungsübungen zu machen, bewegen Sie sich, z. B. Müll wegbringen (hat den Vorteil, dass man auch mal an die frische Luft kommt).
- Bei längeren Pausen können Sie z. B. einen Spaziergang machen.
- Machen Sie sich eine Freude, entspannen Sie.
- Pausensnack: Verzichten Sie auf „schwere" Kost, bevorzugen Sie Obst, Getreide oder eiweißreiche Nahrungsmittel. Je mehr der Bauch mit der Verdauung beschäftigt ist, desto weniger Blut bleibt für das Gehirn.
- Vorsicht mit Traubenzucker – dieser gibt zwar einen „Energiekick" für das Gehirn, der ist aber nur von kurzer Dauer, danach sackt die Leistung noch tiefer ab.

Entspannung durch Zeitplanung

- Planen Sie ausreichend Zeit ein bis zur Prüfung/Zielsetzung.
- Machen Sie einen Zeitplan (z. B. auf einem Jahresplaner), in dem Sie sich notieren, wie viel Zeit Sie an bestimmten Tagen haben und welche Termine sonst noch anstehen.
- Sie werden sehr schnell sehen, dass es wenig Sinn macht, nach einem Arbeitstag und vor dem abendlichen Kinotermin noch eben 30 Minuten zu lernen, planen Sie es also gar nicht erst ein, das frustriert nur.
- Wenn Sie wissen, dass Sie freitagabends lange ausgehen, streichen Sie auch den Samstagvormittag, den brauchen Sie zum Ausschlafen.
- Streichen Sie alle Tage, an denen Sie nicht lernen können. Sie werden sehen, wie wenig Zeit überbleibt, auch wenn die Prüfung noch acht Wochen hin ist.
- Tun Sie Dinge, die Sie entspannen und Ihnen Freude machen.
- Setzen Sie sich kleinere Etappenziele.
- Lernen Sie lieber öfter in der Woche eine Stunde als am Wochenende sechs Stunden.
- Verschieben Sie Ihr Lernen nicht („heute schaffe ich es nicht, aber dafür mache ich am Wochenende die Lunge und Herz-Kreislauf"), je weiter Sie schieben, desto größer wird der Berg und desto größer ist die Überwindung, anzufangen.

Welche Lernmethoden sind geeignet?

Generell lässt sich nicht die optimale Lernmethode für alle festlegen, denn jeder Mensch lernt anders. Wenn Sie für sich noch nicht die optimale Methode gefunden haben oder etwas anderes versuchen möchten, finden Sie hier ein paar Vorschläge:

Fachwörter	**Karteikartensystem** Schreiben Sie auf eine Seite das Fachwort, auf die andere Seite den deutschen Begriff. Bei vielen Wörtern bietet sich eine kleine Zeichnung an, z. B. Organe (Herz, Lunge), Instrumente ...
	Memory-Spiel Sie können auch Begriffe nur auf eine Seite schreiben und jeweils, wie beim Memory-Spiel, die passenden Kärtchen (deutsch/Fachwort) suchen.
Anatomie/Physiologie	Versuchen Sie, sich die wichtigsten Informationen auf einem Blatt oder einer größeren Karteikarte zu notieren (Lage/Bau/Feinbau/Funktion). Wenn Sie immer nach dieser Abfolge vorgehen, ist es einfacher, sich die Informationen zu merken.
	Für die Darstellung von Informationen zu Organen bieten sich auch Mindmaps an.
Politik/Gemeinschaftskunde/ Sozialkunde	Fangen Sie am besten schon zu Beginn des dritten Lehrjahres an, die Nachrichten zu sehen (auch wenn es schwerfällt) oder schauen Sie die Nachrichten im Internet an. Mit der Zeit werden Ihnen die Namen der Politiker und politische Zusammenhänge bekannt vorkommen und Sie können aktuelle Ereignisse besser einordnen. Dies erleichtert es, Karikaturen zu deuten und Transferaufgaben zu lösen.
	Lesen Sie wenn möglich öfter eine Tageszeitung, z. B. samstags. Viele Bibliotheken haben einen Zeitungsbereich. Sie müssen nicht die ganze Zeitung lesen, aber schauen Sie nach Karikaturen und versuchen Sie, diese zu deuten, oft gehören diese zu einem Artikel.

Prüfungsangst – was kann ich tun?

Am Tag vor der Prüfung

Am Tag vor der Prüfung sollten Sie Ihre Lernvorbereitungen abgeschlossen haben. Versuchen Sie, sich mental auf die Prüfung einzustimmen und den Tag Ihrer Entspannung zu widmen, um am Prüfungstag fit zu sein:

- Suchen Sie Ablenkung, versuchen Sie nicht, auf den letzten Drücker noch zu lernen.
- Vermeiden Sie es, sich mit Klassenkameraden in die Prüfungsangst hineinzusteigern und zusätzlich nervös zu machen.
- Suchen Sie Unterstützung bei Eltern, Familie oder Freunden, die keine Prüfung haben.
- Machen Sie einen Abendspaziergang oder tun Sie, was Sie entspannt, z. B. ein ausführliches Bad nehmen.
- Verzichten Sie auf langes oder aufregendes Fernsehen.
- Packen Sie schon Ihre Tasche für den nächsten Tag (Taschenrechner, Lineal, Stifte etc.).
- Gehen Sie früh zu Bett, um am Prüfungstag ausgeschlafen zu sein.
- Bei Unruhe und Schlaflosigkeit sollten Sie keine starken Beruhigungs- oder Schlafmittel nehmen, der Schlaf ist nicht wirklich erholsam und Sie werden sich nicht fit fühlen.
- Wenn überhaupt, dann sollten Sie pflanzliche Stoffe wie Baldrian oder Johanniskraut einnehmen und diese auch nur in der empfohlenen Dosis und nicht nach 20.00 Uhr, Sie riskieren sonst Nachwirkungen und Müdigkeit am Prüfungstag.

Am Prüfungstag

- Stellen Sie sich den Wecker rechtzeitig und planen Sie genügend Zeit ein, damit keine Hektik aufkommt.
- Nehmen Sie sich Zeit zum Frühstücken. Wer keinen Hunger hat, sollte zumindest ein Glas Milch oder Kakao trinken.
- Das Frühstück sollte ausgewogen sein: nicht zu fett, möglichst Vollkornbrot oder Müsli, dazu Tee.
- Auf Kaffee sollten Sie verzichten, das enthaltene Koffein wirkt schneller als das in schwarzem Tee.
- Sie sollten rechtzeitig losfahren, damit Sie Stau oder Verspätung nicht in zusätzlichen Stress bringt.
- Denken Sie positiv: „Ich habe gelernt, ich bin gut vorbereitet und ich werde es schaffen! Lehrer sind auch Menschen."
- Setzen Sie sich eine Belohnung: „Was mache ich nach der Prüfung?", z. B. neue DVD, Kino, Eis essen ...

Während der Prüfung

- Lesen Sie erst einmal alle Fragen gründlich durch.
- Atmen Sie tief durch und beginnen Sie mit der leichtesten Aufgabe.
- Bei unklaren Fragestellungen oder Verständnisschwierigkeiten darf der Lehrer/die Lehrerin gefragt werden.
- Versuchen Sie, sich nicht an Aufgaben festzubeißen: Wenn Sie merken, es geht nicht weiter, lassen Sie die Aufgabe liegen und machen Sie erst einmal mit einer anderen Aufgabe weiter; falls am Ende der Prüfung noch Zeit übrig ist, können Sie immer noch die schweren Aufgaben zu Ende machen.
- Schielen Sie nicht nervös auf die anderen, die alle fleißig schreiben – wer weiß schon, was die alles schreiben.
- Wenn's ganz schlimm ist: Schließen Sie kurz die Augen und denken Sie an Ihr schönstes Erlebnis, dann wieder Augen aufmachen und ganz auf die Aufgaben konzentrieren.
- Atmen Sie ruhig und bewusst, sodass Sie fühlen, wie die Luft bis in Ihre Lungen strömt (Vorsicht: nicht zu lange hintereinander, ein Zuviel an vertiefter Atmung kann schwindlig machen).
- Achtung vor Flüchtigkeitsfehlern: Lesen Sie sich die genaue Fragestellung durch.
  In diesem Buch finden Sie in Fragen wie „Was gehört **nicht** zu den Hormonerkrankungen" das Wort „nicht" fett markiert, um Sie dafür zu sensibilisieren. In der Prüfung ist dies meist nicht der Fall, also müssen Sie sehr genau lesen!
- Bei Rechenaufgaben (z. B. Lohnsteuerabgaben berechnen, Prozentigkeit einer Lösung ausrechnen): Beachten Sie auch die einfachen Rechenregeln, wie Punktrechnung geht vor Strichrechnung, und geben Sie immer Ihren Rechenweg genau an, das gibt oft Teilpunkte.
- Wenn Ihnen die Worte fehlen: Bei Beschreibungen bietet sich auch eine einfache Zeichnung an, das ist oft einfacher, als sich mit komplizierten Wörtern zu verhaspeln.
- Wenn Sie sich bei Fragen sehr unsicher sind, ist es oft besser, etwas nicht ganz Richtiges hinzuschreiben als gar nichts, auch das gibt oft Teilpunkte. Wenn Sie gar nichts schreiben, gibt es auch gar keine Punkte.
- Vorsicht vor Traubenzucker bei längeren Prüfungen, so schnell wie die Energie kommt, ist sie auch wieder weg und dann kommt erst recht ein Konzentrationstief.

Gegen Ende der Prüfung

- Am Ende der Prüfung Zeit einkalkulieren, um noch einmal die Antworten zu lesen und Flüchtigkeitsfehler zu entdecken (besonders bei Multiple-Choice-Fragen und Ankreuz-Aufgaben), steht auch mein Name auf dem Blatt?
- Bei Deutschprüfungen: Lesen Sie Ihren Text am Ende auf Rechtschreib- und Grammatikfehler durch, achten Sie darauf, dass die Sätze zusammenhängend sind und Satzanfang und -ende zusammenpassen.
- Bearbeiten Sie schwere Aufgaben zum Schluss: So sichern Sie sich zuerst die Punkte der einfachen Aufgaben, wenn dann noch Zeit überbleibt, können Sie immer noch die Punkte der schweren Aufgaben holen.

Bei mündlichen Prüfungen

- Spielen Sie die Prüfungssituation vorher mit Klassenkameraden, Freunden oder Eltern durch („Rollenspiel").
- Halten Sie Blickkontakt mit dem Prüfer (wer nach unten schaut, wirkt schuldbewusst und unsicher, das kann Prüfer misstrauisch machen) und wenn's irgendwie geht, lächeln Sie (das entspannt die Atmosphäre).
- Wenn Ihnen nicht auf Anhieb die richtige Antwort einfällt, versuchen Sie erst einmal Zeit zu schinden, indem Sie die Frage noch einmal wiederholen oder Sie sich allgemein ans Thema herantasten.
- Auch für mündliche Prüfungen gilt: Besser etwas nicht ganz Passendes sagen als gar nichts.
- Wenn gar nichts mehr geht, holen Sie dreimal tief Luft.

Seite	Aufgabe	Ergebnisse
7	1	c
	2	d
	3	a, b, e
	4	a
	5	1 glattes ER 5 Golgi-Apparat 2 Zellkern 6 Zytosol 3 raues ER 7 Zentriolen 4 Mitochondrien 8 Zellmembran
	6	a. 2, b. 5, c. 1, 3, d. 7, e. 4, f 3
	7	d
	8	d
	9	b
	10	d
	11	c
9	1	a. 2, b. 4, c. 5, d. 3, e. 1
	2	d
	3	a. 5, b. 1, c. 4, d. 3, e. 2
	4	b, c
	5	c
	6	a
	7	b, c
	8	e
	9	a
	10	d
	11	d
11	1	c, d
	2	a, b
	3	c
	4	a
	5	c
	6	c
	7	b
	8	a, b, d, e, f
	9	d
	10	a. 1, b. 4, c. 2, d. 4, e. 3
	11	b, c
	12	c, d
	13	a. 1, b. 2, c. 1, d. 9, e. 9, f. 2
13	1	a, c
	2	b, d
	3	a. 2, b. 3, c. 1, d. 3, e. 2, f. 2, g. 1, h. 2, i. 3
	4	c
	5	a
	6	a. 2, b. 2, c. 1, d. 1, e. 1, f. 2, g. 1, h. 2
	7	b
	8	b, d, f, h
	9	b
	10	c
15	1	a
	2	b
	3	b
	4	c, d
	5	e
	6	a, c, d, f
	7	a. 1, b. 2, c. 2, d. 1, e. 1, f. 2
	8	c
	9	b, c
	10	a
	11	d
	12	c
17	1	c
	2	d
	3	d
	4	c
	5	d
	6	a. 1, b. 2, c. 2, d. 1, e. 1, f. 1
	7	b
	8	c, e
	9	c
	10	c
	11	a, b, d

Seite	Aufgabe	Ergebnisse
19	1	e
	2	c
	3	d
	4	a, b, c
	5	d
	6	b
	7	c, d
	8	a, b
	9	b
	10	a, e
21	1	c
	2	b, d, e
	3	d
	4	a. 2, b. 3, c. 1, d. 4, e. 5
	5	d
	6	a, c
	7	a. 3, b. 2, c. 3, d. 0, e. 0, f. 1
	8	c
	9	c
	10	c, d
	11	b, d
	12	a, d
	13	d
23	1	b. 2, c. 1
	2	a mittel (2), noch jung, aber weiblich und eher wenig Bewegung/ b niedriges Risiko (3) c hoch (1), mehrere Risikofaktoren
	3	a, b, c
	4	b, c
	5	c
	6	b, c
	7	a, d
	8	c
	9	b, c
	10	c, e
	11	b, d
25	1	a, d, e
	2	b, c
	3	b
	4	c
	5	a. 1, b. 4, c. 2, d. 6, e. 3, f. 5
	6	a, b, d
	7	c
	8	c, d
	9	b
	10	a, e
	11	c
27	1	a, b, d
	2	c, d
	3	d
	4	c
	5	a, e, f
	6	b, d, e
	7	a, c, d
	8	a, c, d
	9	a
	10	b, c
	11	c
	12	c, e, f
29	1	a, d, e
	2	c
	3	b, c, e
	4	c
	5	c
	6	a, b, f
	7	a, d
	8	c, d
	9	c
	10	a, d
	11	b
	12	a
	13	b, d

Seite	Aufgabe	Ergebnisse
31	1	d
	2	a
	3	c, e, f
	4	a, b, c, e, f
	5	e
	6	b, d
	7	b
	8	d
	9	b, d
	10	a. scharfer Löffel
		b. Verbandschere
33	1	d, h, b, e, a, g, c, f
	2	a. 2, b. 1
35	1	a, c
	2	a. 3, b. 4, c. 1, d. 2, e. 2, f. 1, g. 4
	3	b
	4	a
	5	a, d, f
	6	a
	7	a, c
	8	a, e
	9	a
	10	c
	11	a. verlängertes Mark
		b. Brücke
		c. Hypophyse (= Hirnanhangsdrüse)
		d. Zwischenhirn
		e. Kleinhirn
		f. Mittelhirn
		g. Balken
		h. Großhirn
37	1	a, b
	2	a
	3	c, d, f
	4	b, d, e
	5	a, b, d
	6	b, e
	7	a, c
	8	a. 1, b. 1, c. 2, d. 2, e. 1, f. 2
	9	c, d, e
	10	c
	11	a, b
	12	d
39	1	b
	2	b
	3	b, c, d, e
	4	c
	5	b, c
	6	a, b, d, e
	7	b, c, d
	8	b, c
	9	a, c, d
	10	b, c, d
	11	b, c, e
	12	c
41	1	a. 6, b. 4, c. 1, d. 3, e. 5, f. 2
	2	c, d, e, h
	3	a, c
	4	d
	5	a. 9, b. 3, c. 2, d. 1, e. 2, f. 9
	6	a
	7	a, d, e
	8	a
	9	a, b, e
	10	c, e
	11	c

Seite	Aufgabe	Ergebnisse
43	1	c
	2	c
	3	b, c
	4	b
	5	a
	6	b
	7	a
	8	b, c
	9	d
	10	c
	11	b
	12	a, e
	13	c
	14	a
45	1	a. 3, b. 1, c. 2, d. 3, e. 3, f. 1, g. 2, h. 3, i. 2, j. 3, k. 2
	2	a, b
	3	b
	4	a. Ohrmuschel
		b. äußerer Gehörgang
		c. Trommelfell
		d. Gehörknöchelchen
		e. Hammer
		f. Amboss
		g. Steigbügel
		h. Perilymphe
		i. Vorhof
		j. Pauken
		k. Endolymphe
		l. Cortiorgan
		m. Schneckengang
	5	b
	6	a
	7	b, d
	8	c, d
	9	c
	10	c, d
	11	a
47	1	c
	2	b
	3	b, c, d
	4	c
	5	a, b
	6	a, d
	7	b
	8	b
	9	b
	10	a. 2, b. 4, c. 3, d. 1
	11	b, d
	12	a, c
	13	b, d
49	1	a. 1, b. 2, c. 3, d. 3, e. 1
	2	c
	3	a, b
	4	a, b, d
	5	b, d
	6	b
	7	c
	8	a, d
	9	c
	10	b, c
51	1	b, c
	2	c
	3	a, b, d
	4	b, d
	5	a
	6	b, c
	7	a, d
	8	a, c, d
	9	b
	10	c
	11	a
	12	a. 2, b. 3, c. 4, d. 7, e. 6, f. 3, g. 5

Seite	Aufgabe	Ergebnisse
53	1	a, d, f
	2	c
	3	b
	4	d
	5	a, c, e
	6	c
	7	a, e
	8	b, c, e
	9	b, d, e
	10	a, c, e
	11	b
	12	c
	13	a. 1/3, b. 3, c. 4, d. 2
55	1	b, c
	2	b, d
	3	a
	4	c, d
	5	a, c
	6	a. 9, b. 1, c. 2, d. 9
	7	b
	8	a, b, d
	9	c
	10	d
	11	a, b, e
57	1	a
	2	c
	3	a, b
	4	b
	5	a, b, d
	6	a
	7	a, b
	8	d
	9	c
	10	b
	11	c, d
	12	c
	13	b, d
59	1	b
	2	b, c
	3	a, c
	4	a, c
	5	b
	6	b
	7	c
	8	d
	9	b, d
	10	b, c
	11	d
	12	a. 1, b. 2, c. 1, d. 2, e. 2, f. 1, g. 2, h. 1
	13	c
61	1	a, c
	2	a. 1, b. 2, c. 2, d. 1
	3	a, c
	4	a. 2/1, b. 1/2, c. 2/1, d. 1/2
	5	a. 2, b. 1, c. 2, d. 1
	6	c
	7	b, c, d
	8	a, b
	9	b, c
	10	b, c
63	1	a, c
	2	a
	3	a, d
	4	a. 4, b. 3, c. 2, d. 1, e. 5
	5	b, d
	6	a, b, d
	7	b
	8	b, c, d
	9	d
	10	b, c
	11	a, c
	12	a, c, d
	13	b, d
	14	a

Seite	Aufgabe	Ergebnisse
65	1	a, c
	2	a, b, c, d
	3	a, c
	4	a, b, d
	5	b, d
	6	c, d
	7	d, e, f, g
	8	b, d
	9	d
	10	c
	11	a, d
67	1	b. 1, c. 5, d. 8, f. 9, g. 6
	2	b
	3	a
	4	b, c
	5	b, c, d
	6	d
	7	b, d
	8	a
	9	a
69	1	b, c
	2	a. 5, b. 1, c. 3, d. 6, e. 2, f. 4
	3	a
	4	d
	5	vgl. Seite 68
	6	b
	7	b, c
	8	d
	9	a
71	1	b
	2	a, d
	3	d
	4	b, c
	5	a, b, c
	6	c, d
	7	b
	8	b
	9	d
	10	vgl. Seite 70
	11	a
	12	a
	13	b
73	1	c, d
	2	c
	3	c
	4	a, d
	5	a
	6	b, d
	7	b, d
	8	c
	9	a. 4, b. 3, c. 2, d. 1, e. 9, f. 7, g. 6, h. 8, i. 5
	10	a, c
	11	a, b, d
75	1	c
	2	c
	3	a, c
	4	b, c
	5	a, c
	6	a
	7	a, b
	8	a, c
	9	b, d
	10	b, d
	11	c
	12	b, c, d
	13	a

Seite	Aufgabe	Ergebnisse
77	1	b, d, e
	2	a, c
	3	b, c, d
	4	c
	5	a. 3, b. 1, c. 4, d. 6, e. 2, f. 5, g. 8, h. 7
	6	c
	7	b
	8	b
	9	a. 4, b. 1, c. 5, d. 3, e. 2
	10	b
	11	a, c
79	1	b, c
	2	c
	3	c
	4	b
	5	a, c
	6	a. 1, 3, b. 1, c. 2, d. 9
	7	a, c
	8	a
	9	b
	10	a, c
	11	b, d
	12	a
	13	c
	14	a, c
81	1	b, c
	2	a, c
	3	d
	4	b, c
	5	b
	6	b
	7	a, c
	8	a. 3, b. 2, c. 4, d. 1
	9	a. 1, b. 2, c. 3, d. 3
	10	a
	11	b, d
	12	a, b, c
	13	a. 2, b. 1, c. 3, d. 2
83	1	b
	2	a
	3	a, c, d
	4	a, d
	5	b, c, d
	6	a, b, c
	7	c
	8	b
	9	a, b, d
	10	c
	11	b
	12	a. 2, b. 1, c. 2, d. 2
	13	a, c
85	1	a. 2, b. 1, c. 1, d. 2
	2	a
	3	a, d
	4	a, d
	5	c
	6	b
	7	b
	8	a, d, f
	9	b
	10	c
	11	b, c
	12	b, c, d
87	1	b
	2	b, c
	3	a. 1, b.1/2, c. 2/3, d. 2/3
	4	a, b, c, d
	5	d
	6	a
	7	c, d
	8	a, c, d
	9	a, c
	10	b, c, d
	11	d
	12	a, b
	13	d

Seite	Aufgabe	Ergebnisse
89	1	b
	2	c, d
	3	c, d
	4	a, b
	5	a, c
	6	a, c
	7	a
	8	c
	9	c
	10	b, c
	11	a, c
	12	a, b, c
	13	a, c
91	1	b
	2	d
	3	b, c
	4	b
	5	a, c
	6	c, d
	7	b, d
	8	c
	9	b
	10	b
	11	b
	12	c, d
93	1	a, d
	2	a, b
	3	a. 3, b. 4, c. 1, d. 2
	4	b, c
	5	a, c, d
	6	a, c, e, f, h
	7	c
	8	b
	9	b
	10	a. 2/3, b. 3, c. 4, d. 1
	11	a, b
	12	a, b
	13	b
95	1	c
	2	b
	3	b
	4	a. 1, b. 3/2, c. 2, d. 4
	5	a, b
	6	c
	7	a, c
	8	c, d
	9	a, b, d
	10	a
	11	a, c
	12	b, c, d
	13	c
97	1	c
	2	a, d, e
	3	c
	4	a, b, d
	5	a, c
	6	b
	7	c
	8	b, d
	9	d
	10	a
	11	c
	12	a, b, d
	13	b
99	1	b
	2	b
	3	b, d
	4	a, c
	5	c, d
	6	b
	7	a, c, d
	8	a
	9	a
	10	e, f
	11	c, d, e

Seite	Aufgabe	Ergebnisse
101	1	b, e
	2	c
	3	a
	4	b, d
	5	a, c
	6	b
	7	b, c
	8	a, d
	9	c
	10	b
	11	b
	12	a, c
103	1	b, c, f
	2	a, d
	3	c, d
	4	c
	5	c
	6	b. 2, c. 1
	7	a, b
	8	b, d
	9	b
	10	a, d
	11	a. 1, b. 6, c. 5, d. 3, e. 4, f. 2
	12	b
105	1	a. 2, b. 4, c. 5, d. 3, e. 1
	2	c, d
	3	a, c, f
	4	c
	5	b
	6	a, d
	7	c, d
	8	d
	9	c
	10	a. 5, b. 4, c. 6, d. 3, e. 7, f. 2, g. 1
	11	c
107	1	c
	2	b
	3	c
	4	c
	5	c, d, f
	6	a
	7	c
	8	a
	9	a, c
	10	d
	11	b
	12	c
	13	a, b
109	1	a, d, e
	2	b, d
	3	b, c
	4	c, d, e, f
	5	a
	6	b, d, f
	7	a, c, d, e
	8	b
	9	a, e
	10	b
	11	c
	12	d
111	1	vgl. Seite 110
	2	a
	3	b
	4	a, c
	5	c
	6	b, c
	7	b
	8	c
	9	b
	10	c
	11	b, d
	12	b
	13	a, c, e, f

Seite	Aufgabe	Ergebnisse
113	1	b, d
	2	b. 1, c. 2
	3	b, c, d
	4	d
	5	a. 0, b. 0, c. 3, d. 1, e. 0, f. 2, g. 0
	6	b
	7	c
	8	c
	9	a, d
	10	a, c, d, e
	11	c
	12	c
115	1	c
	2	a
	3	d
	4	c, d, e
	5	a, b, e
	6	d
	7	c, d
	8	a, b, e, f, g
	9	a, d, e
	10	a, b, e
	11	b, c, d, f
117	1	a
	2	a, c, d
	3	c
	4	c
	5	c, d
	6	c, d
	7	b
	8	b, c, d
	9	c
	10	a, b
	11	c
	12	c, d
	13	b
119	1	b, c, e
	2	c
	3	a, b, d
	4	d
	5	a, c, d
	6	b, c, d
	7	b, d
	8	c, d, e
	9	b, c
	10	b, c
	11	a, d, e, g
121	1	c, e, f
	2	d
	3	b, c, d
	4	b
	5	c, d
	6	a, c, e, f
	7	a. 4, b. 2, c. 3, d. 1
	8	c
	9	a, b, d
	10	b, d, e, f
	11	a, c, e
	12	a. 2, b. 1, c. 3
123	1	a. 2, b. 3, c. 4, d. 1
	2	c
	3	a
	4	a, d, e
	5	c
	6	c
	7	c
	8	a. 3, b. 2, c. 1, d. 2, e. 2, f. 1, g. 2, h. 3, i. 1, j. 3
	9	b, c

Seite	Aufgabe	Ergebnisse
125	1	a. 3, b. 2, c. 4, d. 1
	2	b, c
	3	b
	4	c
	5	c
	6	d
	7	a
	8	a, c
	9	a, c
	10	a. 1, b. 2, c. 1, d. 3, e. 4, f. 1, g. 2/3, h. 4
127	1	c
	2	b
	3	b, d
	4	a, c, e
	5	d
	6	d
	7	b
	8	b
	9	b
	10	a. 5, b. 3, c. 4, d. 0, e. 2, f. 1, g. 0
	11	c, d
129	1	a
	2	d
	3	c
	4	b
	5	c
	6	c
	7	a. 2, b. 1, c. 2, d. 1
	8	a, d
	9	c
	10	a, d
	11	b
131	1	a, d, f, g, h
	2	a, c, e
	3	b, d
	4	c, d
	5	a. 4, b. 6, c. 3, d. 5, e. 1, f. 2
	6	a. 3, b. 1, c. 2, d. 3
	7	d
	8	b, c, d
	9	c
	10	d, e
	11	d, e
133	1	a, c, d, e
	2	a
	3	c
	4	a, b, c, d
	5	b, c
	6	b, c, e
	7	c, d
	8	a. 0, b. 4, c. 1, d. 6, e. 3, f. 5, g. 2
	9	c
	10	a
	11	a. 1, b. 0, c. 0, d. 2
	12	a, d
135	1	b, d
	2	a
	3	d
	4	c
	5	b, d
	6	a. 5, b. 2, c. 1, d. 3, e. 4
	7	a, c
	8	c
	9	b
	10	a
	11	a, e
	12	a, d
137	1	a, d
	2	a
	3	d
	4	a. 3/4, b. 1, c. 1/5
	5	b, d
	6	c
	7	b
	8	a, d
	9	b
	10	d
	11	c
	12	c
	13	c
139	1	b
	2	a
	3	c, d
	4	c
	5	d
	6	c
	7	a
	8	a, b, d
	9	e
	10	d
	11	b, c
141	1	a
	2	a, d
	3	a, c, d
	4	a
	5	a. 3/2/1, b. 2/3, c. 2, d. 2/3
	6	a. 4/5/6, b. 2, c. 1, d. 5
	7	b
	8	c
	9	c, d
	10	a. 2, b. 3, c. 1, d. 1
	11	a, c
	12	b
	13	b, d
	14	b
143	1	b, d, f, g
	2	d
	3	c
	4	b, c
	5	a, c, e
	6	c, d, e
	7	a
	8	c, d, f
	9	a, c
	10	c, d, e
	11	b, d
	12	b
145	1	b, d
	2	c, d
	3	b
	4	a, d, e, f
	5	b, d
	6	a, c
	7	a, b, d
	8	a, g, i
	9	b, c, d, h
	10	g
147	1	a, c
	2	a, b, c
	3	c
	4	a
	5	a
	6	c
	7	b
	8	b
	9	b
	10	b
	11	a. 1, b. 2, c. 1, d. 2
	12	c
	13	a, c, d

Seite	Aufgabe	Ergebnisse
149	1	c
	2	a, c, d, e
	3	b, d
	4	c, d
	5	a, b
	6	c
	7	a, c, d
	8	a, c
	9	d
	10	d
	11	a, c
	12	b
151	1	c
	2	a, b, e, f
	3	b
	4	a, c
	5	c
	6	b
	7	b, c, f
	8	c
	9	b, d
	10	c, d
	11	a, c, d
153	1	b, e, f
	2	b
	3	a. 2, b. 6, c. 3/2, d. 6, e. 6, f. 1/2
	4	a. 6, b. 4, c. 3, d. 2, e. 5, f. 1
	5	b
	6	a
	7	b, c, d, e
	8	b, d
	9	b, c
	10	c, d, f
155	1	d
	2	a, b, d, e
	3	d
	4	c, d
	5	b, c, d
	6	a, e
	7	b, c, d
	8	b
	9	c
	10	d
	11	e
157	1	a, b, c, f
	2	a
	3	c, d
	4	a, d, e
	5	c, e, f
	6	a. 3, b. 2, c. 2, d. 1, e. 2
	7	a. 2, b. 1, c. 1, d. 1, e. 1, f. 1, g. 2, h. 2, i. 2
	8	c
	9	c, d
	10	b
159	1	b, c, f
	2	a, b, c, e
	3	a, d
	4	c
	5	c, e, f
	6	a. 0, b. 2, c. 1, d. 0, e. 0, f. 2, g. 1
	7	a. 5, b. 1, c. 2, d. 4, e. 1, 3
	8	b, c
	9	b
	10	b
	11	a, c
	12	c

Seite	Aufgabe	Ergebnisse
161	1	b, d
	2	b
	3	b
	4	b, c, d, f
	5	d
	6	b, c, d
	7	b, f
	8	a. 4, b. 1, c. 3, d. 2
	9	b, e
	10	d
	11	b
163	1	d, e
	2	a, b, e
	3	c
	4	c
	5	e
	6	d
	7	c
	8	b, e
	9	a, b, e, f
	10	b, d
165	1	a, b, e
	2	a
	3	a. 2, b. 1, c. 4, d. 3, e. 2, f. 1, g. 2, h. 1, i. 2, j. 4, k. 3
	4	e, f
	5	a, c
	6	c, d
	7	c
	8	a, d
167	1	b
	2	c
	3	d
	4	c
	5	a, c, d
	6	c
	7	c, d, e
	8	b, c, d
	9	c
	10	d
	11	b, c, e
	12	b, c
	13	b, c
169	1	c
	2	a, c, d, e, f, g
	3	b
	4	a
	5	a, d
	6	c
	7	c
	8	a, d, e, h, i
	9	c
	10	c
	11	b. 1, c. 2, e. 3, f. 4, g. 5
171	1	a. subkutan/unter die Haut b. intramuskulär/in den Muskel c. intravenös/in die Vene
	2	a. 2, b. 3, c. 1, d. 4
	3	c, d
	4	b
	5	a, b
	6	a, c
	7	c, d
	8	b
	9	e
	10	b, d, e, g
	11	b

Seite	Aufgabe	Ergebnisse
173	1	b
	2	c
	3	e
	4	a, c
	5	b, d
	6	d
	7	b. 1, f. 2
	8	a, d, e
	9	a, d, e
	10	b, d, e
175	1	c
	2	b
	3	d
	4	a
	5	a
	6	b, c, d, g, h, l
	7	a
	8	c
	9	a, b, d, f, g, h
	10	b, c, e
	11	a, c, e, g
177	1	c, e
	2	a, g
	3	c
	4	c
	5	a
	6	b
	7	c, d
	8	c
	9	e
	10	d
179	1	c, d
	2	b, d
	3	a
	4	b, d, e
	5	d
	6	c
	7	b, d, e, f
	8	c
181	1	c, e
	2	b
	3	c
	4	b, c, d
	5	c
	6	c
	7	a
	8	a, b, c
	9	c
	10	d
	11	a, b
	12	c
183	1	b
	2	c, d
	3	EBM: b, c, d, e; GÖA: a, f
	4	a, c, e, f
	5	b, d, e
	6	a. 2, b. 3, c. 1
185	1	b
	2	a
	3	b, c, d
	4	b, d, e
	5	d
	6	a, c
	7	M I: b, d; M II: a; M III: c; M IV: e
	8	e
187	1	b
	2	a, d
	3	a
	4	c
	5	c
	6	b
	7	b, d
	8	b, d, e
	9	d
	10	b
	11	a, b, e
189	1	d
	2	d
	3	d
	4	b, d
	5	c
	6	c
	7	a, c
	8	d
	9	b
	10	a, b, c
	11	a, b
	12	d
	13	c
	14	d, e
191	1	a
	2	b
	3	b, d, f
	4	c
	5	a, c
	6	d
	7	a, c, d
	8	a
	9	b
	10	a
	11	c
	12	c, e
193	1	b, c
	2	c
	3	a
	4	b
	5	b
	6	d
	7	a, d, e
	8	c, d
	9	d
	10	b

Seite	Aufgabe	Ergebnisse
195	1	a, c, e
	2	b
	3	a, d
	4	a, d
	5	b, c, d
	6	b, c
	7	a, c, d
	8	a, c, e
	9	a
	10	a, c, d, e
	11	c, d
	12	b
197	1	a
	2	a, d
	3	a, b, f
	4	c, d
	5	c, d
	6	a. 2, b. 4, c. 3, d. 6, e. 1, f. 5
	7	c, d
	8	c
	9	c
	10	c, e
199	1	d
	2	c, h
	3	d
	4	c, d, e
	5	a. 2, b. 1, c. 5, d. 4, e. 3
	6	b, c, d
	7	b
	8	c, e
	9	c
201	1	a
	2	b, c
	3	a, b, d
	4	d
	5	b
	6	e
	7	b
	8	a, c
	9	a, b
	10	a, d
	11	b, c
	12	c
	13	c
203	1	b, c, d, e, f
	2	a, d
	3	c
	4	a
	5	b, c
	6	b
	7	a. 1, b. 2, c. 2, d. 2, e. 1, f. 2, g. 2, h. 2
	8	a
	9	b, c, f
	10	c, d, e, f
	11	c
	12	d, e
205	1	a, d
	2	b
	3	d
	4	a, b, d
	5	b, d, e
	6	d
	7	b. 1/2, c. 2, f. 1
	8	b, c, d
	9	a, c
207	1	c
	2	d
	3	c, e, f
	4	c, d, e
	5	b, c
	6	c, d
	7	b, d
	8	c, d
	9	a, d, e
	10	a, b, d

Seite	Aufgabe	Ergebnisse
209	1	a. 5, b. 4, c. 1, d. 4, e. 2/3, f. 2/3
	2	a. 2, b. 3, c. 2, d. 3, e. 2, f. 1, g. 3
	3	a, b, d
	4	b, c
	5	c
	6	c
	7	b, c
	8	b
	9	a, d
	10	b
	11	b, d
211	1	c, d
	2	b, e
	3	a, d
	4	a
	5	b
	6	d
	7	c
	8	c, f
	9	a
	10	a
	11	b, e
213	1	d
	2	b, c, d, f
	3	b, d, e, f, g
	4	c
	5	b
	6	b, d, f
	7	a
	8	a, c
	9	e
215	1	c
	2	c
	3	a
	4	d, e
	5	d, e
	6	624,50
	7	c
	8	1.08
	9	e
217	1	a. 10 200,00 € 10 040,00 € 10 020,00 € b. c
	2	a, d
	3	b, c
	4	b
	5	d
	6	a 30. Juni; 2; 1/6; 270,00 € 240,00 € 90,00 €
	7	a
	8	b
	9	b, d
	10	d
219	1	b
	2	a, e, f, g
	3	a, c, d
	4	a, b, c, e, f
	5	c
	6	b
	7	c
	8	d

Seite	Aufgabe	Ergebnisse
221	1	b, c, e
	2	a. Immobilienmarkt b. Arbeitsmarkt c. Aktienmarkt
	3	a, d, e
	4	b, c, d
	5	b, c, d
	6	a. 3, b. 3, c. 2, d. 1
	7	b, d
	8	c, d
	9	c
	10	d
	11	b
223	1	b, c, d
	2	b
	3	a. Rezession b. Depression c. Expansion d. Boom
	4	b
	5	b, c
	6	b, c, d
	7	b
	8	c
	9	b
	10	b, c, d
225	1	a, b
	2	d, e
	3	d
	4	a, b
	5	a, b, c, d
	6	a, d, f, h, i, m, n
	7	a, b
	8	a, b, e
	9	b, c, e
227	1	b
	2	c, d
	3	a, b, c
	4	b
	5	d
	6	a
	7	a
	8	c
	9	a, b, d, e
	10	b
229	1	a, c, d, e, g
	2	c, d, e
	3	b, c
	4	a, b, c
	5	c, e
	6	d
	7	b, c, d
	8	a, b, d
	9	b, d, e
231	1	c, f
	2	a, c, e
	3	d
	4	a, b, e
	5	a
	6	a. 3, b. 1, c. 1, d. 2, e. 2, f. 3
	7	b, d, e
	8	a, c, d, e
	9	a, b, c, e
	10	c, d
233	1	c, d, e
	2	d
	3	a
	4	b
	5	e
	6	d
	7	c
	8	d
	9	c, d
	10	b, c

Seite	Aufgabe	Ergebnisse
235	1	c, d, e
	2	b, c, d
	3	b, c
	4	c, e, g
	5	a, f, h
	6	b, d
	7	b, c, e
	8	c
	9	c, e
	10	c
	11	c, d, e
239	1	b, d
	2	a
	3	c
	4	d, f
	5	a, b, d
	6	b
	7	b, c, e
	8	d
	9	c, d
	10	c
	11	b, c
241	1	d
	2	a
	3	c
	4	b
	5	a
	6	c
	7	b, d
	8	b
	9	b
	10	c
	11	c
	12	a, b, d
	13	a, b
243	1	vgl. Seite 242
	2	c
	3	c
	4	b
	5	b, c
	6	c
	7	b
245	1	c
	2	b, c
	3	d
	4	c
	5	b, c
	6	c
	7	d
	8	c
	9	a, c, d
	10	b, d
	11	d
	12	b
	13	d
247	1	a, c, d
	2	b
	3	c
	4	e
	5	b
	6	b, d
	7	a, b, c, d, g, i
	8	b, c, d
	9	d, e
	10	Vorteile: freies Reisen, keine Zölle, mehr Produktauswahl Nachteile: Schmuggel, Abbau von Arbeitsstellen, weniger Überblick
	11	c
	12	a, b, c

Seite	Aufgabe	Ergebnisse
249	1	c
	2	c
	3	c, e
	4	c
	5	a, b, c, d, f
	6	b
	7	b, c, d
	8	a, b
	9	b, c
	10	d
	11	b, c, e
	12	b, d
251	1	a, c, e
	2	b
	3	a, c, d, h, i
	4	c
	5	b
	6	c
	7	b, c
	8	d
	9	c
	10	a, b
	11	b, d
	12	e
	13	a
253	1	c
	2	d
	3	b, e
	4	c
	5	c
	6	d
	7	a
	8	a
	9	a, d, e
	10	d
	11	a, f
	12	c
	13	e
255	1	b
	2	b
	3	a, d
	4	c
	5	c, d
	6	d
	7	b
	8	d
	9	c, e
	10	c
	11	b
	12	b
	13	c
256–263		Wiederholungsfragen, keine Lösungen
265	1	a. 1/5, b. 2, c. 5, d. 4, e. 1, f. 3, g. 2, h. 3, i. 1
	2	b, d, e
	3	a. 3, b. 1, c. 1, d. 2, e. 3, f. 3, g. 1, h. 2
	4	b
	5	a, c
	6	c, e
	7	a. 4, b. 1, c. 2, d. 3
	8	b
	9	a. 1, c. 2
	10	c
267	1	a
	2	c, e
	3	a. 2, b. 3, c. 1
	4	c
	5	b
	6	a
	7	a. 2, b. 3, c. 1, d. 5, e. 4
	8	c
	9	b, d, f, g
	10	a. 4, b. 3, c. 2, d. 1, e. 0, f. 0

Seite	Aufgabe	Ergebnisse
269	1	a. 2, b. 1, c. 2, d. 1, e. 3, f. 2, g. 1, h. 3
	2	d, e
	3	b, c
	4	d, e
	5	c, d, e
	6	b, d, g
	7	d
	8	c, e
	9	b
	10	a, c
	11	d
271	1	d
	2	b, e
	3	a, c, e
	4	c, f
	5	b, d
	6	a. 11 m/Kurzwelle, b. 69 cm/Dezimeterwelle, c. 1 µm/Infrarot, d. 400–750 nm/sichtbares Licht, e. – pm/Röntgenstrahlen, f. – fm/Gammastrahlen
	7	d
	8	b
	9	a
	10	a, b, d
	11	b, d, f
	12	b, c
	13	b, c, d
273	1	a
	2	d
	3	c
	4	e
	5	b, c
	6	a
	7	b
	8	a
	9	c
	10	a
	11	b
	12	c
275	1	b
	2	a, d
	3	a, c
	4	c
	5	c
	6	a. 2, b. 4, c. 1, d. 3, e. 2, f. 5
	7	d
	8	c, d
	9	d
	10	a
	11	b
	12	b
277	1	c
	2	c
	3	a. 4, b. 2, c. 1, d. 5, e. 3
	4	d
	5	a. 2, b. 2, c. 1, d. 2
	6	b, d
	7	a, c
	8	a
	9	c
	10	a, c, d
	11	c, d
	12	b, d, e
279	1	b
	2	b, d, f
	3	a. 1, b. 2, c. 1, d. 2, e. 1, f. 2
	4	b, d
	5	a
	6	e
	7	a. 1, b. 1, c. 2, d. 0, e. 2, f. 0
	8	a. 1, b. 0, c. 2, d. 1, e. 2, f. 0
	9	b
	10	b, e
	11	a, d, e, f

Seite	Aufgabe	Ergebnisse
281	1	c
	2	a, c, d
	3	a, d, e
	4	d
	5	b
	6	a. 0, b. 1, c. 0, d. 0, e. 2, f. 2, g. 1, h. 0, i. 0
	7	b
	8	a. 2, b. 1, c. 3, d. 3, e. 2
	9	c
	10	b
	11	c
	12	b, d
283	1	b
	2	b, c
	3	a, f
	4	b, e
	5	b, d
	6	A-Scan, B-Scan, Farb-Duplex, Dopplex
	7	a, c
	8	b, c, f
	9	c, d
	10	a. 2/3, b. 3, c. 1, d. 2, e. 1, f. 2, g. 1
	11	b, c
	12	c
285	1	b
	2	a
	3	a, c
	4	b
	5	b. 2, d. 3, f. 1
	6	c
	7	b
	8	b
	9	b
	10	b
	11	a, b
	12	c

Seite	Aufgabe	Ergebnisse
287	1	d
	2	c
	3	a. 6, b. 4, c. 2, d. 5, e. 7, f. 3, g. 1
	4	c
	5	c
	6	c
	7	c
	8	a
	9	b
	10	b, c, d
	11	b, c
289	1	d
	2	c, e
	3	d
	4	a, c, f
	5	a. 2, b. 1, c. 2, d. 3, e. 3, f. 1, g. 3, h. 3, i. 2, j. 3
	6	b
	7	a. 400 b. 4 c. 12 d. 388 → 12 ml Desinfektionsmittel auf 388 ml Wasser
	8	d
	9	d
	10	b
	11	c
291	7	a. Einleitung b. Hauptteil c. Schluss
	8	a, c
	9	d, g
293	2	c
	3	e
	4	b
	6	a, c
295	4	a

Abort 112
Abrechnung 178 ff.
Abstandsregel (Röntgen) 280
Abszess 18
Abzüge, gesetzliche 232
ACTH 50
Adaptation 40
Addis-Count 100
Adenom 14, 102
ADH 50
Adipositas, Übergewicht 142
Adnexe 104
Adnexitis 106
After 78, 80 ff., 94
AIDS 48, 56, 136, 158, 164, 166, 188
Akkomodation 40 f.
Aldosteron 50
Allergie 56
Altersschwerhörigkeit 46
Alterung 144
Alveolen 10, 72, 76
Amniozentese 116
Analyseverfahren 288
Anämie, Eisenmangel- 52, 56, 136, 140
Anaphase 8
Anästhesie 30
Anfall, epileptischer 120
Angina pectoris 64 ff., 70
Antibiotika 14, 46, 82, 94, 106, 160, 172
Antikoagulans 130 ff., 138
Antikoagulantia 172
Anurie 96, 118
Anus 78, 80 ff.
APGAR-Schema 114
Appendizitis 14, 18, 78, 82 ff., 120
Applikationsformen 168, 172
Arbeitsschutz 148, 154, 188
Arbeitsunfall 180, 186, 230
Arbeitsvertrag 224 ff., 294
Arteriosklerose 16, 62, 90, 142 ff.
Arthrose 18, 20, 142, 270
Arzneimittel 168, 172, 174, 178, 180, 186, 188
Ärztekammer 190
Asthma bronchiale 74, 120, 184
Astigmatismus 42
Atemnot 64, 70, 120, 122
Atemwegserkrankungen 76
Atmung 16, 36, 72 ff., 114, 118 ff., 286
Atome 264, 270, 280, 284, 288
Atrophie 18
AU-Bescheinigung 180, 200
Audiografie 46
Aufbewahrungsfristen 200
Auge 40 ff., 122, 272
Ausbildungsvertrag 228
Auswurf 74 ff., 162
Autoklav 150 ff.
Axon 12, 34, 36

B-Scan 282
Bakterien 36 ff., 76 ff., 78, 82 ff., 94 ff., 106, 140, 150, 156 ff., 168
bakteriostatisch 160
bakterizid 160, 270
Bandscheibenvorfall 14, 22, 36, 142
Bauchspeichel 10, 78, 86, 286
Bauchspeicheldrüse 80, 86 ff.
Beckengürtel 20
Befruchtung 8, 110, 116
Behandlungsfall 178
Behandlungsschein 186
Beschreibung 290
Betäubungsmittel 30, 172 ff.
Betriebsstättenfall 178
Bewegungsapparat, Verletzungen 24, 142
Bewerbungsunterlagen 224
Bewusstlosigkeit 16, 30, 38, 118 ff.
Bindegewebe 10 ff.
Binnenmarkt, europäischer 246
Blinddarm 78 ff.
Blinder Fleck 40
Blut 10, 16, 28, 52 ff., 72, 78 ff., 82, 84, 94, 108, 110, 114, 124 ff., 144, 150, 160, 166, 198, 278 ff.
Blutabnahme 126
Blutarmut 52, 136
Blutausstrich 132 ff.
Blutbild, Linksverschiebung 56, 124, 128 ff., 138
Blutdruckmessung 64
Blutentnahme 120, 124 ff., 138, 154
Blutentnahme, venöse 130, 132
Blutgerinnung 140
Blutgruppen 54, 114
Bluthochdruck 64 ff., 70, 96, 100, 142
Blutkörperchen 18, 52, 56, 72, 132, 140, 282
Blutplättchen 56
Blutstillung 56, 118, 276
Blutzucker 4, 50, 86 ff., 94, 120, 124, 140, 256, 274, 288
BMI (Body-Mass-Index) 142
Bowman-Kapsel 92
Brief, normgerechter 192, 196 ff., 292, 294
Briefanlässe 294
Briefversand 196
Bronchien, Bronchialsystem 36, 50, 72 ff, 166, 276
Bronchitis 62, 76, 144, 166, 270
Broteinheiten 88
Brust, Selbstuntersuchung 108
Brustfell 74
Brustkorb 20, 24, 74 ff., 118
Brustkrebs 12, 64, 106, 108, 144, 184
Bruttoinlandsprodukt 222
BSG 56, 130, 132 ff.
Bundeskanzler 238 ff., 254
Bundespräsident 237 ff., 242 ff.
Bundestag 237 ff.
Bürgschaft 216 ff.
BZ-Stix 88 ff.

Candida albicans 48, 160, 166
Chemotherapie 14, 48, 56, 108, 136, 158
Chirurgie 32, 182 ff.
Chromosom 6 ff., 110, 116, 156
Citrat-Blut 130 ff.
Clavicula 20, 24 ff.

COLD/COPD 76, 184
Colitis ulcerosa 82 ff.
Colon 78 ff., 84
Commotio cerebri 38
Cowper-Drüsen 102
CTG 282

Degeneration 18, 38
Demenz 36 ff., 144, 162
Demokratie 238 ff., 246 ff.
Desinfektion 28, 126, 150 ff., 160, 288
Dezimeterwelle 270
Diabetes 16, 22, 36, 50, 56, 64, 86 ff., 94 ff., 142 ff., 184
Diabetischer Fuß 90
Diabetisches Koma 88, 286
Diastole 58 ff.
Dickdarm 78 ff., 140, 276
Differenzial-Blutbild 124 f., 132 ff.
Diffusion 286
Dioptrie 272
Diphtherie 64, 146, 158, 162
Dispenser 126
Dispokredit 208, 214 ff.
DMP 184
DNA 6 ff., 128, 140, 156 ff., 270
Döderlein-Bakterien 106
Doppler-Verfahren 38, 282
Down-Syndrom 8, 16
Drüsen, endokrin 10, 50, 86
Drüsenepithelien 10
Dünndarm 56, 78 ff., 86
Duodenum 78 ff.
Durchfallerkrankungen 82, 84, 154, 160, 162, 166, 168, 172
Dyspnoe 62, 76

E-Health 192
E-Mail 192, 196, 202, 248
EDTA-Blut 88, 130, 132, 138
Effektivzins 218
Eierstöcke 50, 104 ff., 278
Eileiter 104 ff., 116
Eileiterschwangerschaft 112
Einheitlicher Bewertungsmaßstab 178
Einhelfer-Methode 118
Eisprung 50, 104 ff., 110, 116
Eiweißfehler 150
Eizellen 8, 104, 110
EKG, Ableitungen 62 ff., 200, 268,
Eklampsie 112 ff.
Elektrolyte 52, 62, 92–96, 120, 138, 286 ff.
elektronische Gesundheitskarte (eGK) 186
Embryo 8, 106, 110 ff., 164, 278
Embryopathie 114
Empyem 18
Endometrium 104
endoplasmatisches Retikulum 6
Endoskopie 276
Entzündung(en) 18 ff., 24, 36, 46, 62 ff., 72, 76, 82 ff., 90, 106, 162
Enzyme 8, 78, 128, 138 ff., 288
EPH-Gestose 114
Epiphysenfuge 20
Epithelgewebe/Epithelien 6, 10, 14, 96
Erbrechen 14, 38, 82 ff., 110, 114, 120 ff.
ERCP 276
Ernährung 16, 130, 142 ff., 158 ff., 286
Erörterung 296
Erste Hilfe 118 ff., 266
Erythrozyten 52 ff., 80, 94 ff., 134 ff., 286
ESWL 96
EX-Pipetten 124
exokrin 10, 50, 86

Fehlgeburt 112, 278
Fehlsichtigkeit 42, 276
Femur 20, 24
Fette 6, 56, 78, 80, 86, 90, 138 ff.
Fettgewebe 10, 14, 48
FI-Schalter 266
Fibrom 14
Fibrosarkom 14
First-pass-Effekt 80, 172
Föderalismus 240
Fotometrie 274
Fötus 110
Fraktur 18, 22 ff., 76
Früherkennungsuntersuchungen 102, 108, 144, 184
Frühgeburt 112
FSME 164
Furunkel 18, 48, 88

Galle 10, 78 ff.
Galvanisation 268
Ganzkörperstatus 182
Gastritis 82 ff.
Gastroenteritis 82 ff.
Gebärmutter 50, 96, 104, 106, 108 ff.
Geburtsphasen 112
Geburtstermin 110 ff.
Gehaltsformen 230
Gehirn 12, 16, 34 ff., 44 ff., 50, 62, 86, 108 ff., 120, 122, 144, 298 f.
Gehirnerschütterung 38
Gehör 36, 44, 282
Gelbsucht 52, 80, 84 ff., 96
Gelenk 20, 24 ff., 170
Gen 8, 36
Generikum 176
Genom 8
Gerinnungsfaktoren 56, 80
Geschlechtsorgane 102 ff.
Gesetzentwurf 244
Gesetzgebung 188, 240, 244 ff.
Gesprächsführung 204
Gesundheitswesen, öffentliches 188
Gewebe 6, 10 ff., 18, 28 ff., 54 ff., 62, 72, 112, 144, 170, 278 ff.
Gewichtsreduzierung 142
Gicht 90, 98
GKV-Leistungen 178 ff.
Glaspipetten 126
glattes/raues ER 6
Gleichgewichtssinn 44
Globalisierung 248
Glomerulonephritis 94 ff.
Glomerulus 92 ff.

Glukagon 10, 50, 86
Glukokortikoide 50
GOÄ 178, 182, 184
Golgi-Apparat 6
Gonorrhö 156, 158, 162
GOPs 182
Granulozyten 54 ff., 134, 160
Gravidität, EU- 110 ff., 116
Grippe 82, 158, 164
Großhirn 16, 34
Grundgesetz 238 ff., 244
Grundrechte 238
Gynäkologie 106 ff., 184, 282

Hämatokrit (HKT) 138
Hämatologie 52 ff., 130 ff.
Hämaturie 96
Hämolyse 52 ff., 80, 96, 130, 138
Hämophilie 110
Hämorrhoiden 82 ff.
Händedesinfektion 150 ff., 166
Harninkontinenz 94, 96, 106
Harnleiter 10, 92 ff.
Harntrakt 92 ff.
Harnwegsinfekt 94, 98, 102,
Haut 10, 14, 26, 30, 44, 48 ff., 66, 76, 80, 90, 108, 116, 122, 140, 144, 150, 160, 166, 168 ff., 186, 268 ff., 278, 284
Hb-Wert 136, 288
HbA1c 88, 130, 274
HCG-Test 96
Hefen 98 ff., 158
Heilmittel 130, 176
Henle-Schleife 92
Hepatitis 16, 80, 84 ff., 114, 146, 154, 158
Herpes simplex 48, 164
Herpes zoster 164
Herz-Kreislaufstillstand 118
Herz, Autonomie, Funktion 16, 36, 58, 62, 70, 118, 162, 170
Herzinfarkt 16, 60 ff., 70, 118 ff., 142 ff.
Herzklappen 58, 70
Herzmuskulatur 12
Herzrhythmusstörungen 62 ff., 70, 90, 96, 266
Hilfsmittel 124, 176 ff.
Hirnhäute 36
Hirnstamm 34
Histologie 10
Hitzenotfälle 122
Hitzschlag 122
HIV 136, 154, 158, 166
Hoden 50, 102, 108, 278
Homebanking 208 ff.
Hörsturz 44, 46
Humerus 20, 24
Husten 70, 74 ff., 158, 162 ff., 172
Hygiene 126, 148, 158, 188, 282
Hygieneplan 126, 148 ff., 154
Hyperglykämie 88
Hyperopie 42
Hyperplasie 18, 102
Hyperthyreose 22, 50
Hypertonie 62 ff., 114, 142 ff.
Hypertrophie 18
Hypoglykämie 86 ff.
Hypophyse 34, 50, 96, 114
Hypothyreose 50
hypoton 278, 286

Idealgewicht 142
Ikterus 52, 80, 84, 94 ff., 270
iFOBT 84
Immunabwehr, humoral zellulär 10, 72, 140, 153
Immunisierung 30, 54, 160
Immunschwäche 48, 56, 162 ff.
Immunsystem 14 ff., 56, 76, 158 ff., 166
Impfleistung 184
Impfung 30, 86, 146, 154, 158, 160 ff., 170, 184, 188
IN-Pipetten 124
Infektionskrankheiten 146, 158, 162 ff., 270
Infektionsschutz 154
Informationsübermittlung 192
Inhaltsangabe 290
Injektionen 146, 168 ff.
Inkubationszeit 86, 158, 162 ff.
Innenohr 44 ff.
Instrumente 30 ff., 150 ff., 154, 158, 166, 276
Insulin 10, 50, 86 ff., 140, 170, 174
Internationaler Gerichtshof 250
Internet 192, 196, 208 ff., 248
Internetlinks 237
Interphase 8
Intrinsic factor 78, 140
Ionen 264, 270, 278, 284 ff.
isoton 134, 286

JArbSchG 178

Kaiserschnitt 30, 112, 282
Kalter Krieg 248
Kapillarblutentnahme 132
Karbunkel 18
Karies 82, 148
Karzinom (Adeno-Karzinom) 14
kassenärztliche Vereinigung (KV) 186, 190
Kassenrezept 174
Keime, pathogen 82 ff., 152, 156, 168
Keimzellen 8, 110, 178
Kernspin 30, 264, 268, 280
Keuchhusten 146, 162
KHK 62 ff., 184
Klimakterium 106
Knie 20, 24 ff., 90
Knochen 10 ff., 20 ff., 44, 46, 50 ff., 72, 108, 140, 144, 170, 270, 278 ff.
Knochenhaut 20, 30
Knorpel 10, 20, 24, 44
Koalition 240
Kohlenhydrate 78, 88, 138, 140 142 ff.
Kolbenhubpipetten 124 ff.
Kollaps 120
Kolon-Karzinom 82
Koma 86 ff., 120, 164, 286
Kommunikation 194, 202, 248
Kompakta 20

Kondom 86, 116, 166
Konflikte 248, (internationale) 250, 252, 254
Konflikt 202, 204, 260
Konjunktur 222
Konto 208 ff., 232
Kontoauszug 212 ff.
Kontoeröffnung 208
Kortison 22, 50, 74, 86
Kostenträger 178, 182, 184, 186
Krampfanfall 120
Krankenhausbehandlung 186
Krankheitsfall 178
Kreditformen 216
Kreditkarte 212
Kreislauf 16, 34, 80, 100, 120, 162, 172
Kreislaufstillstand 16, 118
Kriege s. Konflikte (internationale) 248
Kündigung 226 ff., 294
Kündigungsfrist 224 ff.
Kündigungsschutz 228
Kurzsichtigkeit 42, 272
Kurzwelle 270
KV-Karte (eGK) 186
Kyphose 22

Labor 84 ff., 90, 126 ff., 152 ff., 180, 188, 198, 200, 274, 288
Laborausstattung 124
Lagerungsarten 122
Langerhans-Inseln 50
Laparoskopie 276
Laser 276
Lastschriftverkehr 210 ff.
Laugen 120 ff., 264, 284, 286
Leber 10, 16, 52, 56, 78 ff., 90 ff., 108, 140 ff., 162, 168, 172, 282
Leberentzündung (s. Hepatitis) 86
Leberzirrhose 50 ff., 142
Lernen 298 ff.
Lernmethoden 299
Lernumgebung 298
Leukämie 8, 52, 56, 136
Leukozyten 52 ff., 94 ff., 100, 132 ff.
Leukozytenzählung 136
Leukozytose 56, 82, 132
LH 50, 102, 106
Licht 40 ff., 264, 270 ff., 282
Lichtstrahl 272 ff.
Linsen 42, 270 ff.
Linsen, optische 270 ff.
Lipom 14
Liposarkom 14
Lochien 112
Lohnformen 230
Lohnnebenkosten 232
Lohnsteuer 232 ff.
Lohnsteuerklassen 232
Lordose 22
Luftnot 52, 64, 74 ff., 118 ff., 162
Luftröhre 10, 72, 78, 80, 170
Lunge 12, 52, 60, 70–76, 110, 286
Lungenentzündung 18, 70, 76, 164, 166
Lungenfunktion 76, 144
Lungenödem 62, 76, 120, 122
Lyme-Borreliose 162
Lymphozyten 54 ff., 134, 160

Magen 78 ff., 140, 144, 164, 168, 276, 278
Magen-Darm-Erkrankungen 84
Magengeschwür (Magenulkus) 82 ff.
Magenkarzinom 14, 84
Magensaft 78, 82, 140, 286
Mamma-Karzinom 56, 106 ff., 144
Mammografie 108, 144
Marktformen 220
Marktwirtschaft 220 ff.
Masern 146, 164
Mastdarm 78 ff., 102, 168, 172, 276
MCH-Wert 136
Medikamente 62, 74, 80 ff., 90, 92, 96, 110, 114, 120, 128, 138, 144, 148, 154, 160, 166 ff., 180, 230, 268, 288
Meiose 8
Menarche 106
Meningitis 36 ff., 164
Meniskus 24, 124
Menopause 22, 106
Menstruationsblutung 106
Metaphase 8
Metastasen 12, 108
Metastasierung 12, 82, 102, 108
Micraltest 96, 100
Mikrobiologie 148, 156
Mikroorganismen 16, 48, 74, 150, 156 ff.
Mikroskop 98, 124, 134, 156, 274, 284
Mikroskopierregeln 274
Mikrotubuli 6
Mikrowelle 270
Milchgebiss 78
Misstrauensvotum 242
Mitochondrien 6, 110
Mitose 6 ff.
Mittelohr 44 ff., 72
Mittelohrentzündung 46, 164
Mittelstrahlurin 100
Mol 288
Moleküle 284
Monolog, innerer 296
Monovetten 130 ff.
Monozyten 54, 134
Morbus Crohn 82
MRSA 160
Müll 148
Multiplikationsfaktor 136
Mumps 82, 146, 164
Mund 10, 30, 78 ff., 118 ff., 126, 154, 162, 168, 182, 202
Muskulatur 12, 34, 58, 74, 268
Mustervordruck 180
Mutation 8, 160, 270, 278
Mutterkuchen 110
Muttermund 104, 112
Mutterschaftsvorsorge 114, 184, 282
Myelinscheide 12, 34, 36
Mykose 48, 158, 172
Myokardinfarkt 64

Myom 14, 106
Myopie 42
Myosarkom 14

Nachnahme 198, 208
Nahrung, Bestandteile 78, 94 ff., 140, 144, 154 ff.
Nasennebenhöhlen (NNH) 72, 164
NATO 234, 237, 250 ff.
Nebennieren 10, 50, 86, 92, 98
Nebenwirkungen 116, 160, 166 ff., 172 ff.
Nekrose 18, 62, 86, 122, 170
Nephrolithiasis 96
Nephron 92
Nervensystem 12, 34 f., 36 f.
Nervenzellen 6, 12, 34, 278
Nettogehalt 232
Netzhaut 10, 40 ff., 90, 272
Neubauer-Kammer 124, 134
Neuner-Regel 122
Neurologie 38, 190
Niere 10, 64, 88 ff., 118, 144, 172, 190, 282
Nierenbecken 92
Niereninsuffizienz 94, 96
Nierenkanälchen 92, 96 ff.
Nierenkelch 92
Nierenpapille 92
Nierensteinleiden 94 ff.
Normalgewicht 142
Notfall 62, 74 ff., 82, 86 ff., 116, 120, 186, 194, 198, 204, 282
Notfall-/Vertretungsschein 186
Notruf 118
Nukleolus 6
Nukleus s. Zellkern 301

Oberflächenepithelien s. Epithelien 10
OGT 88
Ohm'sches Gesetz 266
Ohr 44 ff., 282
Oligurie 94 ff.
Ölimmersion 274
Opposition 240 ff.
Organellen 6
Osmose 286
Ösophagus 78 ff.
Ösophagusvarizen 82, 86, 118
Osteoporose 22 ff., 50, 144
Östrogen 104 ff., 110, 116
OSZE 250, 254
Otitis media 46, 270
Ovarien 50, 104 ff.
Oxytocin 50, 112 ff.

Panikattacke 120
Pankreas 10, 50, 78 ff., 84 ff., 174, 276, 282
Pankreatitis 84 ff.
Pappenheim-Färbung 134
Parlament 238 ff.
Patientenverwaltung 200
Paukenhöhle 44
Pepsin 78, 140
Periost 20
pH-Wert 52, 94, 96, 98, 106, 286
Pharmakologie 168
Phlegmone 18
Pille 116, 144, 168, 172
Pilze 48, 76, 128, 156, 158, 160, 172, 270
PIN 212
Pipetten 124 ff., 132 ff.
Pipettierhilfen 124
Planwirtschaft 220
Plasma 52 ff., 72, 124, 128 ff., 138, 284, 286
Plazenta 54, 60, 104, 110 ff., 162
Pleura 74 ff.
Pneumonie s. Lungenentzündung 18, 76
Pneumothorax 74
Polio 146, 164
Postbearbeitung 196
Postexpositionsprohylaxe 166
Präanalytik 130
Pränataldiagnostik 116
Prävention 142, 148, 180
Praxismarketing 194
Primärharn 92 ff.
Probenidentifizierung 128
Probenmaterial 126, 132, 198
Probezeit 226
Progesteron 50, 104 ff., 110 ff.
Prognose 12 ff., 108
Prophase 8
Prostata 102, 144
Prüfungsangst 300
PSA 102, 144
Puffer 52, 86, 286
Pulsmessung 66
Pyelonephritis (Nierenbeckenentzündung) 94, 98
Pyurie 96

QRS-Komplex 68
Qualitätssicherung 128, 192, 200

Radioaktivität 266, 280
Ratenkredit 216
Rauchen 22, 56, 64, 74 ff., 82, 90, 114, 142 ff., 154, 234
Reduktionsteilung 8, 110
Regelblutung 104 ff., 112
Reizstromarten 268
Reizstromtherapie 268
Rekonvaleszenz 16
Rektum 78 ff., 102 ff., 144
Rezept 174 ff., 180, 200
Rhesus-Faktor 54
RNA 8, 140, 156 ff.
Rollenkonflikt 202
Röntgenröhre 278
Röntgenstrahlen 270, 278 ff.
Rotationsgeschwindigkeit 126
Röteln 114, 146, 164
Rückenmark 12, 22, 30, 34 ff.
rückenschonendes Arbeiten 22

Samenleiter 102, 116
Samenzellen 102, 110

Sammelurin 96, 100
Säuren 264, 284
Scapula 20, 24
Schall 282
Scharlach 16, 156, 162
Schilddrüse 10, 50, 280 ff.
Schlaganfall 16, 34 ff., 62 ff., 90, 120, 142 ff., 206
Schmerzen, akute 14, 22, 26, 36, 62 ff., 76, 82 ff., 96, 106, 170 ff., 204, 268
Schock, Erscheinungsbild 64, 66, 118, 120, 122, 160, 172, 278
Schufa-Auskunft 208
Schuko-Stecker 266
Schulter 20, 24, 118
Schultergürtel 20
Schutzimpfung 146, 154, 158, 178, 184
Schutzkleidung 126, 154
Schwangerschaft 16, 54, 94, 110 ff., 132, 168, 224, 268 ff., 276, 280 ff.
Schwellkörper 102
Sectio caesarea 112
Sehvorgang 40
Sekundärharn 94
Selbsthilfegruppen 142
Serum 54, 64, 102, 124, 128 ff., 138, 288
Sicherheitsrat 250 ff.
Simultanimpfung 30, 146
Sinusitis 72, 270
Sinusknoten 12, 62
Skelett 10, 20
Skoliose 22
Skrotum 102
Sofortmaßnahmen 120 ff.
Somnolenz 120
Sonnenstich 122
Sparkonto 214
Soor 48, 158, 166
Spätschäden, diabetische 90
Speiseröhre 10, 78 ff., 120 ff., 166, 276
Spermien 8, 102 ff., 110, 116
Spirale (IUP) 116
Spongiosa 20 ff.
Sprechstundenbedarf 180, 184, 186
Sputum 76, 128, 158, 166
Star, grün/grau 42
Sterilisation 116, 150 ff.
STEMI 64
Sternum 20
Steuern 222, 232 ff.
Stillen 114, 166
Stoffe, chemische 284
Stoffwechselprodukte 96, 128, 138
Strahlung, ionisierende 114, 270, 278 ff.
Strom 264 ff.
Ströme, diadynamische 268
Stromunfall 266
Stuhl Untersuchung 84
Stützgewebe 10, 14
Synapse 12, 34, 36
Syphilis 156, 162
System, lymphatisch 56
Systole 58 ff.
Szintigrafie 280

T3, T4 50, 138
TAN 212
Telefon 174, 192, 202 ff., 248
Telophase 8
Terminplanung 194
Testes 50, 102
Testosteron 50, 102
Tetanus 28, 30, 146, 156, 158, 160 ff.
Therapie, palliativ/kurativ 14, 42, 46, 74, 88, 94 ff., 108, 164 ff., 186, 268 ff., 276, 282
Thrombose 26, 60, 70, 268, 270
Thrombozyten 52, 56, 136, 138, 164
Tinnitus 46
Tod, klinisch/Hirntod 6, 16, 62, 162, 206
Todeszeichen 16
Tollwut 164
Trachea 72, 76
Transmitter (Neurotransmitter) 12
Trisomie 21, 8, 16, 116
TSH 50
Tuberkulose 76, 162
Tubulus 92
Tumor 12, 14, 18, 36, 48, 84, 98, 106, 108, 132, 268, 270, 276, 278, 284

Übelkeit 38, 42, 64, 82 ff., 96, 110, 118 ff., 162 ff.
Übergewicht 90, 142
Überschuldung 218
Übertragungswege 158 ff.
Überweisungsschein 180, 186
Ulcus duodeni 82
Ultraschall 282
Umgang mit besonderen Personengruppen 206
Umwelthygiene 148
Umweltschutz 148
UNICEF 250
UNO 237, 250 ff.
Unterzuckerung 88, 120, 204
Urinuntersuchungen 94, 96, 100, 124, 126, 128
Urogenitaltrakt 96, 270
Urologie 282
Uterus 104
UV-GOÄ 182

Vacutainer 88, 130 ff., 138, 198
Vagina 94, 104, 160
Venenklappen 26, 60
Verätzungen 16, 122
Verbände 6, 10, 26
Verbrennungen 16, 122, 266, 270, 278
Verbrühung 122
Vergiftungen 120
Verhütungsmethoden 116
Vermögensbildung 216
Vertrauensfrage 242
Viren 36 ff., 48, 76, 86, 156 ff., 164, 166
viruzid 160
Vitamine 16, 52, 78, 84, 130, 136, 138 ff., 140, 168 ff.
Vollblut 128 ff.

Volumenprozent 288
Vorstellungsgespräch 202, 224

Wahlen 238 ff., 244
Wander-Röte 162
Wechseljahre 106
Weichteilverletzungen 22, 26
Weitsichtigkeit 42, 272
Wellen, elektromagnetische 270
WHO 16, 148, 252
Windpocken 146, 158, 164
Wirbelsäule 20 ff., 92, 102 ff., 116, 182
Wirtschaftslage 222
Wirtschaftssysteme 220
Wochenbett 112 ff.
Wochenfluss 112
Wundheilungsstörungen 22, 28
Wundreinigung/Wundversorgung 26, 28 ff., 182, 186
Wundstarrkrampf 162
Wundverband 26, 28, 182

X-Chromosom 110

Y-Chromosom 110

Zählkammer 100, 124, 134 ff.
Zahlschein 208, 212
Zahlung, halbbare 208 ff.
Zahlungsarten 208
Zahlungsmöglichkeiten 210
Zähne 78, 82, 148
Zeitplanung 202, 299
Zellkern 6 ff., 12, 52, 110, 140, 156 ff.
Zellmembran 6 ff., 156 ff.
Zellteilung 8, 156 ff.
Zentrifuge 124 ff., 138
Zentriolen 6 ff.
Zervix-Abstrich 108, 114
Zervix-Karzinom 106, 144
ZNS 34 ff.
Zunge 34, 48, 78, 120, 168
Zweihelfer-Methode 118
Zyklus, weiblicher 104 ff., 116
Zylinder, hyaline 98 ff.
Zytosol 6

Brauner, Angelika, Hohenpeißenberg: 10.1, 10.2, 10.3, 10.4, 10.5, 10.6, 10.7, 10.8, 11.1, 11.2, 12.1, 12.2, 12.3, 12.5, 12.6, 13.1, 13.2, 13.3, 20.1, 20.2, 21.1, 22.1, 22.2, 22.3, 22.4, 23.1, 23.2, 40.1, 52.1, 58.1, 68.1, 70.5, 70.6, 70.7, 73.1, 80.1, 92.1, 92.2, 102.1, 103.1, 104.1, 104.2, 105.1, 257.1, 265.1.

EURO Kartensysteme GmbH, Frankfurt am Main: 212.1, 212.2, 212.3, 213.1, 213.2.

fotolia.com, New York: Andrea Danti 48.1; ingenium design 44.1.

Galas, Elisabeth, Essen: 12.4, 32.12, 32.13, 32.14, 32.15, 33.1, 33.8.

Getty Images (RF), München: mikimad 1.1.

Hild, Claudia, Angelburg: 30.1, 30.2, 30.7, 30.8, 31.1, 31.2, 32.1, 32.2, 32.3, 32.4, 32.5, 32.6, 32.7, 32.8, 32.9, 32.11, 33.2, 33.3, 33.4, 33.5, 33.6, 33.7.

Jouve Germany GmbH & Co. KG, München: 222.1, 223.1, 286.1;

YPS - York Publishing Solutions Pvt. Ltd.: 214.1, 215.1.

Mair, Jörg, München: 6.1, 7.1, 8.1, 9.1, 10.9, 10.10, 10.11, 10.12, 24.1, 24.2, 25.1, 25.2, 30.3, 30.4, 30.5, 30.6, 32.10, 34.1, 35.1, 36.1, 42.1, 42.2, 42.3, 42.4, 56.1, 56.2, 68.2, 70.1, 70.2, 70.3, 70.4, 71.1, 93.1, 98.1, 99.1, 99.2, 99.3, 99.4, 110.1, 110.2, 260.1, 272.1, 272.2, 272.3, 278.1, 287.1.

stock.adobe.com, Dublin: iniitu 213.3; nsdpower 1.2; Tasha Titel.